500 种中草药图鉴

朱　强　王汉卿　主编

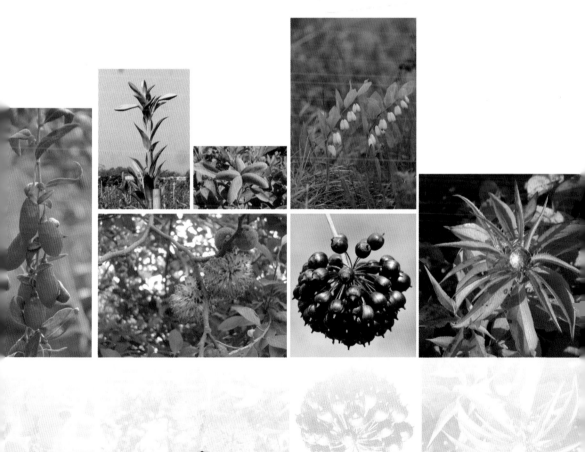

化学工业出版社

·北京·

内容简介

《500种中草药图鉴》以《中华人民共和国药典》为参考，结合民族药特色，收录我国常见中药材500种。该书采用中药材功效即补虚药、解表药、清热药、泻下药、祛风湿药、利水渗湿药、温里药、理气药、消食药、止血药、化痰止咳药、活血化瘀药等进行排序，方便读者查阅使用。书中对每一味中药材配有原植物形态照片和饮片照片，并对每味中草药的学名、别名、科属、入药部位、功能主治、用法用量、使用宜忌，以及原植物的形态特征、分布区域、采收加工等做了详细阐述，此外还设置了快速识别栏目，适合中草药鉴定人员、中医药大学师生、中药制药厂技术人员和对中草药感兴趣的大众参考使用。

图书在版编目（CIP）数据

500种中草药图鉴/朱强，王汉卿主编. —北京：化学工业出版社，2020.10
ISBN 978-7-122-37383-0

Ⅰ.①5… Ⅱ.①朱… ②王… Ⅲ.①中药材-图谱 Ⅳ.①R282-64

中国版本图书馆CIP数据核字（2020）第122536号

责任编辑：李　丽　　　　　　　　　　文字编辑：孙高洁
责任校对：李雨晴　　　　　　　　　　装帧设计：百彤文化传播

出版发行：化学工业出版社（北京市东城区青年湖南街 13 号　邮政编码：100011）
印　　装：天津画中画印刷有限公司
710mm×1000mm　1/16　印张 34¼　字数 700 千字　2021 年 1 月北京第 1 版第 1 次印刷

购书咨询：010-64518888　　　　　　　售后服务：010-64518899
网　　址：http://www.cip.com.cn

凡购买本书，如有缺损质量问题，本社销售中心负责调换。

定　　价：139.00 元　　　　　　　　　　　　　版权所有　　违者必究

编写人员名单

主　编：朱　强　王汉卿

副主编：郭盛磊　陶伟伟　刘　颖　赵建军　郑紫燕　郑悠雅

参编人员（按姓氏笔画排序）：

马　骉	王　青	王　斌	王　潘	王少平	王汉卿
王羽梅	王朝慧	叶玉石	叶华谷	白重炎	邢福武
朱　强	乔　娣	刘　冰	刘　颖	刘　演	刘与明
刘兆龙	严福林	李策宏	杨桂娣	杨得坡	杨櫓楠
吴　滟	余丽莹	辛海量	宋　鼎	张　磊	张娟红
苟军丽	林秦文	易思荣	金　宁	周　繇	郑　珺
郑汉臣	郑悠雅	郑紫燕	郑德柱	赵建军	姚广大
高志恳	郭盛磊	唐蓉蓉	陶伟伟	雍婧姣	

前 言

中药资源是中医药的物质基础，几千年的积累为人们的生产、生活提供了丰富的药物基础保障，在人类战胜疾病和促进社会发展方面发挥了巨大作用。我国地域辽阔，天然药用资源丰富，经调查，我国有药用植物383科，2039属，11146种，这为中医药的发展提供了强大的物质基础。但近年来由于各种原因造成中药资源遭受极大破坏，资源状况不容乐观。一方面传统的名贵药材、道地药材资源剧减，如川贝、川黄连等在市场上几乎绝迹，另一方面大量的伪劣药材充斥市场，给人民的健康带来严重危害。中药资源的可持续发展和利用陷入困境，严重制约了中医药事业的发展。

基于此，为了让更多的读者了解中药材、认识中药材和更好地保护野生中药资源，笔者以《中华人民共和国药典》植物品种为主，并结合我国特色民族医药编写了《500种中草药图鉴》。书籍按照中药材功效进行排序，方便读者使用。本书对每味中草药的本草考证、别名、入药部位、原植物、分布区域、采收加工、性味归经、用法用量等都做了详细阐述，还增加了功效主治栏目，实用性强。为方便读者更好地识别中药材，书中每一味中药不仅配有原植物照片，还配有药材饮片照片，并增加了快速识别条目。

《500种中草药图鉴》在编写过程中也几经曲折，但幸得四川大学张磊博士、通化师范学院周繇教授、中国科学院植物研究所林秦文博士及叶华谷、邢福武、白重炎、刘冰、金宁、辛海量、郑汉臣、吴萍、严福林、王斌等众多老师的鼎力支持才得以完稿，在此衷心感谢。由于笔者水平有限，难免存在一些遗漏和错谬，敬请读者不吝赐教。

作者
2020 年 10 月

目 录

第一章 中药材的道地性

一、我国历代本草著作

我国历代具有代表性的本草著作见表 1。

表 1　我国历代重要本草代表作

书名	年代及作者	品种数量	特色	主要内容	意义
《神农本草经》	为汉代本草代表作，简称《本经》	书中药味365种，其中植物药252种、动物药67种、矿物药46种	根据药物的性能和使用目的的不同分为上、中、下三品。称为"三品分类法"，以应"天地人"三才	上品120种，无毒。大多属于滋补强壮之品，如人参、甘草、地黄、大枣等，可以久服。中品120种，无毒或有毒，其中有的能补虚扶弱，如百合、当归、龙眼、鹿茸等；有的能祛邪抗病，如黄连、麻黄、白芷、黄芩等。下品125种，有毒者多，能祛邪破积，如大黄、乌头、甘遂、巴豆等，不可久服	这是我国药物学最早的分类法，为历代沿用。经过长期临床实践和现代科学研究证明，所载药物药效绝大部分是正确的
《本草经集注》	魏晋南北朝本草代表作，于公元500年左右由陶弘景编著	本书共7卷，载药730种，分玉石、草木、虫兽、果、菜、米食、有名未用7类	首创按药物自然属性分类的方法	在序例部分除对《本经》条文逐一注释、发挥外，又补充了大量采收、鉴别、炮制、制剂、合药取量、诸病通用药及服药食忌等内容，大大丰富了药学理论	该书第一次全面系统地整理、补充了《本经》，反映了魏晋南北朝时期的本草学成就，初步确立了综合性本草著作的编写模式
《新修本草》	又称《唐本草》，唐代本草代表作。该书是在普查全国药材基础上，由苏敬等人共同编撰完成的	共54卷，载药850种	开创了图文对照法编撰药学著作的先例	书中除本草正文外，还增加了药物图谱，并附以文字说明	我国历史上第一部官修药典性本草，被誉为世界上第一部药典，比公元1546年问世的欧洲纽伦堡药典《科德药方书》早887年。该书全面总结了唐代以前的药学成就，对后世本草发展影响极大
《本草纲目》	明代本草代表作，由明朝医药学家李时珍为修改古代医书中的错误而编	载有药物1892种，收集药方11000余首，书中还绘制了1100余幅精美的插图	全书共有52卷，全书药物分为16部共60类。这种分类法，已经过渡到按自然演化的系统来进行了。对植物的科学分类，要比瑞典的分类学家林奈早二百年	每种药物分列释名（确定名称）、集解（叙述产地）、正误（更正过去文献的错误）、修治（炮制方法），以及气味、主治、发明（此三项指分析药物的功能）、附方（收集民间流传的药方）等项。该书是对16世纪以前中医药学的系统总结，在训诂、语言文字、历史、地理、植物、动物、矿物、冶金等方面也有突出成就	本书17世纪末即传播，先后出现多种文字的译本，对世界自然科学也有举世公认的卓越贡献，被誉为"东方药物巨典"
《本草纲目拾遗》	清代本草代表作，该书是在《本草纲目》问世100余年之后编著的。作者赵学敏在广泛收集民间用药和注意研究外来药的基础上撰写而成	载药921种，其中《本草纲目》未收载的有716种	本书目的是拾《本草纲目》之遗	全书共10卷，除拾《本草纲目》之遗以外，对《纲目》所载药物备而不详的，加以补充，错误处给予订正，还在书前列"正误"一篇，纠正《本草纲目》中的误记和疏漏达数十条。本书体例与《纲目》类似，除未列人部外，另加藤、花两类，并把金石部分为两部	对研究《本草纲目》和明代以来药物学的发展十分重要

二、道地药材

道地药材强调气候、水土、自然与药材之间的关系,药材产地不同,质量也不同。古人告诫"凡用药必须择土地所宜者,则药力具,用之有据……若不推究厥理,治病徒费其功,终亦不能活人",充分说明了药材的产地不同,其疗效也有着千差万别(表2)。

道地药材的概念最早可追溯到东汉末年(约公元200年)成书的中国最早的中药专著《神农本草经》,书中记载"土地所出,真伪新陈,并各有法",强调了中药产地的重要性,其中所载部分药物带有地名,有浓厚的道地色彩,如巴戟天、秦椒、吴茱萸等(巴、秦、吴是古国地名)。

此后在《名医别录》中,大量药物注明产地,甚至土壤环境,如地黄"生咸阳川泽黄土地者佳"等。明初著名药学家陈嘉谟阐述了药物产地的重要性:"凡诸草本、昆虫,各有相宜产地,气味功必,自异寻常……不可代者"。明代伟大医药学家李时珍所著《本草纲目》中道地药材常表明最胜、为上、最佳、第一、为最等词语。

表2 常见的道地药材

古地名	现代地名	常见道地药材
关药	东北地区	人参、鹿茸、五味子、灵芝、防风、细辛、刺五加、关木通、关黄柏、龙胆、桔梗等
秦药	陕西及其周边地区	秦皮、秦艽、当归、知母、北沙参、党参、山楂、远志、银柴胡、枸杞子、茵陈、猪苓等
怀药	河南境内	怀菊花、怀牛膝、怀地黄、怀山药、金银花、白芷、天花粉等
淮药	淮河流域及长江中下游地区(鄂、皖、苏三省)	宣木瓜、凤丹皮、茅苍术、射干、续断、薄荷、半夏、天南星、葛根、蕲蛇、蜈蚣、石膏等
浙药	浙江及沿海大陆架(亦称杭药、温药)	浙贝母、浙白术、浙玄参、温郁金、延胡索、杭麦冬、杭白芍、杭菊花、山茱萸、莪术、栀子、乌梅等
川药	四川所产	川贝母、川木通、川芎、川乌、川黄柏、冬虫夏草、大黄、黄连、川牛膝、附子、丹参、川楝子、厚朴等
贵药	贵州为主产地	天冬、吴茱萸、天麻、黄精、杜仲、白及等
南药	长江以南、南岭以北地区,包括湖南、江西、福建、台湾等省区	江枳壳、枳实、建泽泻、朱砂、雄黄、南沙参、栀子、白前、香薷、僵蚕、雄黄等
广药	系指广东、广西南部及海南、台湾等地	广藿香、山豆根、马钱子、槟榔、胡椒、砂仁、广防己、益智、肉桂、巴戟天、高良姜等
云药	滇南和滇北	三七、云木香、重楼、诃子、茯苓、草果、儿茶等
藏药	青藏高原所产	藏木香、藏菖蒲、藏茴香、雪莲花、麝香、熊胆、硼砂等

1.道地药材的变迁

但道地药材并不是指单一的某一个产区,不同产区也有质量同样上乘的。有些道地药材应用至今,如麦冬中的杭麦冬、川麦冬等,并且都是有名的道地药材。然而,道地药材的产地和品种并不是不变的,随着自然、社会条件等的不断变化,道地药材的产地也在不断地发生着变迁。道地药材变迁的原因有以下几个方面。

(1)自然条件的变化 以知母为例,唐宋之前,知母主要分布在河北、河南、山西一带,而现在知母主要分布在河北,其中西陵知母最为道地。又如黄柏,《神农本草经》《名医别录》中记载黄柏生长于汉中山谷及永昌,现在黄柏主要分布在四川,主产于峨眉、广元、南江、武隆等地。

（2）自然环境的破坏　长期以来，人们大肆开采自然资源，不重视自然资源的保护，很多野生药材资源绝迹。如人参，《名医别录》中记载有"人参生上党山谷及辽东"，明代时，李时珍所用的人参皆是辽参，而现在野生人参已很难采到。

（3）道地产区的优化缩减　以地黄为例，明代之前陕西、浙江等多处所产者均为佳品，到明代时，李时珍认为惟以怀庆地黄为上。

（4）野生品种驯化为栽培品种　元胡原生长于东北等地，后在浙江形成了道地产区。又如茯苓经人工培养，湖北和安徽已经成为茯苓的主产区。

（5）道地品种的改变　紫草为传统正品，而近代研究发现软紫草质量更优。

（6）新道地资源产地的产生　丹参原产地主要在江苏、安徽等省，目前陕西商洛地区栽培的丹参，由于其药效强于原产地的品种，得到了广大药学工作者的认可。

（7）临床应用　虫草是四川道地药材，唐代时还没有被发现，但是随着临床应用的增加，虫草已成为道地药材。又如石菖蒲，以前与九节菖蒲混用，经临床实践证明此用法有误，被禁止应用。

（8）品种的分化　如贝母，《本草纲目》记载贝母产于江南诸州，清代才有川贝母和浙贝母两类。

（9）产区经济结构的影响　如三七始载有野生品种，主产于广西深山中，而现在云南文山高度重视三七产业发展，把三七列为全州一大支柱产业进行重点培育，加大开发力度，文山种植的三七已被称为道地药材。又如砂仁，唐代主要靠进口，到宋代时开始引种，历代亦以新兴、阳春两地出者最有名。

2. "道地性"既是绝对的又是相对的

品种和产地不应该是衡量药材是否为道地药材的唯一标准。评价药材是否道地的内在指标则是质量，不论产地如何变化，道地药材总是向着优良方向发展。而衡量质量的好坏又需要靠临床来验证，因此，临床疗效是评价道地药材的最终指标。因而在充分肯定其疗效的同时，应重视对道地药材的保护，如加大保护野生药材的力度、严格保证栽培药材的质量。

三、影响中药质量的因素

中药是中医辩证论治全过程（理、法、方、药）的重要组成部分，是人们用来预防与诊治疾病的物质基础。中药的质量好坏直接关系中医诊治疾病的临床疗效与用药安全。如果中药质量出现问题，不但起不到治疗效果，反会贻误病情甚者危及患者生命安全。在临床上，"辨证准确、处方合理、用药不灵"的现象普遍存在。因此，振兴中医药事业，必须对中药质量严格把关。

1. 品种

当前中药品种的真伪问题十分严重，不少常用中药出现了伪品、混淆品，如半夏、三七、茯苓、车前子、金钱草、羚羊角、冬虫夏草等。究其原因，除历史根源外，引起中药材品种混乱的原因，有三点。

一是无专业知识的人误种、误收、误售、误用药材，如将金钱草（过路黄）错采成风寒草（聚花过路黄）。

二是有意掺伪作假、以假乱真。如金钱白花蛇，有用银环蛇或其他成蛇纵剖成条，接上金钱白花蛇的蛇头后盘成小盘，也有在其他带环纹的幼蛇或其他幼蛇体背用白色油漆划出环纹等伪充正品。

三是正品短缺，用其他类似品种取代正品。如砂仁为姜科阳春砂、海南砂、绿壳砂的果实，而海南省南部民间曾收购与砂仁类似的假砂仁，并销往外省。

2. 栽培方法

药材质量与中药栽培方法关系密切，这是确保中药质量的源头。如野生牛膝与栽培牛膝，由于生长环境不同，使得两个品种性状特征有较大差异，野生或部分地区引种的主根短、细小、支根多、木质化程度高、柔韧性差。又如栽培黄芪时如果栽培条件不利，则发生木化变异。

另外，中药栽培品的农药残留量和重金属含量超标问题也十分严重，如果不解决这些问题，中药材很难打入国际市场。

3. 产地

中药材的生长与自然环境息息相关。我国地理环境复杂，中药材生长有一定的区域性。

如广藿香产在广州石牌，气香纯正，虽含挥发油较少，但广藿香酮的含量却较高；产于海南的广藿香，气香较浊，虽挥发油含量高，但广藿香酮的含量甚微。

千层塔资源分布范围比较广，受生长环境影响，千层塔中所含成分也会有所差异。不同产地的千层塔中石杉碱甲、石杉碱乙的含量差别较大，其中于广西大容山 2008 年 3 月采集的药材中石杉碱甲含量较高，而石杉碱乙含量最高的则是于广西龙胜县 2007 年 8 月采集的样品。

道地药材就充分反映了产地与药材质量的关系，所以发展和培养新的道地药材、扩大其种植面积是提高和保证中药质量和产量的必然途径。

4. 采收时节

中药质量的好坏取决于有效物质含量的多少，有效物质含量的高低与采收的季节、时间、方法等有着密切的关系，必须了解中药的生长环境、生长年限、生长特性、有效成分积累变化规律，合理适时采收。

通过对中药采收时间及其有效物质含量的测定，确定了采收时间的重要性。如麻黄在秋季采收时，麻黄碱成分含量高，其他季节麻黄碱含量均较秋季低；3 年生黄连的生物碱含量最高，但干重和生物碱的绝对含量很低，6 年生黄连的生物碱春季含量仅为秋季的一半，7 年生黄连的小檗碱含量反而低于 6 年生，因此秋季采收 6 年生黄连最佳，此时药材产量高，总生物碱含量也高。

因此，采收时节直接影响中药材的质量和产量。

5. 产地加工

中药材采收后，一般都须对中药材进行产地加工，如洗刷、去除非药用部位，蒸煮烫、切制、晾晒等。如细辛、薄荷、荆芥、辛夷等含挥发性成分的药材须阴干；白术、川芎等大的块根须烘干；大黄、白芍、山药、桔梗等须刮去外皮。

产地加工是保证药材质量的重要环节，对药材进一步加工炮制起着决定性作用。早在唐代孙思邈的《千金翼方》就有"夫药采取，不知时节，不依阴干、暴干，虽有药名，终无药实"的论述，阐明了正确的采收加工对中药质量的重要意义。

6. 炮制方法

中药材虽经产地加工而成为药材，但它们或质地坚硬、个体粗大，或含有泥沙杂质，或具有较大的毒副作用，一般都要经过特定的炮制，使之成为饮片之后才能应用。

中药成分复杂、疗效多样，一般认为有以下几个炮制目的：降低或消除药物的毒性或副作用；改变或缓和药物的性能；增强药物疗效；改变或增强药物作用的趋向；改变药物作用部位或增强对某部位的作用；便于调剂和制剂；便于贮藏与服用。

从这些目的可以看出，炮制过程中的火力、加热方式、加热时间、温度直接对中药质量产生影响，如槐花炒炭，槐花炭中止血成分为鞣质，鞣质含量随加热温度的不同差异极大。170℃以下受热时，鞣质含量的变化不大；170~190℃受热时，鞣质含量迅速增高数倍；190℃以上受热时，鞣质含量下降。

由此可见，药材经过炮制后，可以使药材有效成分易于溶出，从不同的方面增强其疗效，而且炮制方法的不同、正确与否都可对中药的质量产生直接的影响。

7. 药用部位

中药材历来实行优质优价分等级收购，现在大多为统货收购，所以收购物中常混有非药用部位霉败品和伪品，出现灰渣泥沙、芦头梗叶、异物杂质，人为掺入异物或混入非药用部分。如西红花中掺入花丝、雄蕊、花冠；羚羊角中夹杂铁钉、铅粒；山茱萸掺有大量的果核，有的果核质量甚至高达15%等。

入药部位的选择直接决定中药的质量与功效。有的虽为同一植物，但由于部位不同，其药效作用亦不同，如麻黄其茎能发汗，其根能止汗，故须分开。此外，药用部位的成熟程度也会影响中药质量，如天麻茎未出土时采者为"冬麻"，有鹦哥嘴（红色芽包）、质坚体重，质量为优；茎已出土时采者为"春麻"，无鹦哥嘴、质轻泡、中空，质较次。

此外，环境污染、滥用农药和物种退化等各种因素，均会严重地影响中药材的质量。

8. 贮藏保管方式

中药质量的好坏，不仅与采收加工有关，而且与药材的贮藏保管是否得当有着密切的联系，药材如果贮藏不好，就会产生各种不同程度的变质现象，降低质量和疗效，如产生虫蛀、霉变、变色、走油、风化和自燃等。

因此，中药材应选择最佳贮藏方法和最佳贮藏条件进行科学保管，利用经验贮藏和温度贮藏等养护新技术做好害虫防治和变质防治工作，保证中药质量，以更好地满足中医临床用药的需要。

9. 中药流通细节

中药流通运输时受到有害物质的污染，也必然会影响中药质量。

中药长时间贮存，有效成分下降或发生变质，导致中药质量降低，如荆芥的挥发油含量随贮藏时间的延长而减少，贮存1年者挥发油含量低于三分之一，贮存3年者则继续降低二分之一。细辛的酸性氨基酸为其镇咳成分之一，新鲜细辛的镇咳作用强，贮存6个月后则无镇咳作用。

市场上流通的一些药材如人参、天麻、独活、八角茴香等，经过化学成分提取、干燥后，其外观性状与原药材相似，但药材的内在质量却发生了变化。

总之，保证中药的质量是一项复杂又艰巨的任务，中药及其中药饮片质量的好坏直接关系到广大民众的身心健康，关系到中医药事业的兴衰。因此，中药工作者应把好中药质量关，坚决使用正品，杜绝伪品劣质品，适时采收加工，正确选用入药部位，加强药材市场的监督管理，确保民众用药安全有效，为促进祖国中医药事业的科学化、现代化、国际化发展贡献力量。

第二章　补虚药

白扁豆

学名： *Dolichos lablab*

别名： 火镰扁豆、峨眉豆、扁豆子、茶豆

科属： 豆科　扁豆属

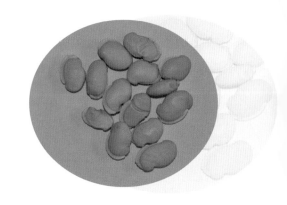

　　本品始载于《名医别录》，列为下品，名"扁豆"。《本草纲目》时珍曰："其子充实，白而微黄，其气腥香，其性温平，得乎和中，脾之谷也。入太阴气分，通利三焦，能化清降浊，故专治中宫之病，消暑除湿而解毒也。"

成品饮片

来源

扁豆的干燥成熟种子。

性味归经

性微温，味甘。归脾、胃经。

功能主治

健脾化湿、和中消暑。用于脾胃虚弱、食欲不振、大便溏泻、白带过多、暑湿吐泻、胸闷腹胀。

用法用量

用量9~15g，煎服。

使用宜忌

不宜多食，以免雍气滞脾。研末生服宜慎。

原植物

形态特征

　　一年生缠绕草质藤本，长达6m。茎常呈淡紫色或淡绿色，无毛或疏被柔毛。三出复叶。总状花序腋生，2~4花或多花丛生于花序轴的节上，花冠蝶形，白色或淡紫色，基部有腺体。荚果镰形或倒卵状长椭圆形，扁平，长5~8cm，宽1~3cm，先端较宽，顶上具一向下弯曲的喙，边缘粗糙。花期6~8月，果期9月。

产地分布

　　全国各地均有栽培。主要分布于辽宁、河北、山西、陕西、山东、江苏、安徽、浙江、江西、福建、台湾、河南、湖北、湖南、广东、海南、广西、四川、贵州、云南等地。

采收加工

　　秋、冬二季采收成熟果实。晒干，取出种子，再晒干。

快速识别

　　白扁豆如同我们常见的牵牛花，都是缠绕的藤本植物，但是其叶、花和果实与牵牛花差别很大。白扁豆的叶片是三出复叶。蝶形花冠开白色或淡紫色的小花。豆荚状的果实扁平，顶端具一个向下弯曲的小尖头。

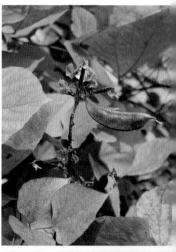

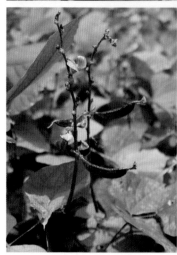

白术

学名：*Atractylodes macrocephala*

别名：于术、冬术、浙术、种术

科属：菊科　苍术属

本品始载于《神农本草经》，列为上品，名"术"。《本草经集注》陶弘景云："术乃有两种，白术叶大有毛而作桠，根甜而少膏，可作丸散用；赤术叶细无桠，根小苦而多膏，可作煎用。"

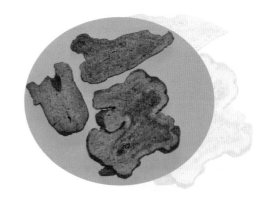

成品饮片

来源

白术的干燥根茎。

性味归经

性温，味苦、甘。归脾、胃经。

功能主治

健脾益气、燥湿利水、止汗、安胎。用于脾虚食少、腹胀泄泻、痰饮眩悸、水肿、自汗、胎动不安。土白术健脾、和胃、安胎。

用法用量

用量6~12g，煎服；或入丸、散；或熬膏。

使用宜忌

阴虚内热、津液亏耗者慎服；内有实邪壅滞者禁服。

上部分枝，基部木质化，具不明显纵槽。单叶互生，基生叶3深裂，偶为5深裂。头状花序顶生，直径2~4cm，花冠管状，紫色，先端5裂。瘦果长圆状椭圆形，微扁，被黄白色绒毛，顶端有冠毛残留的圆形痕迹。花期9~10月，果期10~11月。

产地分布

生于山区丘陵地带，野生种在原产地几已绝迹。现广泛栽培于安徽、江苏、浙江、福建、江西、湖南、湖北、四川、贵州等地。

采收加工

冬季下部叶枯黄、上部叶变脆时采挖。除去泥沙，烘干或晒干，再除去须根。土

白术：取白术片，用伏龙肝细粉炒至表面挂有土色，筛去多余的土。每100kg白术片，用伏龙肝细粉20kg。炒白术：将蜜炙麸皮撒入热锅内，待冒烟时加入白术片，炒至焦黄色、逸出焦香气，取出，筛去蜜炙麸皮。每100kg白术片，用蜜炙麸皮10kg。

快速识别

白术最大的特点是同一植株上的叶片形状不同，生长在中下部的叶片3深裂，如同鸡爪状，生长在茎上部的叶片不分裂，形如柳叶。白术的花序是菊科植物典型的头状花序，外面有7~8层绿色的苞片，中间紫色的花冠。

原植物

形态特征

多年生草本，高30~80cm。根茎粗大，略呈拳状。茎直立，

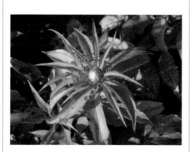

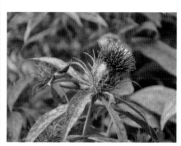

刺五加

学名：*Acanthopanax senticosus*

别名：刺拐棒、老虎镣子、刺木棒、坎拐棒子

科属：五加科　五加属

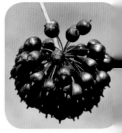

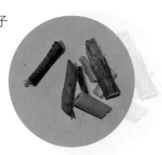

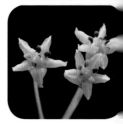

《本草纲目》称"刺五加，以五叶交加者良，故名五加，又名五花。五加治风湿，壮筋骨，其功良深，宁得一把五加，不用金玉满车"，又有"文章作酒，能成其味，以金买草，不言其贵"之说，对五加有很高的赞誉。

成品饮片

来源

刺五加的干燥根及根茎或茎。

性味归经

性温，味辛、微苦。归脾、肾、心经。

功能主治

益气健脾、补肾安神。用于脾肾阳虚、体虚乏力、食欲不振、腰膝酸痛、失眠多梦。

用法用量

用量 9~27g。

使用宜忌

阴虚火旺者慎服。

原 植 物

形态特征

落叶灌木，高达 2m。茎通常密生细长倒刺。掌状复叶互生，叶柄长 3.5~12cm，有细刺或无刺；小叶 5，稀 4 或 3，叶片椭圆状倒卵形至长圆形，沿脉上密生淡褐色毛，边缘具重锯齿或锯齿。伞形花序顶生，单个或 2~4 聚成稀疏的圆锥花序；花瓣 5，黄色带紫。核果浆果状，紫黑色，近球形。花期 6~7 月，果期 7~9 月。

产地分布

生于海拔 500~2000m 的落叶阔叶林、针阔混交林的林下或林缘。分布于东北及河北、山西等地。

采收加工

春、秋二季采收，洗净，干燥。

快速识别

刺五加是一种小灌木，其茎干通常密生细长倒刺，叶子有 5 片小叶如同手掌一样生长，这或许就是刺五加名字的由来吧。此外刺五加的花瓣颜色黄色带紫，果实成熟后紫黑色，易于与其他植物区别。

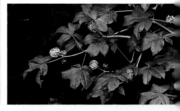

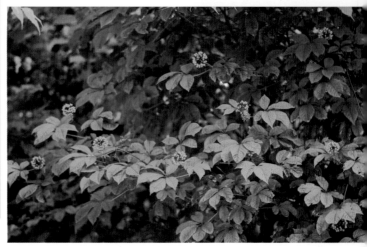

大枣

学名: *Ziziphus jujuba*
别名: 枣、红枣、枣子
科属: 鼠李科 枣属

《本草纲目》时珍曰:"枣木赤心有刺。四月生小叶,尖觥光泽。五月开小花,白色微青。南北皆有,惟青、晋所出者肥大甘美,入药为良。"陶弘景曰:"补中益气,强力,除烦闷,治心下悬、肠……生枣,味甘辛,多食令人多寒热,羸瘦者,不可食。"《吴普本草》载:"枣主调中,益脾气,令人好颜色,美志气。"

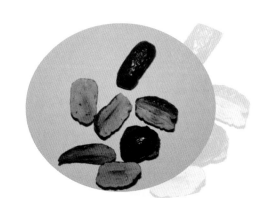

成品饮片

来源

枣的干燥成熟果实。

性味归经

性温,味甘。归脾、胃经。

功能主治

补中益气、养血安神。用于脾虚食少、乏力便溏、妇人脏躁。

用法用量

用量 6~15g,水煎服。

使用宜忌

本品助湿生热,令人中满。凡湿盛、痰凝、食滞、虫积及龋齿作痛、痰热咳嗽者慎用。

原植物

形态特征

落叶灌木或小乔木,高可达 10m。枝平滑无毛,成"之"字形曲折。单叶互生,卵圆形至卵状披针形,边缘具细锯齿,3 主脉自基部发出,侧脉明显。花小形,成短聚伞花序,丛生于叶腋,黄绿色。核果卵形至长圆形,长 1.5~5cm,熟时深红色,果肉味甜,核两端锐尖。花期 4~5 月,果期 7~9 月。

产地分布

多为栽培。分布于全国各地。

采收加工

秋季果实成熟时采收,晒干或烘至皮软再晒干。或先用开水略烫,使果肉柔软而外皮未皱缩时捞起,然后晒干。

快速识别

大枣是日常生活中常见和食用的药食两用的植物,长圆形的果实、深红的颜色,加上甜甜的味道,成为儿时抹不去的记忆。记得小时候趴在枣树上摘枣子的情景吗,估计最难忘和最惧怕的还是那枝条上成对的针刺吧!

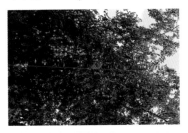

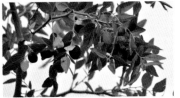

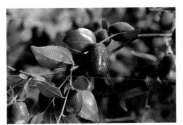

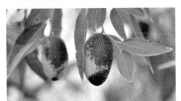

党参

学名：*Codonopsis pilosula*
别名：东党、台党、潞党、口党
科属：桔梗科　党参属

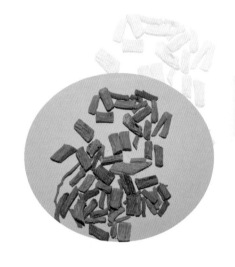

《本草从新》吴仪洛曰："参须上党者佳。今真党参久已难得。肆中所卖党参，种类甚多，皆不堪用。唯防风党参，性味和平硬纹者伪也。"《本草纲目拾遗》载："党参功用，可代人参，皮色黄而横纹，有类乎防风，故名防党。江南徽州等处呼为狮头参，因芦头大而圆凸也，古名上党人参。"《本经逢原》张璐谓："产山西太行山者，名上党人参，虽无甘温峻补之功，却有甘平清肺之力，亦不似沙参之性寒专泄肺气也。"

成品饮片

来源
党参的干燥根。

性味归经
性平，味甘。归脾、肺经。

功能主治
补中益气、健脾益肺。用于脾肺虚弱、气短心悸、食少便溏、虚喘咳嗽、内热消渴。

用法用量
煎服，用量 9~30g。

使用宜忌
不宜与藜芦同用，不宜单独应用。

原植物

形态特征

多年生草本。根长圆柱形，顶端有一膨大的根头，具多数瘤状的茎痕，外皮有纵横皱纹。茎缠绕，长而多分歧。叶对生、互生或假轮生，叶片卵形或广卵形。花单生，花冠广钟形，直径 2~2.5cm，淡黄绿色，且有淡紫堇色斑点。蒴果圆锥形，3 室，有宿存花萼。花期 8~9 月。果期 9~10 月。

产地分布

生于山地灌木丛中及林缘，分布在东北及河北、河南、山西、陕西、甘肃、内蒙古、青海等地。

采收加工

秋季采挖，洗净，晒干。

快速识别

未见其身，却闻其味，党参有特殊的臭味，在野外很容易通过气味发现它的踪迹。党参通常缠绕在就近的树干上，全株折断后有白色乳汁。其钟状花冠如同小小的铃铛，淡黄绿色，上面有淡紫堇色的斑点。

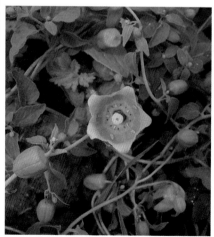

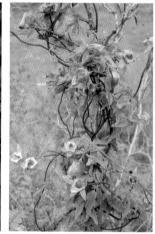

峨参

学名: *Anthriscus sylvestris*

别名: 田七、金山田七、土白芷、广三七、胡萝卜七、南田七、水田七、土当归、土田七

科属: 伞形科 峨参属

成品饮片

来源

峨参的干燥根。

性味归经

性微温,味甘、辛、微苦。归脾、胃、肺经。

功能主治

补中益气、祛瘀生新。根用于跌打损伤、腰痛、肺虚咳嗽、咳嗽咯血、脾虚腹胀、四肢无力,老人尿频、水肿。

用法用量

煎服或泡酒,用量9~15g;外用适量,研末调敷。

使用宜忌

尚不明确。

原植物

形态特征

多年生草本,直根粗大。茎圆柱形,中空,高60~80cm。叶互生,长10~30cm,二回三出式羽状分裂或二回羽状分裂;叶柄长5~20cm。复伞形花序,顶生或腋生;无总苞,小总苞片5~8;花瓣5,白色。双悬果条状管形,顶端有2个宿存柱头。花期4~5月,果期6~7月。

产地分布

生于山区的阴处或半阴处。分布在江苏、浙江、四川等地。

采收加工

8~9月地上部分变黄时采挖。洗净煮熟,去外皮晒干或烘干。

快速识别

峨参和我们家乡种植的胡萝卜较为相似,都属于伞形科植物,但是它没有胡萝卜那样发达的根系。峨参高60~80cm,茎秆折断后里面是中空的,枝端开白色小花。果实为典型的双悬果,外形条状管形,顶端有2个宿存柱头。

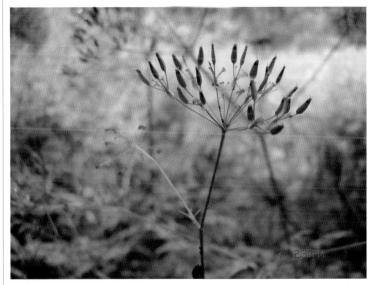

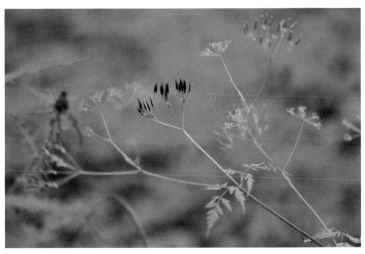

甘草

学名：*Glycyrrhiza uralensis*
别名：甜草根、红甘草、粉甘草、乌拉尔甘草
科属：豆科 甘草属

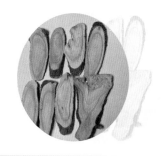

陶弘景曰："此草最为众药之主，经方少不用者，犹如香中有沉香也。国老即帝师之称，虽非君，为君所宗，是以能安和草石而解诸毒也……生河西川谷积沙山及上郡。二月、八月除日采根，曝干，十日成。"《神农本草经》载："主五脏六府寒热邪气，坚筋骨，长肌肉，倍力，金创，解毒。久服轻身延年。"时珍曰："大抵补中宜灸用，泻火宜生用。"

成品饮片

来源
甘草的根和根状茎。

性味归经
性平，味甘。归心、肺、脾、胃经。

功能主治
补脾益气、清热解毒、祛痰止咳、缓急止痛、调和诸药。用于脾胃虚弱、倦怠乏力、心悸气短、咳嗽痰多、脘腹、四肢挛急疼痛、痈肿疮毒、缓解药物毒性、烈性。

用法用量
煎服，用量 1.5~9g。

使用宜忌
不宜与京大戟、芫花、甘遂同用。

原 植 物

形态特征
多年生草本，根粗壮，呈圆柱形，味甜，外皮红棕色或暗棕色。茎直立，基部带木质，被白色短毛和刺毛状腺体。单数羽状复叶互生，小叶 7~17 片，两面被腺体及短毛。总状花序，花密集；蝶形花冠淡红紫色。荚果条状长圆形，常密集，有时呈镰状以至环状弯曲，密被棕色刺毛状腺体。花期 6~7 月，果期 8~9 月。

产地分布
生于干燥草原及向阳山坡。分布于我国东北、华北及陕西、甘肃、青海、新疆、宁夏、山东等地区。

采收加工
秋季采挖。除去茎基、枝杈、须根等，截成适当长短的段，晒至半干，打成小捆，再晒至全干。

快速识别
甘草多生长在西北地区的沙地，它既是固沙和水土保持的高手，也是济世的"国老"良药。甘草的根多如手指般粗壮，在地下延伸 2~5m，外皮红棕色或暗棕色，要识别它只要尝尝它的根就知道了，它的根具有独特的甜味。另外，花果期可以通过观察甘草淡红紫色的蝶形花冠和长满刺毛的镰刀型荚果识别。

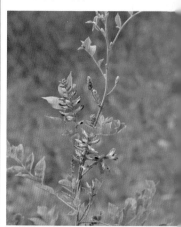

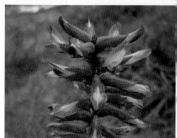

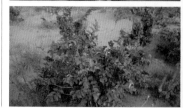

工芪

学名：*Hedysarum polybotrys*

别名：岩黄芪、黑芪

科属：豆科 岩黄耆属

成品饮片

来源

多序岩黄芪的干燥根。

性味归经

性温，味甘。归肺、脾经。

功能主治

补气固表、利尿托毒、排脓、敛疮生肌。用于气虚乏力、食少便溏、中气下陷、久泻脱肛、便血崩漏、表虚自汗、气虚水肿、痈疽难溃、血虚萎黄、内热消渴、慢性肾炎蛋白尿、糖尿病。

用法用量

用量9~30g，水煎服。

使用宜忌

尚不明确。

原 植 物

形态特征

多年生草本，高达1.5cm。主根粗长，圆柱形，外皮红棕色。叶互生，奇数羽状复叶，长达15cm，小叶7~25，叶片长圆状卵形。总状花序腋生，长5~8cm，有花20~25，花梗丝状，长2~3cm，被长柔毛；蝶形花冠，淡黄色。荚果扁平，串球状，有3~5节，每节有椭圆形种子1颗。花期6~8月，果期7~9月。

产地分布

生于海拔2600m以下的山坡石缝或灌木丛中。分布于内蒙古、宁夏、甘肃及四川西部。

采收加工

秋季挖根。堆起发热，以使糖化，然后去掉茎基须根，晒至柔软，手搓再晒，直至全干。

快速识别

多序岩黄芪的花色淡黄色，花冠蝶形，一般有20~25朵花如同有序排队的蝴蝶生长在花梗上。最有趣的是多序岩黄芪的果实，它的荚果外形如同压扁的糖葫芦，不过比糖葫芦小多了。

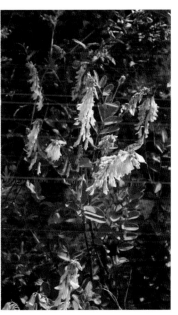

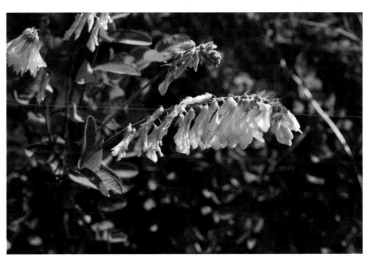

黄芪

学名： *Astragalus membranaceus*

别名： 白芪、棉芪、黄芪

科属： 豆科　黄芪属

《本草纲目》时珍曰："耆，长也。黄耆色黄，为补药之长，故名。今俗通作黄。"陶弘景曰："第一出陇西洮阳，色黄白，甜美，今亦难得。次用黑水宕昌者，色白，肌理粗，新者亦甘而温补。又有蚕陵白水者，色理胜蜀中者而冷补。又有赤色者，可作膏贴。俗方多用，道家不须。"《神农本草经》载："主痈疽久败创，排脓止痛，大风，痢疾，五痔，鼠瘘，补虚，小儿百病。"

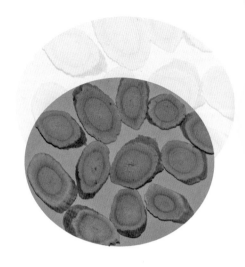

成品饮片

来源

膜荚黄芪的干燥根。

性味归经

性温，味甘。归肺、脾、肝、肾经。

功能主治

补气固表、排毒排脓、利尿、生肌、用于气虚乏力、久泻脱肛、自汗、水肿、子宫脱垂、慢性肾炎蛋白尿、糖尿病、疮口久不愈合。

用法用量

煎服，用量 9~30g。

使用宜忌

表实邪盛、湿阻气滞、肠胃积滞、阴虚阳亢、痈疽初起或溃后热毒尚盛者，均禁服。

原植物

形态特征

多年生草本，主根粗壮、深长。茎直立，上部多分枝，有白色柔毛。奇数羽状复叶互生，小叶 6~13 对，上面疏生毛，下面密生白色长柔毛。总状花序腋生，具花 5~20 朵；花冠淡黄白色，蝶形。荚果膜质，鼓胀，半椭圆形，长约 2cm，有细柄和喙，表面有黑色短柔毛。花期 7~8 月，果期 8~9 月。

产地分布

生于山坡林缘、疏林下、灌丛或林间草地。分布于我国东北、华北及陕西、甘肃、青海、山东、四川、西藏等地。

采收加工

春、秋二季采挖。除去泥土、须根及根头，晒至六七成干，理直扎捆后晒干。

快速识别

黄芪是多年生的草本，叶为奇数羽状复叶，一个叶片上生长有 6~13 对的小叶。花序上生长着淡黄白色的蝶形花冠。黄芪的荚果不同于其他豆科植物的果实，它的荚果如同一个膨胀的小气球。

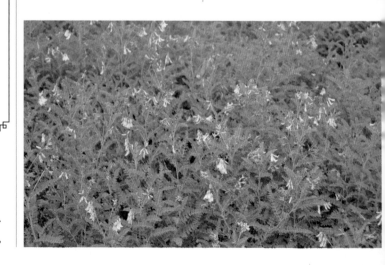

绞股蓝

学名： *Gynostemma pentaphyllum*

别名： 天堂草、福音草、超人参、公罗锅底、遍地生根、七叶胆、五叶参

科属： 葫芦科　绞股蓝属

《救荒本草》载："绞股蓝，生田野中，延蔓而生，叶似小蓝叶，短小较薄，边有锯齿，又似痢见草，叶亦软，淡绿，五叶攒生一处，开小花，黄色，亦有开白花者，结子如豌豆大，生则青色，熟则紫黑色，叶味甜"。

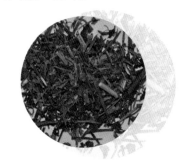

成品饮片

来源

绞股蓝的根茎或全草。

性味归经

性微寒，味甘、苦。归肺、脾、肾经。

功能主治

益气健脾、化痰止咳、清热解毒。

用法用量

内服：煎汤，15~30g，研末，3~6g；或泡茶饮。外用：适量，捣烂涂擦。

使用宜忌

无。

原 植 物

形态特征

多年生攀援草本。茎细长，节上有毛或无毛，卷须常2裂或不分裂。叶鸟足状，常由5~7小叶组成，小叶片长椭圆状披针形至卵形，有小叶柄，边缘有锯齿，背面或沿两面叶脉有短刚毛或近无毛。圆锥花序；花小，直径约3mm；花冠裂片披针形，长约2mm。果球形，成熟时黑色。花期7~8月，果期9~10月。

产地分布

生于海拔100~3200m的山谷密林中、山坡疏林下或灌丛中。主产于广东、云南、四川、福建等地。

采收加工

秋季采收。洗净，晒干，切段，生用。

快速识别

绞股蓝为攀援草本，在它的茎节上常有细长的"胡须"生长。绞股蓝叶片由5~7小叶组成，整个叶片如同大大的鸟足是它的主要特征。

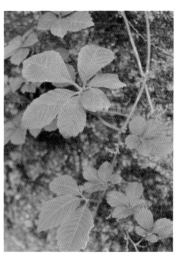

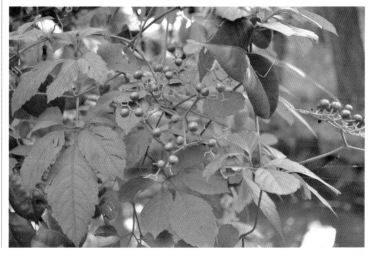

景天

学名：*Rhodiola crenulata*

别名：红景天

科属：景天科　红景天属

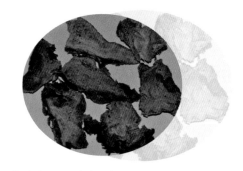

成品饮片

来源

大花红景天的干燥根。

性味归经

性寒，味甘、涩。归肺经。

功能主治

清肺、益气、主治肺结核咳嗽、咯血、肺炎、支气管炎。

用法用量

用量 1.5~5g，内服煎汤。

使用宜忌

儿童，孕妇慎用。

原植物

形态特征

多年生草本，高 5~20cm。地上的根茎短，有少数花枝茎残存。黑色不育枝直立，高 5~17cm，先端密生叶；花茎多数，直立或呈扇状排列，呈稻秆色至红色。叶具短的假柄。伞房状花序，花大型，有长梗，雌雄异株；花瓣 5，红色。种子倒卵形，两端有翅。花期 6~7 月，果期 7~8 月。

产地分布

生于海拔 2800~5600m 的山坡草地上、灌丛中、石缝中。分布于四川、云南、西藏等地。

采收加工

9~10 月采挖根部。洗净，切片，晒干。

快速识别

大花红景天是高原上的精灵，在高山石缝中成丛生长，每年 6~7 月是红景天最漂亮的时候，如同一簇簇火红鲜亮的大型火柴头在燃烧。

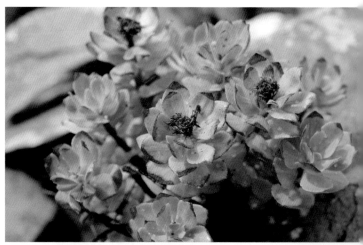

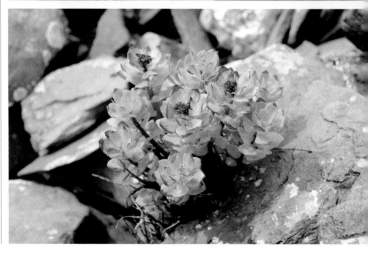

青稞

名：*Hordeum vulgare* var. *coeleste*

名：青稞麦、油麦、莜麦

属：禾本科 大麦属

《本草纲目拾遗》载："药性考：青稞黄稞，仁露于外，川陕滇黔多种之。味咸，可酿糟吊酒，形同大麦，皮薄面脆，下气宽中，壮筋益力。性平凉，除湿，发汗，止泄。多食脱发、损颜色。"

《晶珠本草》中讲，白青稞开通下气，壮阳；蓝青稞治小儿肺热闭塞症、肠绞痛；黑青稞治疮、黄水疮；其他青稞生肌增力。

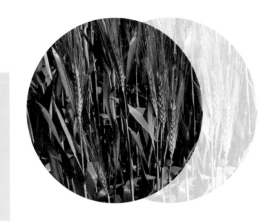

成品饮片

来源

青稞的种仁。

性味归经

性平、凉，味咸。

功能主治

补中益气。主脾胃气虚、四肢无力、大便稀溏。

用法用量

用量 30~60g；或制成食品、酒等服用。

使用宜忌

尚不明确。

原 植 物

形态特征

一年生草本，高60~80cm。须根外面可具砂套。秆直立，丛生，通常具2~3节。叶片扁平，质软，边缘有时疏生纤毛。圆锥花序开展，金字塔形，长15~20cm，分枝有角棱、刺状、粗糙；小穗含3~6小花；其芒细弱而直立或反曲。颖果长约8mm，与内外稃分离。花、果期6~8月。

产地分布

我国西北、华北、内蒙古、西藏等地均有栽培。

采收加工

9月采收，晒干。

快速识别

提起青稞人们一定会想起西藏那蓝蓝的天、清澈的水和香香的糌粑。青稞和小麦一样都是禾本科作物，它最显著的特点是整个麦芒开展，连同麦穗呈金字塔形，成熟后麦穗弯曲。

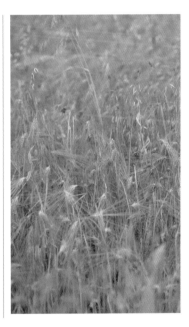

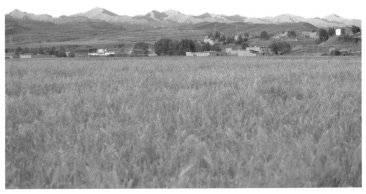

人参

学名：*Panax ginseng*

别名：黄参、玉精、血参、人衔、棒槌、神草、土精

科属：五加科　人参属

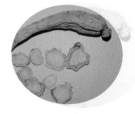
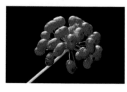
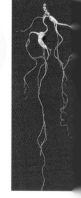

《神农本草经》认为，人参有"补五脏、安精神、定魂魄、止惊悸、除邪气、明目开心益智"的功效，"久服轻身延年"。《本草纲目》对人参极为推崇，认为它能"治男妇一切虚症"。

成品饮片

来源

人参的干燥根。

性味归经

性平，味甘、微苦。归脾、肺、心经。

功能主治

大补元气、复脉固脱、补脾益肺、生津、安神。用于体虚欲脱、肢冷脉微、脾虚食少、肺虚喘咳、津伤口渴、内热消渴、久病虚羸、惊悸失眠、阳痿宫冷；心力衰竭，心源性休克。

用法用量

煎服，用量 3~9g；野山参若研粉吞服，一次2g，一日 2 次。

使用宜忌

不宜与藜芦同用。

原 植 物

形态特征

多年生草本，高达 60cm。主根肥大、肉质、圆柱状、常分歧；根茎上有茎痕，有时生数条不定根。茎直立，绿色，细圆柱形，光滑无毛。掌状复叶轮生于茎端，数目依生长年限而不同；叶具长柄；小叶卵形或倒卵形。顶生伞形花序，有十余朵或数十朵淡黄绿色的小花，花瓣 6。浆果状核果，肾形，成熟时鲜红色。花期6~7 月，果期 7~9 月。

产地分布

生于茂密的林中，分布于黑龙江、吉林、辽宁和河北北部的深山中，野生人参已非常稀少。辽宁和吉林有大量栽培。

采收加工

多于秋季采挖。园参经[晒]干或烘干，称"生晒参"；[山]参经晒干，称"生晒山参"；[⋯]经水烫，浸糖后干燥，称"[白]糖参"；蒸熟后晒干或烘干，称"红参"。

快速识别

人参是家喻户晓的名贵良药，因根纺锤形酷似"人形"故名人参。人参最大的特点就是在茎秆的顶端有3~6 个叶片集成一圈围绕着茎秆生长。

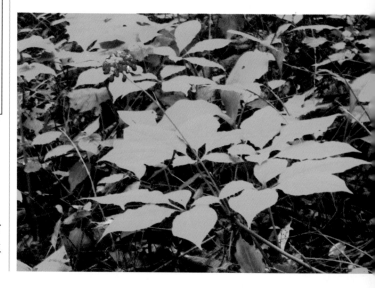

沙棘

学名：*Hippophae rhamnoides*

别名：醋柳果、醋刺柳、酸刺、黑刺、醋柳

科属：胡颓子科　沙棘属

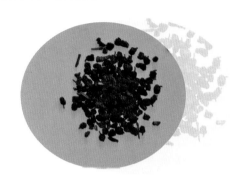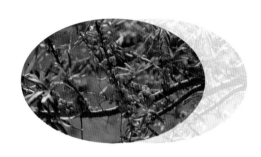

成品饮片

来源

沙棘的干燥果实。

性味归经

性温，味酸、涩。归肺、胃经。

功能主治

止咳祛痰、消食化滞、活血散瘀。用于咳嗽痰多、消化不良、食积腹痛、瘀血经闭、跌打瘀肿。

用法用量

用量 3~9g。

使用宜忌

尚不明确。

原植物

形态特征

落叶灌木或乔木，枝具粗壮棘刺，密被银白色而带褐色鳞片或有时具白色星状毛。单叶近对生，纸质，狭披针形或矩圆状披针形，上面绿色，下面银白色或淡白色。单性花，淡黄色，先叶开放，雌雄异株。果实球形，为肉质化的萼管包围，核果状，橙黄色或橘红色，种子 1 枚。花期 4~5 月，果期 9~10 月。

产地分布

生于向阳山坡、干涸河床、沙质土壤或黄土丘陵。分布于我国河北、内蒙古、山西、陕西、甘肃、青海等地和四川西部。

采收加工

秋、冬二季果实成熟或冻硬时采收。除去杂质，干燥，或蒸后干燥。

快速识别

沙棘是黄土高原上的水土保持先锋树种，每逢深秋，晶莹剔透、圆润如玉的橙黄色或橘红色果实挂满枝头。也许你会垂涎欲滴，但是沙棘的酸爽味你不一定能够适应。如果再被粗壮的棘刺扎到手臂，估计你这辈子都不会忘记沙棘了。

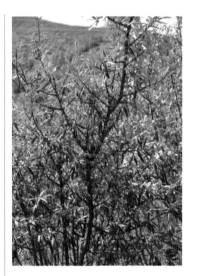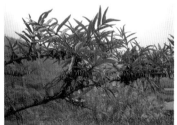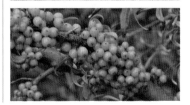

山药

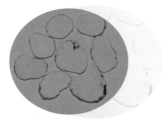

学名：*Dioscorea opposita*

别名：薯蓣、土薯、山薯蓣、怀山药、淮山、白山药

科属：薯蓣科　薯蓣属

《本草纲目》时珍曰："薯蓣入药，野生者为胜；若供馔，则家种者为良。四月生苗延蔓，紫茎绿叶。"《本草衍义》载："按《本草》上一字犯英庙讳。下一字曰蓣，唐代宗名豫，故改下一字为药，今人遂呼为山药……此物贵生干，方入药。"《神农本草经》载："主伤中，补虚羸，除寒热邪气，补中益气力，长肌肉。久服耳目聪明，轻身不饥，延年。"

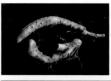
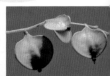
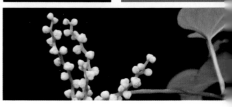

成品饮片

来源

薯蓣的干燥根茎。

性味归经

性平，味甘。归脾、肺、肾经。

功能主治

补脾养胃、生津益肺、补肾涩精。用于脾虚食少、久泻不止、肺虚喘咳、肾虚遗精、带下、尿频、虚热消渴。麸炒山药补脾健胃，用于脾虚食少、泄泻便溏、白带过多。

用法用量

内服煎服，用量15~30g。

使用宜忌

湿盛中满或有实邪、积滞者慎服。

原植物

形态特征

多年生缠绕草本。块茎肉质肥厚，略呈圆柱形，垂直生长，长可达1m，直径2~7cm，外皮灰褐色，生有须根。茎细长，蔓性，通常带紫色。叶对生或3叶轮生，叶腋间常生珠芽（名零余子）；叶片三角状卵形至三角状广卵形。花单性，雌雄异株；花极小，黄绿色，成穗状花序。蒴果有3翅，果翅长几等于宽，种子扁卵圆形，有阔翅。花期7~8月，果期9~10月。

产地分布

生于山坡、山谷、林下、溪边、路旁的灌丛或杂草中，或为栽培。分布于华北、西北、华东和华中地区。

采收加工

冬季茎叶枯萎后采挖。切去根头，洗净，除去外皮及须根，用硫黄熏后，干燥。

快速识别

山药（薯蓣）是菜市场和超市中常见的蔬菜，殊不知它也是治病救人的良药。薯蓣的根如同细长的棍子，外皮灰褐色，上面均匀地长满胡须状的根毛；根切断之后里面白如面粉，而且会渗出鼻涕状的液体。

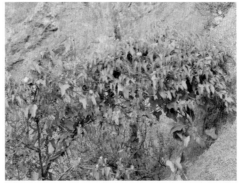
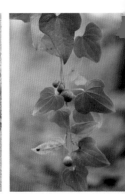

太子参

名：*Pseudostellaria heterophylla*

名：孩儿参、双批七、异叶假繁缕

属：石竹科 孩儿参属

《本草从新》吴仪洛曰："太子参（大补元气），虽甚细如参条，短紧坚实，而有芦纹。其力不下大参。"《本草纲目拾遗》载："百草镜云：太子参即辽参之小者，非别种也，乃苏州参行从参包中检出短小者，名此以售客味甘苦，功同辽参。"

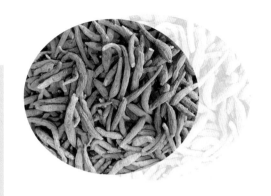

成品饮片

来源

孩儿参的干燥块根。

性味归经

性平，味甘、微苦。归脾、肺经。

功能主治

益气健脾、生津润肺、用于脾虚体倦、食欲不振、病后虚弱、气阴不足、自汗口渴、肺燥干咳。

用法用量

用量9~30g。

使用宜忌

脏腑燥热、阴虚津液不足者慎服。

原植物

形态特征

多年生草本，块根长纺锤形。茎近四方形，节略膨大。叶对生，茎端的叶常4枚相集较大，成十字形排列，边缘略呈波状。花腋生，二型，闭锁花生于茎下部叶腋，无花瓣。普通花1~3朵顶生，白色。蒴果近球形，熟时5瓣裂。种子扁圆形，有疣状突起。花期4~5月，果期5~6月。

产地分布

生于林下富腐殖质的深厚土壤中。分布在华东、华中、华北、东北和西北等地。主产于江苏、山东。

采收加工

夏季茎叶大部分枯萎时采挖。洗净，除去须根，置沸水中略烫后晒干或直接晒干。

快速识别

太子参是矮小的草本，它的茎细弱近四方形，茎节处有些膨大。最有趣的是它的叶片，从下往上，叶片逐渐变大，尤其茎顶端的4枚叶片最大，呈十字形排列。

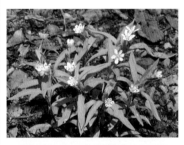

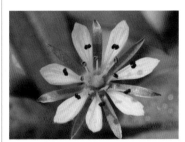

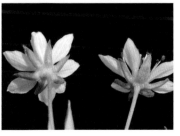

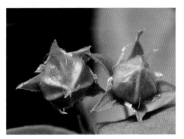

西洋参

学名：*Panax quinquefolium*

别名：花旗参、野山泡参、广东人参

科属：五加科　人参属

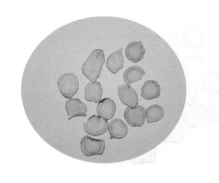

《本草从新》吴仪洛曰："补肺降火，生津液，除烦倦，虚而有火者相宜……出大西洋佛兰西，形似辽东糙人参，煎之不香，其气甚薄。"

《本草纲目拾遗》载："洋参似辽参之白皮泡丁，味类人参，惟性寒，宜糯米饭上蒸用，甘苦，补阴退热，姜制，益元扶正气。"

成品饮片

来源

西洋参的干燥根。

性味归经

性凉，味甘、微苦。归心、肺、肾经。

功能主治

补气养阴、清热生津。用于气虚阴亏、内热、咳喘痰血、虚热烦倦、消渴、口燥咽干。

用法用量

用量 3~6g。

使用宜忌

不宜与藜芦同用。

原植物

形态特征

多年生草木，根肉质，纺锤形，有时呈分歧状。茎圆柱形，长约25cm。掌状5出复叶，通常3~4枚轮生于茎端。总花梗由茎端叶柄中央抽出，伞形花序，花多数，花瓣5，绿白色。浆果扁圆形，成对状，熟时鲜红色，果柄伸长。花期7月，果熟期9月。

产地分布

原产北美，我国亦有栽培。

采收加工

均系栽培品，秋季采挖。洗净，晒干或低温干燥。

快速识别

西洋参和人参形态非常相似，它们的根茎均呈纺锤形、圆柱形或圆锥形，不同之处在于西洋参的根茎较人参短，根茎不像人参有较多的分枝。西洋参的茎顶端通常 3~4 枚掌状5 出复叶轮生于茎端。

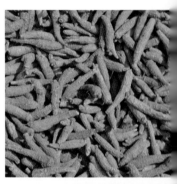

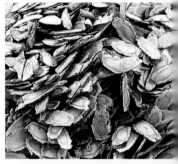

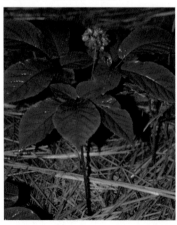

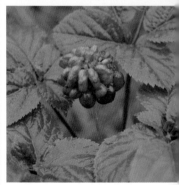

竹节参

学名：*Panax japonicus*

别名：白三七、明七、竹根七、萝卜七、蜈蚣七、峨三七、野三七、竹节人参、七叶子

科属：五加科 人参属

《本草纲目拾遗》载："一种广西山峒来者，形似白芨，长者如老干姜，黄有节，味甘如人参，亦名人参三七，又名竹节三七……浙产台温山中，出一种竹节三七，色白如僵蚕，每条上有凹痕如臼，云此种血症良药。"

成品饮片

来源

竹节参的干燥根茎。

性味归经

性温，味甘、微苦。归肝、脾、肺经。

功能主治

滋补强壮、散瘀止痛、止血祛痰。用于病后虚弱、劳嗽咯血、咳嗽痰多、跌打损伤。

用法用量

用量6~9g，水煎服。

使用宜忌

无虚无瘀者和孕妇忌服。

原植物

形态特征

多年生草本，根茎横卧，呈竹鞭状，肉质肥厚，白色，结节间具凹陷茎痕。叶为掌状复叶，3~5枚轮生于茎顶。伞形花序单生于茎顶，有花50~80朵或更多；花小，淡绿色。核果状浆果球形，成熟时红色，直径5~7cm。种子2~5，白色，三角状长卵形，长约4.5cm。花期5~6月，果期7~9月。

产地分布

生于海拔1800~2600m的山谷阔叶林中。分布于陕西、甘肃、安徽、浙江、江西、福建、河南、湖南、湖北、广西、西藏等地。

采收加工

秋季采挖。除去主根及外皮，干燥。其根状茎称"竹节参"，块根称"明七"或"白三七"。叶称"七叶子"。

快速识别

竹节参的名字是对它的根茎最形象的描述，竹节参的根茎通常在地下横卧，肉质肥厚，节间密集，形状就像竹鞭，并且每节上方有一圆形深陷的茎痕。

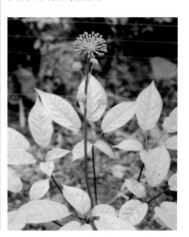

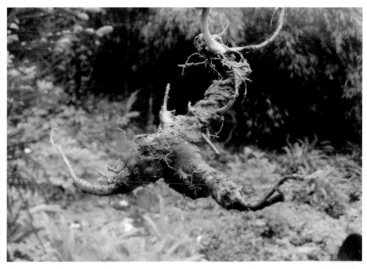

巴戟天

学名：*Morinda officinalis*

别名：鸡肠风、鸡眼藤、黑藤钻、兔仔肠、三角藤、糠藤

科属：茜草科　巴戟天属

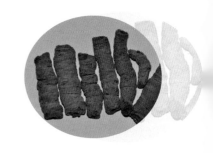

本品始载于《神农本草经》，列为上品。陶弘景曰："生巴郡及下邳山谷……根状如牡丹而细，外赤内黑，用之打去心。"《本草纲目》时珍曰："治脚气，去风疾，补血海。"

成品饮片

来源

巴戟天的干燥根。

性味归经

性微温，味甘、辛。归肾、肝经。

功能主治

补肾阳、强筋骨、祛风湿。用于阳痿遗精、宫冷不孕、月经不调、少腹冷痛、风湿痹痛、筋骨痿软。

用法用量

用量 3~9g。

使用宜忌

阴虚火旺及有湿热之证者忌服本品。

原植物

形态特征

缠绕或攀缘藤本。根茎肉质肥厚，圆柱形，支根多少呈念珠状。茎圆柱状，有纵条棱。叶对生，长椭圆形，长 3~13cm，宽 1.5~5cm，叶缘常有稀疏的短睫毛。花序头状，花 2~10 朵生于小枝顶端；花冠肉质白色。浆果近球形，直径 5~9mm，成熟后红色，顶端有宿存的筒状萼管。花期 4~5 月，果期 9~10 月。

产地分布

野生于山谷、溪边或山林下，亦有栽培。分布在广东、广西、福建等地。

采收加工

全年均可采挖。洗净，除去须根，晒至六七成干，轻轻捶扁，晒干。

快速识别

巴戟天为缠绕或攀缘的藤本，它肉质的根就像长短不一的腊肠生长在地下，根肉鲜嫩时略呈紫红色，干后紫蓝色。它的叶片一般是两片相对而生，叶片长圆形、卵状长圆形或倒卵状长圆形。

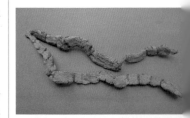

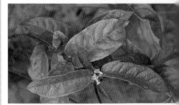

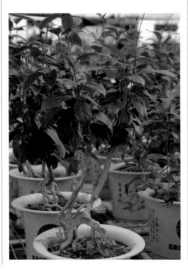

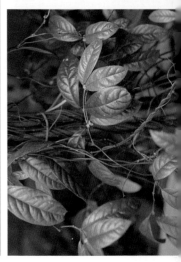

补骨脂

学名：*Psoralea corylifolia*

别名：破故纸、和兰苋、胡韭子

科属：豆科 补骨脂属

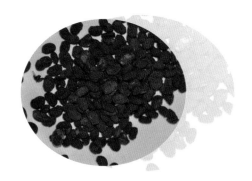

《本草纲目》载："补骨脂言其功也。胡人呼为婆固脂，而俗讹为破故纸也。治肾泄，通命门，暖丹田，敛精神。"《图经本草》苏颂曰："茎高三四尺，叶小似薄荷，花微紫色，实如麻子，圆扁而黑，九月采。"

成品饮片

来源

补骨脂的干燥成熟果实。

性味归经

性温，味辛、苦。归肾、脾经。

功能主治

温肾助阳、纳气、止泻。用于阳痿遗精、遗尿尿频、腰膝冷痛、肾虚作喘、五更泄泻；外用治白癜风、斑秃。

用法用量

用量 6~9g。外用 20~30％酊剂涂患处。

使用宜忌

阴虚火旺者忌服。

原植物

形态特征

一年生草本，高40~90cm，全体被黄白色毛及黑褐色腺点。茎直立，枝坚硬，具纵棱。叶互生，枝端常侧生小叶 1 片。花多数，密集成穗状的总状花序；花冠蝶形，淡紫色或黄色。荚果椭圆形，有宿存花萼，果皮黑色，与种子粘贴；种子 1，气香而腥。花期 7~8 月，果期 9~10 月。

产地分布

栽培或野生。分布于河南、安徽、广东、陕西、山西、江西、四川、云南、贵州等地。

采收加工

秋季果实成熟时采收果序，晒干，搓出果实，除去杂质。

快速识别

补骨脂的全株长满了黄白色毛及黑褐色腺点，它的叶较小，和薄荷的叶片非常相似。开花后，许多紫色的蝶形小花密集成穗状。到了结果的时候，它的荚果椭圆形，果皮黑色，里面有黑色、扁圆形的种子。

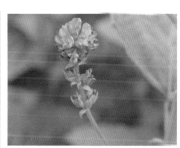

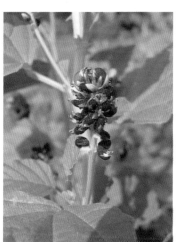

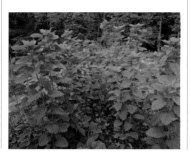

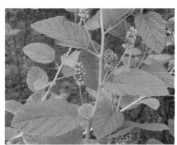

冬虫夏草

学名：*Cordyceps sinensis*

别名：虫草、冬虫草、夏草冬虫

科属：麦角菌科　虫草属

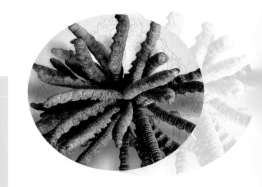

《本草纲目拾遗》载："夏为草，冬为虫，长三寸许，下跌六足，以上绝类蚕，羌俗采为上药。功与人参同。"《本草从新》吴仪洛曰："甘平保肺。益肾止血。化痰已劳嗽。四川嘉定府所产者最佳。云南贵州所出者次之。"

成品饮片

来源

冬虫夏草菌寄生在蝙蝠蛾科昆虫幼虫上的子座及幼虫尸体的复合体。

性味归经

性平，味甘。归肺、肾经。

功能主治

补肺益肾、止血化痰。用于久咳虚喘、劳嗽咯血、阳痿遗精、腰膝酸痛。

用法用量

用量3~9g，水煎服，或入丸散。

使用宜忌

有表邪者慎用。

原植物

形态特征

子囊菌之子座出自寄主幼虫的头部，单生，细长如棒球棍状，长4~11cm。上部为子座头部，稍膨大，呈圆柱形，褐色，除先端小部外，密生多数子囊壳；子囊壳大部陷入子座中，先端凸出于子座之外，卵形或椭圆形，每一子囊壳内有多数长条状线形的子囊；每一子囊内有8个具有隔膜的子囊孢子。

产地分布

主产于四川、青海、贵州、云南，以四川产量最大。此外，西藏、甘肃等地亦产。

采收加工

夏初子座出土、孢子未发散时挖取。晒至六七成干，除去似纤维状的附着物及杂质，晒干或低温干燥。

快速识别

冬虫夏草是一种特殊的虫和真菌共生的生物体，因此其一部分的形状如毛毛虫，有20~30环节，腹面有足8对。在"毛毛虫"的头上长有一个细长如棒球棍状的东西，专业名称为"子座"。

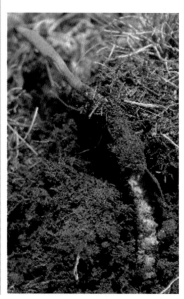

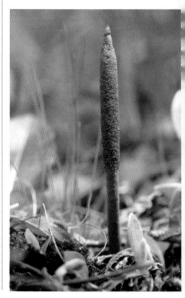

杜仲

学名： *Eucommia ulmoides*

别名： 扯丝皮、思仲、丝棉皮、玉丝皮

科属： 杜仲科　杜仲属

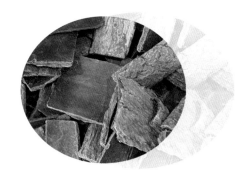

《本草纲目》时珍曰："昔有杜仲服此得道，因以名之。思仲、思仙，皆由此义。其皮中有银丝如绵，故曰木绵……状如厚朴，折之多白丝者为佳。"《神农本草经》载："主腰脊痛，补中，益精气，坚筋骨，强志，除阴下痒湿，小便余沥。久服轻身耐老。"

成品饮片

来源

杜仲的干燥树皮。

性味归经

性温，味甘。归肝、肾经。

功能主治

补肝肾、强筋骨、安胎。用于肾虚腰痛、筋骨无力、妊娠漏血、胎动不安、高血压。

用法用量

煎服，用量 6~9g。

使用宜忌

阴虚火旺者慎服。

原植物

形态特征

落叶乔木，高达 20m。小枝光滑，黄褐色或较淡，具片状髓。皮、枝及叶均含胶质。单叶互生，椭圆形或卵形。花单性，雌雄异株，与叶同时开放或先叶开放，生于一年生枝基部苞片的腋内；雄花有雄蕊 6~10 枚；雌花有一裸露而延长的子房，顶端有 2 叉状花柱。翅果卵状长椭圆形而扁，先端下凹，内有种子 1 粒。花期 4~5 月，果期 9 月。

产地分布

生于山地林中或栽培。分布于四川、陕西、湖北、河南、贵州、云南、江西、甘肃、湖南、广西等地。

采收加工

4~6 月采收。刮去粗皮，堆置"发汗"至内皮呈紫褐色，晒干。

快速识别

杜仲树是比较高大的乔木，它的叶片椭圆形或卵形，一般长 7~15cm，宽 3.5~6.5cm。如果你是有心人，将杜仲叶片对折然后均匀地从两边慢慢拉开，你会发现在两半分离的叶片中间有着"蜘蛛丝"一样的丝线粘连着，这就是识别杜仲的神奇方法。

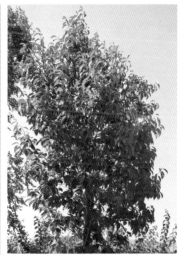

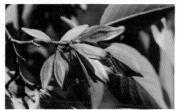

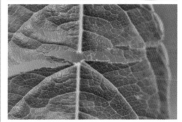

核桃

学名：*Juglans regia*

别名：核桃仁

科属：胡桃科　胡桃属

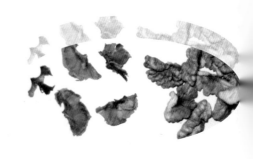

《本草纲目》时珍曰："此果外有青皮肉包之，其形如桃，胡桃乃其核。羌音呼核如胡，名或以此……补气养血，润燥化痰，益命门，利三焦，温肺润肠。"《本草从新》吴仪洛曰："外而疮肿诸毒。皆可除也。"

成品饮片

来源

胡桃的种仁。

性味归经

性温，味甘。入肾、肺经。

功能主治

补肾、温肺、润肠。用于腰膝酸软、虚寒喘嗽、遗精阳痿。

用法用量

煎服或入丸、散，用量 6~9g。

使用宜忌

阴虚火旺及大便溏泻者慎服，肺有痰火及内有积热者禁服，不可与浓茶同服。

原植物

形态特征

落叶乔木，高达 30 余米，树皮灰色。单数羽状复叶互生，卵形、椭圆形至长椭圆形，侧脉 11~19 对。花单性，雌雄同株，雄性柔荑花序下垂，通常

长 5~10cm，花密生；雌花序穗状，直立，生于幼枝顶端，有花 1~3 朵。果实近球形，径 3~5cm，外果皮肉质，灰绿色，有棕色斑点；内果皮坚硬，有浅皱褶，黄褐色。花期 4~5 月，果期 10 月。

产地分布

生于村旁、路边。分布于我国华北、西北、西南、华中、华南等地。

采收加工

9~10 月采收。采收果实，除去肉质果皮，敲破果壳取出种仁。

快速识别

胡桃为落叶乔木，树体高大，它的叶片为奇数羽状复叶，长 25~30cm，叶片上长有 5~9 枚小叶片。它的果实近球形，外形如桃子，只是它的外果皮灰绿色，上面有棕色斑点。去掉果皮，里面坚硬的核就是我们日常生活中见到的核桃了。

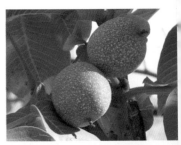

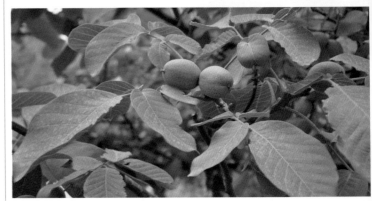

胡萝卜

学名：*Daucus carota* var. *sativa*

别名：黄萝卜、胡芦菔、红芦菔、丁香萝卜、金笋、红萝卜、伞形棱菜

科属：伞形科　胡萝卜属

《本草纲目》时珍曰："元时始自胡地来，气味微似萝卜，故名……下气补中，利胸膈肠胃，安五脏，令人健食，有益无损。"《本草从新》吴仪洛曰："可和食料。治时痢。"

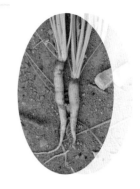

成品饮片

来源

胡萝卜的干燥根。

性味归经

性平，味甘、辛。归脾、肝、肺经。

功能主治

健脾和中、滋肝明目、化痰止咳、清热解毒。主脾虚食少、体虚乏力、脘腹痛、泄痢、视物昏花、雀目、咳喘、百日咳、咽喉肿痛、麻疹、水痘、疖肿、汤火伤、痔漏。

用法用量

用量 30~120g；或生吃；或捣汁；或煮食；外用：适量，煮熟捣敷；或切片烧热敷。

使用宜忌

无。

原植物

形态特征

二年生草本。根肉质，长圆锥形，粗肥，呈橙红色或黄色。叶单生，二至三回羽状全裂；茎生叶近无柄，有叶鞘。复伞形花序，花序梗长 10·55cm，有糙硬毛；花通常白色，有时带淡红色；花柄不等长。果实圆卵形，棱上有白色刺毛。花期 5~7 月，果期 8~9 月。

产地分布

全国各地均有栽培。

采收加工

冬季采挖。除去茎叶、须根，洗净。

快速识别

胡萝卜是常见的蔬菜，其根肉质，长圆锥形，呈橙红色或黄色。叶片形状和我们日常食用的香菜很相似，但是没有香菜特殊的气味。它的花色通常是白色，果实圆卵形，果棱上有白色刺毛。

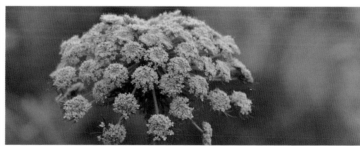

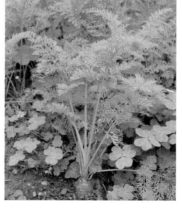

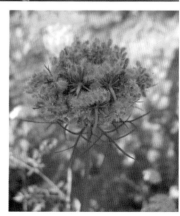

胡卢巴

学名: *Trigonella foenum-graecum*
别名: 卢巴子、香豆子、香豆草、苦豆
科属: 豆科　胡卢巴属

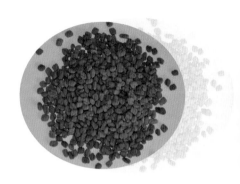

《本草纲目》载:"春生苗,夏结子,子作细荚,至秋采。今人多用岭南者。"《图经本草》苏颂曰:"今医家治元脏虚冷为要药,而唐已前方不见用,本草不着,盖是近出。"时珍曰:"治冷气疝痕,寒湿脚气,益右肾,暖丹田。"

成品饮片

来源
胡卢巴的干燥种子。

性味归经
性温,味苦。归肾经。

功能主治
温肾、祛寒、止痛。用于肾脏虚冷、小腹冷痛、小肠疝气、寒湿脚气。

用法用量
用量4.5~9.0g,水煎服,或入丸、散。

使用宜忌
阴虚火旺者禁服。

原植物

形态特征
一年生草本,全株有香气。茎直立,多丛生,被疏毛。三出复叶互生,小叶长卵形或卵状披针形,两边均生疏柔毛。花无梗,1~2朵腋生;花冠蝶形,白色,后渐变淡黄色,基部微带紫色。荚果细长,扁圆筒状,略弯曲,先端有长喙。种子10~20粒,棕色,有香气。花期4~6月,果期7~8月。

产地分布
多栽培。主产安徽、四川、河南。

采收加工
夏季果实成熟时采收。晒干,打下种子,除去杂质。

快速识别
胡卢巴植株较矮小,高30~50cm。它全株有特殊的香气,叶片为三出复叶,开白色或淡黄色的蝶形花。它的荚果细长,长6~11cm,形状像扁圆的细长筒,在果实顶端还有一尖尖的喙。

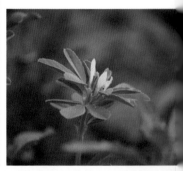

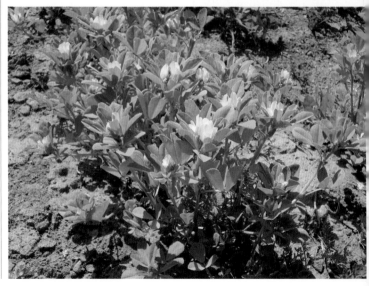

韭菜子

学名：*Allium tuberosum*

别名：韭子

科属：百合科 葱属

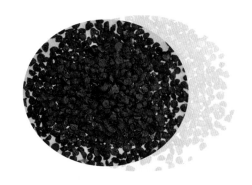

《滇南本草》载："韭菜子（焙黄去白皮），味辛、咸，性温。补肾肝、暖腰膝、兴阳道、治阳痿。"

成品饮片

来源

韭菜的干燥成熟种子。

性味归经

性温，味辛、甘。归肝、肾经。

功能主治

温补肝肾、壮阳固精。用于阳痿遗精、腰膝酸痛、遗尿尿频、白浊带下。

用法用量

用量 3~9g，内服煎汤，或入丸散。

使用宜忌

阴虚火旺者忌用。

原植物

形态特征

多年生草本，全草有异臭。根状茎横走，鳞茎狭圆锥形，数个簇生，外包有残存的网状纤维质叶鞘。叶基生，扁平，狭线形，长 15~30cm。花茎长 30~50cm，顶生伞形花序，具 20~40 朵花；花被裂片 6，白色。蒴果倒卵形，有三棱。种子黑色。花期 7~8 月，果期 8~9 月。

产地分布

生于田园，全国各地有栽培。

采收加工

秋季果实成熟时采收。采收果序，晒干，搓出种子，除去杂质。

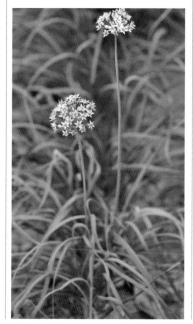

快速识别

韭菜是我们日常生活中不可缺少的蔬菜，形状如同刚出苗的小麦一样，这也是许多人分不清韭菜和小麦苗的原因。不过韭菜有特殊的气味，而小麦没有，因此两者很好区别。此外韭菜具有伞形花序，上面长着 20~40 朵的白色小花。

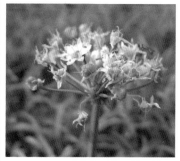

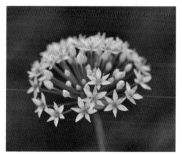

列当

学名：*Orobanche caerulescens*

别名：草苁蓉、独根草、兔子拐棒

科属：列当科　列当属

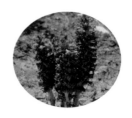

《图经本草》苏颂曰："草苁蓉根与肉苁蓉极相类，刮去花，压扁以代肉者，功力殊劣。即列当也。"《证类本草》载："又下品有列当条云：生山南岩石上，如藕根，初生掘取，阴干，亦名草苁蓉。性温，补男子。"

成品饮片

来源

列当的全草。

性味归经

性温，味甘。归肾、肝、大肠经。

功能主治

补肾助阳、强筋骨。用于性神经衰弱、腰腿酸软；外用治小儿腹泻、肠炎、痢疾。

用法用量

煎服，用量 10~15g；外用适量，煎汤洗。

使用宜忌

尚不明确。

原植物

形态特征

一年生寄生草本，高 15~40cm，全株生白色茸毛。根茎肥厚、肉质，地上茎粗、单一、暗黄褐色。叶互生，鳞片状。花密集成顶生穗状花序，花蓝紫色，具 2 唇，上唇宽，顶端常凹成 2 裂，下唇 3 裂。蒴果 2 裂，卵状椭圆形，具多数种子。花期 5~6 月，果期 6~7 月。

产地分布

生长于固定沙丘、山坡草地；寄生于菊科艾属植物的根上。分布在辽宁、吉林、黑龙江、内蒙古、河北、河南、山东、山西、陕西、甘肃、四川、青海、宁夏、云南等地。

采收加工

夏初采收。晒八成干，捆成小把，再晒干。

列当是一种寄生草本植物，每年的 5~6 月，在山坡草丛中你会发现一支亭亭玉立、全株生白色茸毛、顶端圆锥伞状花序、开蓝紫色小花的植物，它就是列当，它的叶片退化成鳞片状，全株不含叶绿素。

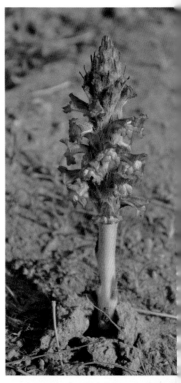

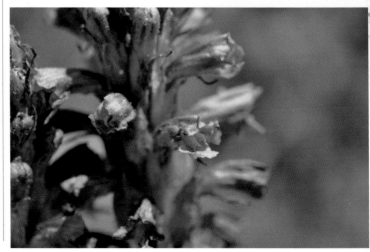

落花生

学名： *Arachis hypogaea*

别名： 花生、落花参、番豆、土露子、长生果、落地松、地果

科属： 豆科 落花生属

《本草纲目拾遗》载："近时有一种名落生花者，茎叶俱类豆，其花亦似豆花而色黄，枝上不结实，其花落地即结实于泥土中，亦奇物也。"《本草从新》吴仪洛曰："辛甘而香。润肺补脾，和平可贵。出闽广。藤生。花落地而结实，故名。"

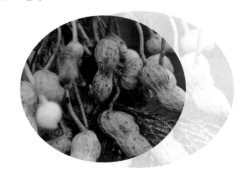

成品饮片

来源

落花生的种子。

性味归经

性平，味甘。归脾、肺经。

功能主治

健脾养胃、润肺化痰。主脾虚不运、反胃不舒、乳妇奶少、脚气、肺燥咳嗽、大便燥结。

用法用量

煎服，用量30~100g；生研冲汤，每次10~15g；炒熟或煮熟食30~60g。

使用宜忌

体寒湿滞及肠滑便泄者不宜服。

原植物

形态特征

一年生草本，茎匍匐或直立，枝有棱，被棕黄色长毛。双数羽状复叶互生，小叶4，长圆形至倒卵圆形。花黄色，单生或簇生于叶腋，开花期几无花梗。花冠蝶形；子房内有一至数个胚珠，胚珠受精后，子房柄伸长至地下，发育为荚果。荚果长椭圆形，种子间常隘缩。花期6~7月，果期9~10月。

产地分布

全国各地均有栽培。

采收加工

秋末采收。剥去果壳，取种子晒干，俗称"花生米"。

快速识别

落花生又名花生，是北方常见的作物。其花黄色，花冠蝶形，花落以后，花茎钻入泥土而结果，所以得名"落花生"。花生的果实为荚果，通常分为大、中、小三种，形状有蚕茧形、串珠形和曲棍形。蚕茧形的荚果多具有种子2粒，串珠形和曲棍形的荚果一般具有3粒以上种子。

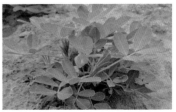

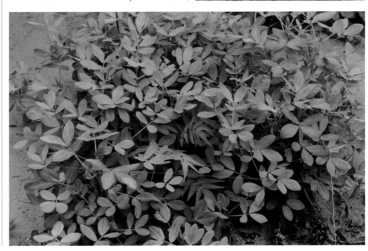

啤酒花

学名: *Humulus lupulus*
别名: 忽布、香蛇麻、野酒花
科属: 桑科 葎草属

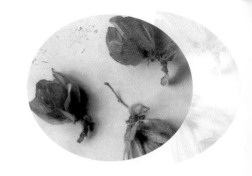

成品饮片

来源
啤酒花的成熟绿色果穗。

性味归经
性平,味苦。归肝、胃经。

功能主治
健胃消食、抗痨、安神利尿。用于食欲不振、腹胀、肺结核、胸膜炎、失眠、癔病、浮肿、膀胱炎。

用法用量
煎服或泡水当茶饮,用量 3~8g。

使用宜忌
花粉过敏者忌服。

原植物

形态特征

多年生缠绕草本,长达10m 以上。全株被倒钩刺,茎枝和叶柄密生细毛。单叶对生,叶片纸质、卵形,上面密生小刺毛。花单性,雌雄异株,雄花序为圆锥花序,花黄绿色;雌花每 2 朵生于一苞片的腋部,苞片覆瓦状排列,组成近圆形的短穗状花序。果穗球果状。花期 5~6 月,果期 6~9 月。

产地分布

生于河谷灌丛、林缘。分布于我国河北、陕西、山西、甘肃、新疆、四川、浙江等地区。我国东北、华北及山东、甘肃等地有栽培。

采收加工

8~9 月间,果穗呈绿色而略带黄色时摘下。鲜用、晒干,或烘干。

快速识别

啤酒花是多年生缠绕草本,茎秆长达 10m 以上,全株被倒钩刺,用手从下往上抚摸茎秆时会有很糙手的感觉。它的雌花每两朵生于一苞片腋间,苞片呈覆瓦状排列为一近球形的穗状花序,长3~4cm。

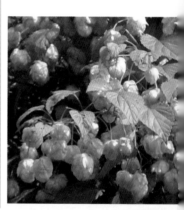

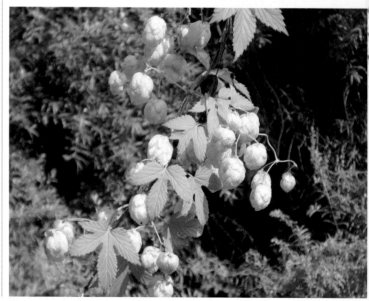

肉苁蓉

学名： *Cistanche deserticola*
别名： 苁蓉、大芸、荒漠肉苁蓉
科属： 列当科　肉苁蓉属

《本草纲目》时珍曰："此物补而不峻，故有从容之号。"陶弘景曰："代郡雁门属并州，多马处便有之……生时似肉，以作羊肉羹补虚乏极佳，亦可生啖……今第一出陇西，形扁广，柔润多花而味甘。次出北地者，形短而少花。"《神农本草经》云："主五劳七伤，补中，除茎中寒热痛，养五脏，强阴，益精气，多子，妇人症瘕。久服轻身。"

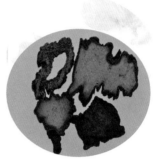
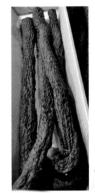

成品饮片

来源

肉苁蓉带鳞叶的肉质茎。

性味归经

性温，味甘、咸。归肾经、大肠经。

功能主治

补肾阳、益精血、润肠通便。用于腰膝痿软、阳痿、女子不孕、肠燥便秘。

用法用量

煎汤内服，用量6~9g。

使用宜忌

相火偏旺、胃弱便溏、实热便结者禁服。

原植物

形态特征

多年生寄生草本，茎肉质肥厚。鳞片叶淡黄白色，螺旋状排列，宽卵形或三角状卵形。穗状花序生于茎顶端，花冠管状钟形，顶端5裂，黄白色、淡紫色或边缘淡紫色，管内有2条纵向的鲜黄色突起，雄蕊4枚，2强，子房上位。蒴果卵形、褐色，种子多数、细小、有光泽。花期5~6月，果期6~7月。

产地分布

生于荒漠中，寄生在藜科植物琐琐（盐木）的根上。分布于内蒙古、陕西、甘肃等地。

采收加工

春、秋季均可采，以3~5月采收者为佳，过时则中空。采收后，由黄白色晾晒至肉质棕褐色，干后即可；或切成数段晒干。肉苁蓉片：除去杂质，稍浸泡，润透，切厚片，干燥；酒苁蓉：取肉苁蓉片，加黄酒拌匀（每100kg肉苁蓉，加黄酒20kg），置炖罐内，密闭，隔水加热蒸透，至酒完全吸尽、肉苁蓉表面变黑时取出，干燥。

快速识别

肉苁蓉被誉为"沙漠人参"，是沙漠赋予草原人民的珍品。它全身埋藏在沙土里，茎肉质肥厚，淡黄白色的鳞片状叶螺旋状排列在茎秆上。开花的时候，圆锥状的花序会钻出地面，开出黄白色或淡紫色的花朵。

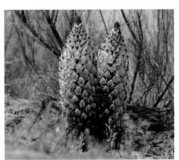
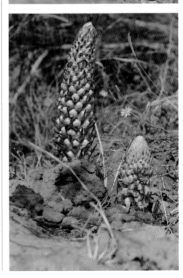

沙苑子

学名：*Astragalus complanatus*
别名：潼蒺藜、蔓黄芪、夏黄草、沙苑蒺藜
科属：豆科　黄芪属

《本草纲目》载："又一种白蒺藜，今生同州沙苑……绿叶细蔓，绵布沙上。七月开花黄紫色，如豌豆花而小。九月结实作荚，子便可采。其实味甘而微腥，褐绿色，与蚕种子相类而差大。"《本草衍义》寇宗奭谓："结子如羊内肾，补肾药，今人多用。"时珍曰："后世补肾多用沙苑蒺藜，或以熬膏和药，恐其功亦不甚相远也。"

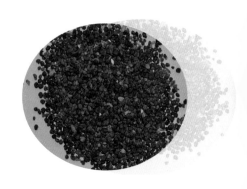

成品饮片

来源
扁茎黄芪的干燥成熟种子。

性味归经
性温，味甘。归肝、肾经。

功能主治
温补肝肾、固精、缩尿、明目。用于肾虚腰痛、遗精早泄、白浊带下、小便余沥、眩晕目昏。

用法用量
用量9~15g，水煎服。

使用宜忌
相火炽盛、阳强易举者忌服。

原 植 物

形态特征
多年生高大草本，全体被短硬毛。主根粗长，茎略扁，偃卧。单数羽状复叶，互生，叶片椭圆形。总状花序腋生，小花 3~9 朵，花冠蝶形，乳白色或带紫红色；子房上位，密被白色柔毛。荚果纺锤形，长 3~4cm，先端有较长的尖喙，腹背稍扁，被黑色短硬毛，内含种子 20~30 粒，种子圆肾形。花期 8~9 月，果期 9~10 月。

产地分布
生于山野。分布在辽宁、吉林、河北、陕西、甘肃、山西、内蒙古等地。

采收加工
秋末冬初果实成熟尚未开裂时采收。采割植株，晒干，打下种子，除去杂质，晒干。

快速识别
扁茎黄芪是黄芪大家族中的一员，其茎秆呈扁圆柱形，故名扁茎黄芪，其绿叶茎蔓如同蒺藜一样匍匐在沙地上生长，故又名沙苑子。作为豆科植物，其具有黄色的蝶形花冠和长 3~4cm 的纺锤形荚果。

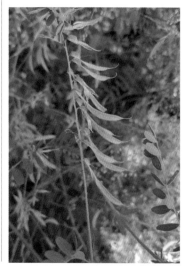

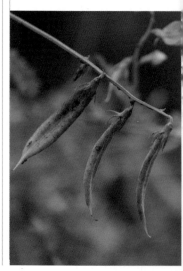

锁阳

学名：*Cynomorium songaricum*

别名：地毛球、锈铁棒、锁严子、不老药、黄骨狼、羊锁不拉

科属：锁阳科　锁阳属

《本草纲目》载："锁阳出肃州……生鞑靼田地，野马或与蛟龙遗精入地，久之发起如笋，上丰下俭，鳞甲栉比，筋脉联系，绝类男阳，即肉苁蓉之类，功力百倍于苁蓉也。"《本草从新》载："润燥养筋，治痿弱。"

成品饮片

来源

锁阳的干燥肉质茎。

性味归经

性温，味甘。归脾、肾、大肠经。

功能主治

补肾阳、益精血、润肠通便。用于腰膝痿软、阳痿滑精、肠燥便秘。

用法用量

煎服，用量5~9g。

使用宜忌

阴虚火旺、阳事易举、脾虚泄泻及实热便秘者禁服。

原植物

形态特征

多年生肉质寄生草本，高30~60cm，全株棕红色。茎圆柱状，大部分埋于沙中，基部稍膨大。茎上螺旋状排列脱落性鳞片叶，中部或基部较密集，向上渐疏；鳞片叶卵状三角形。

年生肉质寄生草本，是沙漠赋予草原人民的珍品。每年5~6月是最好识别锁阳的时候，它在沙地上会长至高30~60cm，全株棕红色、肉肉胖胖的圆柱形花序。

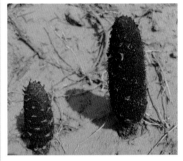

肉穗花序顶生，长圆柱状，暗紫红色，花杂性。果实坚果状。种子有胚乳。花期5~6月，果期8~9月。

产地分布

生于沙漠地带，大多寄生于蒺藜科植物白刺等植物的根上。分布于内蒙古及西北各地。

采收加工

春季采挖。除去花序，切段，晒干。

快速识别

锁阳同肉苁蓉一样属于多

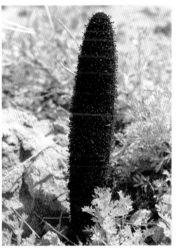

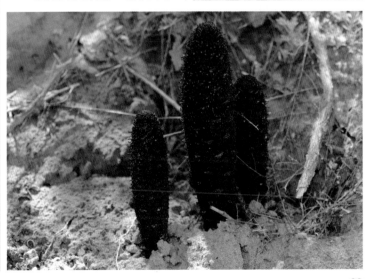

天山雪莲

学名：*Saussurea inuolucrata*

别名：雪莲、雪荷花、雪莲花

科属：菊科　风毛菊属

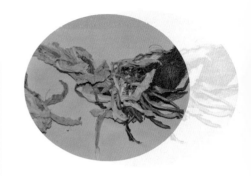

《本草纲目拾遗》载："大寒之地，积雪春夏不散，雪中有草，类荷花，独茎亭亭……较荷花略细，其瓣薄而狭长，可三四寸，绝似笔头……性大热，能补阴益阳，老人阳绝者，浸酒服，能令八十者皆有子。性大热，治一切寒症……以产天山峰顶者为第一。"

成品饮片

来源
雪莲花的带花全株。

性味归经
性热，味苦、辛。有毒。

功能主治
温肾助阳、祛风胜湿、活血通经。主阳痿、腰膝软弱、风湿痹痛、妇女月经不调、闭经、宫冷腹痛、寒饮咳嗽。

用法用量
煎服或浸酒，用量3~6g。过量服用可致中毒。

使用宜忌
孕妇禁服。

原植物

形态特征
多年生草本，高15~35cm。根粗壮，基部被有多数纤维状棕褐色残叶基。茎粗壮。叶丛生，密集，最上部有13~17片排成二层的膜质苞叶。头状花序顶生，10~20个在茎端密集成球状；总苞片3~4层，花冠紫色，全为管状。瘦果，长圆形。花期6~7月，果期8~9月。

产地分布
生于海拔3000m以上高山岩缝、砾石和沙质河滩中。分布于甘肃、青海等地，以及新疆的天山、昆仑山的高山区。

采收加工
夏、秋二季花开时采收。拔起全株，除去泥沙，阴干。

快速识别
大苞雪莲生长在青藏高原的高山之巅，每年冰雪消融时一枝植物亭亭玉立于山石之间，超凡脱俗。其花序的外面有13~17片排成二层的膜质苞叶包裹，酷似荷花。

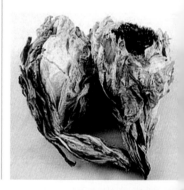

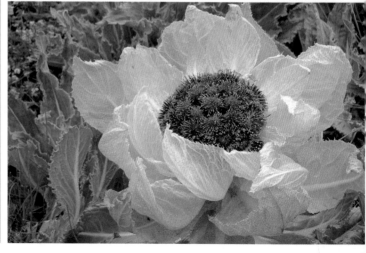

菟丝子

学名： *Cuscuta chinensi*

别名： 豆寄生、无根草、黄丝、黄丝藤、无娘藤、金黄丝子

科属： 旋花科　菟丝子属

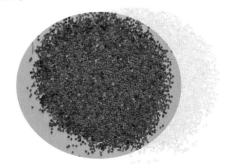

《本草纲目》载："《抱朴子》云：菟丝初生之根，其形似兔，掘取割其血以和丹服，立能变化，则菟丝之名因此也。"《名医别录》曰："生朝鲜田野，蔓延草木之上，色黄而细为赤网，色浅而大为菟累，九月，采实暴干。"《神农本草经》谓："主续绝伤，补不足，益气力，肥健，汁，去面皯。久服明目，轻身延年。"

成品饮片

来源
菟丝子的干燥成熟种子。

性味归经
性温，味甘。归肝、肾、脾经。

功能主治
滋补肝肾、固精缩尿、安胎、明目、止泻。用于阳痿遗精、尿有余沥、遗尿尿频、腰膝酸软、目昏耳鸣、肾虚胎漏、胎动不安、脾肾虚泻；外治白癜风。

用法用量
煎服，用量 6~12g；外用适量。

使用宜忌
阴虚火旺、阳强不萎及大便燥结者禁服。

原植物

形态特征
一年生寄生草本。茎缠绕，黄色，纤细，直径约 1mm，多分枝，随处可生出寄生根，伸入寄主体内。叶稀少，鳞片状，三角状卵形。花两性，多数，簇生成小伞形或小团伞花序；花冠白色，壶形，5 浅裂，裂片向外反折。蒴果近球形，稍扁，几乎被宿存的花冠所包围。花期 7~9 月，果期 8~10 月。

产地分布
寄生于田边、路旁的豆类、菊科蒿属、马鞭草科牡荆属等草本或小灌木上。全国大部分地区有分布，以北方地区为主。

采收加工
秋季果实成熟时采收。采收植株，晒干，打下种子，除去杂质。

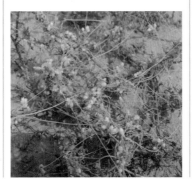

快速识别
菟丝子又名黄藤子，其实用黄藤子来形容它最为贴切。它植株纤细，黄色的茎藤缠绕在其他植物上，并伸出寄生根从其他植物上吸收营养。它的花冠白色，形状像一个小小的酒壶，只有 3mm 大小。

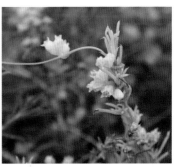

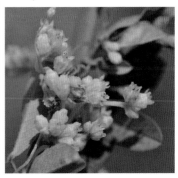

仙茅

学名：*Curculigo orchioides*

别名：独脚丝茅、山棕、地棕、千年棕、番龙草

科属：石蒜科　仙茅属

《本草纲目》时珍曰："其叶似茅，久服轻身，故名仙茅。梵音呼为阿输干陀。"《图经本草》苏颂曰："其根独生。始因西域婆罗门僧献方于唐玄宗，故今江南呼为婆罗门参，言其功补如人参也。"

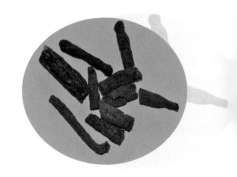

成品饮片

来源

仙茅的干燥根茎。

性味归经

性热，味辛。有毒。归肾、肝、脾经。

功能主治

补肾阳、强筋骨、祛寒湿。用于阳痿精冷、筋骨痿软、腰膝冷痹、阳虚冷泻。

用法用量

用量 3~9g，煎服；或入丸、散；或浸酒。

使用宜忌

阴虚火旺者禁服，有小毒。

原植物

形态特征

多年生草本。根茎圆柱状，肉质，地上茎不明显。叶 3~6 片根出，狭披针形，叶脉明显，有中脉；两面疏生长柔毛，后渐光滑。花腋生，杂性花，上部为雄花，下部为两性花；花的直径约 1cm，花被下部细长管状，上部 6 裂，内面黄色，外面白色。浆果椭圆形，稍肉质，长约 1.2cm，先端有喙。花期 6~8 月。

产地分布

野生于平原荒草地阳处，或混生在山坡茅草及芒箕骨丛中。分布在我国江苏、浙江、福建、台湾、广东、广西、湖南、湖北、四川、贵州、云南等地。

采收加工

秋、冬二季采挖。除去根头和须根，洗净，干燥。

快速识别

仙茅的叶片最有意思，它的叶片通常 3~6 片从根部发出，如同刚刚长出不久的棕榈苗。它的花茎只有 6~7cm 高，上面通常开有 4~6 朵黄色的小花。

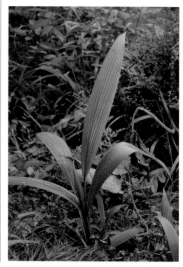

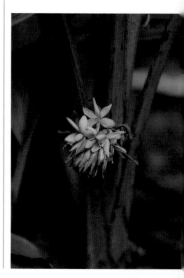

续断

名：*Dipsacus asperoides*

名：川续断、和尚头、山萝卜

属：川续断科　川续断属

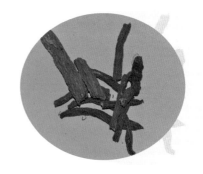

《本草纲目》时珍曰："续断、属折、接骨，皆以功命名也。"《神农本草经》云："主伤寒，补不足，金创痈伤，折跌，续筋骨，妇人乳难。久服益气力。"

成品饮片

来源

川续断的干燥根。

性味归经

性微温，味苦、辛。归肝、肾经。

功能主治

补肝肾、强筋骨、续折伤、止崩漏。用于腰膝酸软、风湿痹痛、崩漏、胎漏、跌打损伤。

用法用量

用量 9~15g，内服煎汤，或入丸散。

使用宜忌

泻痢初起勿用。

原植物

形态特征

多年生草本，高 60~90cm。根长锥形，主根明显，具细长须根。茎直立，多分枝，具棱和浅槽，棱上疏生刺毛。叶对生，叶片羽状深裂，茎生叶多为 3 裂，茎梢的叶 3 裂或全缘。花小，多数，球形头状花序；花冠白色或浅黄色，具 4 枚较深的裂片。瘦果椭圆楔形，通常外被萼片，有明显 4 棱。花期 8~9 月，果期 9~10 月。

产地分布

生于山野及路旁。主要分布于四川、湖北、湖南、云南、西藏等地。

采收加工

秋季采挖。除去根头及须根，用微火烘至半干，堆置"发汗"至内部变绿色时，再烘干。

快速识别

川续断是直立的草本，植株一般高 1m 左右。它的叶片相对而生于茎节外，叶片形状变化较大，基生叶片羽状深裂，茎生叶多为 3 裂。其花序为球形头状花序，花序下面有 5~7 枚叶片状的总苞片。

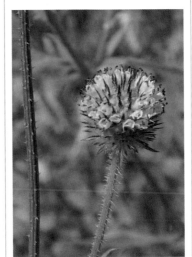

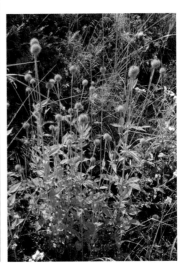

淫羊藿

学名：*Epimedium brevicornu*

别名：三枝九叶草、心叶淫羊藿、羊藿叶、仙灵脾

科属：小檗科　淫羊藿属

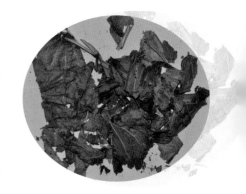

陶弘景曰："西川北部有淫羊，一日百遍合，盖食此藿所致，故名淫羊。"时珍曰："豆叶曰藿，此叶似之，故亦名藿。仙灵脾、千两金、放杖、刚前，皆言其功力也。鸡筋、黄连祖，皆因其根形也。"《神农本草经》载："主阴痿绝伤，茎中痛，利小便，益气力，强志。"

成品饮片

来源

淫羊藿的地上全草入药。

性味归经

性温，味辛、甘。归肝、肾经。

功能主治

补肾阳、强筋骨、祛风湿。用于阳痿遗精、筋骨痿软、风湿痹痛、麻木拘挛；更年期高血压。

用法用量

煎服，用量 3~9g。

使用宜忌

阴虚而相火易动者禁服。

原植物

形态特征

多年生草本。根状茎粗壮，木质化，密生多数须根。茎直立，淡黄色或微带绿色，具纵条棱，无毛。叶基生和茎生，为二回三出复叶，基生叶 1~3，具长柄，开花时枯萎；茎生叶 2，对生。圆锥花序顶生，具多数花；萼片 8，两轮排列，内轮花瓣状，白色或淡黄色。蒴果圆柱形，先端具长喙。花期 6 月，果期 6~7 月。

产地分布

生于阴坡灌木林下、林缘、山谷或河岸阴湿处。分布于我国山西、陕西、甘肃、青海、河南、湖北等地区。

采收加工

夏、秋季茎叶茂盛时采割，除去粗梗及杂质，晒干或阴干。

快速识别

淫羊藿俗名三枝九叶草，这是对它形状的真实写照，其茎直立，叶为二回三出复叶，小叶 9 片，故名三枝九叶草。

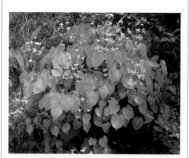

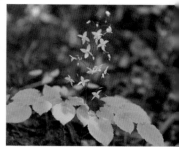

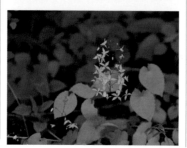

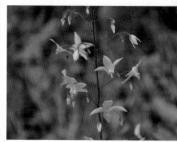

榛子

学名：*Corylus heterophylla*

别名：山板栗、尖栗

科属：桦木科 榛属

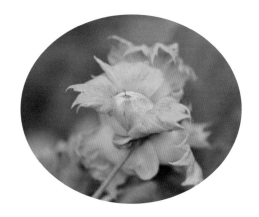

《本草纲目》时珍曰："关中，秦地也。榛之从秦，盖取此意……实如栎实，下壮上锐，生青熟褐，其壳浓而坚，其仁白而圆，大如杏仁，亦有皮尖。"《图经衍义本草》寇宗爽曰："主益气力，宽肠胃，令人不饥，健行。生辽东山谷。树高丈许，子如小栗，军行食之当粮，中土亦有。"

成品饮片

来源

榛的种仁。

性味归经

性平，味甘。归肝、胃经。

功能主治

调中开胃、益肝明目。用于病后体虚、食少乏力、眼目昏花、不耐久视、多眵。

用法用量

煎服，用量30~60g。

使用宜忌

尚不明确。

原植物

形态特征

灌木，高1~2m。树皮灰褐色，有光泽。幼枝绿褐色，老枝黄灰白色，具褐色腺点。叶互生，叶片圆形、广卵形或倒卵形，边缘具不规则重锯齿。雌雄同株，花先叶开放；雄花序柔荑状，下垂，圆柱形，雌花无柄，鲜红色。果实1~6枚簇生，扁球形，包裹于叶状总苞内。花期5·6月，果期9~10月。

产地分布

生于山坡灌丛及林缘。分布于我国东北、华北地区及陕西、甘肃、四川、湖北、安徽、浙江、江苏、江西、贵州、云南等省。

采收加工

秋季果实成熟后采摘。晒干后除去总苞等杂质，用时除去果壳。

快速识别

榛子是重要的坚果树种之一，果扁球形，颜色同如板栗，但是个头比板栗小。榛子为灌木，高1~2m，它的叶片形状是识别它最主要的特征，榛子不同于其他植物椭圆形的叶子，它的叶片尖端部分如同被撕裂掉一部分，成为缺了一端的不规则椭圆形。

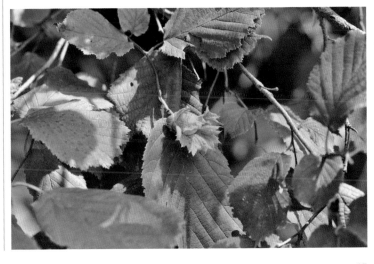

百合

学名：*Lilium lancifolium*

别名：虎皮百合、倒垂莲、黄百合、宜兴百合

科属：百合科　百合属

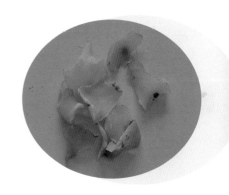

　　《本草纲目》时珍曰："百合之根，以众瓣合成也。或云专治百合病故名，亦通。其根如大蒜，其味如山薯，故俗称蒜脑薯。"《神农本草经》载："主邪气腹胀心痛，利大小便，补中益气。"

成品饮片

来源

卷丹的干燥肉质鳞叶。

性味归经

性寒，味甘。归心、肺经。

功能主治

养阴润肺、清心安神。用于阴虚久咳、痰中带血、虚烦惊悸、失眠多梦、精神恍惚。

用法用量

用量6~12g，水煎服。

使用宜忌

风寒咳嗽及中寒便溏者禁服。

原植物

形态特征

　　多年生草本，茎带紫色，有疏或密的白色绵毛。叶互生，披针形或线状披针形，向上渐小成苞片状；叶腋内常有珠芽。花序总状；花橘红色，内面密生紫黑色斑点；花被片长7~10cm，开放后向外反卷；花药紫色。蒴果长圆形至倒卵形，长3~4cm。花期6~7月，果期8~10月。

产地分布

　　分布于我国江苏、浙江、安徽、江西、湖南、湖北、广西、四川、青海、西藏、甘肃、陕西、山西、河南、河北、山东和吉林等地。

采收加工

　　秋季地上部枯萎时采挖。去净泥土及须根，稍晾，剥取鳞叶，置沸水中略烫后，晒干。

快速识别

　　卷丹作为百合家族的一员，具有百合家族的所有特征，但是它又有自己的特点。它的茎秆紫色，叶腋内常有珠芽生长；它的花橘红色，花开放后向外反卷，花瓣内面密生紫黑色斑点成为识别它的主要特征。

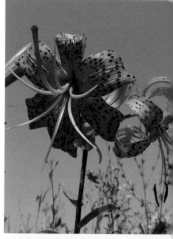

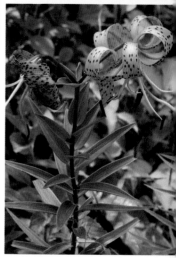

北沙参

名: *Glehnia littoralis*

名: 莱阳沙参、海沙参、辽沙参、条沙参

属: 伞形科 珊瑚菜属

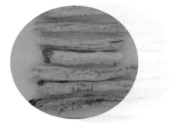

珊瑚菜名始见于《本草纲目》，在论防风别种石防风时说："江淮所产防风，多使石防风，俗称珊瑚菜……"。《本草纲目拾遗》在南沙参项下，引张璐《本经逢原》中"北产者坚实性寒，南产者体虚力微"。赵学敏谓："南沙参功同北沙参，而力稍逊。"

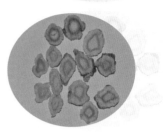

成品饮片

来源

珊瑚菜的干燥根。

性味归经

性微寒，味甘、微苦。归肺、胃经。

功能主治

养阴清肺、益胃生津。用于肺热燥咳、劳嗽痰血、热病津伤口渴。

用法用量

用量 4.5~9g。

使用宜忌

不宜与藜芦同用。

原植物

形态特征

多年生草本，高 5~35cm。主根细长圆柱形。茎大部埋在沙中，一部分露出地面。叶基出，互生，基部鞘状；叶片卵圆形，三出式分裂至二回羽状分裂。复伞形花序顶生，伞梗10~20 条，长 1~2cm；花白色，每 1 小伞形花序有花 15~20 朵。果实近圆球形，具茸毛，果棱有翅。花期 5~7 月，果期 6~8 月。

产地分布

生于海边沙滩，或为栽培。分布于我国辽宁、河北、山东、江苏、浙江、广东、福建、台湾等地。

采收加工

夏、秋二季采挖。除去须根，洗净，稍晾，置沸水中烫后，除去外皮，干燥。或洗净直接干燥。

快速识别

北沙参听名字感觉是桔梗科沙参属植物，如果这样认为那就错了，它真正的名字叫珊瑚菜，属于伞形科。其叶多从基部伸出，具有叶鞘；复伞形花序生于茎顶端，花白色；果实近圆球形，果棱有翅。因其生于海边沙滩，具有沙参的药效，故又叫北沙参。

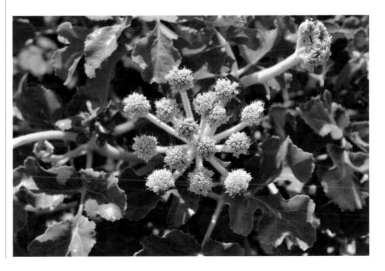

波罗蜜

学名： *Artocarpus heterophyllus*

别名： 婆那娑、优珠昙、天婆罗、牛肚子果、树波萝、婆罗密、天罗、密冬瓜

科属： 桑科　波罗蜜属

《本草纲目》时珍曰："波罗蜜，梵语也。因此果味甘，故借名之……止渴解烦，醒酒益气，令人悦泽；核中仁，补中益气，令人不饥轻健。"

《滇南本草》兰茂曰："久服乌须黑发，延年固齿。"

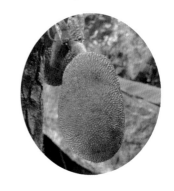

成品饮片

来源

木波罗的果实。

性味归经

性平，味甘、微酸。

功能主治

生津除烦、解酒醒脾。

用法用量

多生食鲜品，50~100g。

使用宜忌

尚不明确。

原植物

形态特征

常绿乔木，高 8~15m，全体有乳汁。有板状根。叶互生；厚革质；椭圆形至倒卵形，先端钝而短尖，基部楔形，全缘，幼枝上的叶有时 3 裂，两面无毛，上面有光泽，下面略粗糙。花单性，雌雄同株；雄花序顶生或腋生，圆柱形；雌花序圆柱形或矩圆形，生于干上或主枝上的球形花托内。聚花果成熟时长 25~60cm，大者重达 20kg，外皮有稍作六角形的瘤状突起。花期 2~3 月。

产地分布

生于热带地区。福建、台湾、广东、海南、广西、云南等地有栽培。

采收加工

夏、秋季成熟时采收。多生食鲜品。

快速识别

波罗蜜是木波罗的果实，也是常见的热带水果。也许对于木波萝原植物不熟，但是只要看到粗大树干上生出的巨大的、长 25~60cm 的波萝蜜水果，那你一定就能识别木波萝这棵树了。

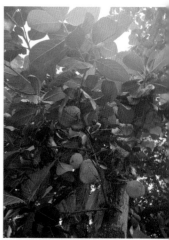

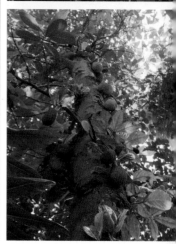

枸杞

名： *Lycium barbarum*

名： 枸杞子、甜菜子、枸杞果、红果子

属： 茄科　枸杞属

> 《本草纲目》时珍曰："此物棘如枸之刺，茎如杞之条，故兼名之。"《神农本草经》载："主五内邪气，热中，消渴，周痹。久服，坚筋骨，轻身不老。"

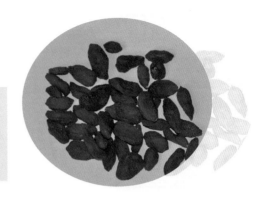

成品饮片

来源

宁夏枸杞的干燥成熟果实。

性味归经

性平，味甘。归肝、肾经。

功能主治

滋补肝肾、益精明目。用于虚劳精亏、腰膝酸痛、眩晕耳鸣、内热消渴、血虚萎黄、目昏不明。

用法用量

煎服，用量6~12g。

使用宜忌

外感实热、脾虚泄泻者慎服。

原植物

形态特征

灌木或经栽培后而成小乔木状。主枝数条，粗壮；果枝细长，外皮淡灰黄色；刺状枝短而细，生于叶腋。叶互生，或数片丛生于短枝上；叶片狭倒披针形、卵状披针形或卵状长圆形。花腋生，通常1~2朵簇生；花冠漏斗状，粉红色或淡紫红色。浆果卵圆形、椭圆形或阔卵形，红色或橘红色。种子多数，近圆肾形而扁平。花期5~10月，果期6~10月。

产地分布

生长于沟岸及山坡或灌溉地埂和水渠边等处。野生和栽培均有。分布于甘肃、宁夏、新疆、内蒙古、青海等地。

采收加工

夏、秋二季果实呈红色时采收。晾至皮皱后，晒干，除去果梗。

快速识别

宁夏枸杞的果实估计大家都在超市见过或食用过，但是很少有人知道它的植株长什么样。宁夏枸杞是一种小灌木，它高1~2m，茎秆和枝条灰白色，叶片形状如同柳叶；具有粉红色或淡紫红色的漏斗状花冠，直径1.5cm左右；红色浆果卵圆形、椭圆形或阔卵形。

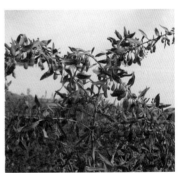

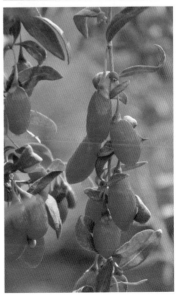

黑芝麻

学名： *Sesamum indicum*

别名： 胡麻、油麻、巨胜、脂麻

科属： 胡麻科 胡麻属

《本经逢原》张璐曰，胡麻、巨胜子、乌麻子即黑芝麻。《本草纲目》时珍曰："胡麻服食以黑者为良……取其黑色入通于肾，而能润燥也。"《神农本草经》载："主伤中虚羸，补五内，益气力，长肌肉，填髓脑。久服，轻身不老。"《食鉴本草》宁原曰："宜食。能解诸毒。乳母食之，令小儿不生热病。黑芝麻炒食，不生风疾，有风人食遂愈。"

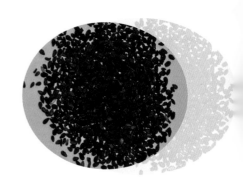

成品饮片

来源

胡麻的干燥成熟种子。

性味归经

性平，味甘。归肝、肾、大肠经。

功能主治

补肝肾、益精血、润肠燥。用于头晕眼花、耳鸣耳聋、须发早白、病后脱发、肠燥便秘。

用法用量

用量 9~15g，水煎服或入丸散。

使用宜忌

尚不明确。

原 植 物

形态特征

一年生草本。茎直立，四棱形，棱角突出，基部稍木质化，不分枝。叶对生，或茎上部者互生，叶片卵形、长圆形或披针形。花单生或 2~3 朵生于叶腋；花冠筒状，唇形，白色，有紫色或黄色彩晕。蒴果椭圆形，多 4 棱或 6 棱、8 棱，纵裂，初期绿色，成熟后黑褐色，具短柔毛。种子两侧扁平，黑色、白色或淡黄色。花期 5~9 月，果期 7~9 月。

产地分布

我国除西藏高原外，各地区均有栽培。

采收加工

秋季果实成熟时采收。采割植株，晒干，打下种子，除去杂质，再晒干。

快速识别

胡麻属于胡麻科植物，具有茎四棱形、叶对生、花冠唇形广泛的特点。但是芝麻开花节节高是对芝麻另一特点的形象描述，芝麻具有白色的筒状花冠，花朵从下往上逐渐开放的同时，植株也在不断往高长。

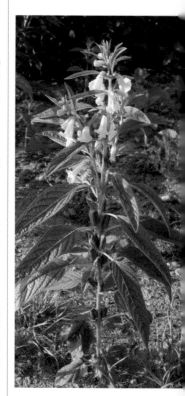

黄精

名: *Polygonatum sibiricum*

名: 鸡头参

属: 百合科 黄精属

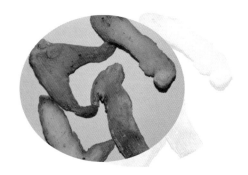

《本草纲目》时珍曰："黄精为服食要药……仙家以为芝草之类，以其得坤土之精粹，故谓之黄精……补诸虚，止寒热，填精髓，下三尸虫。"《名医别录》陶弘景曰："主补中益气、除风湿、安五脏。久服轻身、延年、不饥。"

成品饮片

来源

黄精的干燥根茎。

性味归经

性平，味甘。归脾、肺、肾经。

功能主治

滋养肺肾、补气益脾。用于肺肾阴虚燥咳、肺痨咳嗽少痰、病后虚弱、倦怠少食、消渴。

用法用量

用量9~15g。

使用宜忌

中寒泄泻、痰湿痞满气滞者忌服。

原植物

形态特征

多年生草本，根茎横走，圆柱形、由于结节膨大，节间一头粗、一头细。茎直立，有时呈攀援状。叶轮生，每轮4~6枚，条状披针形。花腋生，下垂，2~4朵集成伞形花丛；花被筒状，中部稍缢缩，白色至淡黄色。浆果球形，直径7~10mm，成熟时黑色。花期5~6月，果期7~9月。

产地分布

生于荒山坡及山地杂木林或灌木丛的边缘。分布在黑龙江、吉林、辽宁、河北、山东、江苏、河南、山西、陕西、内蒙古等地。

采收加工

春、秋二季采挖。除去地上部分和须根，晒干，或将根茎洗净，置沸水中略烫或蒸至透心，晒干。

快速识别

黄精又名鸡头参，是因为黄精圆柱形的根茎结节膨大，节间一头粗、一头细，形如鸡头。此外，识别黄精要观察它的叶片，黄精的每个茎节处有4~6枚叶片轮生，叶片先端拳卷或弯曲成钩状。

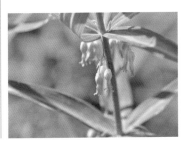

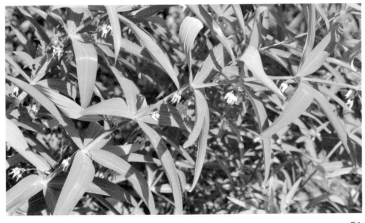

麦冬

学名： *Ophiopogon japonicus*
别名： 麦门冬、沿阶草
科属： 百合科　沿阶草属

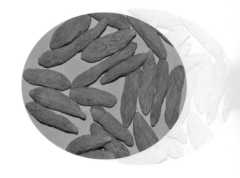

《本草纲目》时珍曰："麦须曰，此草根似麦而有须，其叶如韭，凌冬不凋，故谓之麦冬，及有诸韭、忍冬诸名。俗作门冬，便于字也。可以服食断谷，一名仆垒，一名随脂。"
《神农本草经》载："主心腹，结气伤中伤饱，胃络脉绝，羸瘦短气。久服轻身，不老不饥。"

成品饮片

来源

麦冬（沿阶草）的干燥块根。

性味归经

性微寒，味甘、微苦。归心、肺、胃经。

功能主治

养阴生津、润肺清心。用于肺燥干咳、虚痨咳嗽、津伤口渴、心烦失眠、内热消渴、肠燥便秘；咽白喉。

用法用量

用量 6~12g。

使用宜忌

虚寒泄泻、湿浊中阻、风寒或寒痰咳喘者禁用。

原植物

形态特征

多年生草本，成丛生长，高 30cm 左右。根茎短，有多数须根，在部分须根的中部或尖端常膨大成纺锤形的肉质块根。叶基生成密丛、线形，细长，深绿色，形如韭菜。花茎自叶丛中生出，形成总状花序，花小，花被 6 片，浅紫或青蓝色。果为浆果，圆球形，直径 4~6mm，成熟后为深绿色或黑蓝色。花期 7~8 月，果熟期 11 月。

产地分布

生于海拔 600~3400m 的山坡、山谷潮湿处、沟边、灌木丛下或林下，分布于我国云南、贵州、四川、湖北、河南、陕西（秦岭以南）、甘肃（南部）、西藏和台湾。

采收加工

夏季采挖。洗净，反复暴晒、堆置，至七八成干，除去须根，干燥。

快速识别

麦冬常成丛生长，高 30cm 左右。须根的中部或尖端常膨大成纺锤形的肉质块根。叶基生成密丛、线形，细长，深绿色，形如韭菜。花茎自叶丛中生出，形成总状花序，花小；花被 6 片，浅紫或青蓝色。

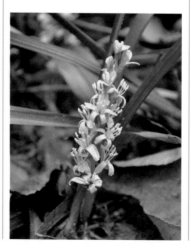

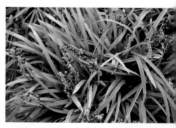

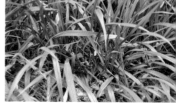

明党参

学名: *Changium smyrnioides*

别名: 明沙参、粉沙参、山花

科属: 伞形科 明党参属

《本草纲目拾遗》载："土人参，土人候夏月采其根以入药，俗名粉沙参。"《本草从新》吴仪洛曰："补气生津。治咳嗽喘逆、痰壅火升、久疟淋沥、难产经闭、泻痢由于肺热、反胃噎膈由于燥涩。"

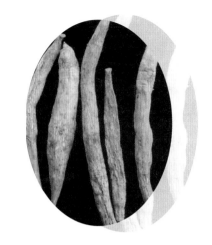

成品饮片

来源

明党参的干燥根。

性味归经

性微寒，味甘、微苦。归肺、脾、肝经。

功能主治

润肺化痰、养阴和胃、平肝、解毒。用于肺热咳嗽、呕吐反胃、食少口干、目赤眩晕、疔毒疮疡。

用法用量

用量3~9g。

使用宜忌

脾胃虚易泻者及孕妇不宜服用。大量服食易引起浮肿。

原植物

形态特征

多年生草本，高50~100cm。根粗壮，圆柱形或粗短纺锤形。茎直立，中空，上部分枝。叶片广卵形，呈三出式的二至三回羽状分裂。花茎常由一侧抽出，直立，与叶丛相距较远；花序顶生，伞梗5~10枚，小伞梗10~15枚；花小，直径约2mm，花瓣5，白色。双悬果广椭圆形，果棱不明显，合生面有油管2个。花期4~5月，果期5~6月。

产地分布

生于山野稀疏灌木林下土壤肥厚的地方。分布在江苏、浙江、安徽等地。

采收加工

4~5月采挖。除去须根，洗净，置沸水中煮至无白心，取出，刮去外皮，漂洗，干燥。

快速识别

明党参非桔梗科党参也，它和北沙参一样都属于伞形科。明党参主根纺锤形或长棱形，株高50~100cm，叶片基部扩大呈鞘状环抱茎秆；它的花序顶生成圆锥状复伞形花序，开白色小花，小花直径仅有2mm。

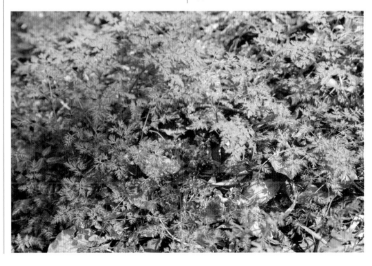

墨旱莲

学名：*Eclipta prostrata*

别名：旱莲草、水旱莲、莲子草、白花蟛蜞草、墨斗草、野向日葵、墨菜、黑墨草、墨汁草、墨水草、乌心草

科属：菊科　鳢肠属

《本草纲目》时珍曰："鳢，乌鱼也，其肠亦乌。此草柔茎，断之有墨汁出，故名，俗呼墨菜是也。细实颇如莲房状，故得莲名。乌髭发，益肾阴。"《新修本草》载："主血痢，针灸疮发，洪血不可止者，敷之立已。汁涂发眉，生速而繁。"

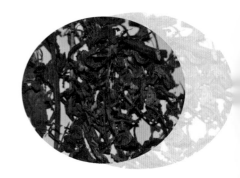

成品饮片

来源
鳢肠的干燥地上部分。

性味归经
性寒，味甘、酸。归肾、肝经。

功能主治
滋补肝肾、凉血止血。用于牙齿松动、须发早白、眩晕耳鸣、腰膝酸软；阴虚血热、吐血、衄血、尿血，血痢，崩漏下血，外伤出血。

用法用量
煎汤内服，用量6~12g，或熬膏，或捣汁，或入丸、散。外用适量，捣敷，或捣绒塞鼻，或研末敷。

使用宜忌
脾肾虚寒者忌服。

原植物

形态特征
一年生草本，高达30~60cm。茎柔弱，直立或匍匐，被毛。叶对生，近无柄，线状矩圆形至披针形，叶两面密被白色粗毛。揉搓其茎叶有黑色汁液流出。头状花序，腋生或顶生；花托扁平，托上着生少数舌状花及多数管状花；舌状花白色，管状花花冠4浅裂。瘦果黄黑色，长椭圆形而扁。花期6~8月，果期9~10月。

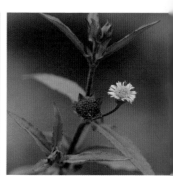

产地分布
生长于田野、路边、溪边及阴湿地上。分布在辽宁、河北、山东、江苏、浙江、安徽、福建、广东、广西、江西、湖南、湖北、四川、贵州、云南等地。

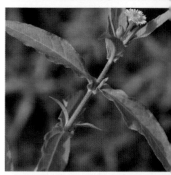

采收加工
花开时采收，晒干。

快速识别
墨旱莲是对鳢肠这种植物形象的描述，鳢肠的茎秆柔软，用力掐断之后会有黑色的汁液流出，此外它的果实小，颇似莲房，故得名墨旱莲。

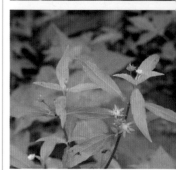

南沙参

学名：*Adenophora potaninii*

别名：泡参、沙参

科属：桔梗科　沙参属

《本经逢原》张璐曰："沙参有南北二种，北者质坚性寒，南者体虚力微。"《本草从新》吴仪洛曰："南沙参，色稍黄，形稍瘦小而短，近有一种味带辣者，不可用。"《本草纲目拾遗》载："药性考：南沙参形粗似党参而硬，味苦性凉，清胃泻火解毒，止嗽宁肺……功同北沙参，而力稍逊。"

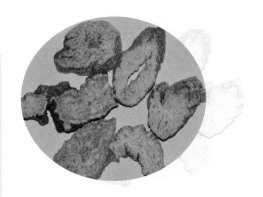

成品饮片

来源

泡沙参的干燥根。

性味归经

性微寒，味甘。归肺、胃经。

功能主治

养阴清肺、化痰、益气。用于肺热燥咳、阴虚劳嗽、干咳痰黏、气阴不足、烦热口干。

用法用量

用量9~15g。

使用宜忌

不宜与藜芦同用，风寒咳嗽禁服。

原植物

形态特征

多年生草本，高70~100cm。根粗壮，肉质，圆柱形。茎直立，单一，不分枝，近无毛。茎生叶互生，叶片卵状椭圆形、长椭圆形或线状长椭圆形。圆锥花序顶生，花冠钟形，蓝紫色，5浅裂，花盘筒状，顶端疏被毛；花柱较花被短。蒴果椭圆形。花期7~9月，果期9~10月。

产地分布

生于山坡草地、灌丛或林下。分布于我国山西、陕西、甘肃、青海、四川等省。

采收加工

秋季采挖，除去茎叶、须根和泥土，刮去表面粗皮，晒干。

快速识别

泡沙参的根和党参的根相似，挖出后形状如同胡萝卜，折断后会流出有白色乳汁。泡沙参属于真正的桔梗科植物，它蓝紫色、形如小小钟铃的钟形花冠是识别它的主要特征。

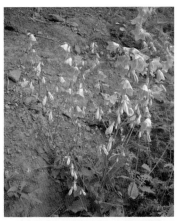

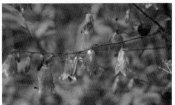

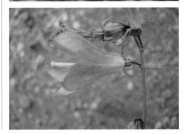

女贞子

学名：*Ligustrum lucidum*
别名：女贞实、冬青子、白蜡树子、鼠梓子
科属：木犀科　女贞属

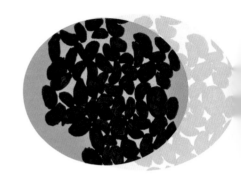

《本草纲目》时珍曰："此木凌冬青翠，有贞守之操，故以贞女状之。"《神农本草经》载："主补中，安五藏，养精神，除百疾。久服肥健，轻身不老。"

成品饮片

来源

女贞的干燥成熟果实。

性味归经

味甘、苦，性凉。归肝、肾经。

功能主治

滋补肝肾、明目乌发。用于眩晕耳鸣、腰膝酸软、须发早白、目暗不明。

用法用量

用量 6~12g。

使用宜忌

脾胃虚寒及肾阳不足者禁服。效力和缓宜少量久服。

原植物

形态特征

常绿大灌木或小乔木，高达 10 余米。树皮灰色至浅灰褐色，枝条光滑，具皮孔。叶对生，叶片革质，卵形至卵状披针形。圆锥花序顶生，长 10~15cm，花冠管约与裂片等长，裂片 4，白色。浆果状核果，长椭圆形，幼时绿色，熟时蓝黑色。种子 1~2 枚，长椭圆形。花期 6~7 月，果期 8~12 月。

产地分布

生长于山野，多栽植于庭园。分布在华东、华南、西南及华中各地。主产于浙江、江苏、湖南、福建、广西、江西以及四川等地。

采收加工

冬季果实成熟时采收。除去枝叶，稍蒸或置沸水中略烫后，干燥；或直接干燥。

快速识别

女贞子为女贞的果实。女贞属于常绿大灌木或小乔木，它的叶片在枝干上相对而生，叶片革质、卵形；枝条顶端长达 20cm 的圆锥花序，形火炬，开满白色小花。

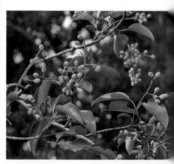

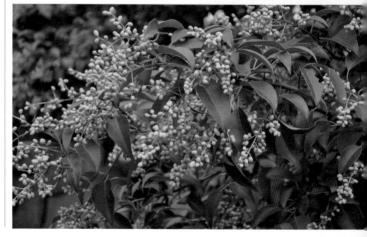

盘龙参

学名：*Spiranthes australis*

别名：绥草、龙抱柱、盘龙草、双瑚草

科属：兰科 绥草属

《滇南本草》兰茂曰："又名绥草。味甘，性温。入肺、肝、肾三经。滋阴补虚，治腰脊痛、遗精、诸虚百损。"

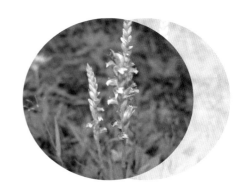

成品饮片

来源

绥草的干燥根及全草。

性味归经

性平，味甘、苦。

归心、肺经。

功能主治

益阴清热、润肺止咳。用于病后虚弱、阴虚内热、肺痨咳血、咽喉肿痛、消渴、小儿夏季热、遗精、淋浊、带下；外用治带状疱疹、水火烫伤、毒蛇咬伤。

用法用量

内服：煎汤，9~15g，鲜全草 15~30g。外用：适量，鲜品捣敷。

使用宜忌

无。

原植物

形态特征

多年生草本，高 15~40cm。根茎短粗，生多数粗厚肉质的根。茎直立，无毛。基生叶2~5 枚，椭圆状披针形或条状倒披针形。总状花序顶生，密生多数小花，呈螺旋状扭转，花小，淡红色，钟形。蒴果长约 5mm。花期 7~8 月，果期 8~9 月。

产地分布

生于山坡林下、林缘及阴湿草甸、河滩地。广布于全国各地。

采收加工

夏季采集全草，秋季采挖块根。全草：洗净，晒干；块根：除去茎叶，洗净泥土，晒干或鲜用。

快速识别

盘龙参是对绥草花序和根茎形象的描述。其总状花序如同一条小龙螺旋状扭转生长在茎秆顶端，它的根茎短粗，块根扁平呈人参状，因此得名盘龙参。

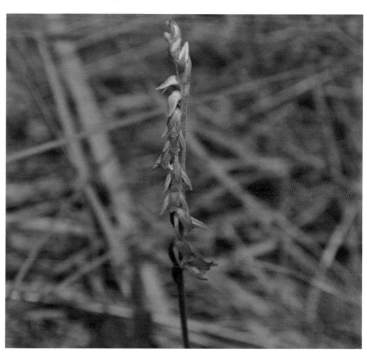

桑葚

学名：*Morus alba*

别名：桑杏

科属：桑科　桑属

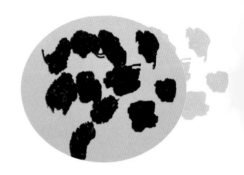

《本经逢原》张璐曰："《本经》所主，皆言桑椹之功。"《神农本草经》云："主伤中，五劳六极，羸瘦，崩中绝脉，补虚益气。"《食疗本草》载："食之补五脏，耳目聪明，利关节，和经脉，通血气，益精神。"

成品饮片

来源

桑的干燥果穗。

性味归经

性寒，味甘、酸。归心、肝、肾经。

功能主治

补血滋阴、生津润燥。用于眩晕耳鸣、心悸失眠、须发早白、津伤口渴、内热消渴、血虚便秘。

用法用量

煎服，用量 9~15g。

使用宜忌

脾胃虚寒便溏者慎服。

原 植 物

形态特征

落叶乔木，通常灌木状，植物体含乳液。树皮黄褐色，枝灰白色或灰黄色。叶互生，卵形或广卵形，边缘有不整齐的粗锯齿或圆齿。花单性，雌雄异株；花黄绿色，与叶同时开放；雄花成柔荑花序；雌花成穗状花序。聚合果腋生，肉质，有柄，椭圆形，深紫色或黑色。种子小。花期 4~5 月，果期 6~7 月。

产地分布

全国各地栽培。

采收加工

4~6 月果实变红时采收，晒干或略蒸后晒干。

快速识别

桑葚是桑树的果实，是由桑树的雌花序聚合在一起生长形成的。果实肉质，长圆柱形，成熟后深紫色或黑色。桑树为落叶乔木，高 3~7m，植物体含乳液。叶互生，卵形或广卵形。

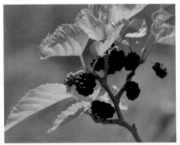

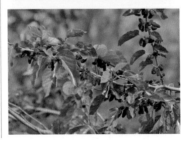

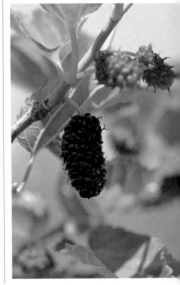

山麦冬

学名: *Liriope spicata* var. *prolifera*

别名: 土麦冬

科属: 百合科 山麦冬属

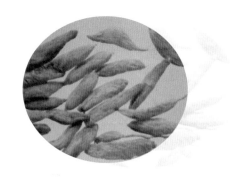

原植物

形态特征

多年生草本,植株有时丛生。根稍粗,近末端处常膨大成矩圆形或纺锤形小块根。叶基生,禾叶状,具5条脉,边缘具细锯齿。花莛通常长于或近等长于叶,总状花序长6~10cm,具多数花,花2~5朵簇生于苞片腋内,花被片紫色。种子近球形。花期5~7月,果期8~10月。

产地分布

生于山坡林下,多为栽培供药用,主产湖北。

采收加工

夏初采挖。洗净,反复暴晒、堆置,至近干,除去须根,干燥。

快速识别

山麦冬植株成丛生长,叶片线性,如同我们常见的韭菜。5~7月山麦冬开花的时候,会从叶丛中伸出长长的花梗,开出一串紫色的小花。

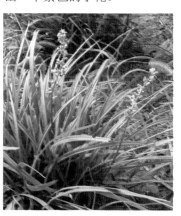

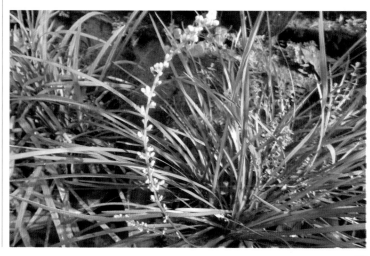

石斛

学名：*Dendrobium nobile*
别名：金钗石斛、鼓槌石斛、流苏石斛
科属：兰科　石斛属

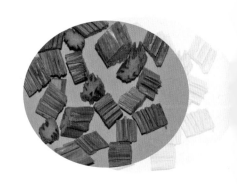

《本草纲目》时珍曰："石斛名义未详，其茎状如金钗之股，故古有金钗石斛之称。"《本经逢原》张璐曰："石斛，古称金钗者为最，以其色黄如金，旁枝如钗，故有是名。近世绝无此种，川者差堪代用。"《神农本草经》载："主伤中除痹下气，补五脏虚劳、羸瘦、强阴益精，久服厚肠胃。"

成品饮片

来源

金钗石斛新鲜或干燥茎。

性味归经

性微寒，味甘。归胃、肾经。

功能主治

益胃生津、滋阴清热。用于阴伤津亏、口干烦渴、食少干呕、病后虚热、目暗不明。

用法用量

用量 6~12g，鲜品15~30g，煎服，入复方宜先煎，单用可久煎。

使用宜忌

热病早期阴未伤者、湿温病未化燥者、脾胃虚寒者，均禁服。

原植物

形态特征

多年生附生草本。茎丛生，直立，上部多少回折状，稍扁，基部收窄而圆，具槽纹，多节。叶近革质，矩圆形，先端偏斜状凹缺，叶鞘抱茎。总状花序生于上部节上，基部被鞘状总苞片 1 对，有花 1~4 朵；花大，下垂，白色，先端带淡红色或紫红色，唇瓣卵圆形，边缘微波状，基部有一深紫色斑状，两侧有紫色条纹。花期 5~8 月。

产地分布

附生于树上或林下的石上。分布于广西、四川、贵州、云南等地。

采收加工

全年均可采收。鲜用者除去根及泥沙；干用者采收后，除去杂质，用开水略烫或烘软再边搓边烘晒，至叶鞘搓净，干燥。

快速识别

金钗石斛是多年生草本植物，因其茎秆肉质状肥厚，而且呈稍扁的圆柱形，很像古代人头上攒头发的发钗，因此叫金钗石斛。其花大，常下垂，白色，花朵边缘常淡红色或紫红色。

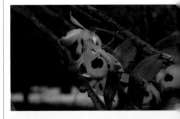

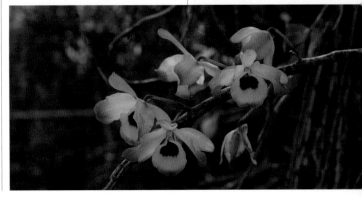

天冬

学名：*Asparagus cochinchinensis*

别名：天门冬、明天冬、天冬草、倪铃、丝冬、赶条蛇、多仔婆

科属：百合科　天门冬属

《本草纲目》时珍曰："草之茂者为，俗作门。此草蔓茂，而功同麦门冬，故曰天门冬，或曰天棘。"《神农本草经》载："主诸暴风湿偏痹，强骨髓，杀三虫，去伏尸。久服轻身，益气延年。"

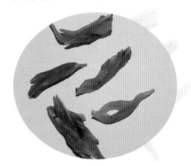

成品饮片

来源

天门冬干燥块根。

性味归经

性寒，味甘、苦。归肺、肾经。

功能主治

养阴润燥、清肺生津。用于肺燥干咳、顿咳痰黏、咽干口渴、肠燥便秘。

用法用量

用量 6~12g。

使用宜忌

脾胃虚寒和便溏者不宜服。

原植物

形态特征

多年生攀援草本。块根肉质，簇生，长椭圆形或纺锤形。茎细，长可达 2m，分枝具棱或狭翅；叶状枝通常每 3 枚成簇。叶退化成鳞片，基部有木质倒生刺。花 1~3 朵簇生叶腋，单性，雌雄异株，淡绿色。浆果球形，直径 6~7mm，成熟时红色；具种子 1 颗。花期 5~7 月，果期 8 月。

产地分布

生于阴湿的山野林边、草丛或灌木丛中，也有栽培。分布于我国华东、中南、西南及河北、山西、陕西、甘肃、台湾等地。

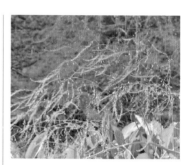

采收加工

秋、冬二季采挖。洗净，除去茎基和须根，置沸水中煮或蒸至透心，趁热除去外皮，洗净，干燥。

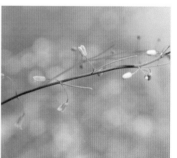

快速识别

天门冬是攀缘草本，根为肉质块根，它和我们家里栽植的观赏植物文竹在形态上非常相似，具有叶片一样的枝条。通常 3 枚长成 1 簇，在它的茎秆基部有木质倒生刺，一不注意会扎到你的手。

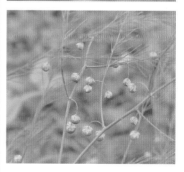

铁皮石斛

学名：*Dendrobium officinale*
别名：耳环石斛、风斗、枫斗、黑节
科属：兰科　石斛属

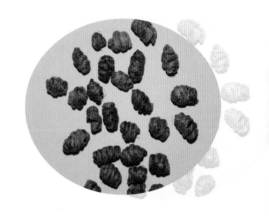

成品饮片

来源
铁皮石斛的干燥茎。

性味归经
性微寒，味甘。归胃、肾经。

功能主治
益胃生津、滋阴清热。用于热病津伤、口干烦渴、胃阴不足、食少干呕、病后虚热不退、阴虚火旺、骨蒸劳热、目暗不明、筋骨痿软。

用法用量
用量 6~12g，鲜品 15~30g，内服煎汤。

使用宜忌
尚不明确。

原植物

形态特征
多年生草本，高 10~30cm。茎圆柱形，多节。叶 3~5，生于茎上部，无柄，叶片长圆状披针形，叶鞘灰色有紫斑，鞘口张开。总状花序有花 2~5 朵，生于茎上部，花被片淡黄绿色，唇瓣卵状披针形，近上部中央有圆形紫色斑块，近下部中间有绿色或黄色胼胝体，雄蕊白色。蒴果长圆形，具 3 棱。花期 3~6 月。

产地分布
附生于山中潮湿岩石上。主产于安徽、浙江、福建、广西、四川、云南。

采收加工
11 月至翌年 3 月采收。除去杂质，剪去部分须根，边加热边扭成螺旋形或弹簧状，烘干；或切成段，干燥或低温烘干。前者习称"铁皮枫斗"（或"耳环石斛"）；后者习称"铁皮石斛"。

快速识别
铁皮石斛和金钗石斛均属于兰科植物，在形态上两者比较相似，只是铁皮石斛较金钗石斛更矮小一些，茎秆是圆柱形，花被片是淡黄绿色。

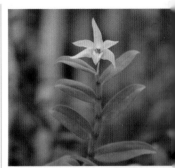
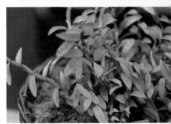
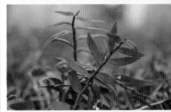
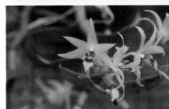

玉竹

学名： *Polygonatum odoratum*

别名： 葳蕤、铃铛菜、竹根七、玉竹参

科属： 百合科　黄精属

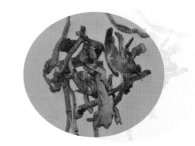

《本草纲目》时珍曰："按：黄公绍《古今韵会》云：葳蕤，草木叶垂之貌。此草根长多须，如冠缨下垂之而有威仪，故以名之。"《名医别录》载："主治心腹结气，虚热，湿毒，腰痛。茎中寒，及目痛烂泪出。"《神农本草经》云："主中风暴热，不能动摇，跌筋结肉，诸不足。久服，去面黑，好颜色润泽。"

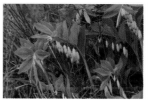
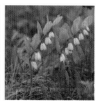

成品饮片

来源

玉竹的干燥根茎。

性味归经

性微寒，味甘。归肺、胃经。

功能主治

养阴润燥、生津止渴。用于肺胃阴伤、燥热咳嗽、咽干口渴、内热消渴。

用法用量

用量 6~12g，煎服、熬膏、浸酒或入丸、散。外用：适量，鲜品捣敷；或熬膏涂。

使用宜忌

痰湿气滞者禁服，脾虚便溏者慎服。

原植物

形态特征

多年生草本，高40~65cm。地下根茎横走，黄白色，密生多数细小的须根。茎单一，自一边倾斜，光滑无毛，具棱。叶互生于茎的中部以上，叶片略带革质，椭圆形或狭椭圆形。花1~2朵腋生，花被筒状，白色，先端6裂。浆果球形，直径4~7mm，成熟后紫黑色。花期4~5月，果期8~9月。

产地分布

生于山野林下或石隙间，喜阴湿。分布于我国东北、西北地区以及河南、江苏、安徽、湖南、河南、浙江等省。

采收加工

秋季采挖，除去须根，洗净，晒至柔软后，反复揉搓，晾晒至无硬心，晒干；或蒸透后，揉至半透明，晒干。

快速识别

玉竹属于百合科，它跟禾本科的竹子一点关系都没有，为什么称它为"竹"呢？这要从它的根茎说起。玉竹的地下根茎横走，黄白色，如同一节一节白玉般的竹子，所以就叫它玉竹了。

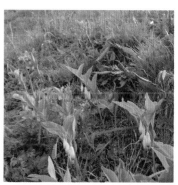
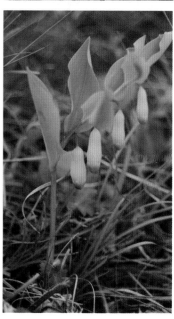

珠子参

学名: *Panax japonicus* var. *bipinnatifidus*

别名: 竹根三七、扭子七、黄连三七、花叶三七

科属: 五加科　人参属

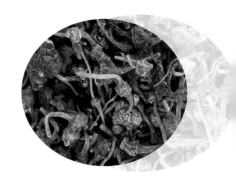

《本草纲目拾遗》载: "书影丛说: 云南姚安府亦产人参, 其形扁而圆, 谓之珠儿参……补肺降火下气, 肺热有火者宜之。"《滇南本草》兰茂曰: "止血生肌, 服之无甚功效。"

成品饮片

来源

羽叶三七的干燥根茎。

性味归经

性微寒, 味苦、甘。归肝、肺、胃经。

功能主治

补肺、养阴、活络、止血。用于气阴两虚、烦热口渴、虚劳咳嗽、跌打损伤、关节疼痛、咳血、吐血、外伤出血。

用法用量

用量 3~9g, 水煎服, 研末入丸散或泡酒。

使用宜忌

尚不明确。

原植物

形态特征

多年生直立草本, 根茎细长横卧。茎圆柱状, 表面有较深的纵条纹, 疏生刺毛, 下部近于光滑。掌状复叶 3~5 枚, 轮生茎端, 小叶 5~7 片, 呈羽状分裂。伞形花序单一, 顶生; 总花柄远较叶柄为长; 花两性, 或单性与两性共存; 花瓣 5 枚, 卵状三角形。核果浆果状。花期 7 月, 果期 9 月。

产地分布

生于山坡竹林或杂木林中阴湿处。主产于云南、甘肃、陕西、四川、湖北等地。

采收加工

秋季采挖。除去粗皮及须根, 干燥; 或蒸 (煮) 透后干燥。

快速识别

羽叶三七的根茎细长, 根茎节部膨大, 如同串起来的珠状疙瘩, 所以又叫珠子参。它的叶片为掌状复叶, 3~5 枚在茎秆的顶端轮生。

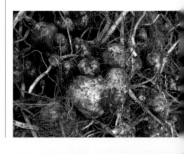

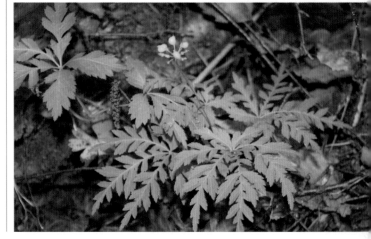

白芍

学名：*Paeonia lactiflora*

别名：野牡丹、川芍、杭芍

科属：毛茛科 芍药属

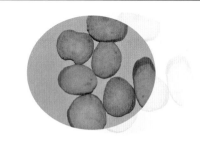

《本草纲目》载："志曰：芍药，此有赤白两种，其花亦有赤白二色。"时珍曰："同白术补脾，同芎泻肝，同人参补气，同当归补血，以酒炒补阴，同甘草止腹痛。"《神农本草经》载："主邪气腹痛，除血痹、破坚积、寒热疝瘕，止痛，利小便，益气。"

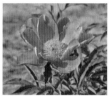
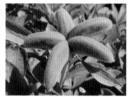

成品饮片

来源
芍药的干燥根。

性味归经
性微寒，味苦、酸。归肝、脾经。

功能主治
平肝止痛、养血调经、敛阴止汗。用于头痛眩晕、胁痛、腹痛、四肢挛痛、血虚萎黄、月经不调、自汗、盗汗。

用法用量
煎服，用量6~15g。

使用宜忌
不宜与藜芦同用，虚寒证不宜单用。

原植物

形态特征
多年生草本。根肥大，通常圆柱形或略呈纺锤形。叶互生，茎下部叶为二回三出羽状复叶，枝端为单叶；小叶狭卵形、披针形或椭圆形，边缘具软骨质小齿。花顶生并腋生，花瓣6~9，白色、粉红色或紫红色；心皮4~5，无毛或密被白毛。蓇葖果卵形，先端外弯成钩状。花期6~7月，果期8~9月。

产地分布
生于山地灌丛、林缘及山坡草地。分布于我国东北、华北、西北各地。

采收加工
夏、秋二季采挖。洗净，除去头尾和细根，置沸水中煮后除去外皮或去皮后再煮，晒干。

快速识别
芍药是在公园绿地常见的植物，它高50~80cm，如同牡丹一样的花生在枝端。芍药花色丰富，有白色、粉红色或紫红色；有6~9枚花瓣，中间有一丛黄色的雄蕊。

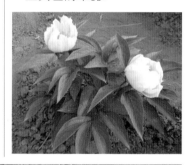

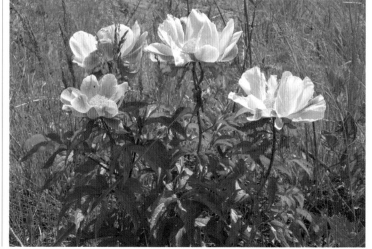

白首乌

学名：*Cynanchum bungei*

别名：和尚乌、白何首乌

科属：萝藦科　鹅绒藤属

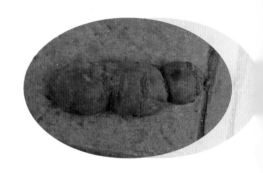

成品饮片

来源

白首乌的块根。

性味归经

性微温，味甘、微苦。

功能主治

补肝肾、益精血、强筋骨、止心痛、健脾益气。用于肝肾两虚所致的头昏眼花、失眠健忘、须发早白、腰膝酸软、筋骨不健、胸闷心痛、消化不良。

用法用量

煎服，用量 6~12g。

使用宜忌

内服不宜过量。

原植物

形态特征

多年生草本，含白色乳汁。块根肉质，近球形或块状，常数个相连，外皮浅灰白色，断面白色。茎缠绕，纤细，无毛。叶对生，叶片戟形或三角状窄卵形，基部两侧圆耳形。聚伞花序，腋生，有花 10~20 朵；花冠白色或淡绿色，副花冠淡黄色，肉质。蓇葖果单生或双生，长 8~10cm。花期 6~7 月，果期 8~9 月。

产地分布

生于山地灌丛及较干燥的山坡、田埂、沟旁。分布于我国辽宁、河北、内蒙古、山西、甘肃、河南、山东等地。

采收加工

春初或秋末采挖块根。除去残茎及细根，洗净，晒干。

快速识别

白首乌是缠绕藤本植物，它的茎纤细，戟形叶片相对而生，掐断常会有白色乳汁流出。最有趣的是它开完花之后会长出一对长 8~10cm、直径约 1cm、形如牛角的果实。

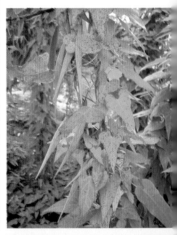

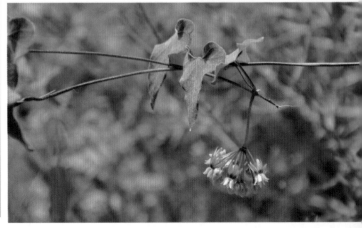

诸实子

学名: *Broussonetia papyrifera*

别名: 楮树、沙纸树、谷木、谷浆树

科属: 桑科 构属

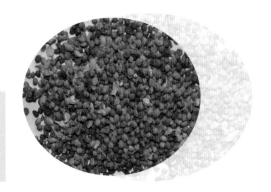

《本草纲目》时珍曰:"楮子,结实大如樗子,外有小苞,霜后苞裂子坠。子圆褐而有尖,大如菩提子。"《本草拾遗》陈藏器曰:"食之不饥,令人健行,止泄痢,破恶血,止渴。"

成品饮片

来源

构树果实及种子。

性味归经

性寒,味甘。归肾经。

功能主治

补肾、强筋骨、明目、利尿。用于腰膝酸软、肾虚目昏、阳痿、水肿。

用法用量

煎服,用量10~20g。

使用宜忌

脾胃虚寒、大便溏泻者慎服。

原植物

形态特征

落叶乔木,高达16m。树冠开张,卵形至广卵形。树皮平滑,浅灰色或灰褐色,不易裂,全株含乳汁。单叶互生,有时近对生,叶卵圆至阔卵形,3~5深裂,两面有厚柔毛。雌雄异株,雄花序下垂,雌花序有梗,有小苞片4枚,子房包于萼管内。聚花果球形,径1.5~2.5cm,成熟时橘红色。花期5~6月,果期7~9月。

产地分布

野生或栽于村庄附近的荒地、田园及沟旁。我国黄河流域至华南、西南各地均有分布。

采收加工

夏秋采收果实及种子。洗净,晒干,除去灰白色膜状宿萼及杂质。

快速识别

构树是北方常见的高大乔木,树冠开张,树皮平滑,全株含乳汁。它的叶片最有特点,卵圆至阔卵形的叶片前端长有3~5个深裂口,如果看到长有这样的叶片,那它一定就是构树了。

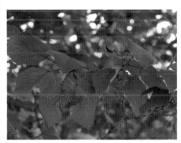

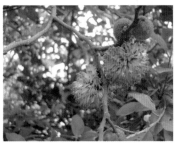

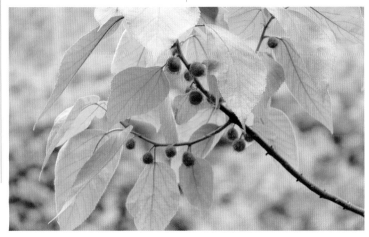

当归

学名: *Angelica sinensis*

别名: 干归、马尾当归、马尾归、云归、西当归、岷当归

科属: 伞形科 当归属

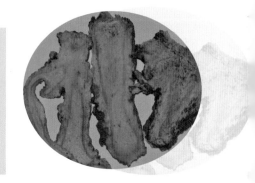

《本草纲目》时珍曰:"当归本非芹类,特以花叶似芹,故得芹名。古人娶妻为嗣续也,当归调血为女人要药,有思夫之意,故有当归之名……润肠胃筋骨皮肤,治痈疽,排脓止痛,和血补血。"《名医别录》载:"温中止痛,除客血内塞,中风汗不出,湿痹中恶,客气虚冷,补五脏,生肌肉。"

成品饮片

来源

当归的干燥根。

性味归经

性温,味甘、辛。归肝、心、脾经。

功能主治

补血活血、调经止痛、润肠通便。用于血虚萎黄、眩晕心悸、月经不调、经闭痛经、虚寒腹痛、肠燥便秘、风湿痹痛、跌打损伤、痈疽疮疡。

用法用量

用量 6~12g,煎服。

使用宜忌

湿阻中满及大便溏泄者慎服。

原植物

形态特征

多年生草本,高 0.4~1m。茎直立,带紫色,有明显的纵直槽纹,光滑无毛。叶二至三回单数羽状分裂,基部叶鞘膨大,叶片卵形,小叶 3 对。复伞形花序顶生,伞梗 10~14 个,长短不等,基部有 2 枚线状总苞片,小伞形花序有花 12~36 朵,花瓣 5,白色,先端狭尖,略向内折。双悬果椭圆形,分果有果棱 5 条。花期 6~7 月,果期 7~8 月。

产地分布

分布于甘肃、四川、云南、陕西、贵州、湖北等地。各地均有栽培。

采收加工

秋末采挖。除去须根及泥沙,待水分稍蒸发后,捆成小把,上棚,用烟火慢慢熏干。

快速识别

当归是伞形科植物,具有典型的伞形花序和叶柄基部膨大的叶鞘,当然也有独特的芳香味。识别当归一要看它的茎,茎直立,颜色多紫色;二看花,花白色,有长卵形花瓣 5 枚。

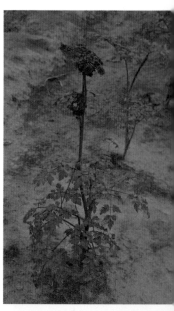

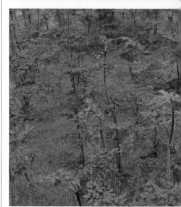

何首乌

学名: *Polygonum multiflorum*

别名: 首乌、赤首乌、铁秤砣、红内消

科属: 蓼科 首乌属

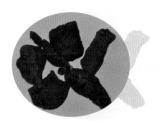

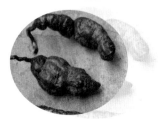

《本草纲目》时珍曰:"有赤、白二种。赤者雄,白者雌……此药本名交藤,因何首乌服而得名也。足厥阴、少阴药也……白者入气分,赤者入血分……此物气温,味苦涩,苦补肾,温补肝,涩能收敛精气,能养血益肝,固精益肾,健筋骨,乌髭发,为滋补良药。"

成品饮片

来源

何首乌的干燥块根。

性味归经

性微温,味甘、涩、苦。归肝、肾经。

功能主治

养血滋阴、润肠通便、截疟、祛风、解毒。主血虚头昏目眩、心悸、失眠、肝肾阴虚之腰膝酸软、须发早白、耳鸣、遗精、肠燥便秘、久疟体虚、风疹瘙痒、疮痈、瘰疬、痔疮。

用法用量

用量10~20g;熬膏、浸酒或入丸、散。外用:适量,煎水洗、研末撒或调涂。

使用宜忌

大便清泄及有湿痰者不宜。

原植物

形态特征

多年生缠绕藤本。根细长,末端成肥大的块根,外表红褐色至暗褐色。茎基部略呈木质,中空。叶互生,托叶鞘膜质,褐色,叶片狭卵形或心形,两面均光滑无毛。圆锥花序,小花梗具节,基部具膜质苞片;花小,花被绿白色,5裂,大小不等。瘦果椭圆形,有3棱,黑色,外包宿存花被。花期8~10月,果期9~11月。

产地分布

生于草坡、路边、山坡石隙及灌木丛中。分布于我国华东、中南及河北、山西、陕西、甘肃、台湾、四川、贵州、云南等地。

采收加工

春、秋采挖。洗净,切去两端,大者对半剖开,或切厚片,晒干、烘干或煮后晒干。

快速识别

何首乌是传说中的"神药",被赋予了许多的神话。实际上了解何首乌的人都知道,它是一种多年生的缠绕藤本,地下有肥大的块根作药材使用。它的叶互生,具有膜质托叶鞘是识别它的主要特征。

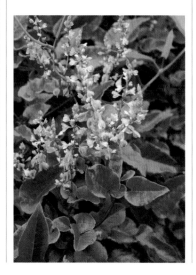

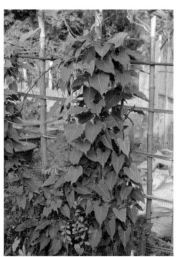

蕨麻

学名： *Potentilla anserina*

别名： 鹅绒委陵菜、莲花菜、蕨麻委陵菜、延寿草、人参果

科属： 蔷薇科　委陵菜属

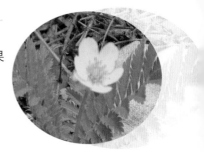

成品饮片

来源

鹅绒委陵菜的块根。

性味归经

性平，味甘。归脾、胃经。

功能主治

补气血、健脾胃、生津止渴、利湿。用于病后贫血、营养不良、脾虚腹泻、风湿痹痛。

用法用量

内服：煎汤，15~30g。

使用宜忌

尚不明确。

原植物

形态特征

多年生草本，高10~25cm。根圆柱状，具多数细长须根，部分须根局部膨大成长圆形的块根，肉质。匍匐茎细长，节上生根，被稀毛。基生叶为羽状复叶，小叶3~12对，卵状矩圆形或椭圆形，边缘有深锯齿，下面密生白色绵毛。花单生于匍匐茎的叶腋，黄色，花瓣比萼片长。瘦果卵形，具洼点，背部有槽。花果期6~8月。

产地分布

生于路旁、沟边、田野潮湿处。分布在东北、华北、西北及西南等地。

采收加工

夏季采挖。洗净晒干。

快速识别

蕨麻在超市或特产店里均能买到，它其实就是鹅绒委陵菜根末端长成的纺锤形或椭圆形块状根。鹅绒委陵菜是一种匍匐生长的草本，紫红色的茎蔓趴在地上随意生长，茎节处常长出不定根。它的叶为羽状复叶，有小叶3~12对。花黄色

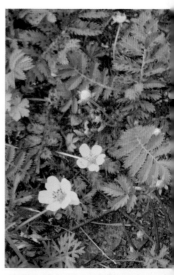

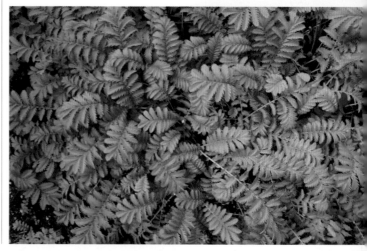

龙眼

学名：*Dimocarpus longan*

别名：龙眼、桂圆、圆眼

科属：无患子科 龙眼属

> 《本草纲目》时珍曰："龙眼、龙目，象形也……开胃益脾，补虚长智。"《神农本草经》载："主五脏邪气，安志厌食。久服，强魂聪明，轻身，不老，通神明。"

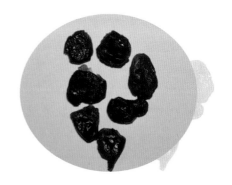

成品饮片

来源

龙眼的假种皮。

性味归经

性温，味甘。归心、脾经。

功能主治

补益心脾、养血安神。用于气血不足、心悸怔忡、健忘失眠、血虚萎黄。

用法用量

用量 9~15g，煎服。

使用宜忌

脾胃有痰火及湿滞停饮、消化不良、恶心呕吐者忌服。孕妇慎服，糖尿病患者不宜多服。

原植物

形态特征

常绿乔木，高达 10m 以上。幼枝被锈色柔毛。双数羽状复叶，小叶 2~5 对，革质，椭圆形至卵状披针形，全缘或波浪形。花两性或单性花与两性花共存，为顶生或腋生的圆锥花序；花小，黄白色，花瓣 5，匙形，内面有毛。核果球形，直径 1.5~2cm，外皮黄褐色，粗糙，假种皮白色肉质，内有黑褐色种子 1 颗。花期 3~4 月，果期 7~9 月。

产地分布

我国西南部至东南部栽培很广，以福建、台湾最盛，广东次之，多栽培于堤岸和园圃，广东、广西南部及云南亦见野生或半野生于疏林中。

采收加工

夏、秋二季采收成熟果实。干燥，除去壳、核，晒至干爽不黏。

快速识别

龙眼是常见的热带水果之一，它的核果球形，直径 1.5~2cm，外皮黄褐色、粗糙，我们食用的部分是它白色肉质的假种皮，里面有 1 颗黑褐色的种子。

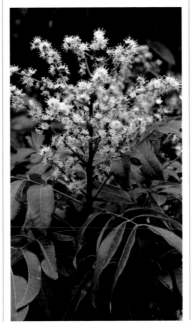

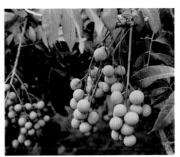

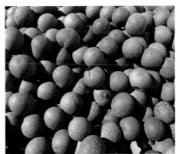

葡萄

学名：*Vitis vinifera*

别名：索索葡萄、草龙珠、葡萄秧

科属：葡萄科　葡萄属

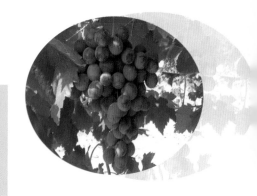

《本草纲目》时珍曰："葡萄，《汉书》作蒲桃，可以造酒，人饮之，则然而醉，故有是名。"《神农本草经》载："筋骨湿痹，益气倍力强志，令人肥健，耐饥忍风寒。久食轻身，不老延年。可作酒。"

成品饮片

来源

葡萄的果实。

性味归经

性平，味甘、酸。归肺、脾、肾经。

功能主治

补气血、强筋骨、利小便。治气血虚弱、肺虚咳嗽、心悸盗汗、风湿痹病、淋病、浮肿。

用法用量

煎服，用量15~30g；或捣汁、熬膏、浸酒。

使用宜忌

尚不明确。

原植物

形态特征

高大缠绕藤本。叶纸质，互生，圆形或圆卵形，常3~5裂，基部心形，边缘有粗而稍尖锐的齿缺，下面常被蛛丝状绵毛。花杂性，异株，圆锥花序大而长，与叶对生；花瓣5，黄绿色，先端黏合不展开，基部分离，开花时呈帽状整块脱落。浆果卵圆形至卵状矩圆形，富汁液，熟时紫黑色或红而带青色，外被蜡粉。花期6月，果期9~10月。

产地分布

长江流域以北各地均有栽培，主要产于新疆、甘肃、陕西、山西、河北、山东等地。

采收加工

夏末秋初果熟时采收。阴干，多数制成葡萄干用。

快速识别

葡萄为著名水果，也是世界最古老的果树树种之一。我们常见葡萄的果实，但是葡萄树长什么样呢？葡萄其实是木质藤本植物，它的小枝圆柱形，有纵棱纹，叶卵圆形，掌状3~5浅裂，花瓣黄绿色。

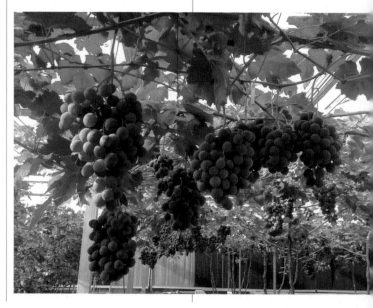

第三章 解表药

白芷

学名： *Angelica dahurica*

别名： 祁白芷、香白芷、川白芷

科属： 伞形科　当归属

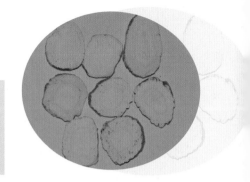

《本草纲目》时珍曰："初生根干为芷，则白芷之义取乎此也。"《神农本草经》载："主女人漏下赤白，血闭，阴肿，寒热，风头，侵目，泪出，长肌肤、润泽，可作面脂。"

成品饮片

来源

白芷的干燥根。

性味归经

性温，味辛。归肺、脾、胃经。

功能主治

祛风散寒、燥湿排脓、通窍止痛。用于感冒风寒、头痛鼻塞、眉棱骨痛、牙痛、鼻渊、风湿痹痛、带下、痈肿疮毒。

用法用量

煎服，用量 3~9g。

使用宜忌

阴虚、血热者忌服，阴虚、阳亢、头痛者禁服。

状膨大的膜质鞘；茎上部叶简化成膨大的囊状叶鞘。复伞形花序，花小，无萼齿；花瓣 5，白色，先端内凹。双悬果长圆形至卵圆形，长 6~7mm，宽 4~8mm。花期 7~9 月，果期 9~10 月。

产地分布

生于灌丛、阴湿草甸及山谷沟旁。分布于我国东北、华北等地区。

采收加工

夏、秋间叶枯黄时挖取根部。去掉地上部分及须根，洗净，晒干或低温烘干。

快速识别

白芷和当归、独活等植物相似，都属于伞形科植物，但是白芷植株高大、茎秆粗壮，叶柄下部常有成囊状膨大的膜质鞘，茎上部的叶片常简化成膨大的囊状叶鞘。

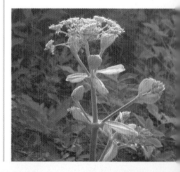

原植物

形态特征

多年生草本，高 1~2.5m。根圆柱形，有分支，黄褐色。茎直立，粗壮，紫红色，具纵沟纹，近无毛。茎下部叶羽状分裂，具长柄，茎中部叶二至三回羽状分裂，叶柄下部成囊

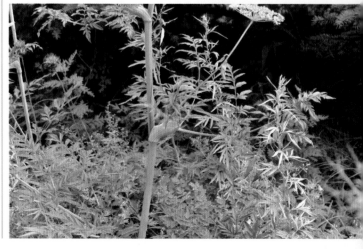

苍耳

学名：*Xanthium sibiricum*

别名：苍耳蛋

科属：菊科　苍耳属

《本草纲目》时珍曰："其叶形如枲麻，又如茄，故有枲耳及野茄诸名。其味滑如葵，故名地葵，与地肤同名。诗人思夫赋卷耳之章，故名常思菜。"《神农本草经》载："主风头，寒痛、风湿、周痹、四肢拘挛、痛、恶肉死肌。久服益气，耳目聪明，强志轻身。"

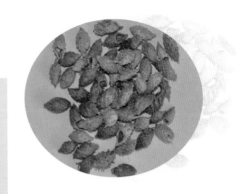

成品饮片

来源

苍耳干燥带总苞的果实。

性味归经

性温，味辛、苦。有小毒。归肺经。

功能主治

通鼻窍、散风湿、止痛。用于鼻渊流涕、风寒头痛、风湿痹痛、湿疹瘙痒、疥疮、耳鸣。

用法用量

内服，煎汤，用量3~10g；或入丸散。外用煎水洗或研末调敷。

使用宜忌

虚性头痛、痹痛禁服，有毒。

原植物

形态特征

一年生草本，全体密被白色短毛。茎直立，有紫色斑点。单叶互生，三角状卵形或心形。头状花序单性，雌雄同株，雄头状花序生于上部，球形，多花；雌头状花序生于下部，仅2朵花；总苞片2层，内层结合成一卵球形的囊状体，囊于果期变硬，顶端具2个硬喙，外面有钩状硬刺。瘦果2，倒卵形，藏于总苞内。花期6~7月，果期8~9月。

产地分布

生于路边、村旁或荒地上。分布于我国南北各地。

采收加工

秋季果实成熟时采收。晒干，除去杂质。

快速识别

苍耳是常见的田间杂草，但是可别小看它，它的果实可是大有用途的药材。苍耳高20~90cm。茎直立，表面有紫色的斑点，它的叶片三角状卵形，花序头状，果实成熟时上面密布倒钩状的刺。

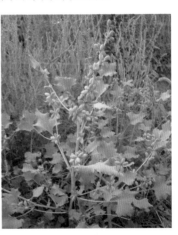

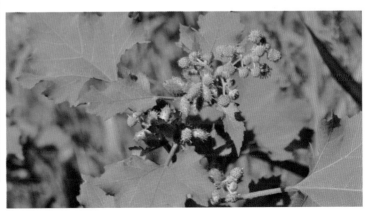

葱白

学名： *Allium fistulosum*

别名： 葱茎白、葱白头、大葱白、鲜葱白、绿葱白、大葱

科属： 石蒜科　葱属

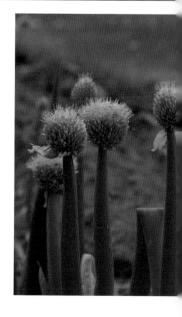

《本草纲目》时珍曰："葱从囱。外直中空，有囱通之象也。芤者，草中有孔也，故字从孔，芤脉象之。葱初生曰葱针，叶曰葱青，衣曰葱袍，茎曰葱白，叶中涕曰葱苒。诸物皆宜，故云菜伯、和事……除风湿，身痛麻痹，虫积心痛，止大人阳脱，阴毒腹痛，小儿盘肠内钓，妇人妊娠溺血，通乳汁，散乳痈，利耳鸣，涂犬伤，制蚯蚓毒。"《神农本草经》载："作汤，治伤寒寒热，中风面目浮肿，能出汗。"

成品饮片

来源

葱近根部的鳞茎。

性味归经

性温。味辛。归肺、胃经。

功能主治

发汗解表、通达阳气。主要用于外感风寒、阴寒内盛、格阳于外、脉微、厥逆、腹泻、外敷治疗疮痈疔毒。

用法用量

内服，煎汤，用量9~15g。

使用宜忌

表虚多汗者忌服。

原植物

形态特征

多年生草本，全体具辛臭味，折断后有辛味之黏液。须根丛生，白色。鳞茎圆柱形，先端稍肥大，鳞叶成层，白色，上具白色纵纹。叶基生，圆柱形，中空。花茎自叶丛抽出，伞形花序圆球状，花被6，披针形，白色，外轮3枚较短小，内轮3枚较长大。蒴果三棱形。种子黑色，三角状半圆形。花期7~9月，果期8~10月。

产地分布

我国各地均有种植。

采收加工

夏、秋季采挖。除去须根叶及外膜，鲜用。

快速识别

葱是日常生活中的调味剂，辛辣的味道让人又爱又恨，在菜市场经常能见到它的身影。它的须根丛生、白色，鳞茎圆柱形，叶片绿色、中空呈圆柱形，伞形花序圆球状，花白色。

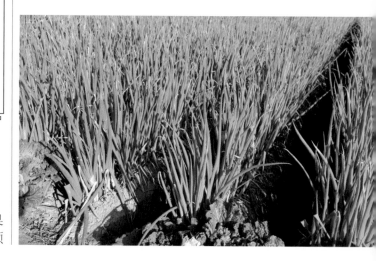

灯盏细辛

学名：*Erigeron breviscapus*

别名：灯盏花、短葶飞蓬、灯盏草

科属：菊科 飞蓬属

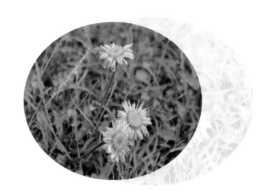

成品饮片

来源

短葶飞蓬的全草或根。

性味归经

性温，味辛、微苦。归肺、胃、脾经。

功能主治

散寒解表、祛风除湿、活络止痛。用于感冒头痛、牙痛、胃痛、风湿疼痛、脑血管意外引起的瘫痪、骨髓炎。

用法用量

煎服或蒸蛋，用量9~15g；外用适量，捣敷。

使用宜忌

尚不明确。

原植物

形态特征

多年生草本，高5~50cm。根茎粗厚，木质，密生多数须根。茎直立，中部有少数伞房状分枝，全株被有多细胞的短硬毛或腺毛。基生叶密集成莲座状，叶片匙形或倒卵状披针形。头状花序顶生，通常单生，总苞半球形；外围的雌花舌状，3层，蓝色或粉紫色；中央的两性花管状，黄色。瘦果狭长圆形，长约1.5mm；冠毛淡褐色，2层，刚毛状。花期3~10月，果期5~11月。

产地分布

生于山地疏林下、草丛或向阳坡地。分布于湖南、广西、四川、贵州、云南及西藏等地。

采收加工

秋季茎叶茂盛、花开放时采收。洗净，鲜用或晒干。

快速识别

短葶飞蓬是菊科植物，它茎秆直立，全株被有短硬毛或腺毛。基生叶常密集成莲座状，叶片匙形或倒卵状披针形。头状花序生于花梗顶端，边缘像舌头一样的花瓣蓝色或粉紫色。

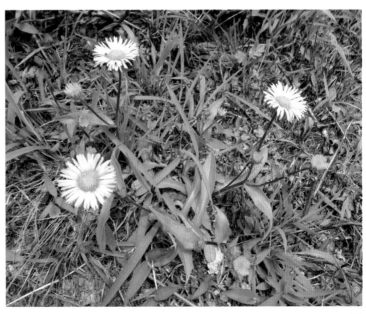

鹅不食草

学名： *Epaltes australis*

别名： 球子草、石胡荽、地胡椒、三牙戟

科属： 菊科　球菊属

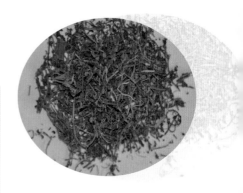

《本草纲目》时珍曰："石胡荽，生石缝及阴湿处小草也。高二三寸，冬月生苗，细茎小叶，形状宛如嫩胡荽。其气辛熏不堪食，鹅亦不食之……解毒，明目，散目赤肿云翳，耳聋头痛脑酸，治痰疟齁蛤，鼻窒不通，塞鼻瘜自落，又散疮肿。"

成品饮片

来源

鹅不食草的干燥全草。

性味归经

性温，味辛。归肺、肝经。

功能主治

通鼻窍、止咳。用于风寒头痛、咳嗽痰多、鼻塞不通、鼻渊流涕。

用法用量

煎服，用量 3~10g；鲜品加倍，捣汁服可用至 60g；外用适量。

使用宜忌

气虚胃弱者忌用，胃溃疡及胃炎患者慎用。

位于头状花序的外围；两性花数朵位于头状花序的中央，花冠细管状，顶端 4 裂。瘦果椭圆形，棱上有毛，无冠毛。花果期 9~11 月。

产地分布

生于路旁芒野、田埂及阴湿草地上。分布于东北、华北、华中、华东、华南、西南。

采收加工

夏、秋二季花开时采收。洗去泥沙，鲜用或晒干用。

快速识别

鹅不食草为菊科植物，它

匍匐生长，茎秆柔软。叶片如小小的匙子状，加之特殊的气味，鹅都不愿意吃它，因此叫鹅不食草。它的花序头状，腋生于叶腋；花淡黄色或黄绿色，花冠细管状。

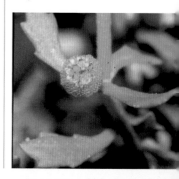

原植物

形态特征

一年生匍匐状柔软草本，枝多广展。叶互生，叶片小，匙形，长 7~20mm，宽 3~5mm。头状花序无柄，直径 3~4mm，腋生；花杂性，淡黄色或黄绿色，管状；雌花

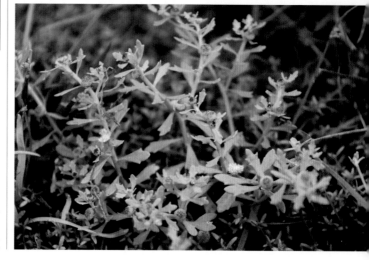

防风

学名： *Saposhnikovia divaricata*

别名： 铜芸、回云、回草、百枝、百种、屏风、风肉

科属： 伞形科　防风属

《本草纲目》时珍曰："防者，御也。其功疗风最要，故名。"《神农本草经》载："主大风，头眩痛，恶风，风邪，目盲无所见，风行周身，骨节疼痹（《御览》作痛），烦满。久服轻身。"

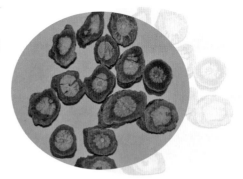

成品饮片

来源

防风的干燥根。

性味归经

性温，味辛、甘。归膀胱、肝、脾经。

功能主治

解表祛风、胜湿、止痉。用于感冒头痛、风湿痹痛、风疹瘙痒、破伤风。

用法用量

用量4.5~9g。

使用宜忌

体虚动风发痉者慎服，肝阳上亢、头痛眩晕者禁服。

原 植 物

形态特征

多年生草本，全体无毛。根粗壮，茎基密生褐色纤维状的叶柄残基。茎单生，二歧分枝。基生叶三角状卵形，二至三回羽状分裂；顶生叶简化，具扩展叶鞘。复伞形花序顶生，小伞形花序有花4~9朵，花瓣，白色。双悬果卵形，幼嫩时具疣状突起，成熟时裂开成二分果，悬挂在二果柄的顶端，分果有棱。花期8~9月，果期9~10月。

产地分布

生于丘陵地带山坡草丛中，或田边、路旁，高山中、下部。分布在东北、内蒙古、河北、山东、河南、陕西、山西、湖南等地。

采收加工

春、秋二季采挖未抽花茎植株的根。除去须根及泥沙，晒干。

快速识别

防风是伞形科植物，株形有些像胡萝卜，不过比胡萝卜略小，而且全株光滑无毛。防风的地下根粗壮；茎的基部密生褐色纤维状的叶柄残基，茎秆二歧分枝；白色花瓣5枚。

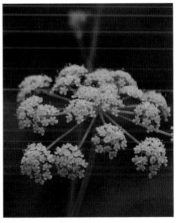

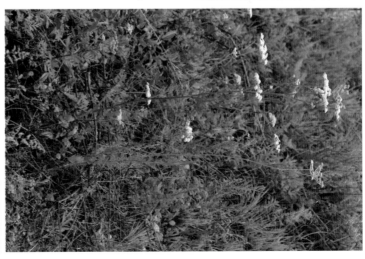

藁本

学名：*Ligusticum sinense*

别名：香藁本

科属：伞形科　藁本属

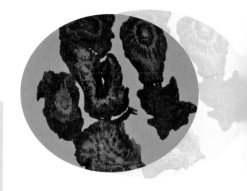

《本草纲目》时珍曰："古人香料用之，呼为藁本香……治痈疽，排脓内塞。"《神农本草经》载："主妇人疝瘕，阴中寒肿痛，腹中急，除风头痛，长肌肤，说颜色。"

成品饮片

来源

藁本的干燥根茎及根。

性味归经

性温，味辛。归膀胱经。

功能主治

祛风、散寒、除湿、止痛。用于风寒感冒、巅顶疼痛、风湿肢节痹痛。

用法用量

用量 3~9g，水煎服。

使用宜忌

阴血虚、肝阳亢及温热证头痛禁服。

原植物

形态特征

多年生草本。茎直立，中空，表面有纵直沟纹。叶互生；基生叶三角形，二回羽状全裂，最终裂片 3~4 对；叶柄长 9~20cm；茎上部的叶具扩展叶鞘。复伞形花序顶生或腋生；总苞片羽状细裂，伞梗 16~20 个或更多；花小，无花萼；花瓣 5，白色。双悬果广卵形，分果具 5 条果棱，棱槽中各有 3 个油管，合生面有 5 个油管。花期 7~8 月，果期 9~10 月。

产地分布

生于向阳山坡草丛中或润湿的水滩边。分布在河南、陕西、甘肃、江西、湖北、湖南、四川、山东、云南等地。

采收加工

秋季茎叶枯萎或次春出苗时采挖。除去泥沙，晒干或烘干。

快速识别

藁本是伞形科植物，茎秆直立。叶片交互生于茎节上，呈二回羽状全裂，茎上部的叶具扩展的叶鞘。花序是伞形花序，具有 16~20 个梗；花瓣 5 枚，白色。双悬果广卵形。

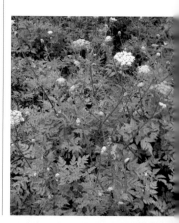

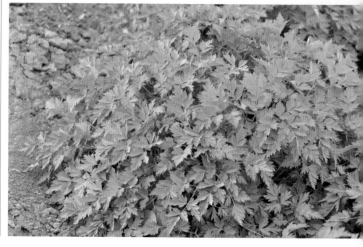

胡荽

名：*Coriandrum sativum*

名：香菜、香荽、胡菜、原荽、园荽、芫荽、胡荽、莞荽、莚荽菜、莚葛草、满天星

属：伞形科　芫荽属

《本草纲目》时珍曰："荽，许氏《说文》作，云姜属，可以香口也。其茎柔叶细而根多须，绥绥然也。张骞使西域始得种归，故名胡荽。"
《本草从新》吴仪洛曰："主消谷，止头痛，通小腹气及心窍，利大小肠。其香窜，辟一切不正之气。"

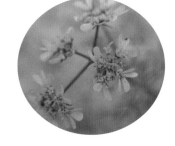

成品饮片

来源

芫荽的带根全草。

性味归经

性温，味辛。归肺、脾、肝经。

功能主治

发表透疹、消食开胃、止痛解毒。主风寒感冒、麻疹、痘疹透发不畅、含食积、脘腹胀痛、呕恶、头痛、牙痛、脱肛、丹毒、疮肿初起、蛇伤。

用法用量

煎服或捣汁，用量9~15g，鲜品15~30g。外用适量，煎汤洗或捣敷、绞汁服。

使用宜忌

尚不明确。

原植物

形态特征

一年生草本，全株无毛。茎直立，中空，高20~60cm，具细条棱。初生的根生叶具长柄，一至二回羽状分裂；茎生叶互生，叶柄较短，二至三回羽状全裂。复伞形花序顶生或与叶对生；花小形，白色或淡红色，花瓣5，倒卵形，在小伞形花序周边的花不整齐，具大形的辐射瓣。果实近球形。花期4~7月，果期7~9月。

产地分布

我国各地均有栽培。

采收加工

春季采收。洗净，晒干。

快速识别

芫荽大家不一定都知道，但是提起香菜家喻户晓，其实它们是同一种植物。芫荽全株有特殊香气，茎秆直立。开白色或淡红色小花，花瓣5枚，其中有2枚花瓣较其他三枚大。它的果实不同于其他伞形科植物的双悬果，果实是球形的。

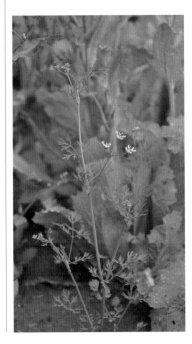

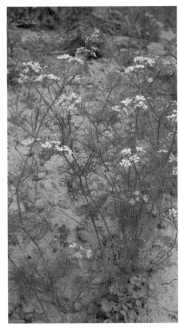

荆芥

学名： *Schizonepeta tenuifolia*

别名： 香荆荠、线荠、四棱杆蒿、假苏

科属： 唇形科　荆芥属

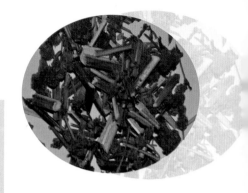

《本草纲目》时珍曰："按《吴普本草》云：假苏一名荆芥，叶似落藜而细，蜀中生啖之……曰苏、曰姜、曰芥，皆因气味辛香，如苏、如姜、如芥也……散风热，清头目，利咽喉，消疮肿，治项强，目中黑花，及生疮，阴颓，吐血衄血，下血血痢，崩中痔漏。"

成品饮片

来源

荆芥的干燥地上部分。

性味归经

性微温，味辛。归肺、肝经。

功能主治

解表散风、透疹。用于感冒、头痛、麻疹、风疹、疮疡初起。炒炭治便血、崩漏、产后血晕。

用法用量

用量 4.5~9g，水煎服或入丸散。外用：捣敷、研末调敷或煎水洗。

使用宜忌

表虚自汗、阴虚火旺者禁服。

穗状轮伞花序多密集于枝端，花冠淡紫色，2 唇形，上唇 2 裂，下唇较大，3 裂；雄蕊 4，2 强。小坚果 4，卵形或椭圆形，棕色。花期 6~8 月，果期 7~9 月。

产地分布

多生于宅旁或灌丛中，产于新疆、甘肃、陕西、河南、山西、山东、湖北、贵州、四川及云南等地。

采收加工

夏、秋二季采收。除去杂质，晒干。

快速识别

荆芥属于唇形科植物。茎秆直立，呈四棱形。叶在茎节处相对而生。具有3~8cm 的穗状轮伞花序，多集于枝端；荆芥花冠淡紫色，2 唇形。

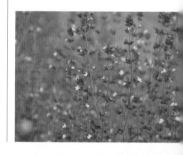

原 植 物

形态特征

一年生草本，茎直立，四棱形。叶对生，羽状深裂，茎基部的叶裂片 5；中部及上部的叶裂片 3~5，线形或披针形。

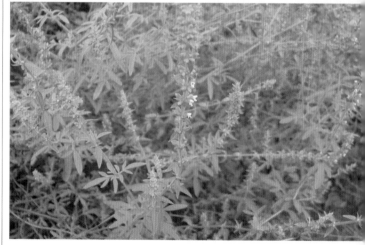

麻黄

学名：*Ephedra sinica*

别名：龙沙、狗骨、卑相、卑盐

科属：麻黄科　麻黄属

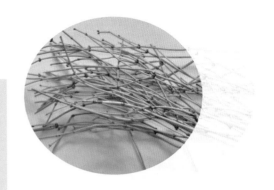

《本草纲目》时珍曰："诸名殊不可解。或云其味麻，其色黄，未审然否……散赤目肿痛，水肿风肿，产后血滞。"《神农本草经》载："主中风伤寒头痛温疟，发表，出汗，去邪热气，止咳逆上气，除寒热，破症坚积聚。"

成品饮片

来源

草麻黄的干燥草质茎。

性味归经

性温，味辛、微苦。归肺、膀胱经。

功能主治

发汗散寒、宣肺平喘、利水消肿。用于风寒感冒、胸闷喘咳、风水浮肿，支气管哮喘。蜜麻黄润肺止咳。多用于表症已解、气喘咳嗽。

用法用量

用量2~9g。水煎服，或入丸散。

使用宜忌

体虚自汗、盗汗、虚喘及阴虚阳亢者禁服。

原植物

形态特征

多年生草本状小灌木，高30~70cm。草质茎直立，黄绿色，节间细长。鳞叶膜质，鞘状，下部1/3~2/3合生，围绕茎节，上部2裂，裂片锐三角形。花成鳞球花序，雌雄异株。雌花序成熟时苞片增大，肉质，红色，成浆果状。种子2枚，卵形。花期5月，种子成熟期7月。

产地分布

生长于干燥高地、山岗、干枯河床或山田中。分布在吉林、辽宁、河北、河南、山西、陕西、内蒙古等地。

采收加工

8~10月间割取绿色细枝，或连根拔起，去净泥土及根部，放通风处晾干或晾至6成干时，再晒干。

快速识别

草麻黄是北方常见的植物种，整个植株如同一簇松针一样直立于草地上，一簇簇的松针实际上是草麻黄的茎。它的茎秆上有长2~6cm的节间，每一个节上会有膜质化鞘状的鳞叶，这也就是它不起眼的叶片了。

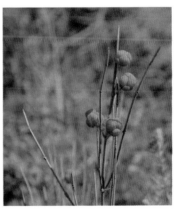

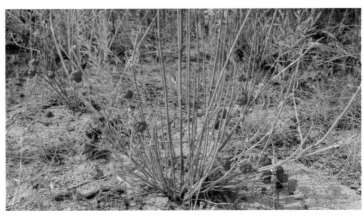

木香薷

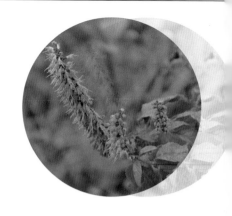

学名： *Elsholtzia stauntoni*

别名： 紫荆芥、柴荆芥、野荆芥、华北香薷、鸡爪花

科属： 唇形科　香薷属

成品饮片

来源

木香薷的干燥草质茎。

性味归经

性微温，味辛。

功能主治

具发汗解表、祛暑化湿、利尿消肿的功能。主治外感暑热、身热、头痛发热、伤暑霍乱吐泻、水肿等症。

用法用量

常用量 5~15g。

使用宜忌

其发汗力较强，表虚有汗者忌用。

原植物

形态特征

直立半灌木，高 0.7~1.7m。茎上部多分枝，小枝钝四棱形，被灰白色微柔毛。叶披针形至椭圆状披针形，长 8~12cm，宽 2.5~4cm，先端渐尖。穗状花序长 3~12cm，生于茎枝及侧生小花枝顶上。花冠玫瑰红紫色，二唇形，上唇直立，下唇开展，3 裂。小坚果椭圆形，光滑。花、果期 7~10 月。

产地分布

生于谷地溪边或河川沿岸、草坡及石山上，产于河北、山西、河南、陕西、甘肃。

采收加工

夏、秋二季抽穗开花时割取全草，除去杂质，晒干或切段后晒干。

快速识别

木香薷属于唇形科植物，茎秆木质，叶披针形至椭圆状披针形，叶片揉碎之后会有特殊的香味。它的花序属于穗状花序，花冠二唇形，玫瑰红紫色。

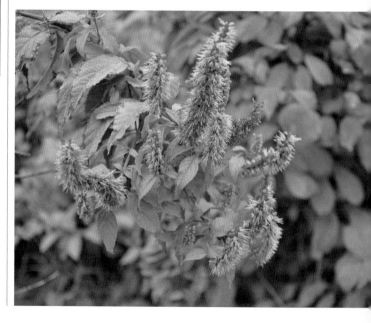

羌活

学名： *Notopterygium incisum*

别名： 蚕羌、竹节羌、大头羌、狗引子花、曲药

科属： 伞形科　羌活属

本品始载于《神农本草经》，列为上品，曰："一名羌活，一名羌青，一名护羌使者。"时珍曰："独活、羌活乃一类二种，以他地者，为独活；西羌者，为羌活。"《本草纲目》载："羌活，治贼风失音不语，多痒，手足不遂，口面斜，遍身瘼、血癞。羌、独活，治一切风并气，筋骨挛拳，骨节酸疼，头旋目赤疼痛，五劳七伤，利五脏及伏梁水气。"

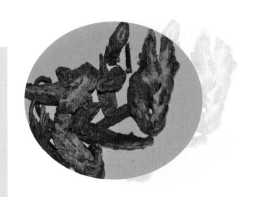

成品饮片

来源

羌活的干燥根茎及根。

性味归经

性温，味辛、苦。归膀胱、肾经。

功能主治

散寒、祛风、除湿、止痛。用于风寒感冒头痛、风湿瘼痛、肩背酸痛。

用法用量

内服：煎汤；或入丸、散，用量3~9g。

使用宜忌

血虚瘼痛、气虚多汗者慎服。

原植物

形态特征

多年生草本，高达 1m 以上。根茎块状或长圆柱状。茎直立，表面淡紫色。叶互生，茎下部的叶为二至三回单数羽状复叶，基部抱茎，两侧成鞘状；茎上部叶近无柄，基部扩大呈长卵形的鞘而抱茎。复伞形花序顶生或腋生，总伞梗 10~15 枚。小伞形花序有花 20~30 朵，花瓣白色，5枚。双悬果卵圆形，果实成熟时裂开成二分果，悬挂在两果柱的顶端。花期 8~9 月，果期9~10 月。

产地分布

生于高山灌木林或草丛中。分布在青海、四川、云南、甘肃。

采收加工

春、秋二季采挖。除去须根及泥沙，晒干。

快速识别

羌活是伞形科植物，具有伞形科植物叶基部抱成鞘状、复伞形花序、双悬果等普遍的特征。作为药材，它的根茎最有特点，羌活的根茎粗壮，伸长呈竹节状，是区别其与其他植物的主要识别点。

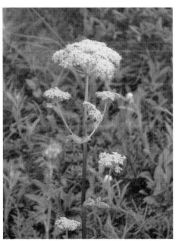

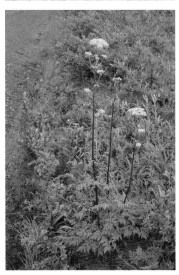

细辛

学名：*Asarum sieboldii*

别名：小辛、细草、少辛、细条、绿须姜、独叶草、金盆草、
万病草、卧龙丹、铃铛花、四两麻、玉香丝

科属：马兜铃科　细辛属

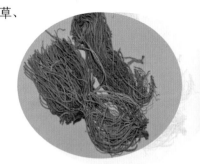

《本草纲目》载："华州真细辛，根细而味极辛，故名之曰细辛。"《神农本草经》载："主咳逆，头痛，脑动，百节拘挛，风湿，痹痛，死肌。久服明目，利九窍，轻身长年。"

成品饮片

来源
华细辛的干燥全草。

性味归经
性温，味辛。归心、肺、肾经。

功能主治
祛风散寒、通窍止痛、温肺化饮。用于风寒感冒、头痛、牙痛、鼻塞鼻渊、风湿痹痛、痰饮喘咳。

用法用量
用量1~3g，水煎服，外用研末撒、吹鼻或煎水含漱。

使用宜忌
气虚多汗者慎服，热病及阴虚、血虚者禁服。不宜与藜芦同用。

原植物

形态特征
多年生草本。根茎直立或横走。叶通常2枚，叶片心形或卵状心形。花紫黑色，花被管钟状，直径1~1.5cm；花被裂片三角状卵形，直立或近平展。蒴果近球状，直径约1.5cm。花期4~5月。

产地分布
生于林下阴湿腐殖质土中。分布于陕西、山东、安徽、浙江、江西、河南、湖北、四川等地。

采收加工
夏季果熟期或初秋采挖。除去泥沙，阴干。

快速识别
华细辛最好的识别点是观察它的叶片，心形或卵状心形的叶片通常2枚，生于细长的叶柄之上。它的花贴地生长，紫黑色的花不易被人发现。因其根细而味辛，故名"细辛"。

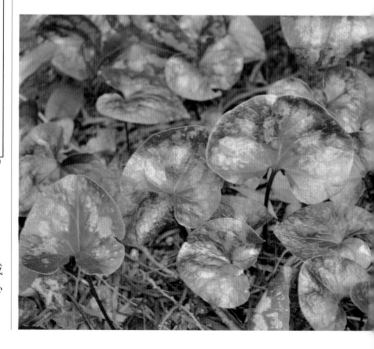

香薷

学名：*Elsholtzia ciliate*

别名：山苏子、水荆芥、野香薷、香薷草

科属：唇形科　香薷属

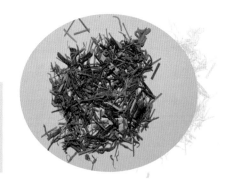

《本草纲目》时珍曰："薷，……菜苏之类，是也。其气香，其叶柔，故以名之。"《名医别录》陶弘景曰："主治霍乱、腹痛、吐下、散水肿。"

成品饮片

来源

香薷的全草。

性味归经

性微温，味辛。归肺、胃经。

功能主治

发汗解表、和中化湿、利水消肿。用于外感风寒、暑湿、恶寒发热、头痛无汗、腹痛吐泻、水肿、小便不利。

用法用量

煎服，用量 3~9g。

使用宜忌

内服宜凉饮。表虚自汗、阴虚有热者禁用。

原植物

形态特征

一年生草本，高 20~35cm。茎直立，钝四棱形。叶卵形、状椭圆形或卵状披针形，上绿色，疏被短硬毛，背面淡色，密被腺点。穗状花序生分枝顶端，花偏向一侧；花粉红色，冠檐 2 唇形，上唇直立，先端微凹，下唇 3 裂，中裂片半圆形，侧裂片较短。小坚果长圆形，光滑。化期8~9 月，果期 9~10 月。

产地分布

生于林下、林缘、山地、田埂、山谷、溪边。除青海、新疆外，几乎全国各地均有分布。

采收加工

夏、秋二季抽穗开花时割取全草。割取全草，除去杂质，晒干或切段后晒干。

快速识别

香薷是常见的田间杂草，地头、路边、水渠边比较常见，它有一股特殊的刺鼻的"臭味"。此外它的茎四棱形，叶片相对而生；穗状花序生于枝顶端，花序偏向一侧，很容易识别。

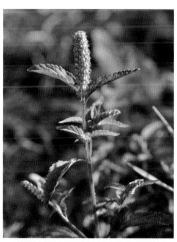

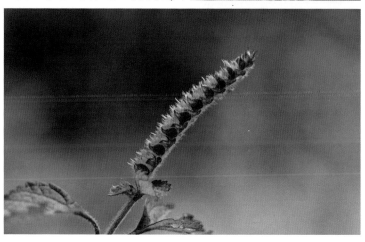

辛夷

学名： *Magnolia denudata*

别名： 木笔花、望春花、春花、木兰、紫玉兰、白玉兰、二月花、广玉兰

科属： 木兰科　木兰属

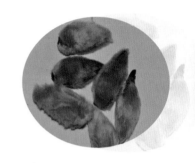

《本草纲目》载："辛夷花未发时，苞如小桃子，有毛，故名侯桃。初发如笔头，北人呼为木笔。"《神农本草经》云："主五脏，身体寒风，头脑痛，面皯。久服，下气轻身，明目，增年耐老。"

成品饮片

来源

玉兰的干燥花蕾。

性味归经

性温，味辛。归肺、胃经。

功能主治

散风寒、通鼻窍。用于风寒头痛、鼻塞、鼻渊、鼻流浊涕。

用法用量

用量 3~9g，水煎服；外用适量。

使用宜忌

阴虚火旺者慎服。

原植物

形态特征

落叶乔木，树冠卵形，分枝少，幼枝有毛。叶互生，叶片倒卵形或倒卵状矩圆形，上面绿色，脉上被疏毛，下面淡绿色，被灰白色柔毛；冬芽密生茸毛。花大，单生，先叶开放，杯状，直径 10~15cm，白色，或外面紫色而内面白色；

心皮多数，卵形，聚生于延长的花托上。果实圆筒形，长 7~10cm。花期 2 月，果期 6~7 月。

产地分布

多栽培或野生于阔叶林中。分布在河南、山东、江苏、浙江、安徽、江西、福建、广东、广西、四川、云南、贵州、陕西等地。

采收加工

冬末春初花未开放时采收。除去枝梗，阴干。

快速识别

玉兰是名贵的观赏树种，它高数丈，木有香气，花初出

枝头时有苞长半寸，尖锐似笔头因而俗称木笔。花开后如莲花，直径 10~15cm。辛夷玉兰的花入药后的称呼。

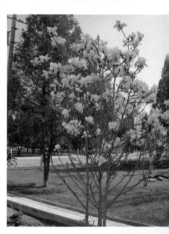

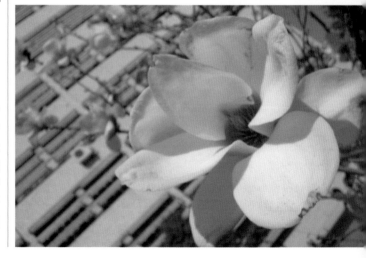

紫苏叶

学名：*Perilla frutescens*

别名：苏叶

科属：唇形科　紫苏属

《本草纲目》时珍曰："苏性舒畅，行气和血，故谓之苏。曰紫苏者，以别白苏也。解肌发表，散风寒，行气宽中，消痰利肺，和血温中止痛，定喘安胎，解鱼蟹毒，治蛇犬伤。"《名医别录》曰："下气，除寒中。"

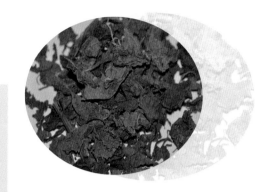

成品饮片

来源

紫苏的干燥叶或带嫩枝。

性味归经

性温，味辛。归肺、脾经。

功能主治

解表散寒、行气和胃。用于风寒感冒、咳嗽呕恶、妊娠呕吐、鱼蟹中毒。

用法用量

煎服，用量 5~9g。

使用宜忌

尚不明确。

原 植 物

形态特征

一年生草本，具特异芳香。茎直立，高 30~100cm，紫色或绿紫色，四棱形。叶对生，叶片皱，卵形或圆卵形，边缘锯齿，两面紫色，或上面绿色、下面紫色。总状花序稍偏向一侧，顶生及腋生，花冠管状，先端 2 唇形，紫色，上唇 2 裂，下唇 3 裂。小坚果褐色，卵形，含 1 种子。花期 6~7 月，果期 7~8 月。

产地分布

全国各地广泛栽培。

采收加工

夏季枝叶茂盛时采收，除去杂质，晒干。

快速识别

紫苏是唇形科植物，具特异芳香；它茎秆直立，成四棱形；叶片成对生于茎节上，识别紫苏除了以上特征，主要要看它的叶片颜色了。它的叶片有时候两面紫色，有时候上面绿色下面紫色。

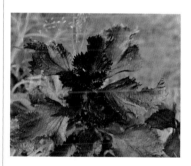

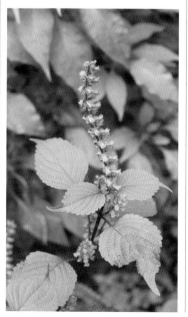

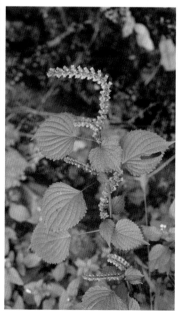

薄荷

学名：*Mentha haplocalyx*
别名：野薄荷、人丹草
科属：唇形科　薄荷属

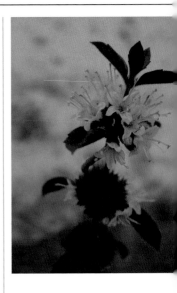

《本草纲目》时珍曰："薄荷，俗称也……今人药用，多以苏州者为胜，故陈士良谓之吴菝，以别胡菝也……专于消风散热，故头痛头风眼目咽喉口齿诸病，小儿惊热及瘰疬疥，为要药。"《新修本草》载："主贼风伤寒发汗，恶气心腹胀满，霍乱，宿食不消，下气。煮汁服之，发汗，大解劳乏，亦堪生食。"

成品饮片

来源
薄荷的干燥地上部分。

性味归经
性凉，味辛。归肺、肝经。

功能主治
宣散风热、清头目、透疹。用于风热感冒、风温初起、头痛、目赤、喉痹、口疮、风疹、麻疹、胸胁胀闷。

用法用量
煎服，用量 3~6g，入煎剂宜后下。

使用宜忌
阴虚血燥、肝阳偏亢、表虚汗多者忌服。

原植物

形态特征
多年生草本，茎方柱形。叶对生，薄纸质，长圆状披针形、卵状披针形或长圆形，边缘疏生粗大牙齿状锯齿，通常两面脉上均密生微柔毛。花淡紫色或白色，排成稠密多花的轮伞花序；花冠长约 4mm，冠檐二唇形，4 裂，上裂片较大，顶端浅 2 裂，其余 3 裂片长圆形。小坚果卵圆形，黄褐色。花期 6~8 月，果期 8~9 月。

产地分布
生于山谷溪边、沟渠旁。亦有栽培。我国南北各地均有分布。

采收加工
夏、秋二季茎叶茂盛或花开至三轮时，选晴天，分次采割，晒干或阴干。

快速识别
薄荷可以说是家喻户晓的植物，它的茎方柱形，叶对生，开淡紫色或白色的唇形小花，但是让人记住它的还是盛夏里一抹清凉的薄荷脑味。

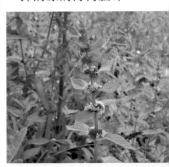

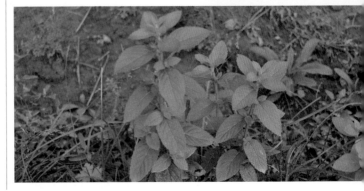

柴胡

学名： *Bupleurum chinensis*

别名： 北柴胡、硬柴胡

科属： 伞形科　柴胡属

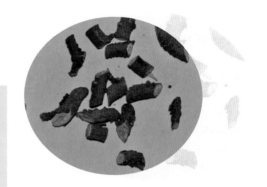

《本草纲目》时珍曰："茈胡之茈，音柴。茈胡生山中，嫩则可茹，老则采而为柴，故苗有芸蒿、山菜、茹草之名，而根名柴胡也。"《神农本草经》载："主心腹，去肠胃中结气，饮食积聚，寒热邪气，推陈致新。久服，轻身明目益精。"

成品饮片

来源

柴胡的干燥根。

性味归经

性凉，味微苦，归肝、胆经。

功能主治

透表泄湿、疏肝解郁、升阳举陷。用于感冒发热、寒热往来、胸胁胀痛、疟疾、脱肛、子宫下垂、月经不调。

用法用量

煎服，用量 3~12g。

使用宜忌

真阴亏损、肝阳上升者忌服。

原植物

形态特征

多年生草本，高 40~75cm。主根较粗，坚硬。茎直立，2~3 枝丛生，稀单一，上部多回分枝，略呈"之"字形弯曲。叶互生，基生叶倒披针形或狭椭圆形；茎生叶倒披针形或广线状披针形。复伞形花序顶生或腋生，伞梗 4~10，不等长；花瓣 5，黄色，上部向内折。双悬果广椭圆形，长约 3mm，宽约 2mm，棕色，果棱明显。花期 7~9 月，果期 9~10 月。

产地分布

生于向阳山坡、林缘或草丛中。分布于我国东北、华北、西北、华中和华东等地区。

采收加工

春、秋两季采挖。除去茎叶及泥土，晒干。

快速识别

柴胡是当前大量栽培的药材之一，隶属于伞形科植物。黄色小花、复伞形花序和略呈"之"字形弯曲的茎杆是识别它的主要特征。此外它的叶片类似竹叶，但是比竹叶小多了，这也是它的主要特点。

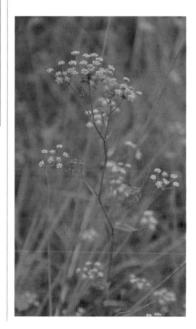

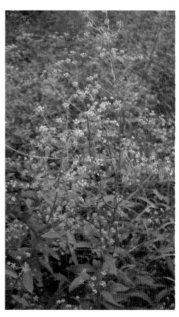

葛根

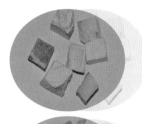

学名： *Pueraria lobata*

别名： 葛藤、粉葛、干葛、葛麻藤

科属： 豆科 葛属

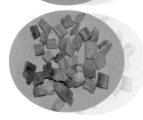

《本草纲目》时珍曰："葛从曷，谐声也。鹿食九草，此其一种，故曰鹿藿……其根外紫内白，长者七八尺。"《神农本草经》载："主消渴，身大热，呕吐，诸痹，起阴气，解诸毒，葛谷，主下利，十岁已上。"

成品饮片

来源

野葛的干燥根。

性味归经

性凉，味甘、辛。归脾、胃经。

功能主治

解肌退热、生津、透疹、升阳止泻。用于外感发热头痛、项背强痛、口渴、消渴、麻疹不透、热痢、泄泻、高血压颈项强痛。

用法用量

用量 9~15g。

使用宜忌

凡中气虚而热郁于胃者，不可轻投。

蓝紫色或紫色。荚果线形，扁平，长 6~9cm，宽 7~10mm，密被黄褐色的长硬毛。种子卵圆形而扁，赤褐色，有光泽。花期 4~8 月，果期 8~10 月。

产地分布

生于山坡草丛中或路旁及较阴湿的地方。分布在辽宁、河北、河南、山东、安徽、江苏、浙江、福建、台湾、广东、广西、江西、湖南、湖北、四川、贵州、云南、山西、陕西、甘肃等地。

采收加工

秋、冬二季采挖。野葛多趁鲜切成厚片或小块干燥。

快速识别

野葛是豆科植物中较为大型的藤本，它的茎长达 10m，常缠绕在其他植物或树干上生长。想要认识野葛就必须了解它的叶片特征，它的叶片是三出复叶，顶端小叶的柄较长，叶片较大，侧生的两个小叶较小。

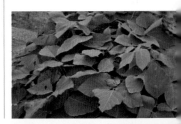

原植物

形态特征

多年生藤本，长达 10m，全株被黄褐色粗毛。块根肥厚。叶互生，具长柄，三出复叶，两面均被白色伏生短柔毛。总状花序腋生，花密生；蝶形花

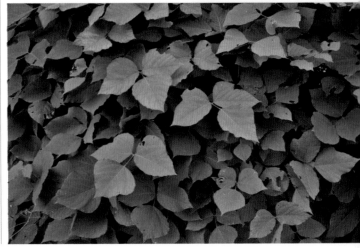

菊花

学名： *Chrysanthemum morifolium*

别名： 甘菊花、白菊花、黄甘菊、药菊、白茶菊、茶菊、怀菊花、滁菊、亳菊、杭菊、贡菊

科属： 菊科　菊属

《本草纲目》时珍曰："按陆佃《埤雅》云：菊本作蘜，从鞠。鞠，穷也……华事至此而穷尽，故谓之。节华之名，亦取其应节候也。"《神农本草经》载："主风，头眩肿痛，目欲脱，泪出，皮肤死肌，恶风湿痹。久服，利血气，轻身，耐老延年。"

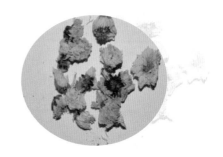

成品饮片

来源

菊的干燥头状花序。

性味归经

性微寒，味甘、苦。归肺、肝经。

功能主治

散风清热、平肝明目。用于风热感冒、头痛眩晕、目赤肿痛、眼目昏花。

用法用量

煎服或沸水泡水喝，用量 5~9g。

使用宜忌

气虚胃寒、食少泄泻之病，宜少用之。凡阳虚或头痛而恶寒者均忌用。

原植物

形态特征

多年生草本，全体密被白色茸毛。茎基部稍木质化，略带紫红色，幼枝略具棱。叶互生，卵形或卵状披针形，边缘通常羽状深裂。头状花序顶生或腋生，直径 2.5~5cm；总苞半球形，苞片 3~4 层，绿色，舌状花雌性，白色、黄色、淡红色或淡紫色；管状花两性，位于中央，黄色。瘦果矩圆形，具 4 棱，顶端平截，光滑无毛。花期 9~11 月，果期 10~11 月，

产地分布

全国各地均有栽培。药用菊花以河南、安徽、浙江栽培最多。

采收加工

9~11 月花盛开时分批采收。阴干或焙干，或熏、蒸后晒干。药材按产地不同，分为"亳菊""滁菊""贡菊""杭菊"。

快速识别

菊花是中国十大名花之一，花中四君子（梅兰竹菊）之一，也是世界四大切花（菊花、月季、康乃馨、唐菖蒲）之一，除了观赏，菊花还是一味名药，顶生的头状花序是菊花最主要的特征。

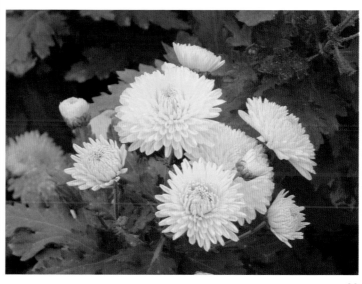

蔓荆子

学名： *Vitex trifolia*

别名： 白背木耳、白背杨、水捻子、白布荆

科属： 唇形科　牡荆属

《本草纲目》载："蔓荆苗蔓生，故名。"时珍曰："蔓荆气清味辛，体轻而浮，上行而散。故所主者，皆头面风虚之症。"《神农本草经》载："主筋骨间寒热痹，拘挛，明目坚齿，利九窍，去白虫。久服轻身耐老，小荆实亦等。"

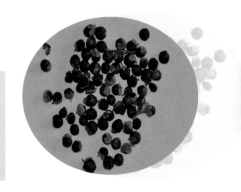

成品饮片

来源

蔓荆的干燥成熟果实。

性味归经

性微寒，味辛、苦。归膀胱、肝、胃经。

功能主治

疏散风热、清利头目。用于风热感冒头痛、齿龈肿痛、目赤多泪、目暗不明、头晕目眩。

用法用量

用量 5~9g，煎服。

使用宜忌

胃虚体衰者慎服。

原植物

形态特征

落叶灌木或小乔木，高约 3m，有香气。幼枝四方形。单叶，叶片卵形或倒卵形，长 2.5~5cm，宽 1.5~3cm；上面绿色，疏生短柔毛和腺点；下面白色，密生短柔毛和腺点；侧脉约 8 对。圆锥花序顶生，长 2~12cm，花冠淡紫色，5 裂，中间 1 裂片最大。浆果球形，直径 5~7mm，大部为增大的宿存花萼所包围。花期 7 月，果期 9 月。

产地分布

生长在海滨、沙滩、湖畔等处。分布于辽宁、河北、河南、山东、安徽、江苏、浙江、福建、台湾、江西、湖南、湖北、云南、广东等地。

采收加工

秋季果实成熟时采收。除去杂质，晒干。

快速识别

蔓荆实际上是小灌木，它高约 3m，全株有香气。蔓荆的叶片有三出复叶和单叶之分；叶片上面绿色，下面白色，因此又叫白背草。它的花冠淡紫色，浆果球形。

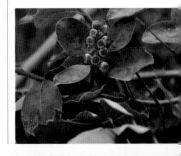

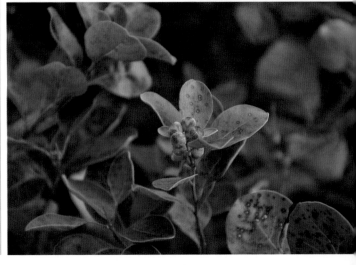

木贼

学名： *Equisetum hiemale*

别名： 锉草、笔头草、笔筒草、节骨草

科属： 木贼科　木贼属

《本草纲目》时珍曰："此草有节，面糙涩。治木骨者，用之磋擦则光净，犹云木之贼也……与麻黄同形同性，故亦能发汗解肌，升散火郁风湿，治眼目诸血疾也。"

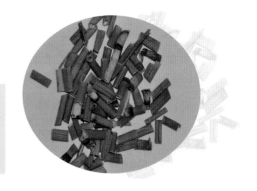

成品饮片

来源
木贼的干燥地上部分。

性味归经
性平，味甘、苦。归肺、肝经。

功能主治
散风热、退目翳、止血。用于风热目赤肿痛、迎风流泪、目生云翳、痔疮出血、血痢、崩漏；外用治脱肛。

用法用量
煎服，用量 3~9g；外用适量。

使用宜忌
气血虚者慎服。

原植物

形态特征
多年生草本，高 50cm 以上。茎丛生，坚硬，直立不分枝，圆筒形，直径 4~8mm，有关节状节，节间中空，茎表面有 20~30 条纵肋棱，每棱有两列小疣状突起。叶退化成鳞片状，基部合生成筒状的鞘。孢子囊穗生于茎顶，长圆形，长 1~1.5cm。孢子囊穗 6~8 月间抽出。

产地分布
生于坡林下阴湿处、湿地、溪边，分布于黑龙江、吉林、辽宁、河北、安徽、湖北、四川、贵州、云南、山西、陕西、甘肃、内蒙古、新疆、青海等地。

采收加工
夏、秋二季采割。除去杂质，晒干或阴干。

快速识别
木贼和节节草非常相似，但是它植株高大，茎秆直立不分枝、圆筒形，子囊穗生于茎顶，长圆形，如同古人用来写字的毛笔，所以又叫笔头草、笔筒草。

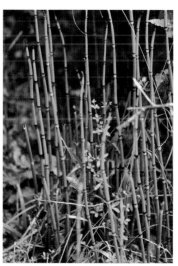

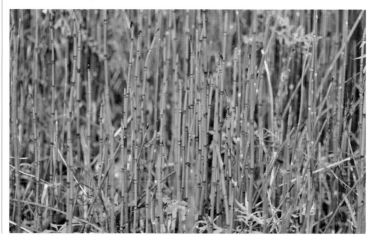

牛蒡

学名：*Arctium lappa*

别名：大力子、牛子、鼠粘子、恶实

科属：菊科　牛蒡属

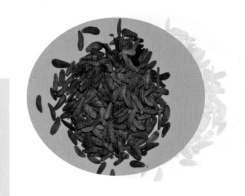

《本草纲目》时珍曰："其实状恶而多刺钩，故名也。俚人谓之便牵牛，河南人呼为夜叉头……消斑疹毒。"《名医别录》载："恶实，一名牛蒡，主明目，补中，除风伤。根茎，治伤寒、寒热汗出、中风面肿、消渴热中、逐水。久服轻身耐老。"

成品饮片

来源

牛蒡的干燥果实。

性味归经

性寒，味辛、苦。归肺、胃经。

功能主治

疏散风热、宣肺透疹、解毒利咽。用于风热感冒、咳嗽痰多、麻疹、风疹、咽喉肿痛、疖腮丹毒、痈肿疮毒。

用法用量

煎汤内服，用量4.5~9g。

使用宜忌

脾虚便溏者禁服。

原植物

形态特征

二年生大型草本，高1~2m。茎直立，带紫色，上部多分枝。基生叶丛生，大型，有长柄；茎生叶广卵形或心形，长40~50cm，宽30~40cm，边缘微波状或有细齿，基部心形，下面密被白色短柔毛。头状花序多数，排成伞房状；总苞球形，总苞片披针形，先端具短钩；花淡红色，全为管状。瘦果椭圆形，具棱，灰褐色，冠毛短刚毛状。花期6~8月，果期8~10月。

产地分布

生于山野路旁、田边及沟谷林边。全国广布。

采收加工

秋季果实成熟时采收果序，晒干，打下果实，除去杂质，再晒干。

快速识别

牛蒡的形态或许我们不太了解，但是它圆球状的头状花序和满身像刺猬一样的短钩刺想必会勾起你满满的童年回忆。牛蒡具有高大的株形，大心形的叶片以及与它外表一点都不般配的紫色头状花序。

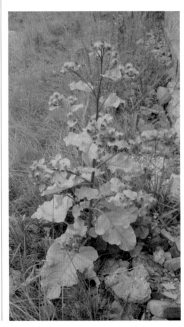

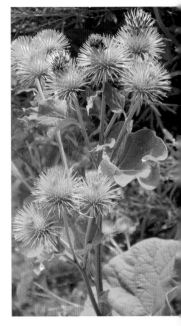

升麻

学名: *Cimicifuga foetida*

别名: 绿升麻、西升麻、川升麻

科属: 毛茛科　升麻属

《本草纲目》时珍曰:"其叶似麻,其性上升,故名……今人惟取里白外黑而紧实者,谓之鬼脸升麻……同柴胡,引生发之气上行;同葛根,能发阳明之汗。"《神农本草经》载:"主解百毒,杀百精老物殃鬼,辟温疾瘴邪毒蛊。久服不夭。"

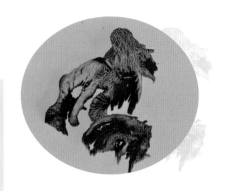

成品饮片

来源

升麻的干燥根茎。

性味归经

性微寒,味辛、微甘。归肺、脾、胃、大肠经。

功能主治

发表透疹、清热解毒、升举阳气。用于风热头痛、齿痛、口疮、咽喉肿痛、麻疹不透、阳毒发斑;脱肛、子宫脱垂。

用法用量

用量 3~9g,水煎服;或入丸、散。

使用宜忌

阴虚阳浮、喘满气逆及麻疹已透者禁服。

原植物

形态特征

多年生草本,高 1~2m。根茎呈不规则块状,有洞状的茎痕。茎直立,上部有分枝,被短柔毛。叶为二至三回三出羽状复叶;叶柄长达 15cm。复总状花序具分枝 3~20,长达 45cm,下部的分枝长达 15cm;花两性;萼片 5,花瓣状,倒卵状圆形,白色或绿白色,早落;无花瓣。蓇葖果长矩圆形,略扁,先端有短小宿存花柱,略弯曲。种子 6~8 枚。花期 7~8 月,果期 9 月。

产地分布

生于山地林下、林缘及草丛。分布于我国陕西、山西、甘肃、青海、河南、四川、云南、西藏等地。

采收加工

春、秋采挖。除去地上茎苗和泥土,晒至须根干时,用火燎或用竹筐撞去须根,晒干。

快速识别

升麻通常生长在高山灌木丛中,它有特殊的气味,有时候只要循着味道就能找到它。它茎杆直立,高达 1~2m,茎顶有长长的花序,上面布满了白色小花。

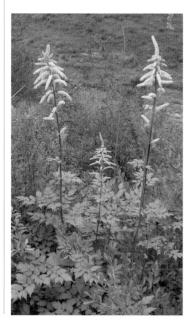

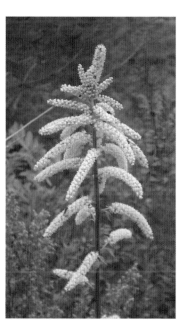

西河柳

学名：*Tamarix chinensis*

别名：柽柳、赤柽柳、山川柳、三春柳、西湖柳、红筋柳

科属：柽柳科　柽柳属

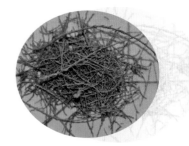

《本草纲目》时珍曰："按：罗愿《尔雅翼》云：天之将雨，柽先知之，起气以应，又负霜雪不乃木之圣者也。故字从圣，又名雨师。或曰：得雨则垂垂如丝，当作雨丝……枝叶消痞，解酒毒，利小便……今俗称长寿仙人柳，亦曰观音柳，谓观音用此洒水也。"《本草从新》载："消痞解酒，利小便，疗诸风，解诸毒。近又以治痧疹热毒不能出外，用为发散。"

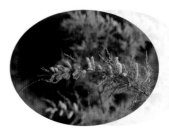

成品饮片

来源

柽柳干燥的细嫩枝叶。

性味归经

性平，味甘、辛。归心、肺、胃经。

功能主治

散风，解表，透疹。用于麻疹不透，风湿痹痛。

用法用量

煎服，用量 3 ~ 6g。外用适量，煎汤擦洗。

使用宜忌

用量过大能令人心烦不安。

色至粉红色，苞片三角状；萼片 5；花瓣 5，花丝较花冠长，花盘 10 或 5 裂；子房上位，1 室，花柱 3。蒴果小。种子先端有丛毛。花期 4~9 月，果期 8~10 月。

产地分布

生于山野湿润砂碱地及河岸冲积地。多栽培。主产河北、河南；全国大部分地区均产。

采收加工

夏季花未开时采收，阴干。

快速识别

柽柳你可能没见过，但是

红柳枝烤羊肉你一定吃过，没错，那个红柳枝就是柽柳的枝条了。柽柳是落叶灌木或小乔木，多生长在沙漠或盐碱地，它的枝条绿色或带红色，柽柳的叶片非常小，如鳞片一样生长在枝条上。

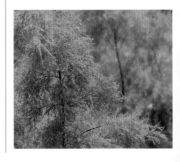

原植物

形态特征

落叶灌木或小乔木。枝密生，绿色或带红色，细长，常下垂。叶互生，极小，鳞片状，卵状三角形，顶端渐尖，基部鞘状抱茎，无柄。总状花序集为疏散的圆锥花序；花小，白

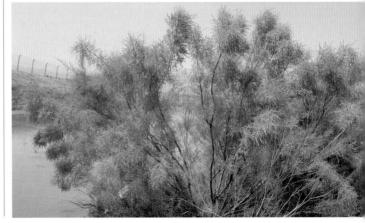

浮萍

学名：*Spirodela polyrrhiza*

别名：水萍、水萍草、浮萍草

科属：浮萍科　紫萍属

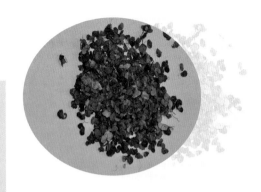

《本草纲目》时珍曰："本草所用水萍，乃小浮萍……浮萍处处池泽止水中甚多，季春始生。一叶经宿即生数叶。叶下有微须，即其根也。一种背面皆绿者。一种面青背紫赤若血者，谓之紫萍，入药为良。"《神农本草经》载："暴热身痒，下水气，胜酒，长须发，止消渴。久服轻身。"

成品饮片

来源

紫萍的干燥全草。

性味归经

性寒，味辛。归肺经。

功能主治

宣散风热、透疹、利尿。用于麻疹不透、风疹瘙痒、水肿尿少。

用法用量

用量 3~9g，内服煎汤，或捣汁，或入丸散。外用适量，煎汤浸洗，或研末撒或调敷。

使用宜忌

表虚自汗者禁服。

原植物

形态特征

多年生细小草本，漂浮水面。根 5~11 条束生，细长，纤维状，长 3~5cm。叶状体扁平，单生或 2~5 簇生，阔倒卵形，长 4~10mm，宽 4~6mm，上面深绿色，下面呈紫色，有不明显的掌状脉 5~11 条。花序生于叶状体边缘的缺刻内；花两性，雌雄同株。果实圆形，边缘有翅。花期 4~6 月，果期 5~7 月。

产地分布

生长于池沼、水田、湖湾或静水中。广布于我国南北各地。

采收加工

6~9 月采收，洗净，除去杂质，晒干。

快速识别

紫萍是水生植物，常漂浮在池塘或湖泊静水的水面上。紫萍的根较多，有 5~11 条；叶状体上面深绿色，下面呈紫色。

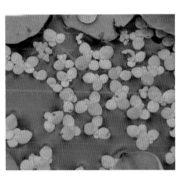

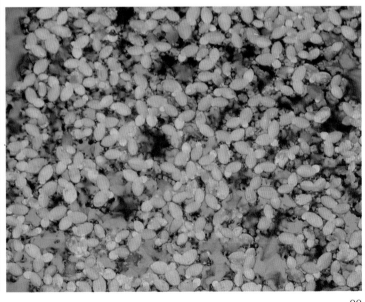

罗勒

学名：*Ocimum basilicum* var. *pilosum*

别名：九层塔、香草、鸭香、省头草、矮糠、香佩兰

科属：唇形科　罗勒属

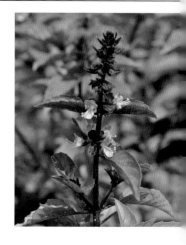

《本草纲目》时珍曰："按：《邺中记》云：石虎讳言勒，改罗勒为香菜。今俗人呼为翳子草，以其子治翳也……调中消食，去恶气，消水气，宜生食。又疗齿根烂疮，为灰用之甚良。"

成品饮片

来源

罗勒的全草。

性味归经

性温，味辛、甘；归肺、脾、胃、大肠经。

功能主治

发汗解表、祛风利湿、散瘀止痛。用于风寒感冒、头痛、胃腹胀满、消化不良、胃痛、肠炎腹泻、跌打肿痛、风湿关节痛；外用治蛇咬伤、湿疹、皮炎。

用法用量

煎服或入丸、散，用量 5~15g。外用适量，捣敷或烧存性研末调敷，亦可煎汤洗或含漱。

使用宜忌

尚不明确。

原植物

形态特征

一年生直立草本，全体芳香，高 20~70cm。茎四方形，上部多分枝。叶对生，卵形或卵状披针形。轮伞花序顶生，呈间断的总状排列，每轮生花 6 朵或更多；花冠 2 唇形，白色或淡红色。小坚果 4 粒，卵形至矩圆形，长约 2mm，暗褐色。花期 7~9 月，果期 8~10 月。

产地分布

野生或栽培。分布在我国云南、四川、广东、广西、福建、台湾、江苏、浙江、安徽、湖北、江西、河北、河南、山东、山西、辽宁等地。

采收加工

夏秋采收全草。除去细根和杂质，切段，晒干。

快速识别

罗勒，听名字就知道它不是原产中国的物种，但是目前在我国各地已有大量栽培了。罗勒是唇形科植物，茎四方形，叶对生，全体有芳香气味，西餐中较为常见。它的轮伞花序生于茎秆顶端，每轮有 6 朵白色或淡红色的唇形花冠。

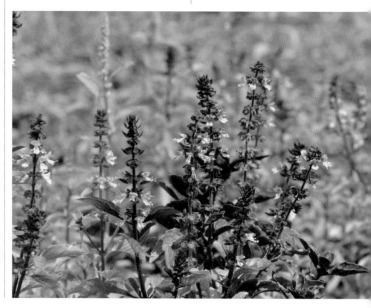

牡荆叶

学名: *Vitex negundo* var. *cannabifolia*

别名: 午时草、土常山、五指柑

科属: 马鞭草科　牡荆属

《本草纲目》时珍曰: "古者刑杖以荆, 故字从刑。其生成丛而疏爽, 故又谓之楚 (从林, 从匹, 匹即疏字也), 济楚之义取此。荆楚之地, 因多产此而名也。"《名医别录》陶弘景曰: "主久痢、霍乱、转筋、血淋、下部疮、湿薄脚, 主脚气肿满。其根, 味甘、苦, 平, 无毒。水煮服, 主心风、头风、肢体诸风、解肌发汗。"

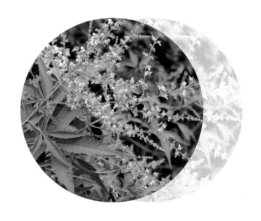

成品饮片

来源

牡荆的新鲜叶。

性味归经

性平, 味微苦、辛。归肺经。

功能主治

祛痰、止咳、平喘。用于咳喘、慢性支气管炎。

用法用量

煎汤, 用量9~15g; 鲜者可至30~60g; 或捣汁饮。外用: 适量, 捣敷; 或煎水熏洗。

使用宜忌

尚不明确。

原植物

形态特征

落叶灌木或小乔木, 植株高1~5m。多分枝, 具香味。小枝四棱形, 绿色。掌状复叶, 对生; 小叶5, 稀为3, 中间一枚最大; 叶片披针形或椭圆状披针形。圆锥花序顶生, 长10~20cm; 花萼钟状, 先端5齿裂; 花冠淡紫色, 先端5裂, 二唇形。果实球形, 黑色。花、果期7~10月。

产地分布

生于低山向阳的山坡路边或灌丛中。分布于华东及河北、湖南、湖北、广东、广西、四川、贵州。

采收加工

夏、秋二季叶茂盛时采收。去除杂质, 晒干。

快速识别

牡荆是落叶灌木或小乔木, 全株有香味, 在华北的大部分地区有分布。它小枝四棱形, 新枝绿色, 老枝褐色; 叶片多为掌状复叶, 相对生于茎秆上。

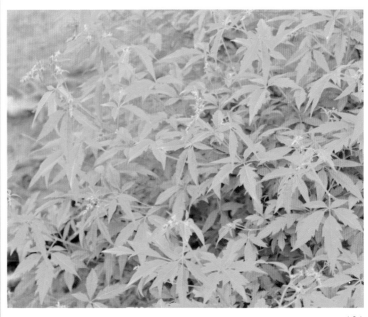

牛至

学名：*Origanum vulgare*

别名：小叶薄荷、土香薷、香草、山薄荷、满山香

科属：唇形科　牛至属

成品饮片

来源

牛至的全草。

性味归经

性温，味辛。归胃、肠经。

功能主治

发汗解表、消暑化湿。用于中暑、感冒、急性胃肠炎、腹痛。

用法用量

煎服，用量 5~15g，大剂量用至 15~30g 或泡茶；外用适量，煎水洗，或鲜品捣敷。

使用宜忌

尚不明确。

原 植 物

形态特征

多年生草本，高 25~60cm。芳香。茎直立，四棱形，略带紫色，被倒向或卷曲的短柔毛。叶对生，叶片卵圆形或长圆状卵圆形，长 1~4cm，宽 4~15mm。花序呈伞房状圆锥花序，多花密集，由多数长圆状小假穗状花序组成；花冠紫红、淡红至白色，管状钟形。小坚果卵圆形，褐色。花期 7~9 月，果期 9~12 月。

产地分布

生于山坡、林下、草地或路旁。分布于陕西、甘肃、新疆、江苏、安徽、浙江、江西、福建、台湾、河南、湖北、湖南、广东、西藏等地。

采收加工

夏末秋初开花时采收。将全草齐根头割起，或将全草连根拔起，抖净泥沙，晒干后扎成小把。

快速识别

牛至是唇形科多年生的草本植物，它茎秆柔弱，常俯卧生长。它的茎秆四棱形；叶片卵圆形，相对而生于茎干上。牛至全株也有芳香气味，花序为伞房状圆锥花序；花冠紫红、淡红或白色，呈管状钟形。

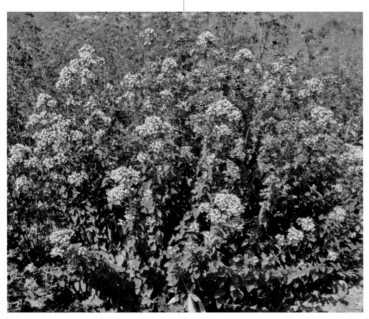
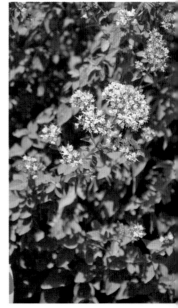

蕤仁

学名：*Prinsepia uniflora*

别名：扁核木、马茹子、蕤仁

科属：蔷薇科　扁核木属

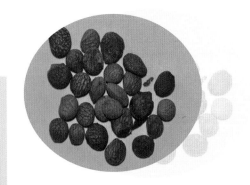

陶弘景曰："蕤核，今从北方来，云出彭城间。形如乌豆，大圆而扁，有文理，状似胡桃，今人皆合壳用为分两，此乃应破取仁秤之，医方惟以疗眼。"《蜀本草》载："《图经》云，蕤核树生叶细似枸杞而狭长，花白，干附茎生，紫赤色，大如五味子，茎多细刺，六月熟。今出雍州。五月、六月采，日干。"

成品饮片

来源

蕤核的干燥成熟果核。

性味归经

性微寒，味甘。归肝经。

功能主治

养肝明目、疏风散热。用于目赤肿痛、睑弦赤烂、目暗羞明。

用法用量

煎服，用量 5~9g。

使用宜忌

尚不明确。

原植物

形态特征

落叶灌木，茎多分枝；小枝细瘦、开展、灰绿色，无毛，叶腋处有短刺，刺长~10mm。单叶互生或数叶簇生，叶片条状矩圆形或卵状披针形。花 1~3 朵簇生于叶腋，直径约 1.5cm，花梗长 5~10mm；花瓣 5，白色，近圆形。核果球形，直径 1.0~1.5cm，熟时黑色；果核卵圆形，稍扁，有皱纹，棕褐色。花期 4~6 月，果期 7~8 月。

产地分布

生于向阳山坡、林下、稀疏灌丛中。分布于我国山西、内蒙古、陕西、宁夏、甘肃等省区。

采收加工

夏、秋季采摘成熟果实，除去果肉，洗净，晒干。

快速识别

蕤核是黄土高原上优良的水土保持树种，它耐旱，根系发达，茎多分枝。叶片如柳叶，在叶腋处常有短刺，当地俗称"马茹刺"。蕤核开白色小花，果实圆球形。它的果核卵圆形，稍扁，是药材蕤仁的来源。

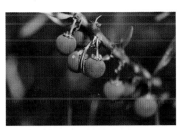

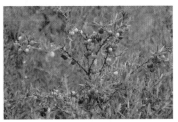

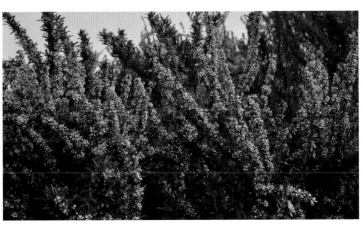

一枝黄花

学名: *Solidago decurrens*

别名: 黏糊菜、破布叶、金柴胡、山厚合、老虎尿

科属: 菊科　一枝黄花属

成品饮片

来源
一枝黄花的根及全草。

性味归经
性凉,味辛、苦。

功能主治
疏风泄热、解毒消肿。主风热感冒、头痛、咽喉肿痛、肺热咳嗽、黄疸、泄泻、热淋、痈肿疮疖、毒蛇咬伤。

用法用量
煎服,用量 9~15g,鲜品 20~30g。外用适量,鲜品捣敷或煎汁搽。

使用宜忌
脾胃虚寒、大便溏薄者慎用。

原植物

形态特征

多年生草本,高 15~80cm。茎直立,下部光滑无毛,上部微有茸毛。叶互生;卵形至矩圆形。圆锥花序,由腋生的总状花序再聚集而成;头状花序小,直径 5~8mm,单生或 2~4 聚生于腋生的短花序柄上;外围的舌状花黄色,雌性,约 8 枚;中央筒状花,两性,花冠 5 裂。瘦果近圆柱形,秃净或有柔毛。花期 10 月,果期 11 月。

产地分布

生长于山坡、路旁。分布于江苏、浙江、江西、湖南、湖北、广西、广东、四川、贵州等地。

采收加工

9~10 月开花盛期时割取地上部分,或挖取根部,洗净,鲜用或晒干。

快速识别

提起一枝黄花,人们很快会想起另外一种入侵植物"加拿大一枝黄花",其实两者是有较大区别的。一枝黄花是我国土生土长的植物,而且还是重要的中药材,它与加拿大一枝黄花最主要的区别就是头状花序不呈蝎尾状。

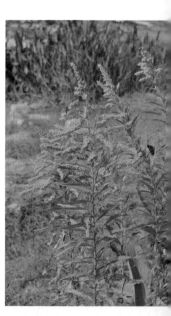

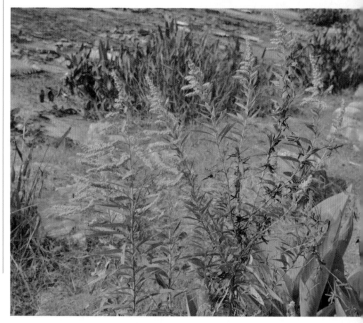

第四章 清热药

当药

学名：*Swertia pseudochinensis*

别名：獐牙菜、当药、紫花当药

科属：龙胆科　獐牙菜属

《本草纲目》载："藏器曰：酸模，即是山大黄，一名当药……暴热腹胀，生捣汁服，当下利。杀皮肤小虫。"时珍曰："芫，乃酸模之音转，酸模又酸母之转，皆以味而名，与三叶酸母草同名……去汗斑，同紫萍捣擦，数日即没。"

成品饮片

来源

瘤毛獐牙菜的全草。

性味归经

性寒，味苦。归肝、胃、大肠经。

功能主治

泻火解毒、利湿、健脾。主湿热黄疸、痢疾、胃炎、消化不良、火眼、牙痛、口疮、疮毒肿痛。

用法用量

煎服或研末冲服，用量 3~10g。外用适量，捣烂外敷或取汁外涂。

使用宜忌

尚不明确。

原植物

形态特征

一年生草本，高 10~40cm。茎直立，细瘦，单一或分枝，枝四棱形，带紫色。叶对生；叶片线状披针形。圆锥状复聚伞花序具多花，花梗直立，四棱形；花冠蓝紫色，直径达 2cm，5 裂，裂片披针形，花瓣具深色条纹，基部有 2 个腺窝，腺窝边缘具长柔毛状流苏。蒴果椭圆形。花期 8~9 月，果期 10~11 月。

产地分布

生于海拔 500~1600m 的山坡、河滩、林下或灌丛中。分布于东北、华北及山东、河南等地。

采收加工

夏、秋季采收。洗净，晾干。

快速识别

瘤毛獐牙菜是龙胆科物，俗称"紫花当药"，为年生草本植物。它茎直立，四棱形，常带紫色。它的叶线状披针形，相对而生于节上。花冠蓝紫色，直径2cm；花瓣放射状，上面有条一条的深色条纹。

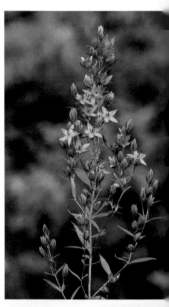

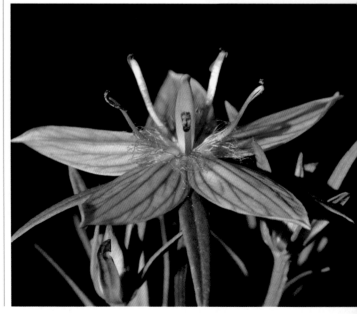

谷精草

学名：*Eriocaulon buergerianum*

别名：耳朵刷子、挖耳朵草、珍珠草、鼓槌草、衣钮草、谷精珠

科属：谷精草科　谷精草属

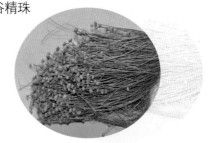

《本草纲目》时珍曰："谷田余气所生，故曰谷精……头风痛，目盲翳膜，痘后生翳，止血。"《本草从新》吴仪洛曰："功善明目退翳，兼治头风喉痹、牙疼疥痒。"

成品饮片

来源
谷精草干燥带花茎的头状花序。

性味归经
性平，味辛、甘。归肝、肺经。

功能主治
疏散风热、明目、退翳。用于风热目赤、肿痛羞明、眼生翳膜、风热头痛。

用法用量
用量4.5~9g。

使用宜忌
血虚目疾慎服，忌用铁器煎药。

原植物

形态特征
一年生草本。叶簇生，线状披针形。花莛多数，簇生，长可达25cm；头状花序半球形，直径5~6mm；花单性，生于苞片腋内，雌、雄花生于同一花序上，有短花梗；雄花少数，生于花序中央；雌花多数，生于花序周围。蒴果3裂。花期6~10月，果期8~11月。

产地分布
生长于水稻田或池沼边潮湿处。分布在我国安徽、江苏、浙江、台湾、广东、江西、湖南、湖北、贵州、云南、陕西等地。

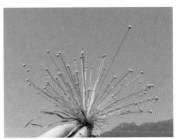

采收加工
秋季采收。将花序连同花茎拔出，除去泥杂，晒干。

快速识别
谷精草是江南水乡稻田水塘常见的植物，它植株丛生，叶似嫩谷秧。花莛多数，白色头状花序半球形生于茎顶，点点如乱星。

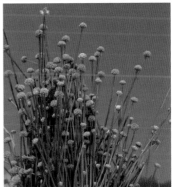

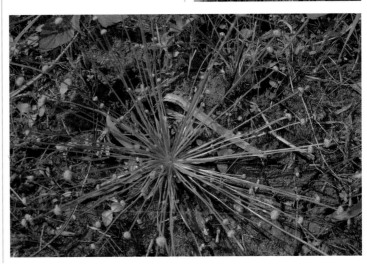

决明子

学名：*Cassia obtusifolia*

别名：马蹄决明、钝叶决明、假绿豆、草决明

科属：豆科　决明属

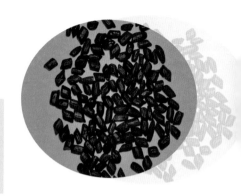

　　本草纲目》时珍曰："此马蹄决明也，以明目之功而名。又有草决明、石决明，皆同功者。"《神农本草经》载："主青盲，目淫，肤赤，白膜，眼赤痛，泪出。久服益精光，轻身。"

成品饮片

来源

决明的干燥成熟种子。

性味归经

性微寒，味甘、苦、咸。归肝、大肠经。

功能主治

清热明目、润肠通便。用于目赤涩痛、羞明多泪、头痛眩晕、目暗不明、大便秘结。

用法用量

煎服，用量 9~15g。

使用宜忌

脾虚便溏者慎服。

原 植 物

形态特征

　　一年生草本，高约 1m。茎直立，上部多分枝，全体被短柔毛。叶互生；双数羽状复叶，小叶 3 对，倒卵形，长 2~3cm，宽 1.5~3cm。花腋生，成对，花瓣 5，黄色。荚果线形，略扁，弓形弯曲，长

15~24cm。种子多数，菱形，灰绿色，有光亮。花期 6~8 月，果期 9~10 月。

产地分布

　　野生于山坡、河边，或栽培。全国各地均产，主产于安徽、广西、四川、浙江、广东等地。

采收加工

　　秋季采收。晒干，打下种子，除去杂质。

快速识别

　　决明是豆科植物，它茎直立，叶互生，具有双数羽状复叶。决明的荚果最有特点，果实线形，弯曲如弓，里面光亮

的种子就是我们所谓的"决明子"了。

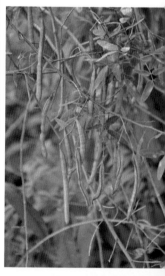

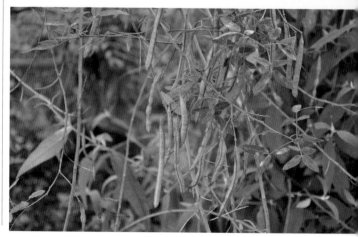

迁子

名：*Diospyros lotus*

名：软枣、红蓝枣、黑枣

属：柿科 柿树属

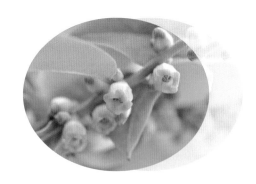

《本草纲目》载："君迁之名，始见于左思《吴都赋》，而着其状于刘欣期《交州记》，……其形似枣而软也……君迁子似马奶，即今牛奶柿也，以形得名……止消渴，去烦热，令人润泽。"

成品饮片

来源

君迁子的果实。

性味归经

性平，味甘、涩。

功能主治

清热；止渴。主治烦热、消渴。

用法用量

内服：煎汤，15~30g。

使用宜忌

尚不明确。

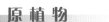

原植物

形态特征

落叶乔木，老树皮暗黑色，裂成方块状。单叶互生，椭圆形至长圆形，上面深绿色，时密生柔毛，后渐脱落，下近无毛，至少在脉上有毛。单性，雌雄异株，簇生于叶；花淡黄色至淡红色。浆果近球形至椭圆形，长1.8cm，直径1~1.5cm，初熟时为淡黄，后变蓝黑色，被有白蜡层。

花期5~6月，果期10~11月。

产地分布

生长于山谷、山坡，或为栽培。分布在辽宁、河北、山东、陕西、山西、湖北和中南、西南各地。

采收加工

10~11月果实成熟时采收。晒干或鲜用。

快速识别

君迁子大家可能不是很熟悉，但是"黑枣"估计大家都品尝过它的美味。没错，黑枣就是君迁子的果实，它的浆果近球形，成熟后就变成蓝黑色了。

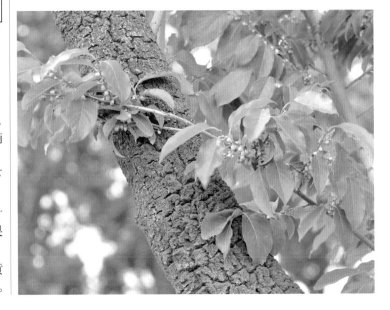

苦瓜

学名： *Momordica charantia*

别名： 锦荔枝、癞葡萄、红姑娘、凉瓜、癞瓜

科属： 葫芦科　苦瓜属

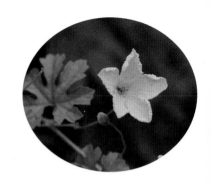

《本草纲目》时珍曰："苦以味名。瓜及荔枝、葡萄，皆以实及茎、叶相似得名……除邪热，解劳乏，清心明目，益气壮阳。"

成品饮片

来源

苦瓜的果实。

性味归经

性寒，味苦。归心、脾、肺经。

功能主治

清暑涤热、明目、解毒。主暑热烦渴、消渴、赤眼疼痛、痢疾、疮痈肿毒。

用法用量

煎服，用量 6~15g，鲜品 30~60g。外用适量，鲜品捣敷；或取汁涂。

使用宜忌

尚不明确。

原植物

形态特征

一年生攀缘草本。多分枝，有细柔毛，卷须不分枝。叶大，肾状圆形，通常 5~7 深裂。花雌雄同株，雄花单生，有柄，花冠黄色，雄蕊 3，贴生于萼筒喉部；雌花单生，子房纺锤形，具刺瘤，先端有喙，花柱细长，柱头 3 枚，胚珠多数。果实长椭圆形，全体具钝圆不整齐的瘤状突起，成熟时橘黄色。种子椭圆形，扁平。花期 6~7 月，果期 9~10 月。

产地分布

全国各地均有栽培。主产于我国广西、广东、云南、福建等地。

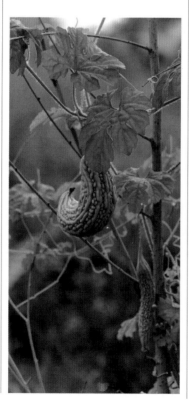

采收加工

秋后采收，切片晒干或鲜用。

快速识别

苦瓜可以说是最难看的一种瓜了，它全身长满了钝圆不整齐的瘤状疙瘩，让人非常的不舒服，但是苦瓜虽丑却是良药。

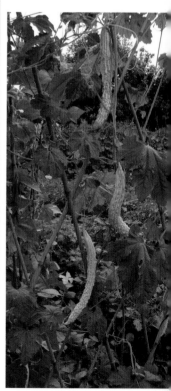

▌根

名：*Phragmites australis*

名：苇子、芦草、芦草根

属：禾本科　芦苇属

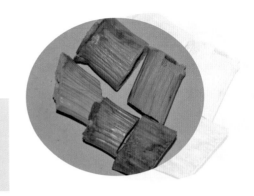

《本草纲目》时珍曰："苇之初生曰葭，未秀曰芦，长成曰苇。苇者，伟大也。芦者，色卢黑也。葭者，嘉美也……解诸肉毒。"《名医别录》陶弘景曰："主治消渴客热，止小便利。"

成品饮片

来源

芦苇的干燥根茎。

性味归经

性寒，味甘。归肺、胃经。

功能主治

清热、生津、除烦、止呕、利尿。用于热病烦渴、口干咽燥、胃热呕吐、肺热咳嗽、肺痈、吐脓、热淋涩痛。

用法用量

煎服，用量15~30g，鲜品用量加倍，或捣汁用。

使用宜忌

脾胃虚寒者慎服。

原植物

形态特征

多年生草本，高1~3m。根茎粗壮，横走，节间中空，节上生须根和芽。茎直立，坚硬，中空，直径2~10mm，光滑或边缘粗糙。圆锥花序长10~40cm，开展，稍向下弯垂；小穗长12~16cm，通常含3~5花。花果期7~9月。

产地分布

生于池塘、渠边和田埂、沼泽化草地、盐碱地。全国各地均有分布。

采收加工

夏、秋二季采挖，除去泥土、节上的须根和芽，鲜用或晒干（最好趁鲜切段晒干）备用。

快速识别

芦苇可以说是最常见和最普通的植物了，在池塘、湖泊、河流边，甚至在沙漠都能见到它婆娑飘舞的身影。芦苇的地下根茎横走，一节一节如同竹鞭，春秋采集它的根茎，阴干就是我们入药的芦根了。

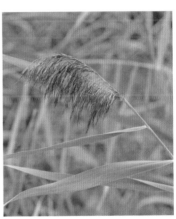

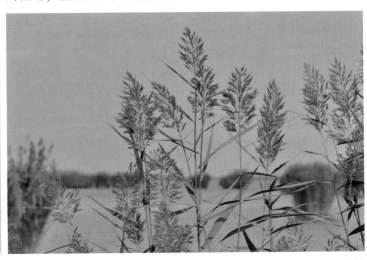

密蒙花

学名： *Buddleja officinalis*

别名： 蒙花、蒙花珠、老蒙花、羊耳朵朵尖、水锦花、黄花醉鱼草

科属： 玄参科　醉鱼草属

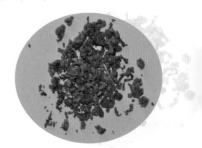

《本草纲目》载："其花繁密蒙茸如簇锦，故名……《开宝本草》载："入肝经气、血分，润肝燥。"主青盲肤翳，赤涩多眵泪，消目中赤脉，小儿麸豆及疳气攻眼。"

成品饮片

来源

密蒙花的干燥花蕾及其花序。

性味归经

性微寒，味甘。归肝经。

功能主治

清热养肝、明目退翳。用于目赤肿痛、多泪羞明、眼生翳膜、肝虚目暗、视物昏花。

用法用量

用量 3~9g，水煎服。

使用宜忌

目疾属阳虚内寒者慎服。

原植物

形态特征

落叶灌木，高 1~3m。小枝灰褐色，略呈四棱形，密被灰白色茸毛。叶对生，狭椭圆形至线状披针形，长 5~15cm，宽约 3cm。圆锥花序顶生，长 5~12cm，密被灰白色柔毛，花冠筒状，先端 4 裂，筒部紫堇色，口部橘黄色。蒴果长 2~6mm，2 瓣裂，基部具宿存的花萼和花瓣。种子多数，细小，多扁平。花期 2~3 月，果期 7~8 月。

产地分布

生于山坡、丘陵、河边、村边的灌木丛或草丛中。分布在福建、广东、广西、湖南、安徽、湖北、四川、贵州、云南、陕西、甘肃等地。

采收加工

2~3 月间花未开放时采摘簇生的花蕾，除净枝梗等杂质，晒干。

快速识别

密蒙花形状跟我们常见的醉鱼草较为相似，都属于玄科醉鱼草属这个大家族。它高 1~3m，小枝略呈四棱形密被灰白色茸毛，叶片相对于茎节处。花冠筒状，筒部堇色，口部橘黄色。

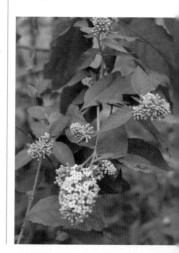

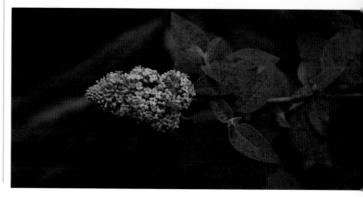

南天竹叶

名：*Nandina domestica*

名：南竹叶、天竹叶

属：小檗科　南天竹属

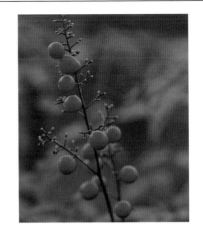

《本草纲目拾遗》载："南天竹即杨桐，令人多植庭除，云可辟火灾……明目乌须、解肌热、清肝火、活血散滞……叶洗眼，去风火热肿、眵泪赤痛，及小儿疳病，取其叶煎汤代茶服。"

成品饮片

来源

南天竹的干燥叶。

性味归经

性寒，味苦。归经无。

功能主治

清热利湿、泻火、解毒。用于肺热咳嗽、百日咳、热淋、尿血、目赤肿痛、疮痈、瘰疬。

用法用量

内服：煎汤，用量9~15g。外用：适量，捣烂涂敷，或煎水洗。

使用宜忌

无。

原植物

形态特征

常绿灌木，高约2m。茎直立，圆柱形，丛生，幼嫩部常为红色。叶互生，革质有泽，叶柄基部膨大呈鞘状，通常为三回羽状复叶，小叶3~5片，小叶片椭圆状披形。花成大型圆锥花序，长25cm，花直径约6mm。浆果球形，熟时红色或有时黄色，直径6~7mm，内含种子2颗，种子扁圆形。花期5~7月，果期8~10月。

产地分布

生长于疏林及灌木丛中，多栽培于庭院。分布于陕西、江苏、安徽、浙江、江西、福建、湖北、湖南、广东、广西、四川、贵州等地。

采收加工

四季均可采收，洗净，除去枝梗杂质，晒干。

快速识别

南天竹是小檗科常绿灌木，高约2m，茎秆幼嫩部分常为红色。叶属于三回羽状复叶，叶柄基部常膨大呈鞘状，花属于大型圆锥花序；球形浆果成熟时红色。

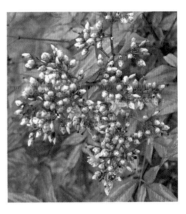

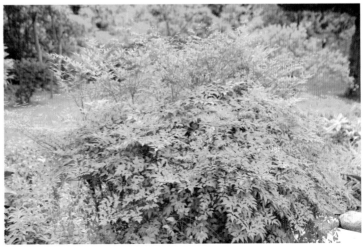

青葙子

学名：*Celosia argentea*
别名：野鸡冠花子、狗尾花、狗尾苋
科属：苋科 青葙属

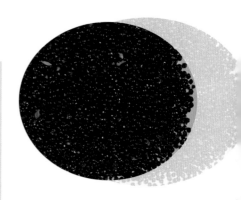

《本草纲目》时珍曰："青葙名义未详。胡麻叶亦名青，此草又多生于胡麻地中，与之同名，岂以其相似而然耶？青蒿，亦名草蒿，其功相似，而名亦相同，何哉？其子明目，与决明子同功，故有草决明之名。其花、叶似鸡冠，嫩苗似苋，故谓之鸡冠苋。"《神农本草经》载："主邪气，皮肤中热，风搔，身痒，杀三虫，子名草决明，疗唇口青。"

成品饮片

来源

青葙的干燥成熟种子。

性味归经

性微寒，味苦。归肝经。

功能主治

清肝、明目、退翳。用于肝热目赤、眼生翳膜、视物昏花、肝火眩晕。

用法用量

煎服，用量 9~15g。外用适量，研末调敷。

使用宜忌

肝虚目疾不宜单用，瞳孔散大、青光眼患者禁服。

针形或长圆状披针形。花着生甚密，初为淡红色，后变为银白色，穗状花序单生于茎顶或分枝顶，呈圆柱形或圆锥形。胞果卵状椭圆形，顶端有宿存花柱。种子扁圆形，黑色，光亮。花期 5~8 月，果期 6~10 月。

产地分布

生于坡地、路边、平原较干燥的向阳处。全国大部分地区均有野生或栽培。

采收加工

秋季果实成熟时采收，晒干，收集种子，除去杂质。

快速识别

在公园绿地中常能见到青葙的踪影。它茎直立，上多分枝。单叶互生，叶片5~9cm，宽 1~3cm。它的穗花序单生枝顶，呈圆柱形或锥形；花刚开放时为淡红色后变为银白色。

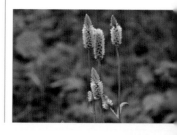

原植物

形态特征

一年生草本，高 30~90cm。全株无毛。茎直立，通常上部分枝，绿色或红紫色，具条纹。单叶互生，叶片纸质，披

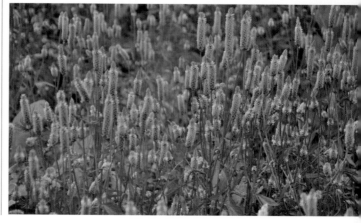

天花粉

学名：*Trichosanthes kirilowii*

别名：栝楼根、白药、天瓜粉、花粉、屎瓜根、栝蒌粉、蒌粉

科属：葫芦科　栝楼属

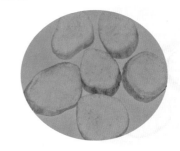

《本草纲目》载："雷《炮炙论》，以圆者为栝，长者为蒌，亦出牵强，但分雌雄可也。其根作粉，洁白如雪，故谓之天花粉。"《神农本草经》载："主消渴、身热、烦满、大热，补虚安中，续绝伤。"

成品饮片

来源

栝楼的干燥根。

性味归经

性微寒，味甘、微苦。归肺、胃经。

功能主治

清热生津、消肿排脓。用于热病烦渴、肺热燥咳、内热消渴、疮疡肿毒。

用法用量

用量 10~15g，煎服。

使用宜忌

不宜与乌头类药材同用。

原植物

形态特征

攀缘藤本，长可达 10m。块根圆柱状，肥厚，富含淀粉。茎较粗，多分枝，卷须 3~7 分枝。叶互生，叶片纸质，轮廓近圆形或近心形，常 3~5 (7) 浅裂至中裂。雌雄异株，雄总状花序单生或与一单花并生，或在枝条上部者单生，顶端有 5~8 花，花冠白色；雌花单生，裂片和花冠同雄花。果实椭圆形，压扁，长 11~16mm，宽 7~12mm，淡黄褐色，近边缘处具棱线。花期 5~8 月，果期 8~10 月。

产地分布

全国大部分地区有产。主产河南、广西、山东、江苏、贵州、安徽等地。

采收加工

秋、冬二季采挖。洗净，除去外皮，切段或纵剖成瓣，干燥。

快速识别

栝楼属于葫芦科植物，它茎蔓攀缘，叶片互生，形状像甜瓜的叶。最具特点的是它的卷须有 3~7 个分歧。栝楼花形如葫芦的花，花冠白色。果实椭圆形，长 11~16mm，宽 7~12mm。

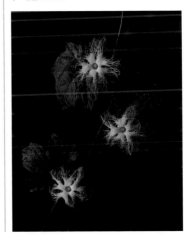

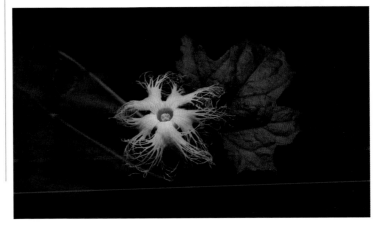

夏枯草

学名：*Prunella vulgaris*

别名：棒槌草、铁色草、大头花、夏枯头

科属：唇形科　夏枯草属

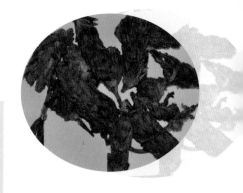

《本草纲目》载："震亨曰：此草夏至后即枯。盖禀纯阳之气，得阴气则枯，故有是名。"《神农本草经》谓："热瘰疬，鼠瘘，头创，破症，散瘿，结气，脚肿，湿痹，轻身。"

成品饮片

来源

夏枯草的干燥果穗。

性味归经

性寒，味辛、苦。归肝、胆经。

功能主治

清火、明目、散结、消肿。用于目赤肿痛、目珠夜痛、头痛眩晕、瘰疬、瘿瘤、乳痈肿痛、甲状腺肿大、淋巴结结核、乳腺增生、高血压。

用法用量

煎服，用量9~15g。

使用宜忌

脾胃气虚者慎服。

原植物

形态特征

多年生草本，高约30cm。茎方形，全株密生细毛。叶对生，叶片椭圆状披针形，全缘，或略有锯齿。轮伞花序顶生，呈穗状，花冠紫色或白色，唇形，下部管状，上唇帽状，2裂，下唇平展，3裂。小坚果褐色，长椭圆形，具3棱。花期5~6月，果期6~7月。

产地分布

生于荒地、路旁及山坡草丛中。全国大部地区均有分布，主产于江苏、安徽、浙江、河南等地。

采收加工

夏季果穗呈棕红色时采收。除去杂质及果穗柄，晒干

快速识别

夏枯草隶属于唇形科是制作凉茶的主要材料一。它植株较矮小，高超过30cm，茎秆呈方形叶对生。此外它的轮伞花呈穗状顶生与枝端，花冠紫唇形。

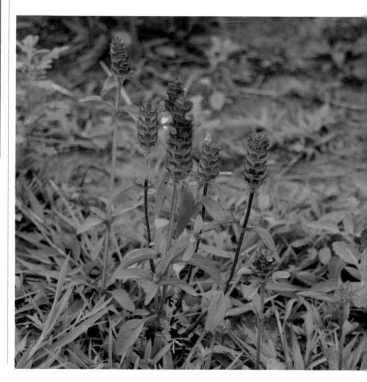

鸭跖草

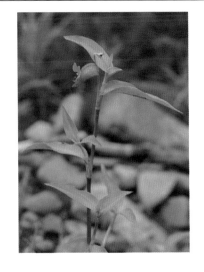

名: *Commelina communis*

名: 竹节菜、鸭鹊草、耳环草、蓝花菜、翠蝴蝶、三角菜、三荚菜、桂竹草、蓝花水竹草、淡竹叶

属: 鸭跖草科 鸭趾草属

成品饮片

来源
鸭跖草的干燥地上部分。

性味归经
性寒，味甘、淡。归肺、胃、小肠经。

功能主治
清热解毒、利水消肿。用于风热感冒、高热不退、咽喉肿痛、水肿尿少、热淋涩痛、痈肿疔毒。

用法用量
用量 15~30g，鲜品 60~90g，内服煎汤，或捣汁。

使用宜忌
脾胃虚寒者慎服。

原植物

形态特征
一年生草本，高 15~60cm。多有须根。茎多分枝。单叶互生，叶片卵圆状披针形或披针形，基部下延成膜质鞘，抱茎。聚伞花序生于枝上部者，花 3~4 朵，具短梗，生于枝最下部者，有花 1 朵；花瓣 3，深蓝色。蒴果椭圆形，长 5~7mm，2 室，2 瓣裂，每室种子 2 颗。种子表面凹凸不平，具白色小点。花期 7~9 月，果期 9~10 月。

产地分布
生于海拔 100~2400m 的湿润阴处，在沟边、路边、田埂、荒地、宅旁墙角、山坡及林缘草丛中均常见。分布于我国南北大部分地区。

采收加工
夏、秋二季采收。除去杂质，洗净，切段，晒干。

快速识别
鸭跖草又名淡竹叶，其叶片卵圆状披针形或披针形，长 4~10cm，宽 1~3cm，基部下延成膜质鞘，抱茎，如同竹叶一样。此外鸭跖草最大的特点是它的总苞片佛焰苞状，里面生有深蓝色的小花，小花花瓣 3 枚。

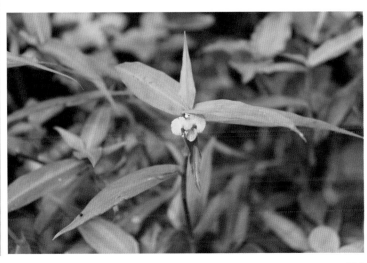

知母

学名：*Anemarrhena asphodeloides*
别名：梳篦子、毛知母、连母、知母肉
科属：百合科　知母属

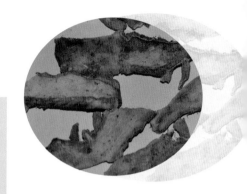

《本草纲目》时珍曰："宿根之旁，初生子根，状如蚖之状，故谓之母，讹为知母、 母也……安胎，止子烦，辟射工、溪毒。"《神农本草经》载："主消渴，热中，除邪气，肢体浮肿，下水，补不足，益气。"

成品饮片

来源

知母的干燥根茎。

性味归经

性寒，味苦、甘。归肺、胃、肾经。

功能主治

清热泻火、滋阴润燥。用于外感热病、肺热燥咳、骨蒸潮热、内热消渴、肠燥便秘。

用法用量

用量6~12g，水煎服。

使用宜忌

脾胃虚寒、大便溏泻者禁服。

原植物

形态特征

多年生草本，全株无毛。根状茎肥厚，横走，粗0.5~1.5cm，为残存的纤维状叶鞘所覆盖，下面生有多数肉质须根。叶长15~60cm，宽1.5~11mm，先端渐尖而成近丝状。花莛远较叶长，总状花序通常可达20~50cm；花粉红色、淡紫色至白色。蒴果狭椭圆形，顶端有短喙。种子黑色，长三棱形，两侧有翼，长7~10mm。花期5~8月，果期8~9月。

产地分布

生于向阳干燥的丘陵地及固定的沙丘上。分布在黑龙江、吉林、辽宁、内蒙古、河北、河南、山东、陕西、甘肃等地。

采收加工

秋季采挖。剪去地上部分及须根，除净泥土晒干者习称"毛知母"；鲜时剥去或刮去外皮晒干者习称"知母肉"、"光知母"。

快速识别

知母别名梳篦子，是对根茎形象的描述。它的根状肥厚，横走，下面生有多数质须根，形如梳子。

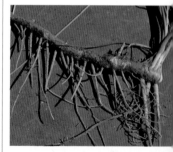

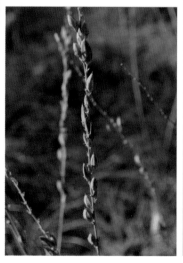

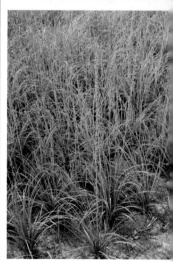

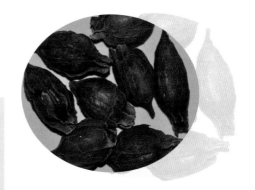

名： *Gardenia jasminoides*

名： 黄栀子、黄果树、山栀子、红枝子

属： 茜草科 栀子属

《本草纲目》时珍曰："卮，酒器也。栀子象之，故名。俗作栀。治吐血衄血、血痢下血血淋、损伤瘀血，及伤寒劳复、热厥头痛、疝气、烫火伤。"《神农本草经》载："主五内邪气，胃中热气面赤，酒炮，皶鼻，白癞，赤癞，疮疡。"

成品饮片

来源

栀子的干燥成熟果实。

性味归经

性寒，味苦。归心、肺、三焦经。

功能主治

泻火除烦、清热利尿、凉血解毒。用于热病心烦、黄疸尿赤、血淋涩痛、血热吐衄、目赤肿痛、火毒疮疡，外治扭挫伤痛。

用法用量

煎服，用量6~9g。外用生品适量，研末调敷。

使用宜忌

本品苦寒，不宜久服，凡脾胃虚寒便溏者慎服。

原植物

形态特征

常绿灌木，高0.5~2m。对生或三叶轮生，革质，长状披针形或卵状披针形。花生于枝端或叶腋，大型，白色，极香；萼管卵形或倒卵形，上部膨大，先端5~6裂，裂片线形或线状披针形；花冠旋卷，高脚杯状。果倒卵形或长椭圆形，有翅状纵棱5~8条，果顶端有宿存花萼。花期5~7月，果期8~11月。

产地分布

生于低山温暖的疏林中或荒坡、沟旁、路边。分布在江苏、浙江、安徽、江西、广东、广西、云南、贵州、四川、湖北、福建、台湾等地。

采收加工

9~11月果实成熟呈红黄色时采收。除去果梗及杂质，蒸至上汽或置沸水中略烫，取出，干燥。

快速识别

栀子为常绿灌木，它的花白色，香味极其浓郁。它的果实最具特点，果倒卵形或长椭圆形，有翅状纵棱5~8条，果顶端有宿存花萼，形如古代斟酒用的酒器。

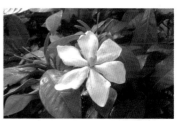

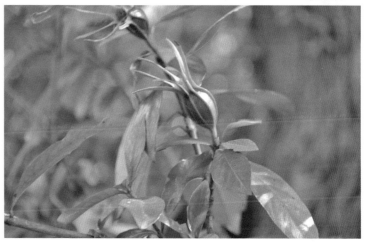

白鲜皮

学名：*Dictamnus dasycarpus*
别名：八股牛、白皮、北白鲜、山牡丹
科属：芸香科　白鲜属

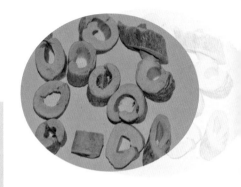

《本草纲目》时珍曰："藓者，羊之气也。此草根白色，作羊膻气，共子累累如椒，故有诸名。"《神农本草经》载："主头风，黄疸，咳逆，淋沥，女子阴中肿痛，湿痹死肌，不可屈伸，起止行步。"

成品饮片

来源

白鲜的根皮。

性味归经

性寒，味苦。归脾、胃、膀胱经。

功能主治

清热燥湿、祛风解毒。用于湿热疮毒，黄水淋漓，湿疹，风疹，疥癣疮癞，风湿热痹，黄疸尿赤。

用法用量

煎服，用量 4.5~9g；外用适量，煎汤洗或研粉敷。

使用宜忌

虚寒证禁服。

原 植 物

形态特征

多年生草本，全株有特异的刺激气味。根数条丛生，有强烈羊膻气味，淡黄白色，密生泡状油点。茎直立。奇数羽状复叶互生，小叶 5~13 片。总状花序，花轴及花梗混生白色腺毛和黑色腺毛；花白色或淡红色。蒴果 5 裂，裂瓣顶端有长喙状尖头，表面密生棕褐色油点和腺毛。花期 4~5 月，果期 5~6 月。

产地分布

生于山坡及丛林中。分布在东北、河北、山东、河南、安徽、江苏、江西、四川、贵州、陕西、甘肃、内蒙古等地。

采收加工

春、秋二季采收。采挖根部，除去泥沙及粗皮，剥取根皮，干燥。

快速识别

白鲜生于深山灌丛，它的花是非常漂亮的，总状花序上开满白色或淡红色的花朵。但是走近观察它的时候，它全身会散发出特异的刺激气味，让人避之不及，真是可远观而不可近玩。

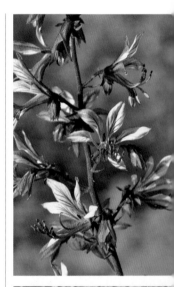

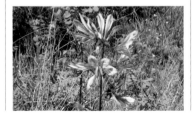

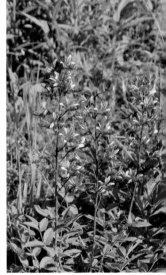

春白皮

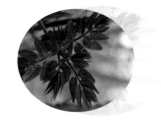
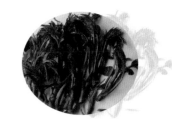

学名： *Toona sinensis*

别名： 香椿皮、椿皮、春颠皮

科属： 楝科 香椿属

《本草纲目》时珍曰："椿樗易长而多寿考，故有椿、栲之称。"《本经逢原》载："椿根白皮性寒而能涩血，治湿热为病、泻利浊带、精滑梦遗诸证，有燥痰之功。"

成品饮片

来源

香椿的树皮或根皮。

性味归经

性微寒，味苦、涩。归大肠、胃经。

功能主治

清热燥湿、涩肠、止血、止带、杀虫。主泄泻、痢疾、肠风便血、崩漏、带下、蛔虫病、丝虫病、疮癣。

用法用量

煎服，用量6~15g。外用适量，煎水洗或熬膏涂或研末调敷。

使用宜忌

尚不明确。

原植物

形态特征

落叶乔木，树皮暗褐色，片状剥落。偶数羽状复叶互有特殊气味，小叶8~10对，片长圆形至披针状长圆形，8~15cm，宽2~4cm。花小，性，圆锥花序顶生；花芳香，瓣5，白色。蒴果椭圆形或卵圆形，长约2.5cm，先端开裂为5瓣。种子椭圆形，一端有翅。花期5~6月，果期9月。

产地分布

常栽培于房前屋后、村边、路旁。分布于我国华北、华东、中南、西南及台湾、西藏等地。

采收加工

全年均可采，干皮可从树上剥下，鲜用或晒干。获取根皮须先将树根挖出，刮去外面黑皮，以木槌轻捶之，使皮部与木质部分离，再行剥取，并宜仰面晒干，以免发霉发黑，亦可鲜用。

快速识别

香椿大家未必都见过，但是香椿芽炒鸡蛋你一定品尝过。作为家喻户晓的香椿芽，你一定要认识它。香椿的偶数羽状复叶有小叶8~10对，小叶揉碎有特殊气味。它的花序为顶生圆锥花序，花白色，花瓣5枚。

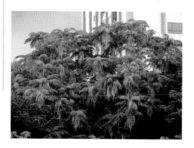

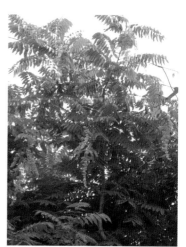

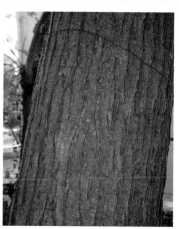

大丁草

学名：*Leibnitzia anandria*

别名：烧金草、豹子药、苦马菜、米汤菜、鸡毛蒿、白小米菜、踏地香、龙根草、翻白叶、小火草

科属：菊科　大丁草属

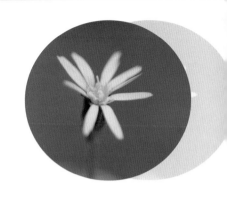

成品饮片

来源

大丁草的全草。

性味归经

性寒，味苦。

功能主治

清热利湿、解毒消肿、止咳、止血。用于肺热咳嗽、肠炎、痢疾、尿路感染、风湿关节痛；外用治乳腺炎、痈疖肿毒、臁疮、烧烫伤、外伤出血。

用法用量

煎服或泡酒，用量15~30g。外用适量，研末外敷或捣烂敷患处。

使用宜忌

尚不明确。

原植物

形态特征

多年生草本，枝叶有春秋二型。春型植株较矮小，基生叶丛生，莲座状，叶片椭圆状宽卵形，边缘浅齿状或基部羽裂；秋型植株高大，基生叶倒披针状长椭圆形或椭圆状广卵形，边缘提琴状羽裂。花朵也有春秋二型，春夏间抽花葶，头状花序单生，直径约2cm；边花舌状，淡紫色，中央花管状，黄色；秋季开花，仅有管状花。瘦果纺锤形，两端收缩。

产地分布

生于坡地、路旁、田边或灌木丛中。全国大部分地区有分布。

采收加工

开花前采收。洗净，鲜用或晒干备用。

快速识别

大丁草是植物界的变师，它的枝叶有春秋二型。季时植株较矮小，基生叶丛如莲座状，有白色舌状花和色管状花；秋季植株高大，有管状花。

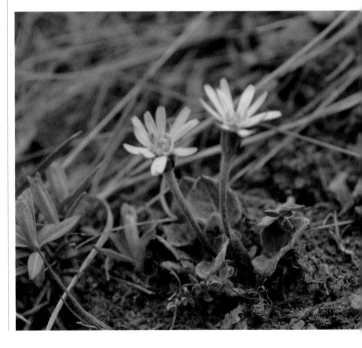

大豆黄卷

学名： *Glycine max*

别名： 大豆卷

科属： 豆科　大豆属

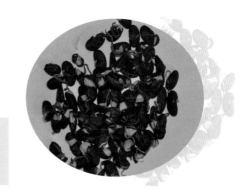

《本草纲目》时珍曰："豆、皆荚谷之总称也。篆文，象荚生附茎下垂之形。豆象子在荚中之形……治肾病，利水下气，制诸风热，活血，解诸毒。"

成品饮片

来源
大豆的种子发芽后晒干而得。

性味归经
性平，味甘。

功能主治
清热、除湿、解表。用于暑湿发热、麻疹不透、胸闷不舒、骨节疼痛、水肿胀满。

用法用量
用量 6~15g。

使用宜忌
无湿热者忌用。

原植物

形态特征
一年生直立草本，高〔9〕~180cm。茎粗壮，密生褐〔色〕长硬毛。三出复叶，顶生小〔叶〕菱状卵形，侧生小叶较小。〔总〕状花序腋生，花冠小，白色〔或〕淡紫色。荚果带状长圆形，〔略〕弯，下垂、黄绿色，密生黄〔褐〕长硬毛。种子 2~5 颗，黄绿色或黑色，卵形至近球形，长约 1cm。花期 6~7 月，果期 8~10 月。

产地分布
全国各地广泛栽培。

采收加工
在 10 月间种子成熟后采收。选择肥壮饱满的种子，于冷水中泡涨后，用湿布盖好，或放入麻袋、蒲包中，置于温暖处，经常翻动和洒少量的水，促其发芽。待芽长约 1cm 时，用清水洗净晒干。

快速识别
大豆是我国主要的油料和粮食作物，它茎秆粗壮，密生褐色长硬毛。叶片为三出复叶。荚果带状长圆形、略弯，里面包裹着我们常见的黄色"豆子"。

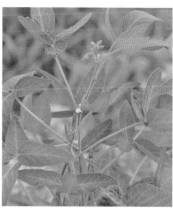

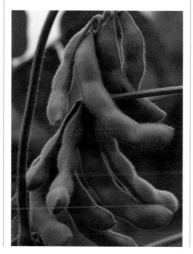

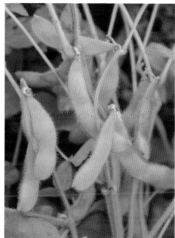

狗尾草

学名： *Setaria viridis*

别名： 金毛狗尾草、谷莠子、毛毛草、毛嘟嘟、狗毛尾

科属： 禾本科　狗尾草属

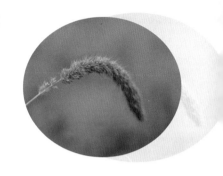

《本草纲目》时珍曰："莠草，秀而不实，故字从秀。穗形象狗尾，故俗名狗尾。其茎治目痛，故方士称为光明草、阿罗汉草……治疣目，贯发穿之，即干灭也。凡赤眼拳毛倒睫者，翻转目睑，以一二茎蘸水戛去恶血，甚良。"

成品饮片

来源

狗尾草的全草、花穗、根和种子。

性味归经

性凉，味甘、淡。归心、肝经。

功能主治

祛风明目、清热利尿。用于风热感冒、沙眼、目赤疼痛、黄疸肝炎、小便不利；外用治颈淋巴结结核。

用法用量

煎服，用量 6~12g，鲜品 30~60g。外用适量，煎水洗或捣敷。

使用宜忌

尚不明确。

花序紧密呈圆柱形；小穗椭圆形，先端钝，长 2~2.5mm。花期 5~8 月。颖果灰白色，谷粒长圆形，顶端钝，具细点状皱纹。果期 9~10 月。

产地分布

生长于荒野、道旁。我国大部分地区均有分布。

采收加工

秋季采收，分别晒干。

快速识别

狗尾草是路边田间常见的杂草，它茎秆直立，叶片扁平，圆锥花序紧密呈圆柱形，穗形像狗尾，故名狗尾草。

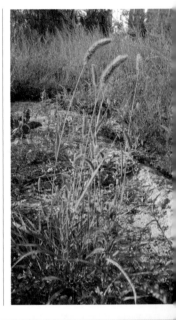

原植物

形态特征

一年生草本，秆直立或基部膝曲。叶鞘松弛，边缘具密绵毛状纤毛；叶舌极短，边缘有纤毛；叶片扁平，长 4~30cm，宽 2~18mm。圆锥

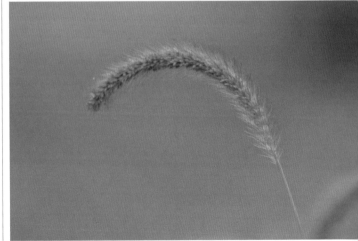

含羞草

学名： *Mimosa pudica*

别名： 感应草、喝呼草、知羞草、怕丑草

科属： 豆科 含羞草属

成品饮片

来源

含羞草的全草。

性味归经

性凉，味甘、涩。有小毒。归心、肝、胃、大肠经。

功能主治

清热利尿、化痰止咳、安神止痛。用于感冒、小儿高热、急性结膜炎、支气管炎、胃炎、肠炎、泌尿系结石、疟疾、神经衰弱；外用治跌打肿痛、疮疡肿毒。

用法用量

煎服，用量15~30g。外用适量，捣烂敷患处。

使用宜忌

孕妇忌服。本品有麻醉作用，内服不宜过量。

原植物

形态特征

半灌木状草本，高可达□m。茎有散生、下弯的钩刺

及倒生刚毛。叶对生，羽片通常指状排列于总叶柄之顶端。小叶 10~20 对，触之即闭合而下垂。头状花序具长梗，单生或 2~3 个生于叶腋；花小，淡红色。荚果扁平弯曲，先端有喙，有 3~4 节，每节有 1 颗种子，成熟时荚节脱落。种子阔卵形。花期 3~4 月，果期 5~11 月。

产地分布

生于旷野、山溪边、草丛或灌木丛中。分布于我国西南及福建、台湾、广东、海南、广西等地。

采收加工

夏季采收全草，除去泥沙，洗净，鲜用，或扎成把，晒干。

快速识别

含羞草是科普文章中讲得最多的植物之一，想要识别它，

只要用手轻轻触及一下它的枝叶，如果叶片"害羞"一样地马上闭合，那它一定就是含羞草了。

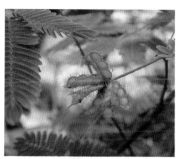

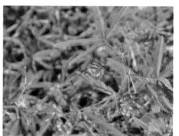

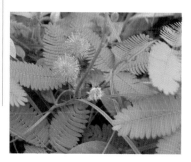

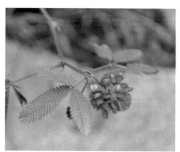

桦市皮

学名：*Betula platyphylla*

别名：白桦、桦树、桦木、粉桦、桦皮树

科属：桦木科　桦木属

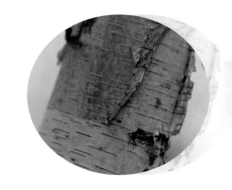

《本草纲目》载："画工以皮烧烟熏纸，作古画字，故名……煮汁冷冻饮料，主伤寒时行热毒疮，特良，即今豌豆疮也。"

成品饮片

来源

白桦的柔软树皮。

性味归经

性平，味苦。归肺、胃、大肠经。

功能主治

清热利湿、解毒。用于急性扁桃体炎、支气管炎、肺炎、肠炎、痢疾、肝炎、尿少色黄、急性乳腺炎；外用治烧烫伤、痈疖肿毒。

用法用量

煎服，用量 10~15g；外用适量，研末或煅存性研末调撒。

使用宜忌

脾胃虚弱者禁服。

原植物

形态特征

落叶乔木，树皮白色，易剥落。嫩枝红褐色，光滑无毛，上有白色皮孔。叶片三角状卵形，基部楔形，边缘有不规则的粗锯齿，侧脉 5~7 对。花单性，雌雄花均集成柔荑花序。果穗为球穗状，窄而长，下垂。花期 5~6 月，果熟期 8~9 月。

产地分布

生于海拔 400~4100m 的山地林中，是阔叶林和针阔叶混交林常见树种，常成群落生长。分布于东北、华北及陕西、宁夏、甘肃、青海、河南、四川、云南、西藏等地。

采收加工

春季采收。剥下树皮，或在已采伐的树上剥取，切丝，晒干备用。

快速识别

白桦属于桦木科植物，可以说是最好识别的树木了，因其名辨其形，它的树皮白色，如同一层一层的蜡纸可以轻易地剥落下来。

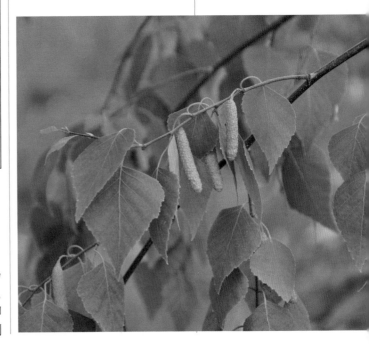

黄柏

学名： *Phellodendron amurense*

别名： 黄檗、元柏、檗木、黄菠萝

科属： 芸香科　黄檗属

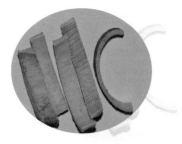

《本草纲目》时珍曰："檗木名义未详。《本经》言檗木及根，不言檗皮，岂古时木与皮通用乎？俗作黄柏者，省写之谬也。"《神农本草经》载："主五藏，肠胃中结热，黄疸，肠痔，止泄利，女子漏下赤白，阴阳蚀创。"

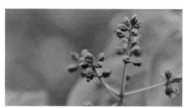

成品饮片

来源

黄檗的干燥树皮。

性味归经

性寒，味苦。归肾、膀胱经。

功能主治

清热燥湿、泻火除蒸、解毒疗疮。用于湿热泻痢、黄疸、带下、热淋、脚气、骨蒸劳热、盗汗、遗精、疮疡肿毒、湿疹瘙痒。

用法用量

用量 3~12g，煎服或入丸散；外用适量，研末调敷或煎水浸渍患处。

使用宜忌

脾虚泄泻、胃弱食少者忌服。

原植物

形态特征

落叶乔木，树皮外层灰色，有甚厚的木栓层，表面有纵向沟裂，内皮鲜黄色。单数羽状复叶，对生，小叶 5 -13 片，小叶片长圆状披针形、卵状披针形或近卵形。花序圆锥状，花单性，雌雄异株，花瓣 5，长圆形，带黄绿色。浆果状核果圆球形，直径 8~10mm，成熟时紫黑色，有 5 核。花期 5~6 月，果期 9~10 月。

产地分布

生于山地杂木林中或山谷洪流附近。分布在东北及华北。

采收加工

3~6 月剥取树皮，晒至半干，压平，刮去外层栓皮至露出黄色内皮为度，刷净晒干。

快速识别

想要认识黄檗，只要动动手，捏捏它的树皮就知道了，它的树皮外层灰色，有很厚的木栓层，用手捏一下会有软绵绵的感觉。此外它的树皮表面有纵向沟裂，掐开后里面颜色是鲜黄色。

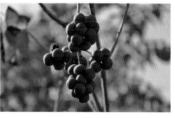

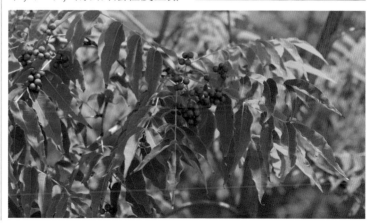

黄连

学名：*Coptis chinensis* Franch.
别名：云连、雅连、川连、味连、鸡爪连
科属：毛茛科 黄连属

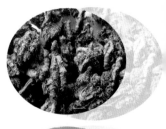

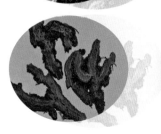

《本草纲目》时珍曰："其根连珠而色黄，故名……黄连大抵有二种：一种根粗无毛有珠，如鹰、鸡爪形而坚实，色深黄；一种无珠多毛而中虚，黄色稍淡。"《神农本草经》载："主热气，目痛，眦伤，泣出，明目，肠澼，腹痛，下利，妇人阴中肿痛。久服，令人不忘。"

成品饮片

来源

黄连的干燥根茎。

性味归经

性寒，味苦。归心、脾、胃、肝、胆、大肠经。

功能主治

清热燥湿、泻火解毒。用于湿热痞满、呕吐吞酸、泻痢、黄疸、高热神昏、心火亢盛、心烦不寐、血热吐衄、目赤、牙痛、消渴、痈肿疔疮；外治湿疹、湿疮、耳道流脓。

用法用量

用量 2~5g，煎服。

使用宜忌

胃虚呕恶、脾虚泄泻、五更肾泻者，均慎服。

原植物

形态特征

多年生草本，高 15~25cm。根茎黄色，常分枝，密生须根。叶基生，叶柄长 6~16cm，无毛；叶片稍带革质，卵状三角形。花茎 1~2，与叶等长或更长；二歧或多歧聚伞花序，生花 3~8 朵；萼片 5，黄绿色。蓇葖 6~12，具柄，长 6~7mm。种子 7~8，长椭圆形，长约 2mm，褐色。花期 2~4 月，果期 3~6 月。

产地分布

野生或栽培。分布于四川、贵州、湖北、陕西等地。

采收加工

秋季采挖。除去须根及泥沙，干燥，撞去残留须根。

快速识别

提起黄连人们想到的一句是"苦"。所谓黄连是因为它的根成连珠状而色黄。黄连15~25cm，叶基生，叶片卵状三角形，3 全裂。

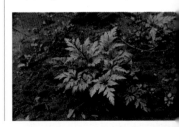

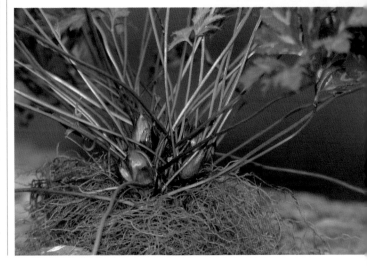

黄芩

学名：*Scutellaria baicalensis*

别名：黄金茶、山茶根、烂心草

科属：唇形科　黄芩属

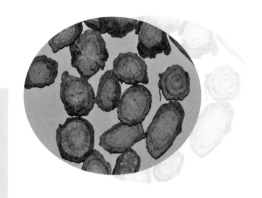

《本草纲目》时珍曰："芩，《说文》作䖆，谓其色黄也。或云芩者，黔也，黔乃黄黑之色也。宿芩乃旧根，多中空，外黄内黑，即今所谓片芩，故又有腐肠、妒妇诸名。妒妇心黯，故以比之。"《神农本草经》载："主诸热黄疸，肠澼，泄利，逐水，下血闭，恶创恒蚀，火疡。"

成品饮片

来源

黄芩的干燥根。

性味归经

性寒，味苦。归肺、胆、脾、大肠、小肠经。

功能主治

清热燥湿、泻火解毒、止血、安胎。用于湿温、胸闷呕恶、湿热痞满、泻痢、湿热黄疸、肺热咳嗽、高热烦渴、血热吐衄、痈肿疮毒、胎动不安。

用法用量

煎服，用量 3~9g。

使用宜忌

脾肺虚热者忌之。

原植物

形态特征

多年生草本，主根粗壮，略呈圆锥形，棕褐色。茎四棱形。叶对生，披针形至条状披针形，全缘，下面密被下陷的腺点。总状花序顶生，花偏生于花序一侧；花萼二唇形；花冠紫色、紫红色至蓝紫色，花冠筒近基部明显膝曲；雄蕊 4，2 强。小坚果卵球形，黑褐色，具瘤。花期 7~8 月，果期 8~9 月。

产地分布

生于山顶、山坡、林缘、路旁等向阳较干燥的地方。分布于我国黑龙江、辽宁、内蒙古、河北、河南、甘肃、陕西、山西、山东、四川等地。

采收加工

春、秋二季采挖。去茎叶及须根，晒至半干后撞去栓皮，晒干。生用、酒炒或炒炭用。

快速识别

黄芩是唇形科植物，其株高 15~30cm，茎四棱形，叶披针形相对生于茎秆上。它的花最有意思，所有的花偏生于花序一侧；花冠唇形，紫色、紫红色至蓝紫色。

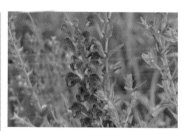

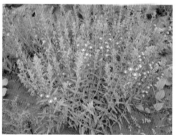

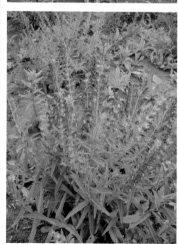

苦参

学名: *Sophora flavescens*

别名: 野槐、好汉枝、苦骨、地骨、地槐、山槐子

科属: 豆科　槐属

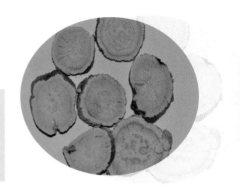

《本草经集注》陶弘景曰:"叶极似槐树,故有槐名。花黄,子作荚。根味至苦恶。"《神农本草经》载:"主心腹结气,症瘕积聚,黄疸,溺有余沥,逐水,除痈肿,补中,明目,止泪。"

成品饮片

来源

苦参的干燥根。

性味归经

性寒,味苦。归心、肝、胃、大肠、膀胱经。

功能主治

清热燥湿、杀虫、利尿。用于热痢、便血、黄疸尿闭、赤白带下、阴肿阴痒、湿疹、湿疮、皮肤瘙痒、疥癣麻风;外治滴虫性阴道炎。

用法用量

用量 4.5~9g,内服煎汤,或入丸散。外用适量,煎汤洗患处。

使用宜忌

本品苦寒败胃损肾,脾胃虚寒、肾虚无热者禁服。不宜与藜芦同用。

原植物

形态特征

亚灌木,高 50~120cm。根圆柱状,外皮黄色。茎枝草本状,绿色,具不规则的纵沟,幼时被黄色细毛。单数羽状复叶,互生;小叶 5~21 枚,有短柄,卵状椭圆形至长椭圆状披针形。总状花序顶生,长 10~20cm;花淡黄白色,花冠蝶形。荚果线形,先端具长喙,成熟时不开裂。种子通常 3~7 枚,种子间有缢缩,黑色,近球形。花期 5~7 月,果期 7~9 月。

产地分布

生于山坡草地、平原、路旁、沙质地和红壤地的向阳处。我国各地均有分布。山西、湖北、河南、河北产量较大。

采收加工

春、秋二季采挖。除去根头及小支根,洗净、干燥,或趁鲜切片、干燥。

快速识别

不敢想象矮小的苦参居然和常见的高大国槐是一个家族的。它的叶极似槐树的叶片,花淡黄,花冠蝶形,荚果线形,最主要的是苦参的根味道非常苦。

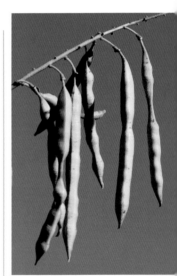

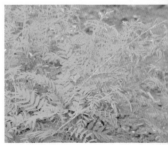

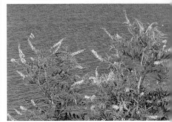

苦地丁

学名： *Corydalis bungeana*

别名： 地丁、地丁草、紫花地丁、扁豆秧、小鸡菜

科属： 罂粟科 紫堇属

《本草纲目》时珍曰："凡物稚曰，此物嫩时可食，故以名之……大如拇指，中空，茎头有苕似蓟，初生可食。"《名医别录》谓："主治面目通身漆疮。"

成品饮片

来源

地丁紫堇的全草。

性味归经

性寒，味苦。归心、脾经。

功能主治

清热解毒、消痛肿。主流行性感冒、上呼吸道感染、扁桃体炎、传染性肝炎、肠炎、痢疾、肾炎、腮腺炎、结膜炎、急性阑尾炎、疔疮痈肿、瘰疬。

用法用量

煎服，用量 9~15g；鲜品捣敷，用量 30~60g。

使用宜忌

尚不明确。

原植物

形态特征

多年生草本，高 10~30cm。茎 3~4 条，丛生。茎叶互生；叶片长 1.5~3.5cm，灰绿色，二至三回羽状全裂。总状花序顶生，花淡紫色，花瓣 4，外轮 2 瓣先端兜状，中下部狭细成距，内轮 2 瓣形小。蒴果狭扁椭圆形，花柱宿存，内含种子 7~12 枚。种子扁球形，黑色，表面光滑，具白色膜质种阜。花期 4~5 月，果期 5~6 月。

产地分布

生于旷野、宅旁草丛中或丘陵、山坡疏林下。分布于甘肃、陕西、山西、山东、河北、辽宁、吉林、黑龙江、四川等地。

采收加工

夏季采集全草。洗净、晒干、切段。

快速识别

地丁紫堇是多年生草本，茎由基部分枝，整体如长在地上的一个"钉子"，故《中国植物志》叫它"地丁草"。它的花冠紫色，唇形花冠中下部有细小的距。

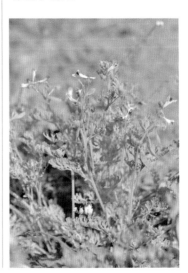

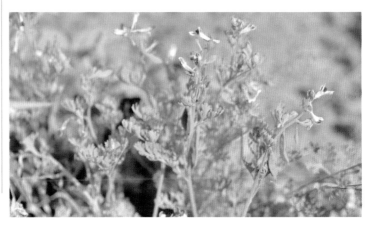

龙胆

学名：*Gentiana scabra*

别名：苦胆草、胆草

科属：龙胆科　龙胆属

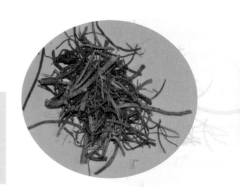

《本草纲目》载："叶如龙葵，味苦如胆，因以为名。"《神农本草经》谓："主骨间寒热，惊痫，邪气续绝伤，定五脏，杀蛊毒。久服，益智，不忘，轻身，耐老。"

成品饮片

来源

龙胆的干燥根及根茎。

性味归经

性寒，味苦。归肝、胆经。

功能主治

清热燥湿、泻肝胆火。用于湿热黄疸、阴肿阴痒、带下、强中、湿疹瘙痒、目赤、耳聋、胁痛、口苦、惊风抽搐。

用法用量

用量 3~6g。

使用宜忌

脾胃虚弱及阳虚无火者禁服。

原植物

形态特征

多年生草本，高35~60cm。根茎短，簇生多数细长的根，根长可达 25cm，淡棕黄色。茎直立，粗壮，通常不分枝，粗糙，节间常较叶为短。叶对生，中部及上部叶卵形、卵状披针形或狭披针形，基部连合抱于节上。花无梗，数朵成束簇生于茎顶及上部叶腋；花冠深蓝色至蓝色，钟形。蒴果长圆形，有短柄。种子细小，线形而扁，褐色，四周有翅。花期 9~10 月，果期 10 月。

产地分布

生于山坡草丛、灌木丛中及林缘。分布在黑龙江、吉林、辽宁、内蒙古、河北、山东、江苏、安徽、浙江、福建、江西、湖南、湖北、贵州、四川、广东、广西等地。

采收加工

春、秋均可采收，以秋季采收质量为佳。采挖后，除去茎叶，洗净，晒干。

快速识别

龙胆叶如龙葵，味苦如胆因以为名。龙胆是多年生草本，茎直立，叶对生。花冠钟形，深蓝色至蓝色；花数朵成束簇生于茎顶及上部叶腋。

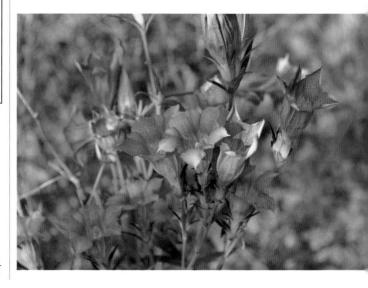

毛茛

学名：*Ranunculus japonicus*

别名：鱼疔草、鸭脚板、野芹菜、山辣椒、老虎脚爪草、毛芹菜、起泡菜

科属：毛茛科　毛茛属

《本草纲目》时珍曰："茛，乃草乌头之苗，此草形状及毒皆似之，故名。《肘后方》谓之水茛又名毛建，亦茛字音讹也。俗名毛董，似水董而有毛也。山人截疟，采叶贴寸口，一夜作泡如火燎，故呼为天灸、自灸……主恶疮痈肿、疼痛未溃，捣叶敷之，不得入疮令肉烂。"

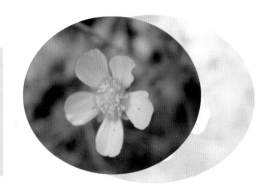

成品饮片

来源

毛茛的带根全草。

性味归经

性温，味辛、微苦。有毒。归肝、胆、心、胃经。

功能主治

利湿、消肿、止痛、退翳、截疟、杀虫。用于胃痛、黄疸、疟疾、淋巴结结核、翼状胬肉、角膜云翳、灭蛆、杀孑孓。

用法用量

外用适量，捣敷患处或穴位，使局部发赤起泡时取去，亦可煎水洗。

使用宜忌

尚不明确。

原植物

形态特征

多年生草本，全株被白色细长毛。须根多数，肉质。茎直立。基生叶具叶柄，柄长 7~15cm；叶片掌状或近五角形；茎生叶具短柄或无柄，3 深裂。花与叶相对侧生，单一或数朵生于茎顶；花直径 2cm；花瓣 5，黄色。聚合瘦果近球形或卵圆形，瘦果稍歪，卵圆形、表面淡褐色，两面稍隆起，密布细密小凹点，基部稍宽，边缘有狭边，顶端有短喙。花期 4~8 月，果期 6~8 月。

产地分布

生于田野、路边、水沟边草丛中或山坡湿草地。全国大部地区有分布。

采收加工

夏秋采集。切段，鲜用或晒干用。

快速识别

毛茛属于毛茛科多年生的草本植物，如果在小溪或湿地草甸上，看到全株被白色细长毛、叶片掌状或近五角形、开着金黄色 5 瓣花的植物，那差不多就是它了。

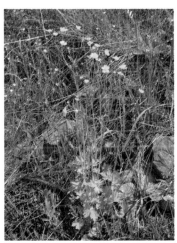

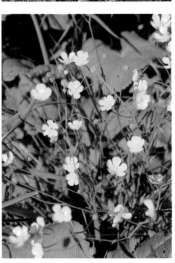

茄子

学名：*Solanum melongena*

别名：昆仑瓜、草鳖甲、紫茄、东风草、矮瓜、鸡蛋茄、卵茄

科属：茄科　茄属

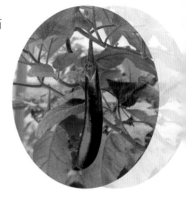

《本草纲目》载："茄，一名落苏……茄子处处有，其类有数种：紫茄、黄茄，南北通有；白茄、青水茄，惟北土有之。入药多用黄茄，其余惟可作菜茄尔……治寒热、五脏劳，散血止痛，消肿宽肠。"

成品饮片

来源

茄的果实。

性味归经

性凉，味甘。归脾、胃、大肠经。

功能主治

清热、活血、消肿。治肠风下血、热毒疮痈、皮肤溃疡。

用法用量

煎服，用量15~30g。外用适量，捣敷。

使用宜忌

尚不明确。

原植物

形态特征

一年生草本。茎直立，粗壮，高60~100cm。上部分枝，绿色或紫色，无刺或有疏刺，全体被星状柔毛。单叶互生，叶片卵状椭圆形，叶缘常波状浅裂，表面暗绿色，两面具星状柔毛。聚伞花序侧生，仅含花数朵；花冠紫蓝色。浆果长椭圆形、球形或长柱形，深紫色、淡绿色或黄白色，光滑；基部有宿存萼。花期6~8月，果期7~10月。

产地分布

全国大部地区均有栽培。

采收加工

夏、秋果熟时采收。

快速识别

茄子是最为常见的蔬菜类，看见长椭圆形、球形或长柱形、大大的深紫色的果实时一定就是它了。它的叶片卵状椭圆形，叶缘常波状浅裂，花冠紫蓝色。

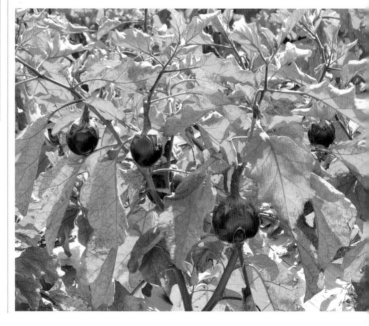

秦皮

学名：*Fraxinus chinensis*

别名：梣皮

科属：木犀科 梣属

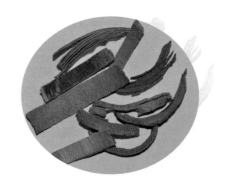

《本草纲目》时珍曰："秦皮本作皮。其木小而岑高，故以为名。人讹为木，又讹为秦。或云本出秦地，故得秦名也。"《神农本草经》载："主风寒湿痹，洗洗，寒气，除热，目中青翳白膜。"

成品饮片

来源

白蜡树的干燥枝皮或干皮。

性味归经

性寒，味苦、涩。归肝、胆、大肠经。

功能主治

清热燥湿、收涩、明目。用于热痢、泄泻、赤白带下、目赤肿痛、目生翳膜。

用法用量

煎服，用量 6~12g。外用适量，煎洗患处。

使用宜忌

脾胃虚寒者禁服。

原植物

形态特征

乔木，树皮灰褐色，纵裂。芽阔卵形或圆锥形，被棕色柔毛或腺毛。小枝黄褐色，粗糙。叶对生，单数羽状复叶，小叶通常 5 片，宽卵形或倒卵形，顶端一片最大。圆锥形花序生于当年生枝上，花小；雌雄异株，通常无花瓣。翅果扁平，倒披针形，翅长于果。花期 5~6 月，果期 8~9 月。

产地分布

生于山谷灌丛或林缘。分布于我国东北及华北。

采收加工

春、秋二季采收。剥取枝皮或干皮，晒干。

快速识别

白蜡树和我们城市绿化的洋白蜡很容易混淆，要想区别它们就要仔细地观察它们花序生长的位置。如果花序生于当年生枝条上那就是白蜡树本种，如果花序生于去年生枝条上那就是洋白蜡了。

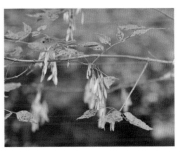

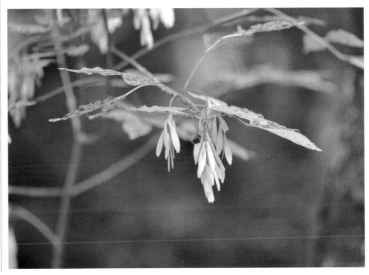

紫茉莉

学名: *Mirabilis jalapa*

别名: 白花参、粉果根、入地老鼠、花粉头、水粉头、粉子头、胭脂花头、白粉根、白粉角

科属: 紫茉莉科　紫茉莉属

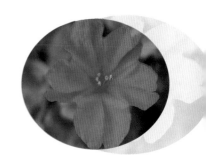

《本草纲目拾遗》载："紫茉莉一名状元红，本不甚高，但婆娑而蔓衍易生，叶似蔓菁……西人有食之者，去其外皮，盐渍以佐馔，云能去风活血，无浊淋等症。然其性秉纯阴，柔中带利，久食恐骨软，阳虚人尤忌之。"

成品饮片

来源

紫茉莉的干燥根。

性味归经

性凉，味甘、淡。

功能主治

清热利湿、活血调经，解毒消肿。用于扁桃体炎、月经不调、白带、子宫颈糜烂、前列腺炎、泌尿系感染、风湿关节酸痛。

用法用量

用量 15~25g；外用适量，鲜品捣烂外敷，或煎汤外洗。

使用宜忌

孕妇忌服。

原植物

形态特征

一年生草本，块根纺锤形，肉质，表面棕黑色，内面白色。茎直立，分枝多，有膨大的节。叶对生，卵状。花一至数朵生于枝梢，总苞 5 裂，萼状；花萼呈花冠状，萼管细长，长 4~5cm，上部扩大成喇叭形，5 裂，色白或紫红；花瓣缺。果实狭卵形，长约 8mm，黑色。种子直立，内藏丰富的白色粉质胚乳。花期 7~9 月，果期 8~11 月。

产地分布

原产南美热带地区，世界温带至热带地区广泛引种和归化。我国南北各地常作为观赏花卉栽培，在河北、北京、山东、河南、陕西、甘肃（南部）、四川、重庆、贵州、湖北、湖南、江西、福建、浙江、上海、江苏、安徽、广东、海南等地逸为野生。

采收加工

秋后挖根，洗净切片晒干果期 9~10 月。

快速识别

紫茉莉又叫"地雷花"，因其果实黑色，形状如小小的"地雷"。它茎秆直立，茎节处常膨大，有两片叶子相对而生。它花冠高脚碟状，多呈紫红色。

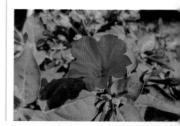

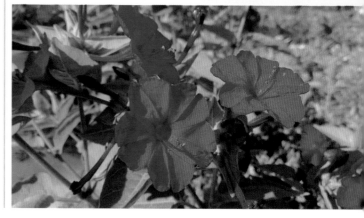

白花蛇舌草

名：*Hedyotis diffusa*

名：蛇舌草、蛇舌癀、蛇针草、蛇总管、二叶葎、白花十字草、尖刀草、甲猛草、龙舌草、蛇脷草、鹤舌草

属：茜草科　耳草属

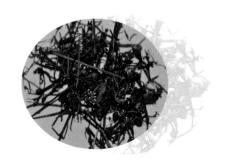

《本草纲目》载："生古井及年久阴下处，形如淡竹叶，背后皆是红圈，如蛇眼状。唐瑶《经验方》治蛇咬，捣烂敷患处。"《本草纲目拾遗》云："形似菠，开小白花……治蛇伤，连根捣罨伤口，仍煎泡酒服，立愈。"

成品饮片

来源
白花蛇舌草的全草。

性味归经
性凉，味甘、淡。
归胃、大肠、小肠经。

功能主治
清热解毒、利尿消肿、活血止痛。用于肠痈（阑尾炎）、疮疖肿毒、湿热黄疸、小便不利等症；外用治疮疖痈肿、毒蛇咬伤。

用法用量
煎服，用量25~100g。外用适量，捣烂敷患处。

使用宜忌
尚不明确。

形至线状披针形，革质；托叶膜质，基部合生成鞘状。花单生或2朵生于叶腋；花冠漏斗形，长约3mm，纯白色，先端4深裂。蒴果扁球形，直径2~3mm，室背开裂，花萼宿存。种子棕黄色，极细小。花期7~9月，果期8~10月。

产地分布
生于山坡、路边、溪畔草丛中。分布在云南、广东、广西、福建、浙江、江苏、安徽等地。

采收加工
夏秋采集，洗净，鲜用或晒干。

原植物

形态特征
一年生草本，高15~50cm。纤弱，略带方形或圆柱形，净无毛。叶对生，叶片线

快速识别
白花蛇舌草属于阴生植物，常生于古井或常年阴暗的地方。它茎纤弱，叶对生，叶片线形至线状披针形，形如淡竹叶，背后皆是红圈，呈蛇眼状。它的花冠漏斗形，纯白色，先端有4个深裂。

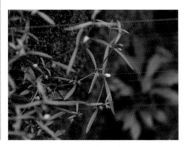

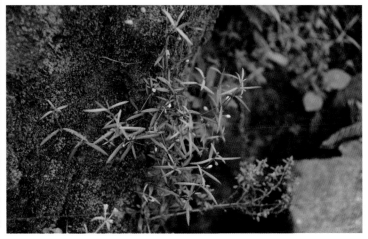

白蔹

学名: *Ampelopsis japonica*

别名: 山地瓜、野红薯、山葡萄秧、白根、五爪藤

科属: 葡萄科 蛇葡萄属

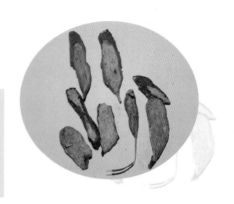

《神农本草经》谓:"白蔹,服饵方少用,惟敛疮方多用之,故名白蔹。时珍曰:兔核、猫儿卵,皆象形也。昆仑,言其皮黑也……主痈肿疽创,散结气,止痛除热,目中赤,小儿惊痫,温疟,女子阴中肿痛。"

成品饮片

来源

白蔹的干燥块根。

性味归经

性微寒,味苦。归心、胃经。

功能主治

清热解毒、消痈散结。用于痈疽发背、疔疮、瘰疬、水火烫伤。

用法用量

用量 4.5~9g,水煎服;鲜品捣烂或干品研细粉外敷。

使用宜忌

脾胃虚寒及无实火者禁服,孕妇慎服。不宜与乌头类药材同用。

原植物

形态特征

藤本,块根纺锤形或块状,深棕红色,根皮栓化,易剥落。叶互生,掌状复叶,具柄;小叶片通常 5 枚,再次作掌状或羽状分裂。聚伞花序与叶对生,总花梗长 4~9cm,常缠绕,花小,直径 1.5~2mm,淡黄色。浆果球形,直径 6~7mm,蓝色或蓝紫色。花期 6~7 月,果期 8~9 月。

产地分布

生于山野、路旁杂草丛中。分布于华北、华东及中南地区。

采收加工

春、秋二季采挖。除去泥沙及细根,切成纵瓣或斜片晒干。

快速识别

白蔹属于藤本,和葡萄于一个家族,它纺锤形或块的块根是入药的部位。外形它的叶片交互生长,叶型掌状有 5 枚小叶片。它的小花淡色。浆果球形,成熟后会变蓝色或蓝紫色。

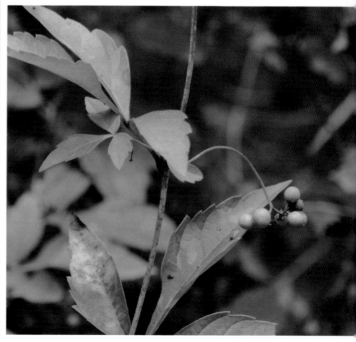

白头翁

学名：*Pulsatilla chinensis*

别名：毛姑朵花、老公花、大将军草

科属：毛茛科　白头翁属

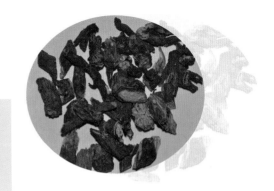

《本草纲目》载："处处有之。近根处有白茸，状似白头老翁，故以为名。"《神农本草经》谓："主温疟，狂易，寒热，症痕积聚，瘿气，逐血，止痛，疗金疮。"

成品饮片

来源

白头翁的干燥根。

性味归经

性寒，味苦，归胃、大肠经。

功能主治

清热解毒、凉血止痢。用于热毒血痢、阴痒带下、阿米巴痢疾。

用法用量

用量9~15g。内服煎汤，或入丸散。

使用宜忌

虚寒泻痢者慎服。

果多数，聚成头状，宿存花柱羽毛状，长3.5~6.5cm。花期4~5月，果期5~6月。

产地分布

生于山坡草地，喜生向阳处。分布于我国东北、华北及陕北、甘肃、青海、河南、山东、江苏、安徽、浙江、湖北、四川等地。

采收加工

春、秋二季采挖。除去泥沙，干燥。

快速识别

白头翁属于早花植物，每年初春它便迫不及待地露出草丛，开出毛茸茸的蓝紫色的花朵。它全株密被白色茸毛，近根处有白茸，状似白头老翁，故名白头翁。

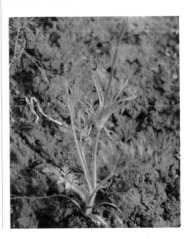

原植物

形态特征

多年生草本，高10~30cm，全株密被白色茸毛。基生叶4~5，3全裂；中央裂片通常有柄，3深裂；侧生裂片较小，先端常有不规则2~3浅裂。花茎1~2，花单生；萼片6，2轮，蓝紫色；雄蕊多数。瘦

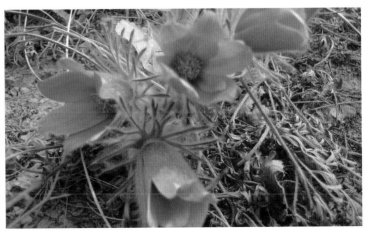

板蓝根

学名： *Isatis indigotica*

别名： 大蓝根、大青根

科属： 十字花科　菘蓝属

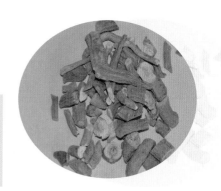

《本草便读》记载："板蓝根即靛青根，其功用性味与靛青叶同，能入肝胃血分，不过清热、解毒、辟疫、杀虫四者而已。但叶主散、根主降，此又同中之异耳。"

成品饮片

来源

菘蓝的干燥根。

性味归经

性寒，味苦。归心、胃经。

功能主治

清热解毒、凉血利咽。用于治流感、流脑、乙脑、肺炎、丹毒、热毒发斑、神昏吐衄、咽肿、疖腮、疮疹等。

用法用量

内服：煎汤，15~30g，大剂量可用60~120g；或入丸、散。

使用宜忌

脾胃虚寒、无实热火毒者慎服。

原 植 物

形态特征

二年生草本，主根深长，直径5~8mm，外皮灰黄色。茎直立，高40~90cm。叶互生；基生叶较大，叶片长圆状椭圆形；茎生叶长圆形至长圆状倒披针形，在茎下部的叶较大，渐上渐小。阔总状花序，花小；花瓣4，黄色，倒卵形；雄蕊6，4强；雌蕊1，长圆形。长角果长圆形，扁平翅状，具中肋。种子1枚。花期5月，果期6月。

产地分布

分布在内蒙古、陕西、甘肃、河北、山东、江苏、浙江、安徽、贵州等地，常为栽培。

采收加工

秋季采挖。除去杂质，洗净，润透，切厚片，干燥。

快速识别

菘蓝是多用途的植物，除了药用，还是有名的染料，另外它的嫩叶还可以拌凉菜。直立，全株光滑无毛。开黄色小花，花瓣4枚，雄蕊4长2短，属于典型的4强雄蕊。果实为长角果，扁平翅状，成熟后紫色。

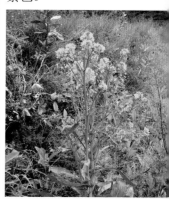

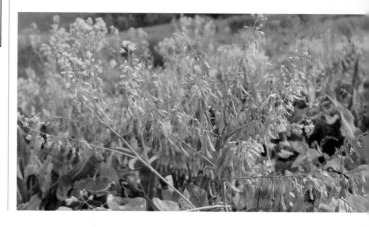

半边莲

名：*Lobelia chinensis*

名：细米草、急解索、半边花、蛇脷草、长虫草

属：桔梗科 半边莲属

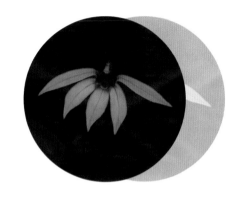

《本草纲目》时珍曰："半边莲，小草也。生阴湿塍堑边。就地细梗引蔓，节节而生细叶。秋开小花，淡红紫色，止有半边，如莲花状，故名……治蛇虺伤，捣汁饮，以滓围涂之。又治寒气喘，及疟疾寒热。"

成品饮片

来源

半边莲的干燥全草。

性味归经

性平，味辛。归心、小肠、肺经。

功能主治

利尿消肿、清热解毒。用于大腹水肿、面足浮肿、痈肿疔疮、蛇虫咬伤；晚期血吸虫病腹水。

用法用量

煎服，用量 9~15g，鲜品 30~90g(捣汁服)；外用适量，捣敷。

使用宜忌

虚证水肿禁服。

原植物

形态特征

多年生蔓性草本，茎细长，折断时有黏性乳汁渗出。叶绿色，无柄；多数呈披针形，少数长卵圆形。花单生于叶腋，有细长的花柄；花萼绿色，

花冠浅紫色，下部筒状，一侧开裂，上部 5 裂，裂片倒披针形，偏向一方，花冠喉部裂片连接处有绿色的小凸起物。蒴果，长 4~6mm，基部锐尖。种子细小，椭圆形，微扁。花期 5~8 月，果期 8~10 月。

产地分布

生长于稻田岸畔、沟边或潮湿的荒地。分布在江苏、浙江、安徽、四川、湖南、湖北、江西、福建、台湾、广东、广西等地。

采收加工

夏季采收。除去泥沙，洗净，晒干。

快速识别

半边莲是多年生蔓性草本，常生长在阴湿的地方。它的茎细长，节上有互生的叶或枝。半边莲的花单生于叶腋，花冠浅紫色，秋开小花，只有半边，如莲花状，故名半边莲。

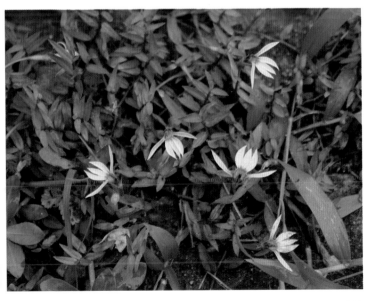

半枝莲

学名：*Scutellaria barbata*

别名：并头草、狭叶韩信草、牙刷草、四方马兰

科属：唇形科　黄芩属

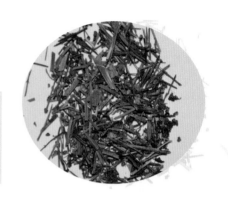

《本草纲目拾遗》载："半枝莲解蛇伤之仙草……治一切大毒，如发背对口冬瓜骑马等痈，初起者消，已成者溃，出脓亦少，鼠牙半支一两，捣汁，陈酒和服，渣敷苗头，取汗而愈。"

成品饮片

来源

半枝莲的干燥全草。

性味归经

性寒，味辛、苦。归肺、肝、肾经。

功能主治

清热解毒、化瘀利尿。用于疔疮肿毒、咽喉肿痛、毒蛇咬伤、跌打伤痛、水肿、黄疸。

用法用量

用量 15~30g；鲜品30~60g。外用鲜品适量，捣敷患处。

使用宜忌

孕妇和血虚者慎服。

原植物

形态特征

多年生草本，高 15~50cm。茎直立，四棱形。叶对生；卵形至披针形。花 2 朵并生，集成顶生和腋生的偏侧总状花序；花冠浅蓝紫色，管状，顶端 2 唇裂，上唇盔状、3 裂，两侧裂片齿形，中间裂片圆形，下唇肾形；雄蕊 4，2 强，不伸出；子房 4 裂，花柱完全着生在子房底部，顶端 2 裂。小坚果球形，横生，有弯曲的柄。花期 5~6 月，果期 6~8 月。

产地分布

生长于池沼边、田边或路旁潮湿处。分布在江苏、广西、广东、四川、河北、山西、陕西、湖北、安徽、江西、浙江、福建、贵州、云南、台湾、河南等地。

采收加工

夏、秋二季茎叶茂盛时拔取全株，除去泥沙，晒干。

快速识别

半枝莲和半边莲虽只有一字之差，但是是两种截然不同的物种。半枝莲是唇形科植物，它茎直立，四棱形；叶对生，花 2 朵并生，唇形花冠浅蓝色而与半边莲区别明显。

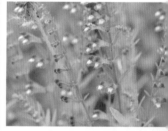

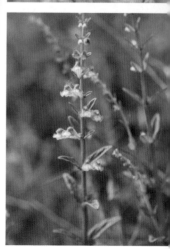

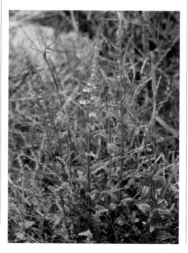

豆根

名： *Menispermum dauricum*

名： 磨石豆根、山花子根、蝙蝠葛根、马串铃、山豆根、苦豆根

属： 防己科 蝙蝠葛属

《本草纲目拾遗》载："此藤附生岩壁乔木，及人墙茨侧，叶类蒲萄而小，多歧，劲浓青滑，绝似蝙蝠形，故名。治腰痛瘰。"

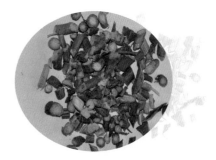

成品饮片

来源

蝙蝠葛的干燥根茎。

性味归经

性寒，味苦。有小毒。归肺、胃、大肠经。

功能主治

清热解毒、祛风止痛。用于咽喉肿痛、肠炎痢疾、风湿痹痛。

用法用量

用量6~9g，内服煎汤。

使用宜忌

脾虚便溏者禁服，孕妇及有肝病患者慎服。剂量不宜过大。

原 植 物

形态特征

多年生缠绕藤本，长达0m以上。小枝绿色，有细纵纹。叶互生，圆肾形或卵圆形，边缘 3~7 浅裂片近三角形，上面绿色，下面苍白色，掌状脉 5~7 条；叶柄盾状着生。腋牛短圆锥花序，花小，黄绿色，有小苞片。核果扁球形，直径 8~10cm，熟时黑紫色，内果皮坚硬，肾状扁圆形，有环状突起的雕纹。花期 5~6 月，果期 7~9 月。

产地分布

生于山坡林缘、灌丛中、田边、路旁或石砾滩地，或攀援于岩石上。分布于东北、华北、华东及陕西、宁夏、甘肃、山东等地。

采收加工

春、秋二季采挖。除去须根及泥沙，干燥。

快速识别

蝙蝠葛是缠绕藤本，茎长达 10m 以上。它的叶片互生，外形圆肾形或卵圆形，边缘有 3~7 个三角形的浅裂片，叶柄盾状着生，形状酷似一只只倒挂着的蝙蝠。

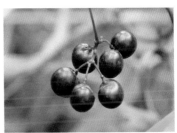

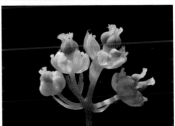

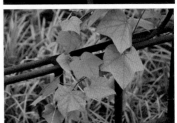

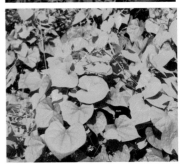

茶叶

学名：*Camellia sinensis*
别名：苦茶、茶、茶芽、芽茶、细茶
科属：山茶科　山茶属

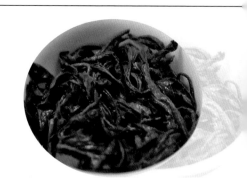

成品饮片

来源

茶的嫩叶或嫩芽。

性味归经

性凉，味苦、甘。入心、肺、胃经。

功能主治

清头目、除烦渴、化痰、消食、利尿、解毒。治头痛、目昏、多睡善寐、心烦口渴、食积痰滞、疟、痢。

用法用量

泡茶或入丸、散，用量5~15g。外用研末调敷。

使用宜忌

尚不明确。

原植物

形态特征

常绿灌木，有时呈乔木状。多分枝，嫩枝有细毛，老则脱落。单叶互生，叶片薄革质，椭圆形或倒卵状椭圆形。花两性，白色，芳香，通常单生或2朵生于叶腋；花瓣5~8，宽倒卵形；雄蕊多数，外轮花丝合生成短管。蒴果近球形或扁形，果皮革质，较薄。种通常1颗或2~3颗，近球形或微有棱。花期10~11月，果期次年10~11月。

产地分布

原产于我国南部，现长江流域及其以南各地广为栽培。

采收加工

茶树通常种植三年以上即可采叶。以清明前后枝端初发嫩叶时，采摘其嫩芽最佳（清明前采摘者称"明前"，谷雨前采摘者称"雨前"）。此后约一个月，第二次采收其成长之嫩叶，再一月第三次采收。亦有在立秋后第四次采收者，惟采摘时间愈迟，品质愈次。鲜叶采集后，经过杀青、揉捻、干燥、精制等加工过程，则为成品"绿茶"。若鲜叶经过萎雕、揉捻、发酵、干燥、精制等工过程，则为成品"红茶"。本品宜密藏于干燥处，以防霉变质。

快速识别

茶是我们日常必不可少饮品，茶叶是采茶树的嫩叶工而成。茶树为常绿灌木，分枝，单叶互生，叶片薄革质，花白色，纤维浓郁，通常一或两朵生于叶腋，花瓣5~8，

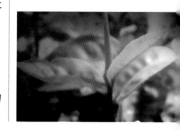

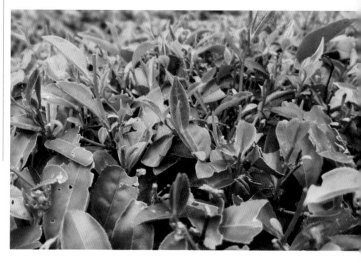

射干

名：*Iris tectorum*

名：蓝蝴蝶、蛤蟆七、青蛙七、蜞马七、搜山狗、冷水丹、豆豉叶、扁竹叶、燕子花

属：鸢尾科　鸢尾属

《本草纲目》载："鸢尾，并以形命名……方家言是射干苗，而主疗亦异，当别是一种。方用鸢头，当是其根，疗体相似，而本草不题。"《神农本草经》谓："主咳逆上气，喉痹咽痛不得消息，散急气，腹中邪逆，食饮大热。"

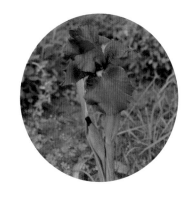

成品饮片

来源

鸢尾的干燥根状茎。

性味归经

性平，味苦、辛。有小毒。

功能主治

活血祛瘀、祛风利湿、解毒、消积。用于跌打损伤、风湿疼痛、咽喉肿痛、食积腹胀、疟疾；外用治痈疖肿毒、外伤出血。

用法用量

用量9~15g；外用适量，鲜根状茎捣烂外敷，或干品研末敷患处。

使用宜忌

尚不明确。

原 植 物

形态特征

多年生草本。根茎匍匐多，节间短，浅黄色。叶互生，2列，剑形。花青紫色，1~3朵排列成总状花序，花

柄基部有一佛焰花苞，覆船状；花被6，2轮，外轮3片圆形，直径可达5cm，上面有鸡冠状突起，白色或蓝色，内轮3片较小，常为横形。蒴果长椭圆形，有6棱，长3~4cm。种子多数，圆形，黑色。花期4~5月，果期10~11月。

产地分布

生于林下、山脚及溪边的潮湿地。我国大部分地区均有栽培。产于广东、广西、四川、贵州等地。

采收加工

全年可采挖，挖出根状茎，除去茎叶及须根，洗净，晒干，切段备用。

快速识别

鸢尾是常见的花卉植物，它的根状茎粗壮，直径约1cm。叶片左右2列呈剑形排列。花青紫色，1~3朵排列成总状花序；花被6枚，外轮3片圆形，直径可达5cm，上面有鸡冠状突起，内轮3片较小。

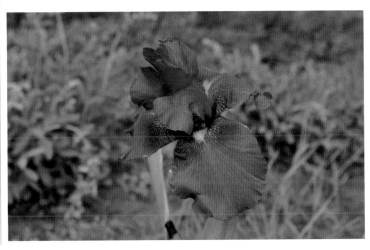

145

穿心莲

学名：*Andrographis paniculata*
别名：榄核莲、一见喜、斩舌剑、苦草、苦胆草、四方草
科属：爵床科　穿心莲属

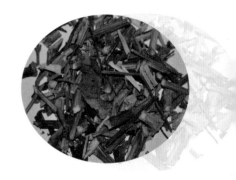

《本草纲目》时珍曰："生湖泽中，长二三尺，状如茅、蒲之类……主治妇人白带，煎汤服。又主好嗜干茶不已，面黄无力，为末，和炒脂麻不时干嚼之。"《本草纲目拾遗》载："理气中之血，产后煎服，能逐恶露。但味苦伐胃，气窜伤脑，膏粱柔脆者服之，减食作泻，过服则晚年多患头风。昔人畏多产育。"

成品饮片

来源
穿心莲的干燥地上部分。

性味归经
性寒，味苦。归心、肺、大肠、膀胱经。

功能主治
清热解毒、凉血、消肿。用于感冒发热、咽喉肿痛、口舌生疮、顿咳劳嗽、泄泻痢疾、热淋涩痛、痈肿疮疡、毒蛇咬伤。

用法用量
煎服，用量6~9g；外用适量。

使用宜忌
阳虚及脾胃虚寒者慎用。不宜过量或久服。

原植物

形态特征
一年生草本。茎直立，具4棱，多分枝，节处稍膨大，易断。叶对生；叶片披针形成长椭圆形，先端渐尖，基部楔形，边缘浅波状，两面均无毛。总状花序顶生和腋生，集成大型的圆锥花序；花冠淡紫色，二唇形。蒴果扁，长椭圆形，长约1cm，微被腺毛。种子12颗，四方形。花期9~10月，果期10~11月。

产地分布
长江以南温暖地区多栽培。热带、亚热带部分地区有野生。

采收加工
秋初采收。割取地上部分，晒干。

快速识别
穿心莲是爵床科一年生本植物，它茎直立，具4棱分枝较多。叶片披针形状椭圆形，相对而生于稍膨的节处。它的花冠淡紫色呈二唇形。

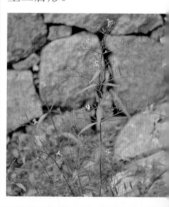

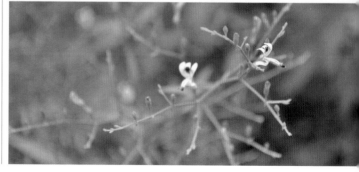

大血藤

名：*Sargentodoxa cuneata*

名：血藤、红藤、血通、红血藤、血木通

属：木通科 大血藤属

《本草纲目》载："生南地深山。皮赤，大如指，堪缚物，片片自解也……主治蛔虫，煮汁服之。齿痛，打碎含之……治诸风，通五淋……赤藤，善杀虫，利小便。"

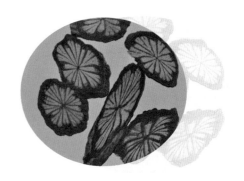

成品饮片

来源

大血藤的干燥藤茎。

性味归经

性平，味苦。归大肠经、肝经。

功能主治

清热解毒、活血祛风、止痛。用于肠痈腹痛、经闭痛经、风湿痹痛、跌打肿痛。

用法用量

用量5~15g，煎服或研末，浸酒服用；外用适量，捣敷于患处。

使用宜忌

孕妇慎服。

原 植 物

形态特征

落叶攀缘灌木，高达10m。茎褐色，圆形，有条纹，光滑无毛。三出复叶，互生，中间小叶菱状卵形，两侧小叶较中间者大，斜卵形。花单性，雌雄异株，总状花序腋生，下垂，花多数，芳香；雄花黄色，花瓣小，6片，菱状圆形，雄蕊6枚；雌花与雄花同，子房上位，1室，有1胚珠。浆果卵圆形。种子卵形，黑色，有光泽。花期3~5月，果期8~10月。

产地分布

生于林卜、溪边。分布在河南、安徽、江苏、浙江、江西、福建、广东、广西、湖南、湖北、四川、贵州、陕西等地。产于湖北、四川、江西、河南、江苏、浙江、安徽等地。

采收加工

秋、冬二季采收。除去侧枝，截段，干燥。

快速识别

大血藤是落叶攀援的灌木，高达10m。它的茎秆外皮红褐色。叶片为三出复叶，两侧的小叶比中间的叶片大一些。此外，它属于雌雄异株的植物，黄色小花有花瓣6枚。果实为聚合果，由多个肉质小浆果组成。

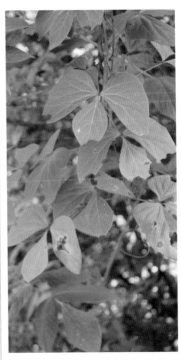

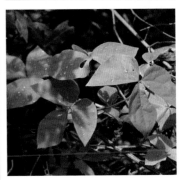

地锦草

学名： *Euphorbia humifusa*

别名： 奶浆草、铺地锦、铺地红、血见愁、卧蛋草、雀儿卧蛋、小虫儿卧蛋

科属： 大戟科　大戟属

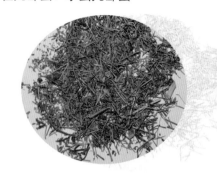

《本草纲目》时珍曰："赤茎布地，故曰地锦。专治血病，故俗称为血竭、血见愁。马蚁、雀儿喜聚之，故有马蚁、雀单之名。酱瓣、猢狲头，象花叶形也……主痈肿恶疮，金刃扑损出血，血痢下血崩中，能散血止血，利小便。"

成品饮片

来源
地锦的干燥全草。

性味归经
性平，味辛。归肝、大肠经。

功能主治
清热解毒、凉血止血。用于痢疾、泄泻、咳血、尿血、便血、崩漏、疮疖痈肿。

用法用量
用量9~20g，水煎服或入散剂。鲜品30~60g。外用捣敷或研末撒。

使用宜忌
血虚无瘀及脾胃虚弱者慎服。

杯状聚伞花序单生于枝腋或叶腋；总苞倒圆锥形，淡红色，边缘4裂；腺体4枚；雄花数朵和雌花1朵同生于总苞内。蒴果扁卵形而小，有3棱，无毛。种子卵形。花期7~8月，果期8~10月。

产地分布
生于田野路旁及庭院间。全国各地均有分布。

采收加工
夏、秋二季采收。除去杂质，晒干。

快速识别
地锦为一年生草本，掐断后会有白色乳汁流出。其细小的茎秆赤红色，平卧地面，故有地锦之名。

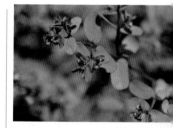

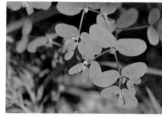

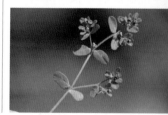

原植物

形态特征
一年生草本，含白色乳汁。茎通常从根际成二歧分生为数枝，平卧地面，呈红色，通常无毛。叶2列对生，椭圆形。

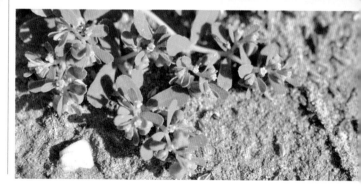

冬凌草

名：*Rabdosia rubescens*

名：山香草、破血丹、雪花草、野藿香、
六月令、山荏、冰凌草

属：唇形科　香茶菜属

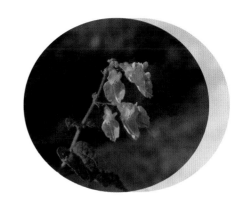

成品饮片

来源

碎米桠的全株。

性味归经

性微寒，味苦、甘。

功能主治

清热解毒、活血止
痛。主咽喉肿痛、感冒
头痛、气管炎、慢性肝炎、
风湿关节痛、蛇虫咬伤。

用法用量

煎服或泡酒，用量
30~60g。

使用宜忌

尚不明确。

原植物

形态特征

小灌木，高 0.5~1m。茎
直立，基部近圆柱形，茎上部
及分枝均四棱形，密被小疏柔
毛。叶对生，叶片卵圆形或菱
状卵圆形，上面疏被小疏柔毛
及腺点，下面密被灰白色短茸
毛至近无毛，脉纹常带紫红色。

聚伞花序 3~5 花，在茎及分枝
顶上排列成狭圆锥花序。小坚
果倒卵状三棱形。花期 7~10
月，果期 8~11 月。

产地分布

生于山坡、灌木丛、林地
及路边向阳处。分布于河北、
山西、陕西、甘肃、安徽、浙
江、江西、河南、湖北、湖南、
广西、四川、贵州。

采收加工

秋季采收。洗净，晒干。

快速识别

碎米桠是小灌木，属于唇
形科，它的茎直立。叶片卵圆
形或菱状卵圆形，相对生于茎
节处。聚伞花序 3~5 花，在
茎及分枝顶上排列成狭圆锥花
序；花冠长约 7mm，外疏被
微柔毛及腺点。

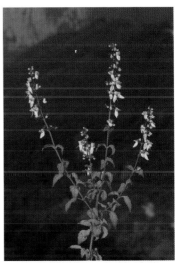

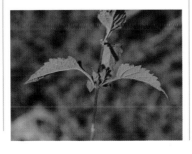

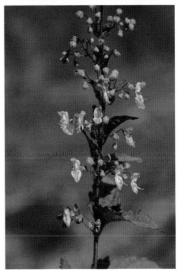

飞扬草

学名：*Euphorbia hirta*
别名：大飞扬、大乳汁草、节节花
科属：大戟科　大戟属

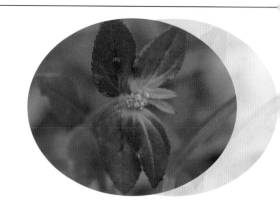

成品饮片

来源
飞扬草的全草。

性味归经
性寒，味辛、酸。有小毒。归肺、肝经。

功能主治
清热解毒、利湿止痒、通乳。主肺痈、乳痈、痢疾、泄泻、热淋、血尿、湿疹、脚癣、皮肤瘙痒、疔疮肿毒、牙痛、产后少乳。

用法用量
煎服，用量6~9g，鲜品30~60g。外用适量，捣敷或煎水洗。

使用宜忌
脾胃虚寒者忌用。

杯状聚伞花序多数排成紧密的腋生头状花序；小花淡绿色或紫色，总苞宽钟形，外面密生短柔毛，顶端4裂；腺体4，漏斗状，有短柄及花瓣状附属物。蒴果卵状三棱形，被贴伏的短柔毛。

产地分布
生于向阳山坡、山谷、路旁或丛林下，多见于沙质土壤上。分布于我国江西、福建、台湾、湖南、广西、广东、四川、云南等地。

采收加工
夏、秋采集。洗净、晒干。

快速识别
飞扬草为大戟科一年生草本，高20~50cm，茎叶折后有乳汁渗出。它的茎单一，基部丛生，向上斜生生长。片披针状长圆形或长椭圆状形，相互对生。夏季开淡绿或紫色小花。

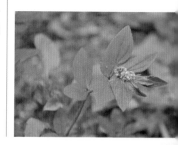

原 植 物

形态特征
一年生草本，高20~50cm，全体有乳汁。茎基部膝曲状向上斜升，单一或基部丛生，被粗毛。单叶对生，叶片披针状长圆形或长椭圆状卵形。

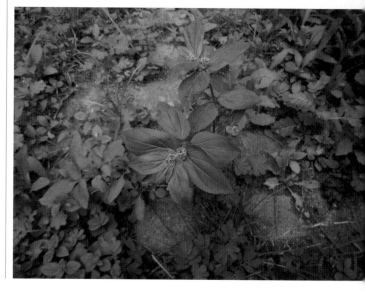

贯叶连翘

学名：*Hypericum perforatum*

别名：过路黄、小种黄、赶山鞭、千层楼、上天梯、小对月草、小对叶草、小癀药、大对叶草、小刘寄奴、小叶金丝桃

科属：金丝桃科　金丝桃属

成品饮片

来源

贯叶连翘的全草或带根全草。

性味归经

性平，味苦、涩。归肝经。

功能主治

收敛止血、调经通乳、清热解毒、利湿。主咯血、吐血、肠风下血、崩漏、外伤出血、月经不调、乳妇乳汁不下、黄疸、咽喉疼痛、目赤肿痛、尿路感染、口鼻生疮、痈疖肿毒、烫火伤。

用法用量

煎服，用量9~15g。外用适量，鲜品捣敷。

使用宜忌

尚不明确。

原植物

形态特征

多年生草本，高可达1m左右。茎直立，分枝多，枝腋生。叶较密，对生，椭圆至线形，先端钝，全缘，基抱茎，散布透明腺点，叶缘黑色腺点。聚伞花序顶生；花较大，黄色；萼片5，披针形，边缘有稀疏的黑色腺点；花瓣5，较萼片长，边缘有黑色腺点。蒴果长圆形，开裂。种子为圆筒形。花期6~7月，果期9~10月。

产地分布

野生于山坡、树林下或草丛中。分布在江苏、山东、四川、江西、陕西、贵州等地。

采收加工

7~10月采收全草。洗净，晒干。

快速识别

贯叶连翘是金丝桃科金丝桃属的多年生草本植物，观察它相对生长于茎节处的椭圆的小叶片，茎顶开着5瓣金黄色花组成的聚伞花序就能很容易地识别它。

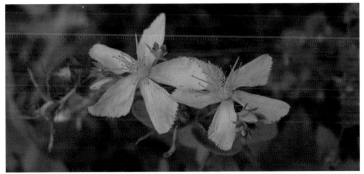

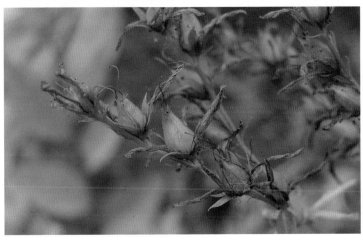

鬼臼

学名： *Dysosma versipellis*

别名： 一把伞、六角莲、独叶一枝花、独脚莲、一碗水、八角七、八角兵盘七

科属： 小檗科　鬼臼属

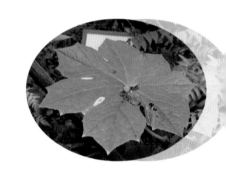

《本草纲目》时珍曰："此物有毒，而白如马眼，故名马目毒公。杀蛊解毒，故有犀名。其叶如镜、如盘、如荷，而新苗生则旧苗死，故有镜、盘、荷、莲、害母诸名……下死胎，治邪疟痈疽，蛇毒射工毒。"《神农本草经》载："主杀蛊毒鬼注，精物，辟恶气不祥，逐邪，解百毒。"

成品饮片

来源

八角莲的干燥根状茎。

性味归经

性凉，味甘、苦。有小毒。

功能主治

清热解毒、活血化瘀。主治：毒蛇咬伤、跌打损伤；外用治虫蛇咬伤、痈疮疖肿、淋巴结炎、腮腺炎、乳腺癌。

用法用量

用量 5~15g；外用适量，捣烂敷或磨酒、醋调敷患处。

使用宜忌

孕妇禁服，体质虚弱者慎服。

原植物

形态特征

多年生草本，有粗壮结节状的根状茎。茎直立，无毛。茎生叶常为 2 片，叶柄长 10~15cm，盾状着生，叶片矩圆形或近圆形。花紫红色，4~8 朵簇生于二茎生叶柄的交叉处，下垂，花梗长达 2.8cm；萼片 6，卵状或椭圆状矩圆形；花瓣 6，长倒卵形，先端有皱波状纹；雄蕊 6，花药比花丝长；雌蕊瓶状，柱头盾形。浆果近球形，黑色。花期 4~6 月，果期 8~10 月。

产地分布

生于山谷山坡杂木林中阴湿的地方。分布于陕西、安徽、浙江、江西、福建、台湾、北、湖南、广西、广东、四川、贵州、西藏等地。

采收加工

秋季采挖。洗净，晒干或鲜用。

快速识别

八角莲最大的特点就是的茎上一般只生长 2 片叶子，叶子有长 10~15cm 的叶柄，且叶片如荷花叶一样盾状着生，叶片边缘有 4~9 掌状浅裂片。

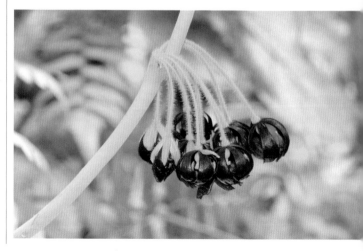

韩信草

名：*Scutellaria indica*

名：大力草、耳挖草、金茶匙、大韩信草、顺经草、调羹草、红叶犁头尖、印度黄芩、半枝莲

属：唇形科 黄芩属

成品饮片

来源

韩信草的全草。

性味归经

性寒，味辛、苦。归心、肝、肺经。

功能主治

清热解毒、活血止痛、止血消肿。主痈肿疔毒、肺痈、肠痈、瘰疬、毒蛇咬伤、肺热咳喘、牙痛、喉痹、咽痛、筋骨疼痛、吐血、咯血、便血、跌打损伤、创伤出血、皮肤瘙痒。

用法用量

煎服或浸酒，用量10~15g；鲜品捣汁，用量30~60g。

使用宜忌

尚不明确。

原 植 物

形态特征

多年生草本，茎四方形，直立。叶对生，圆形、卵圆形、肾形，边缘有圆锯齿，两面生细毛。花轮有花2朵，集偏侧的顶生总状花序；花冠紫色，2唇形，外面被有腺体和短柔毛，上唇先端微凹，下唇有3裂片。小坚果横生，卵圆形，有小瘤状突起。花期4~5月，果期6~9月。

产地分布

生于海拔1500m以下的山地或丘陵地、疏林下、路旁空地及草地上。分布于陕西、江苏、安徽、浙江、江西、福建、台湾、河南、湖南、广东、广西、四川、贵州、云南等地。

采收加工

春、夏季采收。洗净，鲜用或晒干。

快速识别

韩信草和我们日常见到的黄芩较为相似，它植株直立，茎秆四方形，叶片对生，每一花轮上生长有2朵紫色的唇形花冠。不同于黄芩之处在于它的叶片形状为圆形、卵圆形或肾形。

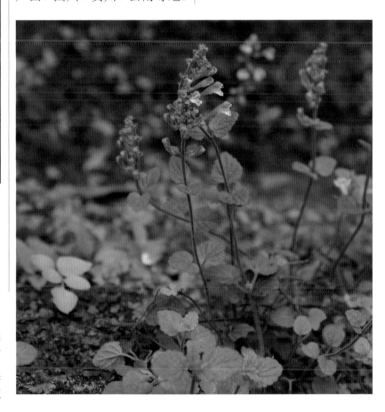

蔊菜

学名：*Rorippa montana*

别名：野菜子、铁菜子、野油菜、干油菜、山芥菜、地豇豆

科属：十字花科 蔊菜属

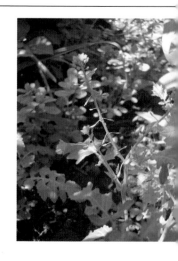

《本草纲目》载："味辛辣，如火焊人，故名……利胸膈，豁冷痰，心腹痛……去冷气，腹内久寒，饮食不消，令人能食。"

成品饮片

来源

蔊菜的全草。

性味归经

性凉，味甘、淡。归肺、肝经。

功能主治

清热解毒、镇咳、利尿。用于感冒发热、咽喉肿痛、肺热咳嗽、慢性气管炎、急性风湿性关节炎、肝炎、小便不利；外用治漆疮、蛇咬伤、疔疮痈肿。

用法用量

煎服，用量10~30g，鲜品捣绞汁服，用量20~40g。外用适量，捣敷。

使用宜忌

外感时邪及内有宿热者不宜食用。

原植物

形态特征

多年生草本，高30~40cm。茎单一或分枝，直立或斜升。茎下部的叶长椭圆形或作羽状分裂，上部的叶较少分裂或不分裂。花小，排列成总状花序，花瓣4，黄色，倒卵形，基部狭窄；雄蕊6枚，4强；心皮2，花柱1，柱头不分裂。边开花，边结果。长角果线形，长约2.5cm。种子小，极多，卵状，褐色。花期5~9月，果期6~10月。

产地分布

生于荒地、路旁及田园中。分布于陕西、甘肃、江苏、浙江、福建、湖北、广东、广等地。

采收加工

夏秋采收，晒干。

快速识别

蔊菜是在水边或小溪边见的一种十字花科植物，它30~40cm。茎下部的叶长椭形，而且羽状分裂；茎上部叶则较少分裂或不分裂，边有不整齐的锯齿。它的花小花瓣4，黄色，雄蕊为典型四强雄蕊。

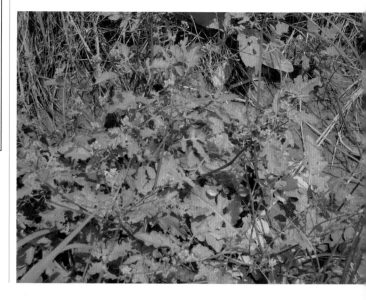

胡桐泪

学名： *Populus euphratica*

别名： 胡桐律、石律、石泪、胡桐碱

科属： 杨柳科　杨属

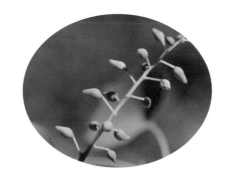

《本草纲目》载："胡桐泪，是胡桐树脂也，故名泪。作律字者非也，律、泪声讹尔……主风虫牙齿痛，杀火毒、面毒。"《新修本草》谓："主大毒热，心腹烦满，水和服之，取吐。"

成品饮片

来源

胡杨的树脂流入土中，多年后形成的产物。

性味归经

性寒，味苦、咸。归肺、胃经。

功能主治

清热解毒、化痰软坚。主咽喉肿痛、齿痛、牙疳、中耳炎、瘰疬、胃痛。

用法用量

煎服或入丸、散，用量6~10g。外用适量，煎水含漱或研末撒。

使用宜忌

多服令人吐，胃虚寒不食者勿用。

原植物

形态特征

乔木，高15~30m。叶形变异甚多，长枝或幼树的叶披针形、条状披针形或菱形；在短枝或老树枝上概为广卵形、肾形；又在同一树或同一枝上可见有两者中间的叶形。花单性，雌雄异株；柔荑花序；雄花序长1.5~2.5cm，雌花序长3~5cm；雌花子房无柄，附着于花盘基底，柱头6裂，紫红色。蒴果长椭圆形，长8~15mm，有短柄。

产地分布

生于海拔250~1800m的盆地、河谷和平原等地的盐碱地。分布于内蒙古、甘肃、青海、新疆。

采收加工

多在冬季采收。除去泥土杂质，干燥。

快速识别

胡杨是最神奇的杨树，它生长于沙漠绿洲边缘，耐旱耐盐碱。最神奇的是它满身形状不一、形状有序变化的叶片，它的叶片在长枝或幼树上多形如柳叶，披针形、条状披针形或菱形，在短枝或老树枝上多为广卵形、肾形。

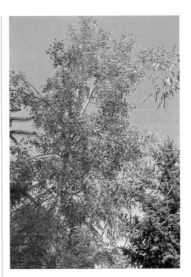

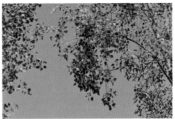

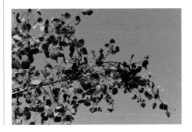

茴茴蒜

学名： *Ranunculus chinensis*

别名： 水胡椒、黄花草、鹅巴掌、水杨梅、小桑子、野桑椹、小回回蒜、鸭脚板

科属： 毛茛科　毛茛属

《本草纲目》时珍曰："芮芮，细貌。其椹之子细芮，故名。地椹以下，皆子名也。水董以下，皆苗名也。苗作蔬食，味辛而滑，故有椒、葵之名。"《神农本草经》载："主风寒湿痹，心腹邪气，利关节，止烦满。久服，轻身明目，不老。"

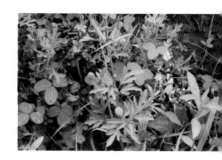

成品饮片

来源

茴茴蒜的全草。

性味归经

性温，味辛、苦。有毒。归肝经。

功能主治

解毒退黄、截疟、定喘、镇痛。主治肝炎，黄疸、肝硬化腹水、疮癞、牛皮癣、疟疾、哮喘、牙痛、胃痛、风湿痛。

用法用量

煎服用量 3~9g。外用适量，外敷患处或穴位，皮肤发赤起泡时除去，或鲜草洗净绞汁涂搽，或煎水洗。

使用宜忌

本品有毒，一般供外用。内服宜慎，并需久煎。外用对皮肤刺激性大，用时局部要隔凡士林或纱布。

原 植 物

形态特征

一年生或二年生草本，高 20~70cm。茎直立，多分枝，密生开展的淡黄色糙毛。基生叶与下部叶有长达 12cm 的叶柄；三出复叶 3 深裂，小叶两面及叶柄均有糙毛。花序有较多疏生的花；花两性，单生；花瓣 5，黄色。瘦果扁平，长 3~3.5mm，无毛，边缘有宽约 0.2mm 的棱，喙极短，呈点状，长 0.1~0.2mm。花、果期 5~9 月。

产地分布

生于溪边或湿草地。分在云南、西藏、广西、贵州、四川、湖北、甘肃、陕西、苏、华北和东北地区。

采收加工

夏季采收，常鲜用或晒干用

快速识别

茴茴蒜是在水边草丛中常见的植物，它高 20~70cm，茎直立，茎秆上有密密的淡黄色糙毛，枝端开黄色的小花。它的果实较为有意思，形状就像一个绿色的小桑葚。

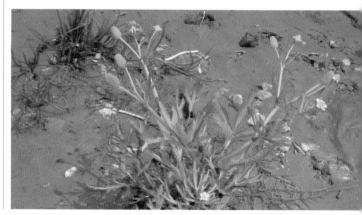

鸡蛋花

学名： *Plumeria rubra*

别名： 蛋黄花、擂捶花、大季花

科属： 夹竹桃科 鸡蛋花属

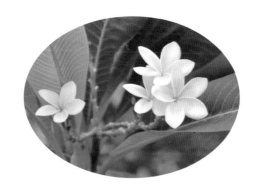

成品饮片

来源

鸡蛋花的花。

性味归经

性凉，味甘。归肺、大肠经。

功能主治

清热解毒、利湿、止咳。用于预防中暑、肠炎、细菌性痢疾、消化不良、小儿疳积、传染性肝炎、支气管炎。

用法用量

煎服，用量5~10g。外用适量，捣敷。

使用宜忌

凡暑湿兼寒、寒湿泻泄、肺寒咳嗽，慎用。

原 植 物

形态特征

灌木至小乔木，高3~7m，有乳汁。小枝肥厚而多肉质，有叶聚生于顶。叶散生，具柄，矩圆形，长20~40cm，宽达7cm。聚伞花序顶生，花大，多数，极香；花冠外面白色而略带淡红，内面基部黄色。蓇葖果双生，圆筒形。种子斜长圆形，扁平，先端具长圆形膜质翅，翅长约2cm。花期5~10月，果期7~12月。

产地分布

栽培于庭园、花圃。我国福建、台湾、广东、海南、广西、云南等地有栽培。原产墨西哥。

采收加工

夏、秋摘取花朵或捡拾落地花朵，晒干。

快速识别

鸡蛋花是夹竹桃科的灌木或小乔木，它小枝肥厚而多肉质，叶聚生于顶，聚伞花序顶生，花大而且香味浓郁。它的花冠外轮颜色为白色，花冠内轮为黄色，如同切开的鸡蛋，这或许就是它名字的由来吧。

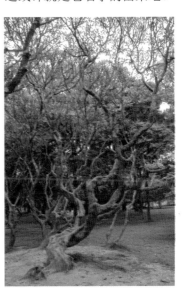

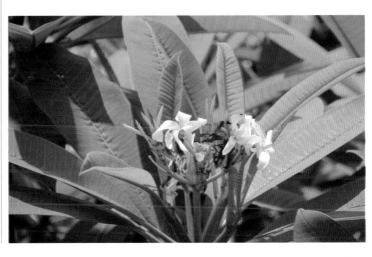

积雪草

学名：*Centella asiatica*

别名：崩大碗、马蹄草、雷公根、蚶壳草、铜钱草、落得打

科属：伞形科　积雪草属

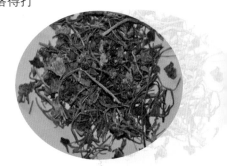

《本草纲目》载："积雪草方药不用，想此草以寒凉得名耳……此草叶圆如钱，荆楚人谓为地钱草。"《神农本草经》载："主大热，恶创痈疽，浸淫，赤熛，皮肤赤，身热。"

成品饮片

来源

积雪草的干燥全草。

性味归经

性寒，味苦、辛。归肝、脾、肾经。

功能主治

清热利湿、解毒消肿。用于湿热黄疸、中暑腹泻、砂淋血淋、痈肿疮毒、跌打损伤。

用法用量

用量 15~30g，煎服。外用适量，捣敷或捣汁涂。

使用宜忌

虚寒者不宜。

花序又为 2 枚卵形苞片所包围；花瓣 5，红紫色。双悬果扁圆形，光滑，主棱和次棱同等明显，主棱间有网状纹相连。花期 4~8 月，果期 8~10 月。

产地分布

多生于路旁、沟边、田坎边稍湿润而肥沃的土地。分布在江苏、安徽、浙江、江西、湖南、湖北、四川、贵州、云南、福建、广东、广西等地。

采收加工

夏、秋二季采收。除去泥杂，晒干或鲜用。

快速识别

积雪草是伞形科多年生匍匐草本，它单叶互生，叶片圆形或肾形，直径 2~4cm，如铜钱，所以又叫铜钱草。它的伞形花序单生，每一花梗的顶端有花 3~6 朵，花瓣 5，红紫色。双悬果扁圆形。

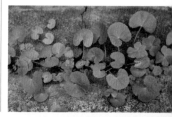

原植物

形态特征

多年生匍匐草本。茎光滑或稍被疏毛，节上生根。单叶互生，叶片圆形或肾形。伞形花序单生，伞梗生于叶腋，短于叶柄；每一花梗的顶端有花 3~6 朵，通常聚生成头状花序，

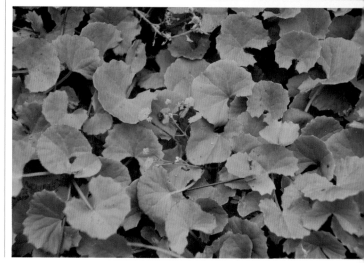

夹竹桃

学名：*Nerium indicum*

别名：柳叶桃

科属：夹竹桃科　夹竹桃属

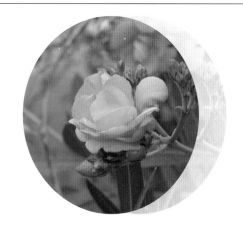

成品饮片

来源

夹竹桃的干燥叶。

性味归经

性温，味辛、苦、涩。有大毒。归心经。

功能主治

强心利尿、祛痰杀虫。用于心力衰竭、癫痫；外用治甲沟炎、斑秃。

用法用量

内服用量：干叶粉0.09~0.15g/天，鲜叶3~4片，水煎分3次服；外用适量，鲜品捣烂敷患处。

使用宜忌

有大毒，不可过量，必须在医师指导下使用，孕妇忌服。

原植物

形态特征

常绿灌木，高达2~5m。全株含水液。3叶轮生，少有对生，革质，长披针形，平行羽状脉。聚伞花序顶生；花紫红色或白色，芳香；萼紫色，外面密被柔毛，上部具5枚三角形的裂片；花冠漏斗状，5裂片或重瓣，右旋，相互掩盖。栽培种常年有花。长蓇葖果2枚。花期8~10月，果期9~11月。

产地分布

广东、广西、四川、福建、云南、河北、辽宁、黑龙江、江苏、浙江等地均有栽培。

采收加工

四季可采，鲜用或晒干。

快速识别

夹竹桃是常见的有毒植物，一般是不能在室内种植的。它全株含水液，每一茎节上有3个柳叶一样的叶片轮生是识别它的主要特征。此外，它开紫红色或白色漏斗状的花朵。

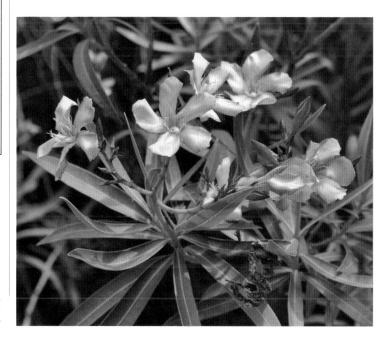

假酸浆

学名：*Nicandra physaloides*

别名：蓝花天仙子、大千生、冰粉、鞭打绣球、草本酸木瓜、苦蘵

科属：茄科　假酸浆属

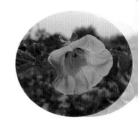

成品饮片

来源

假酸浆全草。

性味归经

性平，味甘、微苦；小毒。

功能主治

清热解毒、利尿镇静。主感冒发热、鼻渊、热淋、痈肿疮疖、癫痫、狂犬病。

用法用量

煎服，用量 3~9g，鲜品 15~30g。

使用宜忌

尚不明确。

原植物

形态特征

一年生草本，高 50~80cm。茎棱状圆柱形，有 4~5 条纵沟，绿色，有时带紫色，上部三叉状分枝。单叶互生，边缘有不规则的锯齿且成皱波状，侧脉 4~5 对。花单生于叶腋，淡紫色；花冠漏斗状，径约 3cm，花筒内面基部有 5 个紫斑。蒴果球形，径约 2cm，外包 5 个宿存萼片。种子小，淡褐色。花期 6~8 月，果期 8~10 月。

产地分布

生于田边、荒地、屋园周围、篱笆边。分布在云南、广西等地。

采收加工

夏秋季采收果实，洗净，鲜用或晒干备用。

快速识别

假酸浆是一年生草本，最让人容易记住它的是淡蓝色、呈漏斗状的花冠，花直径达到 3cm，花冠里面 5 个紫色的斑点。果实外包个宿存萼片，如同我们常的酸姑娘的果实，因此叫假酸浆。

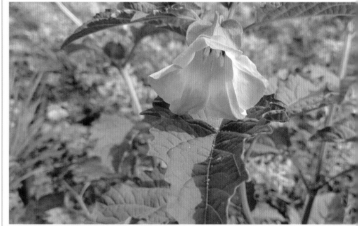

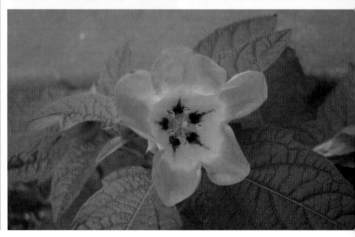

金莲花

学名：*Trollius chinensis*

别名：金梅草、金疙瘩

科属：毛茛科 金莲花属

《本草纲目拾遗》载："金莲花出五台山，又名旱地莲，一名金芙蓉，色深黄，味滑苦，无毒，性寒，治口疮喉肿、浮热牙宣、耳痛目痛，煎此代茗。明目，解岚瘴。疗疮，大毒诸风。"

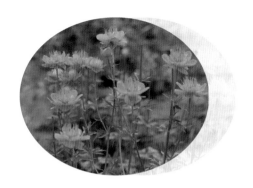

成品饮片

来源

金莲花的花。

性味归经

性凉，味苦。归肺、胃经。

功能主治

清热解毒。用于急、慢性扁桃体炎，急性中耳炎，急性鼓膜炎，急性结膜炎，急性淋巴管炎。

用法用量

煎服或泡水当茶饮，用量3~6g。

使用宜忌

孕妇禁用金莲花，切勿长期加量饮用金莲花，否则会伤肾。

原植物

形态特征

多年生草本，高30~70cm。全株无毛。茎直立，不分枝，疏生2~4叶。基生叶1~4，具长柄；叶片五角形；茎生叶似基生叶，向上渐小。花单生或2~3朵组成聚伞花序；萼片8~15（19），黄色，椭圆状倒卵形或倒卵形；花瓣多数，与萼片近等长；雄蕊多数；心皮20~30。蓇葖果长1~1.2cm，有弯的长尖。花期6~7月，果期8~9月。

产地分布

生于山地草坡或疏林下。分布在东北及内蒙古、河北、山西等地。

采收加工

夏季花开放时采摘，晾干。

快速识别

金莲花大家不一定见过，但是由它制成的金莲冲剂估计大家都喝过，是治疗感冒的良药。金莲花茎秆直立，叶片五角形；花上长有萼片8~15片，金黄色，如同缩小版的莲花。

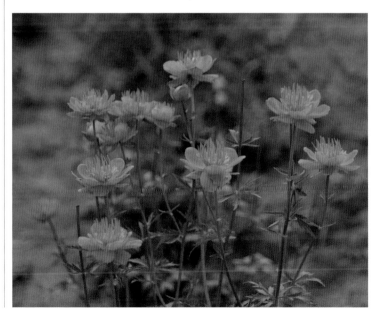

金荞麦

学名: *Fagopyrum dibotrys*

别名: 天荞麦根、苦荞头、野荞子、荞麦三七、野荞麦根、苦荞麦根、荞当归、铁拳头

科属: 蓼科　荞麦属

《本草纲目》时珍曰："子名金荞麦……羊蹄以根名，牛舌以叶形，名秃菜以治秃疮名也。"《神农本草经》载："主头秃疥搔，除热，女子阴蚀。"

成品饮片

来源

金荞麦的干燥根茎。

性味归经

性凉，味微辛、涩。归肺经。

功能主治

清热解毒、排脓祛瘀。用于肺脓疡、麻疹肺炎、扁桃体周围脓肿。

用法用量

用水或黄酒隔水密闭炖服，用量 15~45g。

使用宜忌

尚不明确。

原植物

形态特征

多年生宿根草本，主根粗大，呈结节状，横走，红棕色。茎直立，多分枝，具棱槽，淡绿微带红色，全株微被白色柔毛。单叶互生，具柄，柄上有白色短柔毛；叶片为戟状三角形，长宽约相等，但顶部叶长大于宽；托叶鞘抱茎。聚伞花序顶生或腋生，花冠白色，花被片 5，雄蕊 8，2 轮；雌蕊 1，花柱 3。瘦果呈卵状三棱形，红棕色。花期 7~8 月，果期 10 月。

产地分布

生于路边、沟旁较阴湿地。分布于华东、中南、西南和陕西、甘肃等地。

采收加工

冬季采挖。除去茎及须根，洗净，晒干。

快速识别

金荞麦和我们常见的作物荞麦很相似，不同点在于金荞麦主根粗大呈结节状；茎直立，外皮颜色是淡绿微带红色；全株微被白色柔毛；叶片为戟状三角形；花冠白色；瘦果呈卵状三棱形，红棕色。

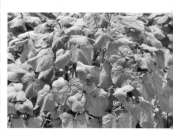

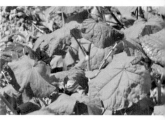

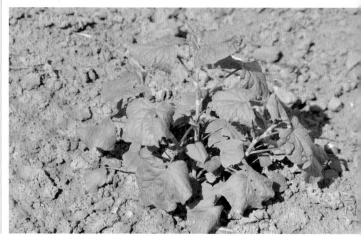

金银花

学名： *Lonicera japonica*

别名： 银花、双花、二花、二宝花

科属： 忍冬科 忍冬属

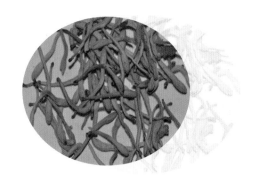

《本草纲目》时珍曰："其花长瓣垂须，黄白相半，而藤左缠，故有金银、鸳鸯以下诸名。金钗股，贵其功也。土宿真君云：蜜桶藤，阴草也。取汁能伏硫制汞，故有通灵之称……治一切风湿气及诸肿毒，痈疽疥癣，杨梅诸恶疮，散热解毒。"

成品饮片

来源

忍冬的干燥花蕾或带初开的花。

性味归经

性寒，味甘。归肺、心、胃经。

功能主治

清热解毒、凉散风热。用于痈肿疔疮、喉痹、丹毒、热毒血痢、风热感冒、温病发热。

用法用量

煎服，用量6~15g。

使用宜忌

脾胃虚寒及疮疡属阴证者慎服。

原植物

形态特征

多年生半常绿缠绕木质藤本，幼枝密被短柔毛和腺毛。叶对生，纸质，叶片卵形、长圆卵形或卵状披针形，两面和边缘均被短柔毛。花成对腋生，花梗密被短柔毛和腺毛；总花梗通常单生于小枝上部叶腋，与对柄等长或稍短；花冠唇形，上唇4浅裂，下唇带状而反曲，花初开时为白色，2~3天后变金黄色。浆果球形，成熟时蓝黑色。花期4~7月，果期6~11月。

产地分布

生于溪边、旷野疏林下或灌木丛中。产于四川、广东、广西、湖南、贵州、云南。

采收加工

夏初花开放前采收，干燥。

快速识别

忍冬为缠绕木质藤本，是较为常见的植物，它茎秆中空，叶片相对而生。花成对腋生，花冠唇形，花冠筒细长，花初开时为白色，2~3天后变金黄色，故名金银花。

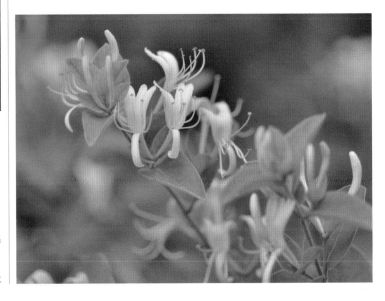

筋骨草

学名：*Ajuga decumbens*

别名：白毛夏枯草、散血草、金疮小草、青鱼胆草、苦草、苦地胆

科属：唇形科　筋骨草属

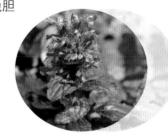

《本草纲目拾遗》载："白毛夏枯草，产丹阳县者佳，叶梗同夏枯草，惟叶上有白毛，今杭城西湖凤凰山甚多。性寒味苦，专清肝火。"

成品饮片

来源

筋骨草的全草。

性味归经

性寒，味苦。归肝、脾经。

功能主治

清热解毒、凉血平肝。用于上呼吸道感染、扁桃体炎、咽炎、支气管炎、肺炎、肺脓疡、胃肠炎、肝炎、阑尾炎、乳腺炎、急性结膜炎、高血压；外用治跌打损伤、外伤出血、痈疖疮疡、烧烫伤、毒蛇咬伤。

用法用量

煎服，用量 5~30g。外用适量，捣烂敷。

使用宜忌

孕妇忌服。

原植物

形态特征

多年生草本，茎高25~40cm。茎四棱形，紫红色或绿紫色，通常无毛。叶对生，具短柄，基部抱茎；叶片卵状椭圆形至狭椭圆形。轮伞花序多花，密集成顶生穗状花序；花冠紫色，具蓝色条纹。小坚果长圆状三棱形，背部具网状皱纹，果脐大，几占整个腹面。花期4~8月，果期7~9月。

产地分布

多生于水边湿地或草地、林下。分布于河北、山东、河南、山西、陕西、甘肃、宁夏、湖北、四川、浙江等地。

采收加工

5~8月花开时采收，洗净晒干或鲜用。

快速识别

筋骨草是唇形科植物，它的茎四棱形，颜色为紫红色或绿紫色。叶对生，边缘具不整齐的双重锯齿。唇形花冠密集生于茎顶部组成穗状花序，花冠紫色，具蓝色条纹。

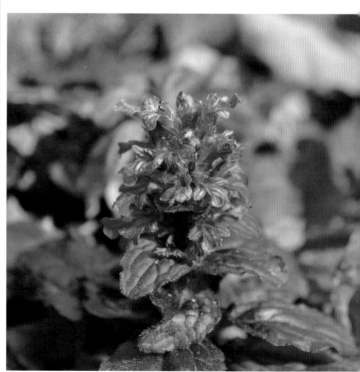

锦灯笼

学名：*Physalis alkekengi* var. *franchetii*

别名：挂金灯、金灯、灯笼果、红姑娘、泡泡

科属：茄科　酸浆属

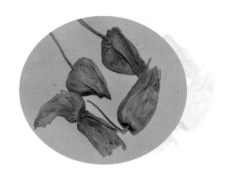

《本草纲目》时珍曰："酸浆，以子之味名也。苦、苦耽，以苗之味名也。灯笼、皮弁，以角之形名也。"《神农本草经》载："主热烦满，定志益气，利水道，产难吞其实立产。"

成品饮片

来源
酸浆的干燥宿萼或带果实的宿萼。

性味归经
性寒，味苦。归肺经。

功能主治
清热解毒、利咽、化痰、利尿。用于咽痛音哑、痰热咳嗽、小便不利；外治天疱疮、湿疹。

用法用量
用量15~20g，煎服或捣汁服；外用适量，捣敷。

使用宜忌
脾虚泄泻者忌用。

原植物

形态特征
多年生草本，具横走的根状茎。地上茎常不分枝，有纵棱，茎节膨大。叶互生，通常2叶生于一节上；叶片卵形至广卵形。花5基数，单生于叶腋，花白色，花冠钟形，5裂。浆果圆球形，成熟时呈橙红色，宿存花萼在结果时增大，厚膜质膨胀如灯笼，疏松地包围在浆果外面。种子肾形，多数，细小。花期7~10月，果期8~11月。

产地分布
生于山坡、林缘、林下、田野、路旁和宅旁，分布于我国西北、华北和东北等地。

采收加工
秋季果实成熟、宿萼呈红色或橙红色时采收。连同浆果摘下，干燥。

快速识别
酸浆大家不一定了解，但是酸姑娘大家肯定熟悉，其实它们是同一种植物。酸浆是多年生草本，它的茎节膨大。花冠钟形、白色，花萼绿色。浆果圆球形，成熟时呈橙红色；宿存花萼在结果时增大，厚膜质膨胀如灯笼，具5棱角。

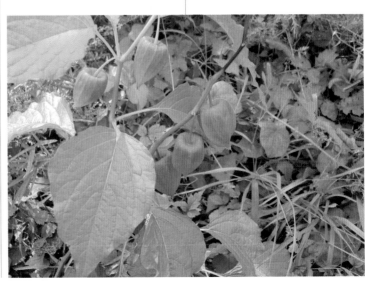

苦丁茶

学名：*Ilex cornuta*

别名：毛叶黄牛木、黄浆果、土茶、茶盖、角刺茶

科属：冬青科　冬青属

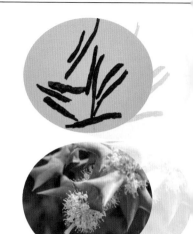

《本草纲目拾遗》载："角刺茶，出徽州，土人二、三月采茶时，兼采十大功劳叶，俗名老鼠刺，叶曰苦丁，和匀同炒焙成茶，货与尼庵，转售富家妇女，云妇人服之，终身不孕，为断产第一妙药也。味甘苦极香，兼能逐风活血。绝孕如神。"

成品饮片

来源

枸骨的干燥叶。

性味归经

性寒，味甘、苦。归肝、肺、胃经。

功能主治

疏风清热、明目生津。主风热头痛、齿痛、目赤、聤耳、口疮、热病烦渴、泄泻、痢疾。

用法用量

煎服或入丸剂，用量 3~9g。外用适量，煎水熏洗，或涂搽。

使用宜忌

脾胃虚寒者慎服。

原植物

形态特征

常绿乔木，通常呈灌木状。树皮灰白色，平滑。单叶互生，硬革质，长椭圆状直方形，先端具 3 个硬刺。花白色，腋生，多数，排列成伞形；雄花与两性花同株；花瓣 4，倒卵形，基部愈合；雄蕊 4，着生在花冠裂片基部，与花瓣互生，花药纵裂；雌蕊 1。核果椭圆形，鲜红色。种子 4 枚。花期 4~5 月，果期 9~10 月。

产地分布

野生或栽培。分布在浙江、江苏、安徽、江西、湖北、湖南、河南、广西等地。

采收加工

清明前后采摘嫩叶，晒干；或将干叶片叠齐，扎成小束。

快速识别

枸骨是比较常见的灌木，最难忘记的是它那马褂状的叶子和叶片顶端 3 个硬刺。它的叶片硬如革，闪闪发亮，中央的刺尖向下反曲，一不小心就会被扎到。

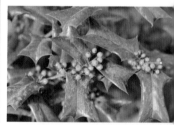

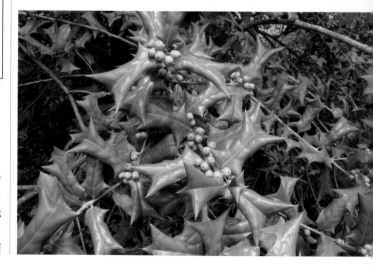

苦木

学名：*Picrasma quassioides*

别名：黄楝瓣树、狗胆木、苦木霜、苦胆木、熊胆树、黄楝树

科属：苦木科 苦木属

成品饮片

来源

苦木的干燥枝和叶。

性味归经

性寒，味苦。归肺、大肠经。

功能主治

清热解毒、祛湿。用于风热感冒、咽喉肿痛、湿热泻痢、湿疹、疮疖、蛇虫咬伤。

用法用量

用量6~15g，大剂量30g，煎汤内服，或入丸、散。外用：适量，煎水洗；研末撒或调敷；或浸酒搽。

使用宜忌

有小毒，内服不宜过量，孕妇慎服。

原植物

形态特征

落叶小乔木或灌木，高10m。树皮有苦味，紫棕色，滑，有灰色斑纹。单数羽状叶互生，小叶9~15，叶卵披针形或宽卵形。花杂性异，聚伞花序腋生；花黄绿色，生；雄花花瓣4~5，卵形或卵形，与萼片对生，雄蕊5；雌花较雄花小，雌花萼、花瓣数与雄花相等，心

皮4~5。核果倒卵形，成熟时蓝绿色至红色。花期5~6月，果期8~9月。

产地分布

生于海拔1400~3200m的树林中。分布于我国辽宁、河北、山西、陕西、甘肃、河南、湖北、湖南、江西、山东、江苏、安徽、浙江、福建、台湾、广东、广西、海南、贵州、四川、西藏、云南。

采收加工

夏、秋二季采收。干燥。

快速识别

苦木属于落叶小乔木，多生长在南方地区，一般高7~10m。树皮有苦味，呈紫棕色。它的叶为单数羽状复叶，有小叶片9~15枚。

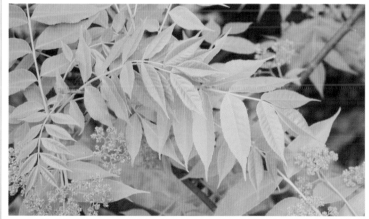

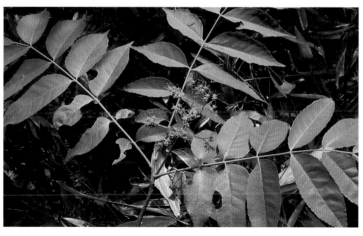

苦玄参

学名：*Picria felterrae*

别名：蛇总管、鱼胆草、落地小金钱、四环素草

科属：玄参科　苦玄参属

成品饮片

来源

苦玄参的干燥全草。

性味归经

性寒，味苦。归肺、胃、肝经。

功能主治

清热解毒、消肿止痛。用于风热感冒、咽喉肿痛、喉痹、疟腮、脘腹疼痛、痢疾、跌打损伤、疖肿、毒蛇咬伤。

用法用量

用量 9~15g，煎汤内服，外用适量。

使用宜忌

尚不明确。

产地分布

生于海拔 700~1400m 的疏林或荒野中。主产于海南、广西、贵州及云南。

采收加工

秋季采收。除去杂质，晒干。

快速识别

苦玄参属于草本，它叶片对生，长达 5.5cm，宽 3cm。总状花序上面有 4 朵花，花冠白色或红褐色。

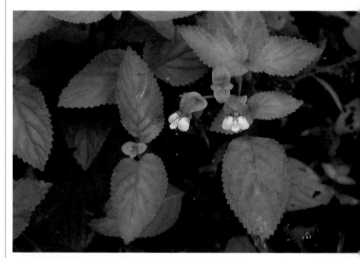

原植物

形态特征

草本，长达 1m，基部节上生根。叶对生，卵形，有时近圆形，侧脉 4~5 对。花序总状，有花 4~8 朵，花梗长达 1cm；花萼长圆状卵形，在果时长达 1.4cm，侧方 2 片近线形；花冠白或红褐色，长约 1.2cm，花冠筒长约 6.5mm，中部稍细缩，下唇宽阔，长约 6.5mm，上唇直立，长约 4.5mm，基部很宽，向上变窄，近长方形，先端微缺。蒴果卵圆形，长 5~6mm。

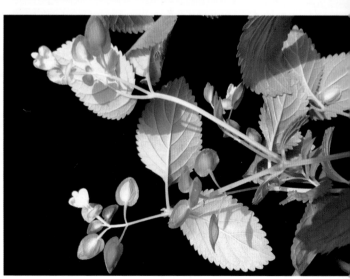

蜡梅

名： *Chimonanthus praecox*

名： 黄金茶、黄梅、黄梅花、金梅、腊梅、蜡木、寒梅、干枝梅

属： 蜡梅科 蜡梅属

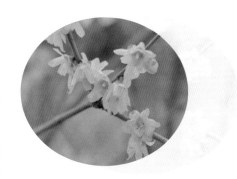

李时珍《本草纲目》曰："蜡梅，释名黄梅花，此物非梅类，因其与梅同时，香又相近，色似蜜蜡，故得此名。花：辛，温，无毒。解暑生津。"清初《花镜》载："蜡梅俗称腊梅，一名黄梅，本非梅类，因其与梅同放，其香又近似，色似蜜蜡，且腊月开放，故有其名。"

成品饮片

来源

蜡梅的花蕾。

性味归经

性凉，味辛、甘、微苦。有小毒。归肺、胃经。

功能主治

解暑生津。治热病烦渴、胸闷、咳嗽、烫火伤。

用法用量

内服：煎汤，3~9g。外用：适量，浸油涂或滴耳。

使用宜忌

湿邪盛者慎用。

原植物

形态特征

落叶灌木，茎丛出，多分，皮灰白色。叶对生，有短，不具托叶，叶片卵形或矩圆状披针形。花先于叶开放，黄色，富有香气；花被多数，成多层的覆瓦状排列，内层花被小形，中层花被较大、黄色、薄而稍带光泽，外层成多数细鳞片；雄蕊5~6个，药外向；心皮多数，分离，着生于花托的内面；子房卵形，1室。瘦果，椭圆形，深紫褐色，疏生细白毛，内有种子1粒。

产地分布

生于山坡灌丛或水沟边，产于江苏、浙江、四川、贵州等地。我国各地均有栽植。

采收加工

1~2月间采摘。晒干或烘干。

快速识别

蜡梅是华北地区冬天里最亮的风景，在白雪纷飞的季节，它却绽放出最耀眼的花朵。它的花先于叶开放，花瓣金黄色，富有香气，花被片成多层排列，薄而稍带光泽。

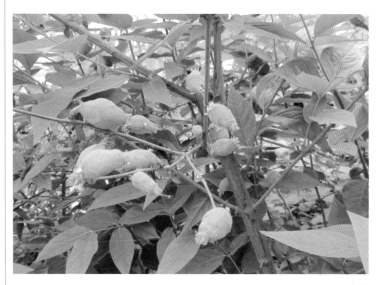

榔榆皮

学名：*Ulmus parvifolia*

别名：小叶榆、细叶榆、秋榆

科属：榆科　榆属

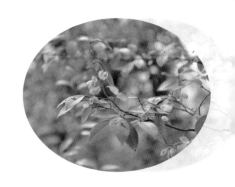

《本草纲目》载："藏器曰：朗榆生山中，状如榆，其皮有滑汁，秋生荚，下热淋，利水道，令人睡。"

成品饮片

来源

榔榆的树皮或根皮。

性味归经

性寒，味苦。归肝、肾经。

功能主治

清热解毒、利水消肿。用于乳痈红肿、恶疮疖肿。

用法用量

用量 30~60g，水煎服。外用适量，捣敷。

使用宜忌

尚不明确。

原植物

形态特征

落叶乔木。树皮灰褐色，光滑或鳞片状剥落，小枝红褐色，有柔毛。叶互生，革质，椭圆形、卵形或倒卵形，长 2~5cm，宽 1~2cm，先端尖，基部圆，两侧不对称，边缘有单锯齿，上面稍粗糙，下面幼时被毛；叶柄短。花簇生于叶腋，有短梗；花被 4 裂，黄色；雄蕊 4，雌蕊 1，柱头 2 裂，向外反卷。翅果扁平，卵圆状椭圆形，长 1cm，顶端凹陷。花期 7~9 月，果期 10 月。

产地分布

生于平原、丘陵地或路边、溪边；有栽培。分布于华北、华东、中南、西藏。

采收加工

春夏季采收。洗净，鲜用或晒干。

快速识别

榔榆和我们常见的白榆较为相似，均属于榆属这一大庭。榔榆树皮斑驳雅致，枝婉垂，秋日叶色变红。的叶片较小，长 2~5cm，1~2cm，因此又叫小叶榆。

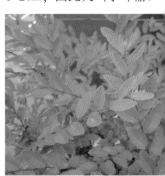

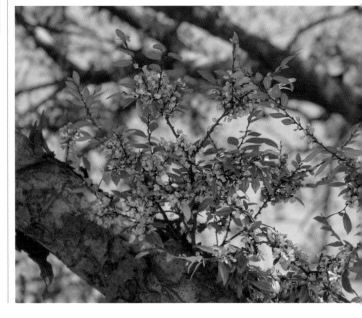

连翘

学名：*Forsythia suspensa*

别名：连壳、黄花条、黄链条花、黄奇丹、青翘、落翘

科属：木犀科　连翘属

《本草纲目》时珍曰："连，异翘。则是本名连，又名异翘，人因合称为连翘矣。"《神农本草经》载："主寒热，鼠瘘，瘰疬，痈肿，恶创，瘿瘤，结热，蛊毒。"

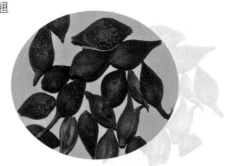

成品饮片

来源

连翘的干燥果实。

性味归经

性微寒，味苦。归肺、心、小肠经。

功能主治

清热解毒、消肿散结。用于痈疽、瘰疬、乳痈、丹毒、风热感冒、温病初起、温热入营、高热烦渴、神昏发斑、热淋尿闭。

用法用量

用量6~15g，水煎服。

使用宜忌

气虚、阴虚发热及脾胃虚热者慎服。

原植物

形态特征

落叶灌木，高2~4m。枝展或伸长，小枝稍呈四棱形，间中空，仅在节部具有实髓。叶对生，或成为3小叶，叶卵形、长卵形、广卵形以至圆形。花先叶开放，腋生，花冠基部管状，上部4裂，裂片卵圆形。金黄色，通常具橘红色条纹。蒴果狭卵形略扁，先端有短喙，成熟时2瓣裂。种子多数，棕色，狭椭圆形，扁平，一侧有薄翅。花期3~5月，果期7~8月。

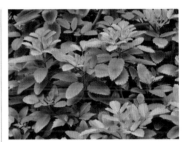

产地分布

多丛生于山野荒坡间，各地亦有栽培。分布在辽宁、河北、河南、山东、江苏、湖北、江西、云南、山西、陕西、甘肃等地。

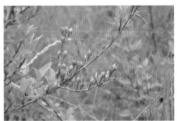

采收加工

秋季果实初熟尚带绿色时采收。除去杂质，蒸熟，晒干，习称"青翘"；果实熟透时采收，晒干，除去杂质，习称"老翘"。

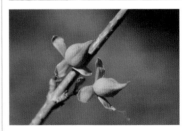

快速识别

连翘是北方地区早春较早开花的植物之一，开花时形状与迎春花非常相似，不同点在于连翘小枝稍呈四棱形，枝条中间有一空洞，此外它的叶片单叶对生或为三出复叶。

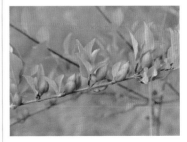

蓼大青叶

学名：*Polygonum tinctorium*

别名：染青草、蓝叶、大青叶、靛青叶、蓝靛叶、青板水辣蓼、红茎蓼

科属：蓼科　蓼属

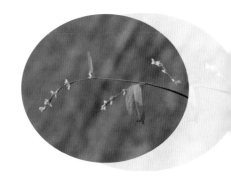

《本草纲目》时珍曰："蓝凡五种，各有主治，惟蓝实专取蓼蓝者。蓼蓝，叶如蓼，五、六月开花，成穗细小，浅红色，子亦如蓼，岁可三刈，故先王禁之。"《神农本草经》载："主解诸毒，杀蛊蚊，注鬼，螫毒。久服，头不白，轻身。"

成品饮片

来源

蓼蓝的干燥叶。

性味归经

性寒，味苦。归心、胃经。

功能主治

清热解毒、凉血消斑。用于温病发热、发斑发疹、肺热喘咳、喉痹、痄腮、丹毒、痈肿。

用法用量

用量 9~15g，煎服。外用鲜品适量，捣烂敷患处。

使用宜忌

脾胃虚寒者慎服。

原植物

形态特征

一年生草本，高50~80cm。茎圆柱形，分枝或不分枝，无毛，具明显的节。单叶互生，叶片卵形或卵状针形，干后两面均为蓝绿色。穗状花序顶生或腋生，排列紧密，花小，红色，花被5裂。瘦果椭圆状三棱形或两凸形，褐色，有光泽，包于宿存花被内。花期7~9月，果期8~10月。

产地分布

生于海拔200~1000m的田野水边。多栽培，分布于全国。

采收加工

夏、秋二季枝叶茂盛时采收。除去茎枝及杂质，干燥

快速识别

蓼蓝为一年生草本，生于旷野水沟边。它的茎柱形，具明显的节。单叶互生基部有鞘状膜质托叶。蓼蓝虽然叫"蓝"，但它的花却是紫红色的，叶子为绿色让人无法想象它与蓝有任何关系。

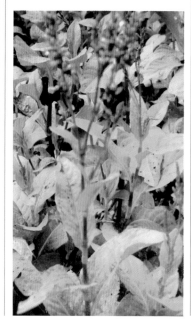

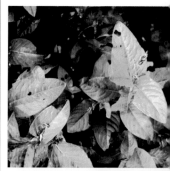

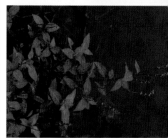

龙葵

学名： *Solanum nigrum*

别名： 龙葵草、天茄子、黑天天、苦葵、野辣椒、黑茄子、野葡萄

科属： 茄科　茄属

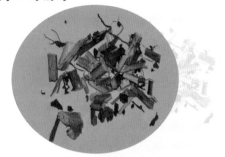

《本草纲目》时珍曰："龙葵，言其性滑如葵也。苦以菜味名，茄以叶形名；天泡、老鸦眼睛皆以子形名也。与酸浆相类，故加老鸦以物异也……主消热散血，压丹石毒宜食之。"

成品饮片

来源

龙葵的全草。

性味归经

性寒，味苦。有小毒。

功能主治

清热解毒、利水消肿。用于感冒发烧、牙痛、慢性支气管炎、痢疾、泌尿系感染、乳腺炎、白带、癌症；外用治痈疖疔疮、天疱疮、蛇咬伤。

用法用量

煎服，用量15~30g；外用适量，鲜品捣烂敷患处。

使用宜忌

脾胃虚弱者、孕妇忌服。

原植物

形态特征

一年生草本，高约60cm。茎直立或下部偃卧，有棱角，棱角稀被细毛。叶互生，卵形。伞状聚伞花序侧生，花柄下垂，每花序有4~10朵花，白色。浆果球状，有光泽，成熟时红色或黑色。种子扁圆形。花期6~7月，果期8~9月。

产地分布

生于田边、路旁或荒地。全国均有分布。

采收加工

夏秋采收。鲜用或晒干。

快速识别

龙葵虽然是最为常见的田间杂草，但是它也是治病救人的良药。它茎秆直立或倾斜。叶片卵形，叶缘具波状疏锯齿。伞状聚伞花序侧生，花柄下垂，每花序有4~10白色小花。它的浆果球状，成熟时黑色。

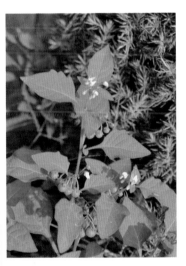

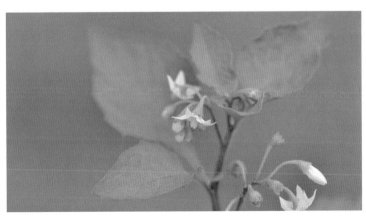

落地生根

学名：*Kalanchoe pinnatum*
别名：打不死、脚目草
科属：景天科　落地生根属

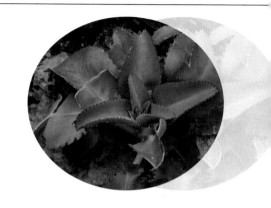

成品饮片

来源
落地生根的全草。

性味归经
性凉，味淡、微酸、涩。归肺、肾经。

功能主治
解毒消肿、活血止痛、拔毒生肌。外用治痈疮肿毒、乳腺炎、丹毒、瘰疬、外伤出血、跌打损伤、骨折、烧烫伤、中耳炎。

用法用量
煎服，用量鲜草30~60g；或根3~6g；或绞汁。外用：适量，捣敷。

使用宜忌
脾胃虚寒者忌用。

原植物

形态特征
多年生肉质草本，高达1m。茎直立，具节。叶对生，单叶或羽状复叶，复叶有小叶3~5枚，小叶片椭圆形。聚伞花序着生于枝顶或叶腋，花两性，下垂；花冠瓮状，基部呈球形，中部收缩，上部膨大，先端4裂，裂片部分伸出萼管之外，呈紫红色。蓇葖果4枚。种子多数。花期2~5月，果期3~6月。

产地分布
生于山坡、沟边、路旁湿润的草地上，各地温室和庭园常栽培。分布在广东、广西、福建、台湾、云南等地。

采收加工
全年可采。多鲜用。

快速识别
落地生根是多年生肉质本，茎直立。叶对生，羽状叶长10~30cm，小叶边缘有齿，圆齿底部容易生芽，芽大后落地即成一新植物，故落地生根。

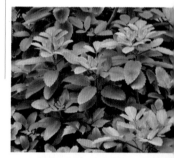

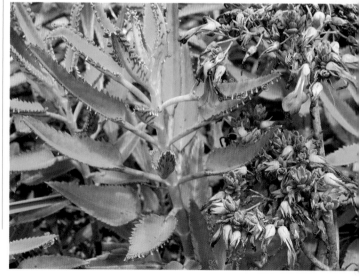

绿豆

名：*Phaseolus radiatus*

名：青小豆、菉豆、植豆

属：豆科　豇豆属

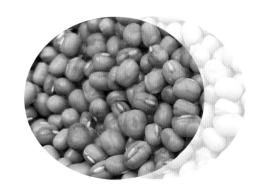

《本草纲目》载："绿以色名也。煮食，消肿下气，压热解毒。生研绞汁服，治丹毒烦热风疹，药石发动，热气奔豚。"

成品饮片

来源

绿豆的种子。

性味归经

性寒，味甘。归心、胃经。

功能主治

清热解毒、消暑。用于暑热烦渴、疮毒痈肿等症。可解附子、巴豆毒。

用法用量

煎服，用量约 50g，大剂量可用 200g。

使用宜忌

尚不明确。

原植物

形态特征

一年生直立或末端微缠绕本，茎被淡褐色长硬毛。小3，阔卵形至棱状卵形，侧小叶偏斜。总状花序腋生，绿黄色；萼斜钟状，萼齿4，下面1齿最长；雄蕊10，2；子房无柄，密被长硬毛。

荚果圆柱状，成熟时黑色，长 6~10cm，宽约 6.5mm，被稀长硬毛。种子短矩形，绿色或暗绿色。花期6~7月，果期8月。

产地分布

全国大部分地区均有栽培。

采收加工

立秋后种子成熟时拔取全株，晒干，将种了打落，簸净杂质。

快速识别

绿豆作为日常消暑和食用的食物是可以经常见到的，但是它的植株长什么样你不一定知道。绿豆是一年生直立草本，全株被淡褐色长硬毛。它的小叶 3 枚，叶片阔卵形至卵形。蝶形花冠绿黄色，荚果圆柱状，成熟时黑色，长 6~10cm，花期6~7月。

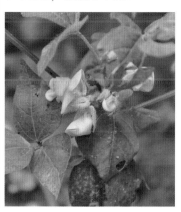

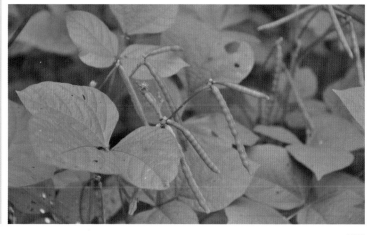

葎草

学名：*Humulus scandens*

别名：拉拉秧、拉拉藤、五爪龙、勒草、大叶五爪龙、拉狗蛋、割人藤

科属：大麻科　葎草属

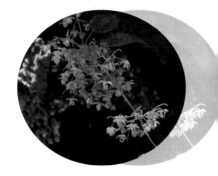

《本草纲目》载："此草茎有细刺，善勒人肤，故名勒草。讹为葎草，又讹为来莓，皆方音也……恭曰：主五淋，利小便，止水痢，除疟虚热渴。煮汁或生捣汁服。"

成品饮片

来源

葎草的全草。

性味归经

性寒，味甘、苦。归肺、肾经。

功能主治

清热解毒、利尿消肿。用于肺结核潮热、肠胃炎、痢疾、感冒发热、小便不利、肾盂肾炎、急性肾炎、膀胱炎、泌尿系结石；外用治痈疖肿毒、湿疹、毒蛇咬伤。

用法用量

煎服，用量 10~15g，鲜品 30~60g。外用适量，捣敷或煎水熏洗。

使用宜忌

尚不明确。

原植物

形态特征

一年生或多年生蔓性草本，长达数米。茎棱和叶柄上密生短倒向钩刺。叶对生，掌状 5 深裂，稀有 3~7 裂。花单性，雌雄异株；花序腋生；雄花成圆锥状花序，有多数淡黄绿色小花；雌花 10 余朵集成短穗，腋生，每 2 朵雌花有 1 卵状披针形、有白毛刺和黄色腺点的苞片，无花被。果穗呈绿色，瘦果卵圆形，长 4~5mm，质坚硬。花期 7~8 月，果期 8~9 月。

产地分布

生于沟边、路旁、荒地。我国大部分地区有分布。

采收加工

夏秋采收。切段晒干。

快速识别

葎草是多年生的蔓性本，它的茎秆和叶柄上密生钩刺，用手逆着茎秆抚摸会很粗糙的感觉。它的叶片掌5 深裂，相对生于茎节处。花有多数淡黄绿色小花，雌果穗呈绿色。

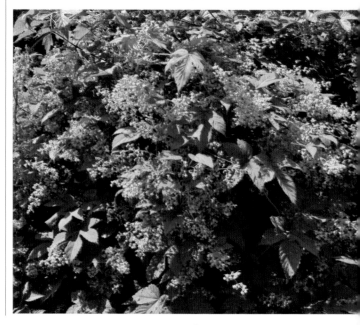

马齿苋

名：*Portulaca oleracea*

名：马齿菜、马苋菜、猪母菜、瓜仁菜、瓜子菜、长寿菜、马蛇子菜

属：马齿苋科 马齿苋属

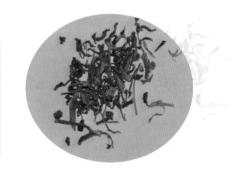

《本草纲目》时珍曰："其叶比并如马齿，而性滑利似苋，故名。俗呼大叶者为耳草，小叶者为鼠齿苋，又名九头狮子草。其性耐久难燥，故有长命之称……散血消肿，利肠滑胎，解毒通淋，治产后虚汗。"

成品饮片

来源

马齿苋的干燥地上部分。

性味归经

性寒，味酸。归肝、大肠经。

功能主治

清热解毒，凉血止血。用于热毒血痢、痈肿疔疮、湿疹、丹毒、蛇虫咬伤、便血、痔血、崩漏下血。

用法用量

煎服，用量 9~15g；鲜品 30~60g。外用适量捣敷患处。

使用宜忌

脾虚便溏者及孕妇禁用。

原植物

形态特征

一年生草本，肥厚多汁，圆柱形，下部平卧，上部斜或直立，多分枝，向阳面常淡褐红色。叶互生或近对生；倒卵形、长圆形或匙形。花常 3~5 朵簇生于枝端；花瓣 5，淡黄色。蒴果短圆锥形，长约 5mm，棕色，盖裂。种子黑色，直径约 1mm，表面具细点。花期 5~8 月，果期 7~10 月。

产地分布

生于路旁、田间、园圃等向阳处。分布于全国各省区。

采收加工

夏、秋二季采收。除去残根及杂质，洗净，略蒸或烫后晒干。

快速识别

马齿苋是很容易就能见到的田间"杂草"和良药。其叶形如马齿、肥厚多汁，茎平卧、淡褐红色，淡黄色小花常 3~5 朵簇生于枝端。

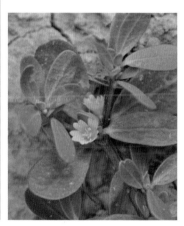

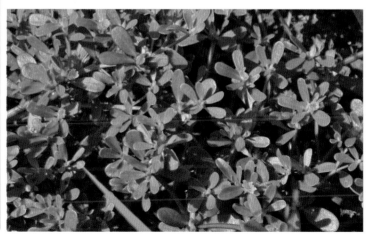

马蔺子

学名： *Iris lactea* var. *chinensis*

别名： 马楝子、马莲子、马帚子

科属： 鸢尾科　鸢尾属

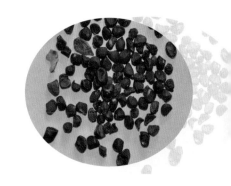

《本草纲目》载："蠡实，此即马蔺子也……一名马蔺。本草谓之荔实。"《神农本草经》谓："主皮肤寒热，胃中热气，寒湿痹，坚筋骨，今人嗜食。久服轻身。"

成品饮片

来源

马蔺的干燥种子。

性味归经

性凉，味甘、淡。归肝、胃、脾、肺经。

功能主治

清热解毒、利尿、止血。用于咽痛、黄疸、吐血、衄血、崩漏、痈肿疮毒。

用法用量

煎服，用量 4.5~9.0g，外用适量捣敷。

使用宜忌

燥热者禁用。

原 植 物

形态特征

多年生草本，高 40~60cm。根状茎短而粗壮；须根棕褐色，细长而坚韧。植株基部有红褐色，常裂成细长纤维状的枯死残存叶鞘。叶基生，坚韧，条形。花莛从叶丛中抽出，花蓝紫色，花被片 6，两轮排列，片大，匙形，稍外展。蒴果长椭圆形。种子多数，近球形或不规则形，棕褐色，有棱角。花期 5~6 月，果期 6~9 月。

产地分布

生于向阳山坡、路旁、沟边或草地。分布于我国东北、华北、西北、华东及西藏等地。

采收加工

秋季采收。采收果实，晒干，搓出种子，除去杂质。

快速识别

马蔺是分布非常广的一种多年生草本，尤其在西北的盐碱地常成片分布，它的叶片形，扁平如剑。花莛从叶丛抽出，开出蓝紫色的花朵，同翩翩起舞的蝴蝶。

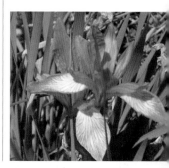

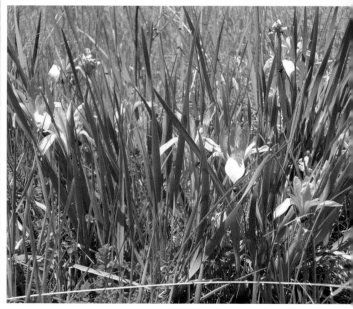

马贯众

名: *Dryopteris crassirhizoma*

名: 贯众、贯仲

属: 鳞毛蕨科 鳞毛蕨属

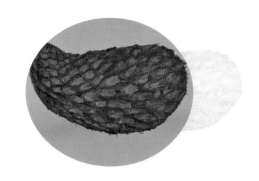

《本草纲目》时珍曰："此草叶茎如凤尾，其根一本而众枝贯之，故草名凤尾，根名贯众、贯节、贯渠。渠者，魁也。"《神农本草经》载："主腹中邪，热气，诸毒，杀三虫。"

成品饮片

来源

鳞毛蕨的干燥根茎及叶柄残基。

性味归经

性微寒，味苦。有小毒。归肝、胃经。

功能主治

清热解毒、驱虫。用于虫积腹痛、疮疡。绵马贯众炭止血，用于崩漏。

用法用量

用量 4.5~9.0g，内服。

使用宜忌

有小毒。

原植物

形态特征

多年生草本，高可达 1m。茎粗大，连同叶柄基部密生棕色卵状披针形大鳞片。叶生，叶柄长 10~25cm；二回裂，裂片紧密，矩圆形，圆头，为全缘或先端有钝锯齿，两面及叶轴上有黄褐色鳞片。孢子囊群生于叶片中部以上的羽片上，生于小脉中部以下，每裂片 1~4 对，囊群盖圆肾形，棕色。

产地分布

生于林下湿地。主产于黑龙江、吉林、辽宁。

采收加工

秋季采挖。削去叶柄、须根，除去泥沙，晒干。

快速识别

鳞毛蕨常生长在阴湿的山林中，它根茎粗大，连同叶柄基部密生褐棕色卵状披针形大鳞片，这或许就是它名字的由来吧。它的叶簇生，叶柄长 10~25cm，叶片羽毛状。

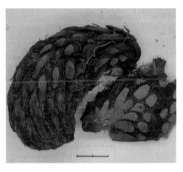

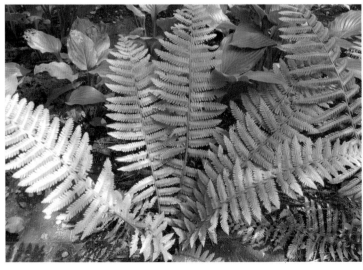

木蝴蝶

学名: *Oroxylum indicum*

别名: 千层纸、千张纸、破布子、满天飞

科属: 紫葳科　木蝴蝶属

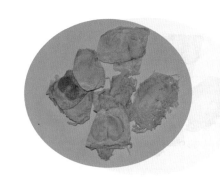

《本草纲目拾遗》载: "出广中, 乃树实也, 片片轻如芦中衣膜, 色白似蝴蝶形, 故名……治肝气痛, 贴痈疽, 治下部湿热。"

成品饮片

来源

木蝴蝶的干燥成熟种子。

性味归经

性凉, 味苦、甘。归肺、肝、胃经。

功能主治

清肺利咽、疏肝和胃。用于肺热咳嗽、喉痹、音哑、肝胃气痛。

用法用量

用量 1.5~3g, 煎汤内服。

使用宜忌

脾胃虚弱者慎服。

原植物

形态特征

直立小乔木, 高 7.5~12m, 树皮厚。叶对生, 二至三回羽状复叶; 小叶片卵形或椭圆形, 全缘, 上面绿色, 下面淡绿色。总状花序顶生; 花冠大, 钟形, 淡紫色。蒴果下垂; 果皮木质, 成熟后沿腹缝裂开。种子多数, 为半透明的膜质翅所包围而成的很薄的片状体。花期7~8月, 果期 10~12 月。

产地分布

生长在山坡、溪边、山谷及灌木丛中。分布于福建、广西、云南、贵州、四川、广东等地。

采收加工

秋、冬二季采收。采收成熟果实, 曝晒至果实开裂, 取出种子, 晒干。

快速识别

木蝴蝶是南方沿海地区才能见到的树种, 它的羽状复叶长 40~160cm, 盛开淡紫色的大型钟状花冠。其蒴果扁平下垂, 长 30~90cm, 宽 5~8cm果实片片轻如芦中衣膜, 色似蝴蝶, 故名木蝴蝶。

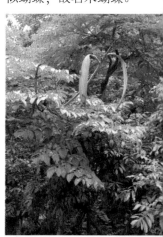

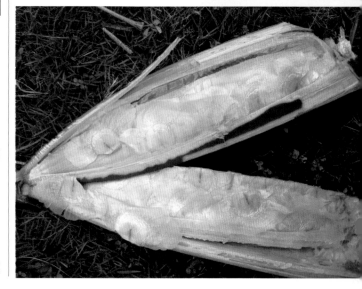

木棉花

名：*Bombax malabaricum*

名：木棉、斑枝花、琼枝

属：木棉科　木棉属

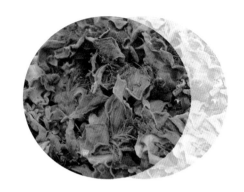

《本草纲目》时珍曰："似木者名古贝，似草者名古终。或作吉贝者，乃古贝之讹也。梵书谓之朕婆，又曰迦罗婆劫……主治血崩金疮，烧灰用；恶疮疥癣。"

成品饮片

来源

木棉的干燥花。

性味归经

性凉，味甘、淡。归脾、肝、大肠经。

功能主治

清热、利湿、解毒、止血。主泄泻、痢疾、咳血、吐血、血崩、金疮出血、疮毒、湿疹。

用法用量

煎服或研末服，用量9~15g。

使用宜忌

尚不明确。

3月，果期5月。

产地分布

野生或栽培。分布在我国广东、广西、福建、台湾、云南等地。

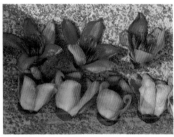

采收加工

春末采收。晒干或烘干。

快速识别

木棉为大乔木，生长于南方热带地区，辨认它最简单的方法就是观察茎干。它的茎干上布满了短而大的圆锥形的刺，因此也被称为世界上最难爬的树。

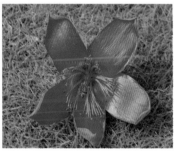

原植物

形态特征

大乔木，高可达25m。干枝有短而大的圆锥形的刺；半伸。掌状复叶，具柄，薄质，矩圆形至椭圆状矩圆形，部阔或渐狭，全缘，两面均净。花大，红色，叶前开放，生于枝的近顶端，萼厚革质。果大，矩圆形，木质。花期

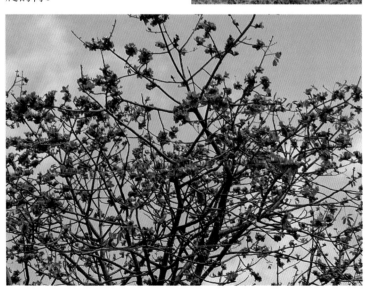

南板蓝根

学名： *Baphicacanthus cusia*

别名： 土板蓝根、蓝靛根

科属： 爵床科　板蓝属

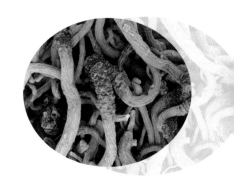

《本草纲目》时珍曰："诸蓝形虽不同，而性味不远，故能解毒除热。"

成品饮片

来源

马蓝的干燥根茎及根。

性味归经

性寒，味苦。归心、胃经。

功能主治

清热解毒、凉血。用于温病发斑、丹毒；流感、流脑。

用法用量

用量 9~15g，煎服。

使用宜忌

脾胃虚寒、无实火热毒者慎用。

产地分布

生于山地林缘较潮湿的地方。野生或栽培。分布于我国江苏、浙江、福建、台湾、广东、广西、贵州、云南、四川、湖南、湖北等地。

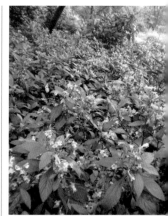

采收加工

夏、秋两季采挖。除去地上茎，洗净、晒干。

快速识别

马蓝是多年生草本，其与十字花科植物菘蓝均作为靛蓝染料的来源，分布于南方地区，因此称南板蓝根。其根茎粗壮，断面呈蓝色；地上茎呈方形，节膨大；叶对生；淡紫色花冠漏斗状。

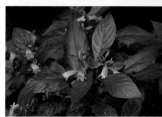

原植物

形态特征

多年生草本，高 30~70cm。茎叶干时呈蓝色或黑绿色。地上茎基部稍木质化，略带方形。叶对生；叶片倒卵状椭圆形或卵状椭圆形。花无梗，成疏生的穗状花序，顶生或腋生；苞片叶状，狭倒卵形，早落。蒴果为稍狭的匙形。花期 6~10月，果期 7~11月。

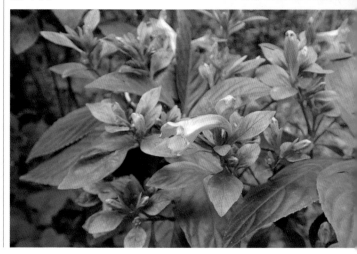

泥胡菜

学名：*Hemistepta lyrata*

别名：剪刀草、石灰菜、绒球、花苦荬菜、苦郎头

科属：菊科　泥胡菜属

成品饮片

来源

泥胡菜的全草。

性味归经

性寒，味辛、苦。

功能主治

清热解毒、散结消肿。主痔漏、痈肿疔疮、乳痈、淋巴结炎、风疹、外伤出血；骨折。

用法用量

煎服，用量 9~15g。外用适量，捣敷或煎水洗。

使用宜忌

尚不明确。

原 植 物

形态特征

一年生草本。具肉质圆锥的根。茎直立，具纵纹，光或有白色丝状毛。基生叶具柄，倒披针状椭圆形。头状花序多数，总苞球形；苞片 5~8层，外层苞片卵形，中层苞片圆形，内层苞片线状披针形，各层苞片背面尖端下具紫红色冠状小片 1 枚。管状花紫红色。瘦果椭圆形。花果期 3~8 月。

产地分布

生于路旁、荒草丛中或沟边。我国南北各地大都分布。

采收加工

四季可采。洗净，鲜用或晒干扎捆，用时切段。

快速识别

泥胡菜和同科植物麻花头在外形上较为相似，基生叶均具柄，倒披针状椭圆形呈羽状分裂；茎上生长的叶片线状披针形至线形。头状花序多数，总苞球形。不同点在于泥胡菜的管状花是紫红色的。

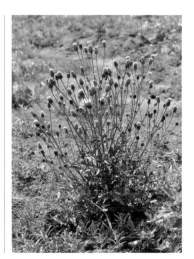

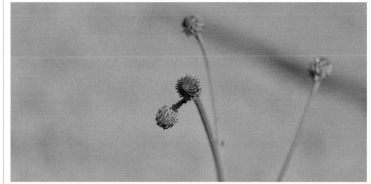

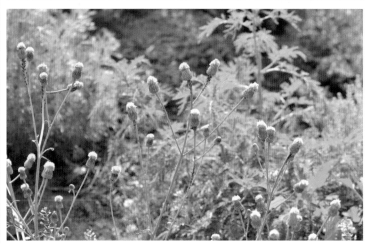

蒲公英

学名：*Taraxacum mongolicum*
别名：黄花地丁、婆婆丁
科属：菊科　蒲公英属

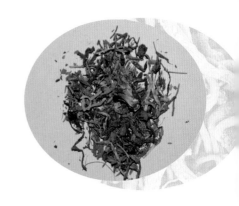

《本草纲目》载："名义未详。俗呼蒲公丁，又呼黄花地丁。淮人谓之白鼓钉，蜀人谓之耳瘢草，关中谓之狗乳草……按：《土宿本草》云：金簪草一名地丁，花如金簪头，独脚如丁，故以名之……妇人乳痈肿，水煮汁饮及封之，立消……解食毒，散滞气，可入阳明、太阴经。化热毒，消恶肿、结核、疔肿。"

成品饮片

来源

蒲公英的干燥全草。

性味归经

性寒，味苦、甘。归肝、胃经。

功能主治

清热解毒、消肿散结、利尿通淋。用于疔疮肿毒、乳痈、瘰疬、目赤、咽痛、肺痈、肠痈、湿热黄疸、热淋涩痛。

用法用量

煎服，用量 9~15g。外用鲜品适量捣敷或煎汤熏洗患处。

使用宜忌

非实热证禁服。

原植物

形态特征

多年生草本，含白色乳汁。叶基生，排成莲座状；叶片矩圆状披针形、倒披针形或倒卵形，在边缘带淡紫色斑，被白色丝状毛。花茎上部密被白色丝状毛；头状花序单一，顶生，全部为舌状花，两性；总苞钟状；花冠黄色，花丝分离，白色。瘦果倒披针形。花期 4~5 月，果期 6~7 月。

产地分布

生长于山坡草地、路旁、河岸沙地及田野间。全国大部地区均有分布。

采收加工

春至秋季花初开时采挖。除去杂质，洗净，晒干。

快速识别

蒲公英是我们最熟悉不过的植物了，它全株含有白色乳汁，叶片排成莲座状，黄色头状花序顶生于花梗端，还那毛茸茸的果序和降落伞状果实，随着风儿到处飞散。

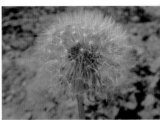

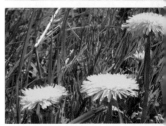

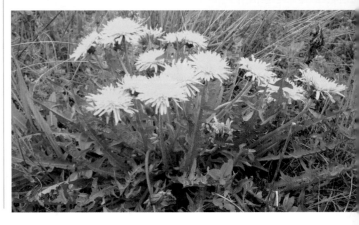

祁州漏芦

学名: *Rhaponticum uniflorum*

别名: 漏芦、独花山牛蒡、和尚头花

科属: 菊科 漏芦属

《本草纲目》时珍曰："屋之西北黑处谓之漏；凡物黑色谓之芦。此草秋后即黑，异于众草，故有漏芦之称。"《神农本草经》载："主皮肤热、恶创、疽痔、湿痹，下乳汁。久服轻身益气，耳目聪明，不老延年。"

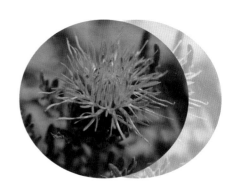

成品饮片

来源

祁州漏芦的干燥根。

性味归经

性寒，味苦，归胃经。

功能主治

清热解毒、消痈、下乳、舒筋通脉。用于乳痈肿痛、瘰疬发背、瘰疬疮毒、乳汁不通、湿痹拘挛。

用法用量

煎服，或入丸散剂，用量 4.5~9.0g。

使用宜忌

孕妇慎用。

总苞片多层，有干膜质附片；筒状花淡红紫色。瘦果倒圆锥形。花期 5~7 月，果期 6~8 月。

产地分布

生于向阳山坡、草地、路旁。分布于我国东北、华北及陕西、甘肃、山东等省。

采收加工

春、秋季采挖根；夏季采摘花序。根：除去残茎及须根，洗净泥土，晒干，切片备用；花序：除去总苞，阴干备用。

快速识别

祁州漏芦高 20~60cm，茎直立，被白色绵毛或短柔毛，基部残留叶柄。叶长椭圆形，羽状深裂。头状花序单生于茎顶；总苞片多层，有干膜质附片；筒状花淡红紫色。

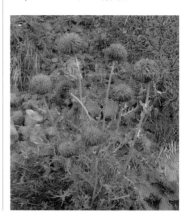

原植物

形态特征

多年生草本，高 20~60cm。根粗壮，圆柱形，外皮黑褐，通常不分枝。茎直立，不枝，被白色绵毛或短柔毛。生叶有长柄，长椭圆形，羽状深裂，裂片矩圆形。头状花单生于茎顶；总苞宽钟形，

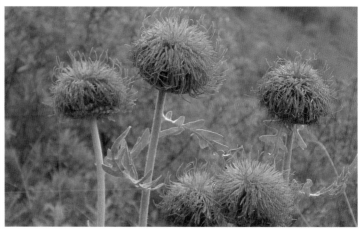

千里光

学名： *Senecio scandens*

别名： 千里及、九里明、九领光、一扫光

科属： 菊科　千里光属

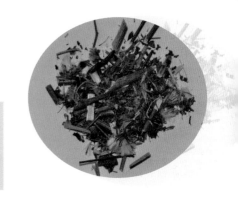

《本草纲目》载："生南海山野中，他处无有也。蔓绕草木上，细叶……主治天下疫气结黄，瘴疟蛊毒，煮汁服，取吐下。亦捣敷蛇犬咬。"

成品饮片

来源

千里光的全草。

性味归经

性寒，味苦。

功能主治

清热、解毒、杀虫、明目。治各种急性炎症性疾病、风火赤眼、目翳、伤寒、菌痢、大叶肺炎、扁桃体炎、肠炎、黄疸、流行性感冒、毒血症、败血症、痈肿疔毒、干湿癣疮、丹毒、湿疹、烫伤、滴虫性阴道炎。用于风热感冒、目赤肿痛、泄泻痢疾、皮肤湿疹疮疖。

用法用量

煎服，用量 15~30g。外用适量，煎水洗或熬膏搽。

使用宜忌

中寒泄泻者勿服。

原植物

形态特征

多年生草本，高 2~5m。茎木质，细长，曲折呈攀援状。叶互生；椭圆状三角形，或卵状披针形，边缘具不规则缺刻状的齿牙。头状花序顶生，排列成伞房花序状，披针形或狭椭圆形。瘦果圆筒形。花期 10 月到翌年 3 月，果期 2~5 月。

产地分布

生于路旁及旷野间。分布在江苏、浙江、安徽、江西、湖南、四川、贵州、云南、广东、广西等地。产于江苏、浙江、广西、四川等地。

采收加工

夏秋采收，洗净，鲜用或晒干。

快速识别

千里光为多年生草本，耀眼的是它那金黄色的头状序，每逢盛花期，密集的花随着蝴蝶的起舞格外美丽。

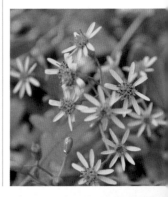

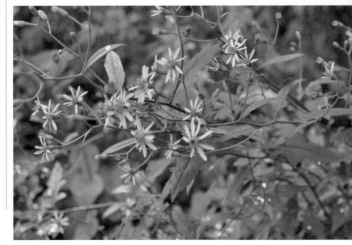

千屈菜

学名： *Lythrum salicaria*

别名： 对叶莲、鸡骨草、大钓鱼竿、乌鸡腿、对牙草、铁菱角、败毒草、蜈蚣草、水槟榔、水柳

科属： 千屈菜科 千屈菜属

成品饮片

来源

千屈菜的全草。

性味归经

性寒，味苦。归大肠、肝经。

功能主治

清热解毒、收敛止血。主痢疾、泄泻、便血、血崩、疮疡溃烂、吐血、衄血、外伤出血。

用法用量

煎服，用量10~30g。外用适量，研末敷或捣敷、煎水洗。

使用宜忌

尚不明确。

原植物

形态特征

多年生草本，高30~100cm，全体具柔毛，有时无毛。茎直立，多分枝，有四棱。叶对生或3片轮生，狭披针形，先端稍钝或短尖，基部圆或心形，有时稍抱茎。总状花序顶生；花两性，数朵簇生于叶状苞片腋内；花瓣6，紫红色，长椭圆形，蒴果椭圆形。花期7~8月，果期9~10月。

产地分布

生于河岸、湖畔、溪沟边和潮湿地。分布于全国各地。

采收加工

秋季采收全草。洗净，切碎，鲜用或晒干。

快速识别

千屈菜其实是很常见的景观绿化植物，它喜欢有水的环境，在湖泊和河流边，成片紫红的千屈菜在湖水的映衬下显得格外美丽。千屈菜高30~100cm；茎直立，多分枝；叶片对生或3片轮生；紫红色的花瓣6枚。

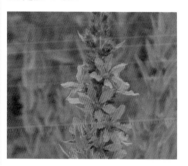

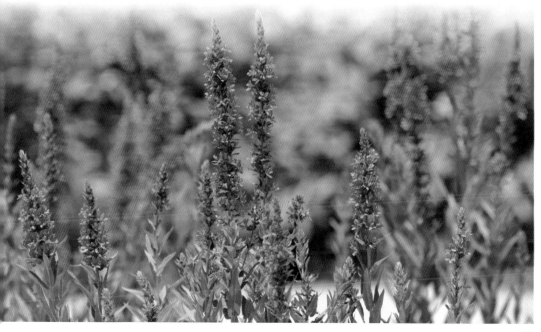

青果

学名：*Canarium album*
别名：橄榄、黄榄、白榄
科属：橄榄科　橄榄属

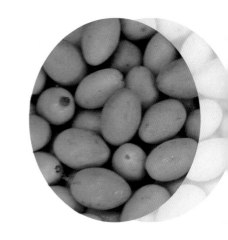

《本草纲目》载："橄榄名义未详。此果虽熟，其色亦青，故俗呼青果。其有色黄者不堪，病物也……生津液，止烦渴，治咽喉痛……生食、煮饮，并消酒毒，解鲀鱼毒。"

成品饮片

来源

橄榄的干燥成熟果实。

性味归经

性平，味甘、酸。归肺、胃经。

功能主治

清热、利咽、生津、解毒。用于咽喉肿痛、咳嗽、烦渴、鱼蟹中毒。

用法用量

用量 4.5~9g，煎服。

使用宜忌

阴虚火旺、咯痰带血者禁用。

原植物

形态特征

常绿乔木，高 10~20m。羽状复叶革质，长圆状披针形。圆锥花序顶生或腋生；花小，两性或杂性；花瓣 3~5，白色，芳香；雄蕊 6，子房上位，3 室，每室胚珠 2。核果卵形，长约 3cm，青黄色。花期 4~5 月，果期 8~10 月。

产地分布

生于低海拔的杂木林中；多为栽培。主产于福建、四川、广东、云南、广西。

采收加工

秋季果实成熟时采收。晒干或阴干；亦有用盐水浸渍、开水烫过后晒干。

快速识别

橄榄是常绿乔木，它的状复叶互生，小叶 9~15 枚开白色小花，花瓣 3~5 枚；核果卵形，长约 3cm。它的实成熟后颜色一直是青黄色故俗称青果。

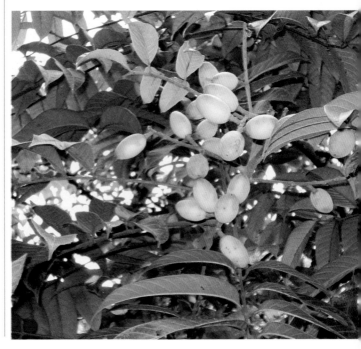

拳参

学名: *Polygonum bistorta*

别名: 紫参、草河车、刀剪药、铜罗、虾参、地虾、山虾

科属: 蓼科　蓼属

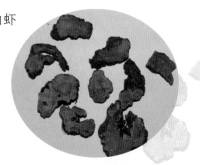

《本草纲目》载："生淄州田野，叶如羊蹄，根似海虾，黑色，土人五月采之……主治淋漤肿气。"

成品饮片

来源

拳参的干燥根茎。

性味归经

性微寒，味苦、涩。归肺、肝、大肠经。

功能主治

清热解毒、消肿、止血。用于赤痢、热泻、肺热咳嗽、痈肿、瘰疬、口舌生疮、吐血、衄血、痔疮出血、毒蛇咬伤。

用法用量

用量 3~10g，鲜用加倍，内服煎汤，外用适量煎水洗或捣敷。

使用宜忌

拳参毒性很小，无实火实热者慎服。

原植物

形态特征

多年生草本，高 35~90cm。茎肥厚，弯曲，外皮紫棕色。叶片革质，长圆披针形或披针形，茎生叶互生。总状花序呈穗状顶生，圆柱形，直立或稍弯，花淡红色或白色。瘦果三棱状椭圆形，红棕色，光亮，包于宿存花被内。花期 6~9 月，果期 9~11 月。

产地分布

生于山坡或草丛中。分布于辽宁、内蒙古、河北、山西、陕西、宁夏、甘肃、新疆、山东、江苏、安徽、浙江、河南、湖北、湖南等地。

采收加工

初发芽时或秋季茎叶将枯萎时采挖。除去泥沙，晒干，去须根。

快速识别

拳参是多年生草本，其根茎肥厚，外皮紫棕色，在地下如同紧握的拳头，故名拳参。它的茎直立；叶片革质，茎秆具筒状膜质托叶鞘；总状花序呈穗状顶生，小花淡红色或白色。

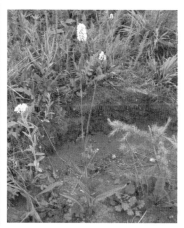

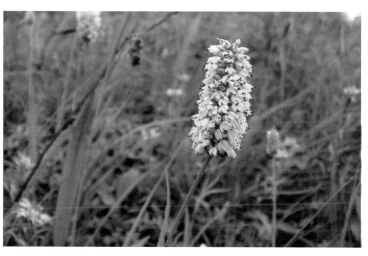

三白草

学名：*Saururus chinensis*

别名：水木通、五路白、白水鸡、白花照水莲、天性草、白叶莲、田三白、白黄脚、白面姑、三点白

科属：三白草科　三白草属

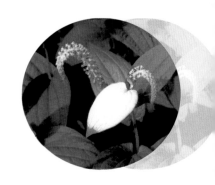

《本草经集注》弘景曰："叶上有三白点，俗因以名。"《新修本草》载："主治水肿脚气，利大小便，消痰破癖，除积聚，消疔肿。"

成品饮片

来源

三白草的干燥根茎或全草。

性味归经

性寒，味甘、辛。归肺、膀胱经。

功能主治

清热解毒、利尿消肿。用于小便不利、淋沥涩痛、白带、尿路感染、肾炎水肿；外治疮疡肿毒、湿疹。

用法用量

用量 15~30g，水煎服；鲜者适量，或捣汁饮。外用捣烂敷患处。

使用宜忌

脾胃虚寒者忌。

原植物

形态特征

多年生草本，高 30~90cm。地下茎有须状小根。单叶互生；叶片卵形或卵状披针形，全缘或近全缘，绿色，两面无毛。总状花序生在茎上端，与叶对生；花两性，无花被。蒴果成熟后顶端开裂。种子圆形。花期 5~8 月，果期 6~9 月。

产地分布

生长在沟旁、沼泽等低湿及近水的地方。分布在河北、山东、安徽、江苏、浙江、广东、湖南、湖北、江西、四川等地。

采收加工

根茎秋季采挖；全草全年均可采挖。除去杂质，洗净，切段，晒干。

快速识别

三白草是多年生草本，它高 30~90cm，茎直立，单叶互生，茎端花序下的叶 2 或 3 片，常于夏初变为白色故名。

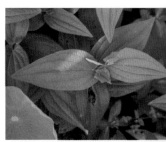

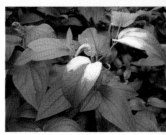

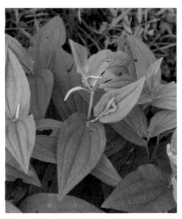

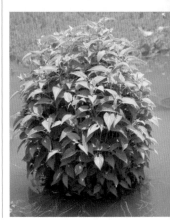

山豆根

学名：*Sophora tonkinensis*

别名：广豆根、苦豆根、土豆根

科属：豆科　槐属

《本草纲目》载："其蔓如大豆，因以为名……解诸药毒，止痛，消疮肿毒，发热咳嗽，治人及马急黄，杀小虫。含之咽汁，解咽喉肿毒，极妙。"

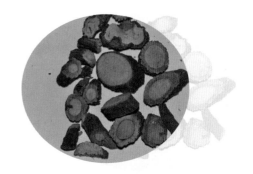

成品饮片

来源

越南槐的干燥根及根茎。

性味归经

性寒，味苦；有毒。归肺、胃经。

功能主治

清热解毒、消肿利咽。用于火毒蕴结、咽喉肿痛、齿龈肿痛。

用法用量

用量 3~6g，煎服；外用适量，研末涂患处。

使用宜忌

脾胃虚寒泄泻者忌服。

原植物

形态特征

灌木，茎纤细，有时攀状。根粗壮。羽状复叶长~15cm，革质或近革质，对或近互生，椭圆形、长圆形卵状长圆形。总状花序或基部分枝近圆锥状；总花梗和花序轴被短而紧贴的丝质柔毛。荚果串珠状。种子卵形，黑色。花期 5~7 月，果期 8~12 月。

产地分布

生于亚热带或温带的石山或石灰岩山地的灌木林中，产于广西、贵州、云南。

采收加工

秋季采挖。除去杂质，洗净，干燥。

快速识别

提起"槐"人们很容易和高大的乔木联系起来，但是越南槐却为灌木，与常见的国槐形成强烈的反差。越南槐枝绿色、圆柱形，羽状复叶有小叶 5~9 对，花冠黄色，荚果串珠状。

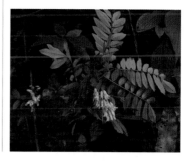

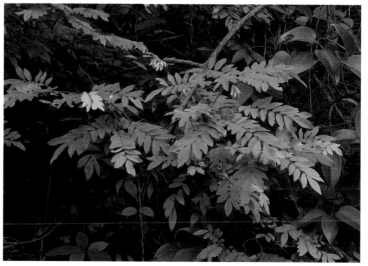

山苦荬

学名：*Ixeris chinensis*

别名：苦菜、小苦麦菜、败酱、黄鼠草、小苦苣、活血草、小苦荬、苦丁菜、苦碟子、败酱草

科属：菊科　苦荬菜属

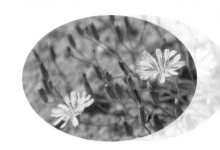

《本草纲目》时珍曰："苦荬以味名也。经历冬春，故曰游冬，家栽者呼为苦苣。"《神农本草经》载："主五脏邪气，厌谷，胃痹。久服，安心益气，聪察少卧，轻身耐老。"

成品饮片

来源

山苦荬的全草或根。

性味归经

性寒，味苦。归肝、胃、大肠经。

功能主治

清热解毒、消肿排脓、凉血止血。主肠痈、肺脓疡、肺热咳嗽、肠炎、痢疾、胆囊炎、盆腔炎、疮疖肿毒、阴囊湿疹、吐血、衄血、血崩、跌打损伤。

用法用量

用量 10~15g。外用适量，捣敷或研末调涂，亦可煎水熏洗。

使用宜忌

尚不明确。

原植物

形态特征

多年生草本，高 20~40cm。具细弱的葡茎或根状茎。叶多着生于基部，线状披针形或篦状披针形。头状花序排列成稀松的伞房状的圆锥花丛；舌状花黄色或白色，舌片先端 5 齿裂。瘦果狭披针形，长约 4mm，具嘴，两面有纵棱 10 条，成熟后红棕色；冠毛 1 层，色白细软。花期 4~5 月，果期 6~7 月。

产地分布

生于山地及荒野，为田间杂草。分布于我国北部、东部和南部。

采收加工

早春采收。洗净，鲜用或晒干。

快速识别

山苦荬是比较常见的物，草坪、石头缝甚至楼层隙中都能见到它。它黄色的花是最惹人注目的，但是作菊科植物，这盛开的"小花其实是它的头状花序。

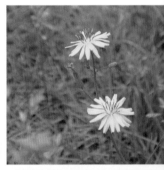

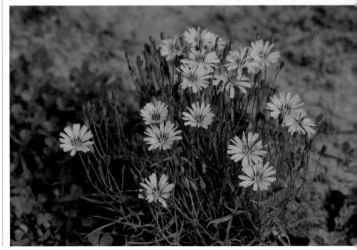

射干

学名: *Belamcanda chinensis*

别名: 乌扇、扁竹、绞剪草、剪刀草、山蒲扇、野萱花、蝴蝶花

科属: 鸢尾科 射干属

《本草纲目》载:"颂曰:射干之形,茎梗疏长,正如射人长竿之状,得名由此尔……时珍曰:其叶丛生,横铺一面,如乌翅及扇之状,故有乌扇、乌、凤翼、鬼扇、仙人掌诸名。俗呼扁竹,谓其叶扁生而根如竹也。根叶又如蛮姜,故曰草姜。"《神农本草经》谓:"主咳逆上气,喉痹咽痛不得消息,散急气,腹中邪逆,食饮大热。"

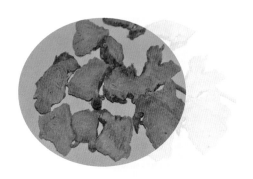

成品饮片

来源

射干的干燥根茎。

性味归经

性寒,味苦。归肺经。

功能主治

清热解毒、消痰、利咽。用于热毒痰火郁结、咽喉肿痛、痰涎壅盛、咳嗽气喘。

用法用量

用量 3~9g,水煎服。

使用宜忌

病无实热、脾虚便溏及孕妇忌服。

原植物

形态特征

多年生草本,高50~120cm。根茎鲜黄色,须根多数。茎直立。叶2列,扁平,嵌叠状广剑形。总状花序顶生;花梗基部具膜质苞片,橘黄色而具有暗红色斑点。蒴果椭圆形,花期7~9月,果期8~10月。

产地分布

生于山坡草地、路旁和林缘。分布于我国华北、中南、西南及陕西、甘肃、山西、河北、吉林、辽宁等省。

采收加工

春初刚发芽或秋末茎叶枯萎时采挖。除去须根及泥沙,干燥。

快速识别

射干在不开花时和鸢尾非常相似,其茎直立,叶2列扁平呈剑形。但是花开放后就很容易识别射干,它的花瓣6枚,花橘黄色而具有暗红色斑点。

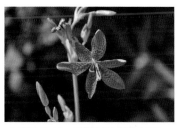

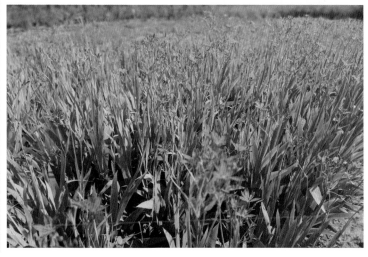

十大功劳

学名： *Mahonia bealei*

别名： 黄天竹、土黄柏、刺黄柏、木黄连

科属： 小檗科　十大功劳属

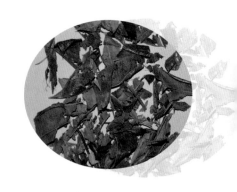

《本草纲目》时珍曰："猫儿刺，叶有五刺，如猫之形，故名。又卫矛亦名枸骨，与此同名。"《本经逢原》张璐曰："枸骨，一名猫儿刺，俗名十大功劳。"《神农本草经》载："补中，安五脏，养精神，除百病。久服肥健，轻身不老。"

成品饮片

来源

阔叶十大功劳的干燥叶。

性味归经

性寒，味苦。归肝、胃、肺、大肠经。

功能主治

清热补虚、燥湿、解毒。主肺痨咳血、骨蒸潮热、头晕耳鸣、腰酸腿软、湿热黄疸、带下、痢疾、风热感冒、目赤肿痛、痈肿疮疡。

用法用量

煎服，用量 6~9g。

使用宜忌

脾胃虚寒者慎用。

柄，卵形。总状花序顶生而直立；花褐黄色，芳香。浆果卵形，暗蓝色，有白粉。花期 5~7 月，果熟期 11 月至翌年 1 月。

产地分布

生于山坡灌木丛中，分布于陕西、安徽、浙江、江西、福建、河南、湖北、湖南、四川等省。

采收加工

全年均可采摘。晒干备用。

快速识别

阔叶十大功劳是常绿灌木。单数羽状复叶有小叶 7~15

片；它的小叶厚革质，边缘反卷，上面蓝绿色。下面黄绿色。其浆果暗蓝色，远远看去，仿佛一串串小葡萄。

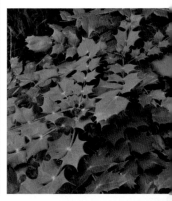

原植物

形态特征

常绿灌木，高达 4m，全体无毛。根粗大，黄色。茎粗壮，直立，木材黄色。单数羽状复叶，厚革质，侧生小叶无

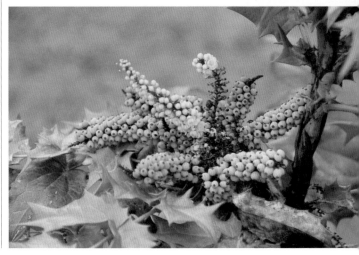

水飞蓟

学名：*Silybum marianum*

别名：水飞雉、奶蓟、老鼠簕

科属：菊科　水飞蓟属

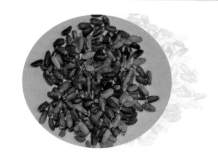

成品饮片

来源

水飞蓟的干燥瘦果。

性味归经

性凉，味苦。归肝经。

功能主治

清热解毒、保肝、利胆、保脑、抗X射线。用于急性或慢性肝炎、肝硬化、脂肪肝、代谢中毒性肝损伤、胆石症、胆管炎及胆、肝管周围炎等。

用法用量

煎服或制成冲剂、胶囊、丸剂，用量6~15g。

使用宜忌

尚不明确。

原植物

形态特征

一年生或两年生草本，高□0~120cm。茎直立，多分枝，□滑或被蛛丝状毛，有纵棱□。叶互生，基部叶常平铺□面，成莲座状，长椭圆状□针形，深或浅羽状分裂。□状花序直径3~6 cm，单生□顶，总苞宽球形，总苞片革质，顶端有长刺。花期5~6月，果期6~7月。

产地分布

原产南欧至北非，我国西北、华北地区有引种栽培。

采收加工

夏、秋季采收。当苞片枯黄向内卷曲成筒、冠毛微张开时，标志果实成熟。及时剪下果序，晒干，打取果实。

快速识别

水飞蓟属于菊科植物，识别它最典型的特征就是它的头状花序和有乳白色斑纹的叶片。它的头状花序直径3~6 cm，单生枝顶，管状花紫红色；叶长椭圆状披针形，羽状分裂，缘齿有尖刺，表面亮绿色，有乳白色斑纹。

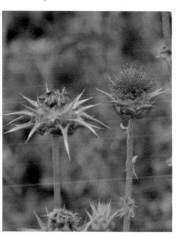

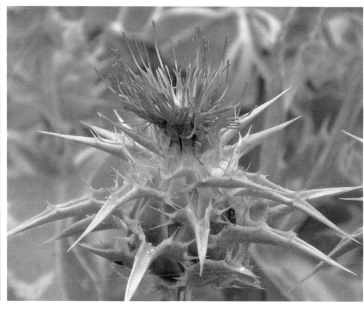

四季青

学名： *Ilex chinensis*

别名： 红冬青、大叶冬青、冬青叶、四季青叶、一口血

科属： 冬青科　冬青属

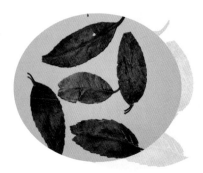

《本草纲目》载："冬月青翠，故名冬青。江东人呼为冻青。浸酒，去风虚，补益肌肤。皮之功同……叶烧灰，入面膏，治轭瘃，灭瘢痕，殊效。"

成品饮片

来源

冬青干燥的叶。

性味归经

性凉，味苦、涩；归肝、肾经。

功能主治

清热解毒、消肿祛瘀。用于肺炎、急性咽喉炎、痢疾、胆道感染、尿路感染；外治烧伤、下肢溃疡、麻风溃疡。

用法用量

煎服，15~30g。外用适量，鲜品捣敷或水煎洗、涂。

使用宜忌

尚不明确。

原植物

形态特征

常绿乔木，高达 13m。树皮灰色，有纵沟。叶互生，薄革质，狭长椭圆形或披针形，叶柄有的为暗紫色。雌雄异株，聚伞花序生叶腋或叶腋外；花瓣紫红色或淡红色；花萼钟形，花冠长 2.5mm。果实椭圆形，深红色，分核 4~5 粒，背面有一深沟。花期 5 月，果期 10 月。

产地分布

生于向阳山坡林缘、灌丛中。分布于长江以南各地。

采收加工

秋、冬季采收。晒干。

快速识别

冬青属于常绿乔木，它的树皮灰色。叶片薄革质，呈狭长椭圆形或披针形。聚伞花序生于叶腋或叶腋外，花瓣紫红色或淡红色。它的果实椭圆形，深红色。

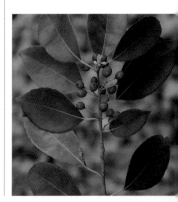

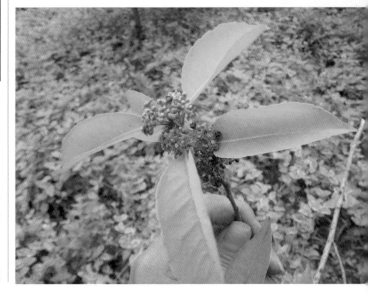

苏败酱

学名： *Thlaspi arvense*

别名： 苏败酱、败酱草、遏蓝菜

科属： 十字花科　菥蓂属

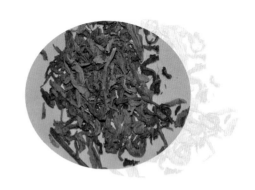

《本草纲目》载："诸名不可解……一名析目，一名荣目，一名马驹。"《神农本草经》谓："主明目，目痛泪出，除痹，补五脏，益精光。久服，轻易不老。"

成品饮片

来源

菥蓂的全草。

性味归经

性平，味苦、甘。归肝、肾经。

功能主治

清热解毒、利水消肿、和中开胃。用于肠痈、肺痈、疮疖肿毒、丹毒、淋浊、带下、消化不良。

用法用量

煎服，用量9~30g。

使用宜忌

尚不明确。

原植物

形态特征

一年生草本，高10~20cm，全株无毛。茎直立，稍分枝或不分枝，淡绿色，具纵棱。基生叶椭圆形，先端钝圆；茎生叶倒披针形或长卵形。总状花序顶生和腋生，花梗纤细；花瓣4，白色，矩圆形。花期5~6月，果期6~7月。

产地分布

生于草地、田间、路旁或村庄附近。分布于我国东北、华北、西北及山东、河南、江苏、安徽、四川、贵州、云南等省。

采收加工

夏季果实成熟时采收。割取全草，晒干。

快速识别

菥蓂可以说是十字花科最好识别的植物了，它的短角果圆形如鹅卵，直径约1cm，扁平，所以又称遏蓝菜(鹅卵菜)。

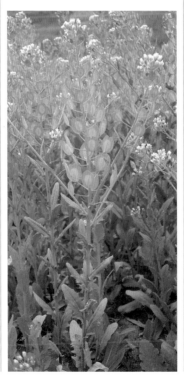

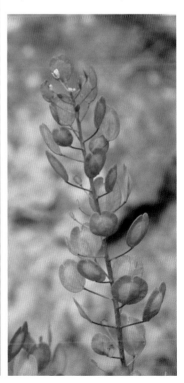

197

算盘子

学名：*Glochidion puberum*

别名：算盘珠、野南瓜、果盒仔、金骨风、山金瓜、臭山橘、馒头果、狮子滚球

科属：叶下珠科　算盘子属

成品饮片

来源

算盘子果实。

性味归经

性凉，味苦；有小毒。归肾经。

功能主治

清热除湿、解毒利咽、行气活血。主治痢疾、泄泻、黄疸、疟疾、淋浊、带下、咽喉肿痛、牙痛、疝痛、产后腹痛。

用法用量

内服：煎汤，9~15g。

使用宜忌

无。

原植物

形态特征

落叶灌木，高 1~2m。小枝密生短柔毛。叶互生，有短柄或几无柄；叶片椭圆形或椭圆状披针形，表面疏生柔毛或近于无毛，背面密生短柔毛。花数朵簇生于叶腋。蒴果扁球形，直径约 1.5cm，有纵沟，外面有茸毛。花期 5~6 月，果期 8~9 月。

产地分布

生于山坡灌丛中。分布在福建、广东、广西、贵州、四川、湖北、江西、浙江、江苏、安徽、陕西等地。

采收加工

秋季采摘，拣净杂质，晒干。

快速识别

算盘子实际上是对其植物果实形象的描述。算盘子植物果实为蒴果，扁球形，直径约 1.5cm，有纵沟，外面有茸毛，形状如同算盘子。

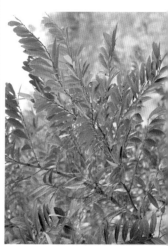

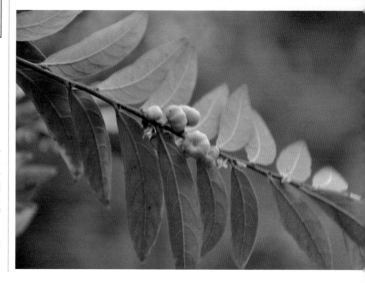

天葵子

名: *Semiaquilegia adoxoides*

名: 紫背天葵、天葵、天葵草、千年老鼠屎、金耗子屎、夏无踪、散血球

属: 毛茛科 天葵属

《本草纲目拾遗》云："二月发苗，叶如三角酸，向阴者紫背为佳，其根如鼠屎，外黑内白。三月开花细白，结角亦细。四月枯。"

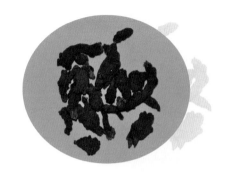

成品饮片

来源

天葵的干燥块根。

性味归经

性寒，味甘、苦。归肝、胃经。

功能主治

清热解毒、消肿散结。用于痈肿疔疮、乳痈、瘰疬、毒蛇咬伤。

用法用量

用量 9~15g。

使用宜忌

脾胃虚寒者慎服。

原 植 物

形态特征

多年生草本，高 15~40cm。根灰黑色，略呈纺锤形或椭形。茎丛生，纤细，直立，分枝，表面有白色细柔毛。生叶丛生，有长柄；小叶柄，有细柔毛；茎生叶与根生叶相似，由下而上，渐次变小。花单生叶腋，花柄果后伸长，花小，白色。花期 3~4 月，果熟期 5~6 月。

产地分布

生于林下、石隙、草丛等阴湿处。分布在我国西南、华东、东北等地。

采收加工

夏初采挖。洗净，干燥，除去须根。

快速识别

天葵子属于毛茛科植物，它株高 15~40cm，块根灰黑色，略呈纺锤形，如同老鼠屎，所以入药又叫"千年老鼠屎"。此外它的叶片上面绿色，下面紫色也是识别它的一大特征。

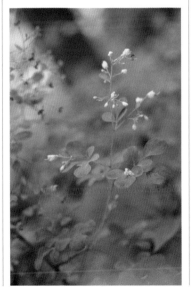

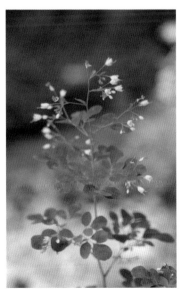

铁苋菜

学名：*Acalypha australis*

别名：人苋、血见愁、海蚌含珠、撮斗装珍珠、
叶里含珠、野麻草

科属：大戟科　铁苋菜属

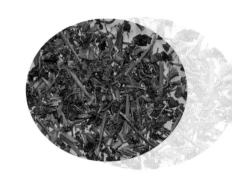

成品饮片

来源

铁苋菜的全草。

性味归经

性凉，味苦、涩。
归心、肺经。

功能主治

清热解毒、消积、
止痢、止血。用于肠炎、
细菌性痢疾、阿米巴痢
疾、小儿疳积、肝炎、
疟疾、吐血、衄血、尿血、
便血、子宫出血；外用
治痈疖疮疡、外伤出血、
湿疹、皮炎、毒蛇咬伤。

用法用量

煎服，用量20~50g。
外用适量，鲜品捣烂敷
患处。

使用宜忌

尚不明确。

原植物

形态特征

一年生草本，高30~60cm，
被柔毛。茎直立，多分枝。
叶互生，椭圆状披针形。花
序腋生，有叶状肾形苞片

1~3，不分裂，合对如蚌。蒴
果钝三棱形，淡褐色，有毛。
种子黑色。花期5~7月，果期
7~11月。

产地分布

生于山坡、沟边、路旁、
田野，分布几乎遍于全国。

采收加工

夏秋采集全草，去泥土，
晒干。

快速识别

铁苋菜是大戟科草本植
物，它和我们常说的苋菜其实
没有一点关系。铁苋菜为常见
野草之一，高30~60cm。它的
花序腋生，常有叶状肾形苞片
1~3枚。

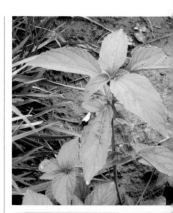

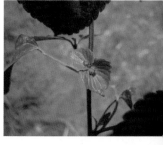

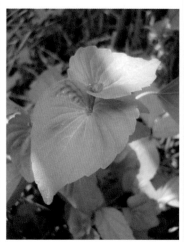

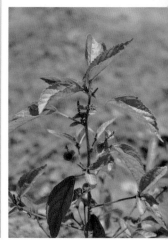

土茯苓

名：*Smilax glabra*

名：过山龙、冷饭团、土萆薢、土苓、红土苓

属：菝葜科　菝葜属

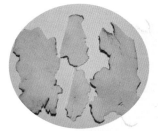

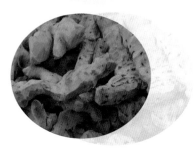

《本草纲目》时珍曰："南中平泽有一种藤，叶如菝，根作块有节，似菝而色赤，味如薯蓣，亦名禹余粮。言昔禹行山乏食，采此充粮而弃其余，故有此名。观陶氏此说，即今土茯苓也。故今尚有仙遗粮、冷饭团之名，亦其遗意……止泄泻，治拘挛骨痛，恶疮痈肿。解汞粉、银朱毒。"

成品饮片

来源

光叶菝葜的干燥根茎。

性味归经

性平，味甘、淡。归肝、胃经。

功能主治

除湿、解毒、通利关节。用于湿热淋浊、带下、痈肿、瘰疬、疥癣、梅毒及汞中毒所致的肢体拘挛、筋骨疼痛。

用法用量

煎服，用量15~60g。

使用宜忌

肝肾阴虚者慎服。

原植物

形态特征

攀缘状灌木。根茎块根，有明显结节，着生多数须根。茎无刺。单叶互生；革质，披针形至椭圆状披针形。花单性，雌雄异株；伞形花序腋生，花序梗极短。浆果球形，直径6~8mm，红色。花期7~8月，果期9~10月。

产地分布

生长于山坡、荒山及林边的半阴地。分布在安徽、江苏、浙江、福建、广东、广西、江西、湖南、湖北、四川、贵州等地。

采收加工

夏、秋二季采挖，除去须根，洗净，干燥；或趁鲜切成薄片，干燥。

快速识别

光叶菝葜是攀缘状灌木，它的叶片披针形至椭圆状披针形，基出脉3~5条，叶片近基部具开展的叶鞘，叶鞘先端常伸出2条卷须。

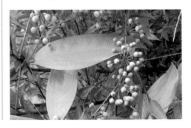

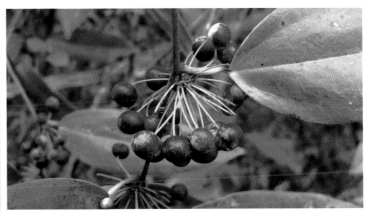

委陵菜

学名：*Potentilla chinensis*

别名：毛鸡腿子、野鸡膀子、蛤蟆草、山萝卜、翻白草、白头翁

科属：蔷薇科　委陵菜属

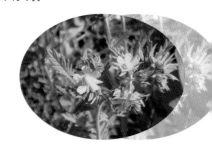

《救荒本草》载："委陵菜，一名翻白菜。"《本草纲目》时珍曰："翻白，以叶之形名；鸡腿、天藕，以根之味名也。楚人谓之湖鸡腿，淮人谓之天藕。主治吐血下血崩中，疟疾痈疮。"

成品饮片

来源

委陵菜的干燥全草。

性味归经

性寒，味苦。归肝、大肠经。

功能主治

清热解毒、凉血止痢。用于赤痢腹痛、久痢不止、痔疮出血、痈肿疮毒。

用法用量

煎服，用量 9~15g。外用鲜品适量，煎水洗或捣烂敷患处。

使用宜忌

孕妇忌服。

原 植 物

形态特征

多年生草本，高 30~70cm。根肥大，圆锥形，木质化，暗褐色。茎直立或斜生，密被白色长绵毛。奇数羽状复叶，互生，基生叶有小叶 7~15 对，小叶对生或互生。聚伞花序顶生；花瓣 5 枚，黄色，倒卵状圆形，先端凹。瘦果多数。花期 6~8 月，果期 8~10 月。

产地分布

生于山坡、路边、田旁、山林草丛中。全国大部分地区有分布。

采收加工

春季采挖幼嫩带根的全草，晒干或鲜用。

快速识别

委陵菜是多年生草本，茎直立或斜生，密被白色长绵毛。识别它主要看它的叶片。它的奇数羽状复叶互生，有小叶 7~15 对，顶生小叶最大，两侧小叶向下渐次变小。

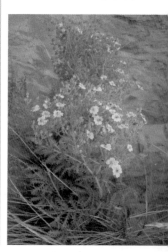

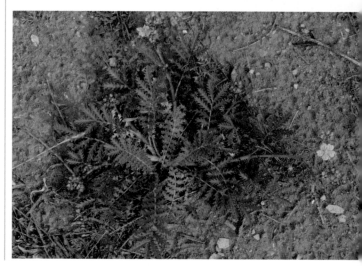

花果

名：*Ficus carica*

名：文先果、奶浆果、树地瓜、映日果、明目果、密果

属：桑科 榕属

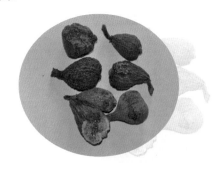

《本草纲目》时珍曰："无花果出扬州及云南……枝柯如枇杷树，三月发叶如花构叶。五月内不花而实，实出枝间，状如木馒头，其内虚软。采以盐渍，压实令扁，晒干充果食。熟则紫色，软烂甘味如柿而无核也……治五痔，咽喉痛。"

成品饮片

来源

无花果的干燥成熟果实。

性味归经

味甘，性凉。归肺、胃、大肠经。

功能主治

清热生津、健脾开胃、解毒消肿。主咽喉肿痛、燥咳声嘶、乳汁稀少、肠热便秘、食欲不振、消化不良、泄泻痢疾、痈肿、癣疾。

用法用量

用量9~15g，煎服。外用适量，煎水洗；研末调敷或吹喉。

使用宜忌

脾胃虚寒者慎服。

原植物

形态特征

落叶灌木或小乔木，高达~10m，全株具乳汁。多分枝，枝粗壮，表面褐色，被稀短毛。叶互生；叶柄长2~5cm，粗壮；托叶卵状披针形，长约1cm，红色；叶片厚膜质，宽卵形或卵圆形。雌雄异株，隐头花序，花序托单生于叶腋。花期7~8月，果期9~10月。

产地分布

我国各地均有栽培。

采收加工

9~10月采摘未成熟果实，分批采摘或拾取落地的未成熟果实，鲜果用开水烫后，晒干或烘干。

快速识别

无花果作为干果经常会吃到。它的植株高达3~10m，全株具乳汁，叶片厚膜质，五月时会从枝间长出梨性的果实。无花果并非不开花，只是它的花序隐藏在果实里面而已。

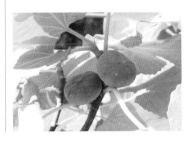

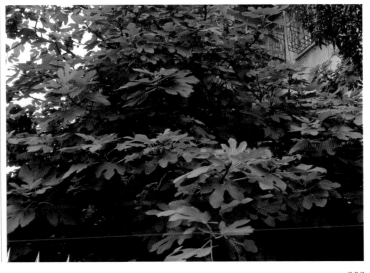

苋

学名: *Amaranthus tricolor*

别名: 雁来红、老来少、三色苋

科属: 苋科　苋属

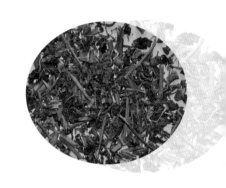

《本草纲目》时珍曰:"苋之茎叶,皆高硕而易见,故其字从见,指事也……并利大小肠,治初痢,滑胎……苋实主治肝风客热,翳目黑花。苋根主治阴下冷痛,入腹则肿满杀人,捣烂敷之。"《神农本草经》载:"主青盲,明目除邪,利大小便,去寒热。久服,益气力,不饥,轻身。"

成品饮片

来源

苋菜的干燥根、果实及全草。

性味归经

性凉、味微甘。入肺、大肠经。

功能主治

种子:清肝明目,用于角膜云翳、目赤肿痛。根:凉血解毒、止痢,用于细菌性痢疾、肠炎、红崩白带、痔疮。

用法用量

内服:煎汤 30~60g;或煮粥。外用:适量,捣敷或煎液熏洗。

使用宜忌

脾虚易泻或便溏者慎服。

原植物

形态特征

一年生草本,高 80~150cm。茎粗壮,绿色或红色,常分枝,幼时有毛或无毛。叶片卵形、菱状卵形或披针形,绿色或常呈红色、紫色或黄色,或部分绿色夹杂其他颜色。花簇腋生,直到下部叶,或同时具顶生花簇,形成下垂的穗状花序;花簇球形。花期 5~8 月,果期 7~9 月。

产地分布

全国各地均有栽培,原产于印度,分布于亚洲南部、中亚、日本等地。

采收加工

春、夏季采收。洗净,鲜用或晒干。

快速识别

苋菜是日常生活中常见的植物,它的叶片卵形、菱卵形或披针形,顶端圆钝或凹;颜色多变,有绿色、红或紫色。

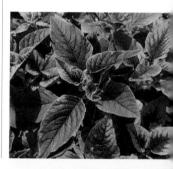

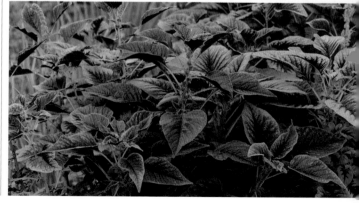

鸦胆子

学　名：*Brucea javanica*

别　名：苦参子、老鸦胆

科　属：苦木科　鸦胆子属

《本草纲目拾遗》载："一名苦参子，一名鸦胆子……形如梧子，其仁多油，生食令人吐，治痢。"

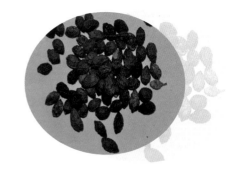

成品饮片

来源

鸦胆子的干燥成熟果实。

性味归经

性寒，味苦；有小毒。归大肠、肝经。

功能主治

清热解毒、截疟、止痢、腐蚀赘疣。用于痢疾、疟疾；外治赘疣、鸡眼。

用法用量

用量 0.5~2g，用龙眼肉包裹或装入胶囊吞服；外用适量。

使用宜忌

脾胃虚弱、呕吐者忌服。孕妇和小儿慎用。

原 植 物

形态特征

常绿大灌木或小乔木，高达 3m，全株均被黄色柔毛。单数羽状复叶，互生；小叶5~11 枚，对生，长卵状披针形。圆锥聚伞花序腋生，雌雄异株；花极小，红黄色。核果长卵形，先端略向外弯，成熟时黑色，具突起的网纹。花期 3~8 月，果期 4~9 月。

产地分布

生长在草地、灌木丛中及路旁向阳处。分布在福建、广西、云南、台湾、广东等地。

采收加工

秋季果实成熟时采收。除去杂质，晒干。

快速识别

鸦胆子是常绿大灌木或小乔木，全株有黄色柔毛。它的叶片长 10~30cm，单数羽状复叶具有小叶 5~11 枚。它的花极小，红黄色。核果长卵形，先端略向外弯，成熟时黑色，具突起的网纹。

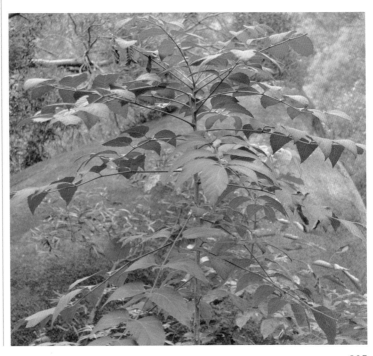

野菊花

学名：*Chrysanthemum indicum*
别名：野菊、野黄菊、苦薏
科属：菊科　菊属

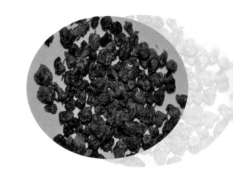

《本草纲目》时珍曰："野菊，释名苦薏，薏乃莲子之心，此物味苦似之，故与之同名……治痈肿疔毒、瘰眼息。"

成品饮片

来源
野菊的干燥头状花序。

性味归经
性微寒，味苦、辛。归肝、心经。

功能主治
清热解毒。用于疗疮痈肿、目赤肿痛、头痛眩晕。

用法用量
煎服，用量 9~15g。外用适量，煎汤外洗或制膏外涂。

使用宜忌
脾胃虚寒者慎服。

规则的伞房花序。花期 9~10 月，果期 10~11 月。

产地分布
生于山坡草地、灌丛、河边水湿地，海滨盐渍地及田边、路旁。分布于东北、华北、华东、华中及西南。

采收加工
秋、冬二季花初开放时采摘。晒干，或蒸后晒干。

快速识别
野菊花为多年生草本，是深秋季节山野中最亮的植物了。它的舌状花黄色，头状花序直径 2.5~4cm，在茎枝顶端排成伞房状圆锥花序。

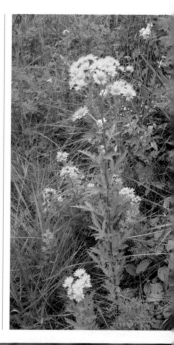

原植物

形态特征
多年生草本，高25~100cm。根茎粗厚，分枝，有长或短的地下匍匐枝。茎直立或基部铺展。基生叶脱落；茎生叶卵形或长圆状卵形，羽状分裂或分裂不明显。头状花序，在茎枝顶端排成伞房状圆锥花序或不

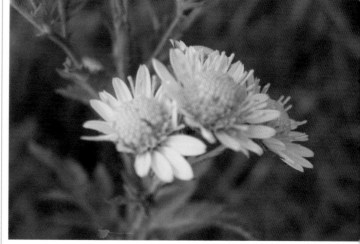

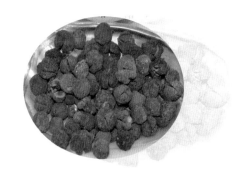

余甘子

名： *Phyllanthus emblica*

名： 滇橄榄、庵摩勒、油柑子

属： 叶下珠科　叶下珠属

《本草纲目》载："《梵书》名庵摩勒，又名摩勒落迦果。其味初食苦涩，良久更甘，故曰余甘。主治风虚热气，生发去风痒……主丹石伤肺、上气咳嗽，解硫黄毒。"

成品饮片

来源

余甘子的干燥成熟果实。

性味归经

性凉，味甘、酸、涩。归肺、胃经。

功能主治

清热凉血、消食健胃、生津止咳。用于血热血瘀、消化不良、腹胀、咳嗽、喉痛、口干。

用法用量

用量 3~9g，多入丸散服。

使用宜忌

脾胃虚寒者慎服。

色；单性，雌雄同株，具短柄。花期 4~5 月，果期 9~11 月。

产地分布

生于海拔 300~1200m 的疏林下或山坡向阳处。分布于我国福建、台湾、广东、海南、广西、四川、贵州、云南等地。

采收加工

冬季至次春果实成熟时采收。除去杂质，干燥。

快速识别

余甘子为落叶小乔木或灌木，它的树皮灰白色，薄而易脱落，常露出大块赤红色内皮，因此，根据这一特征就很好地识别它了。

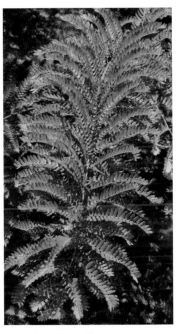

原植物

形态特征

落叶小乔木或灌木，高8m。树皮灰白色，薄而易落，露出大块赤红色内皮。互生于细弱的小枝上，2 列，似羽状复叶；托叶线状披针；叶片长方线形或线状长圆；花簇生于叶腋，花小，黄

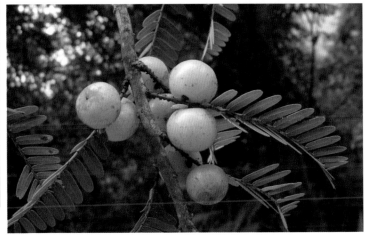

鱼腥草

学名：*Houttuynia cordata*

别名：侧耳根、猪鼻孔、臭草、鱼鳞草

科属：三白草科　蕺菜属

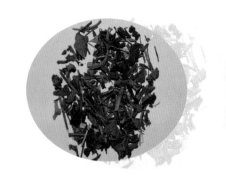

《本草纲目》时珍曰："蕺字，段公路《北户录》作蕊，音戢。秦人谓之菹子。菹、蕺音相近也。其叶腥气，故俗呼为鱼腥草……散热毒痈肿，疮痔脱肛，断痁疾，解硇毒。"

成品饮片

来源

蕺菜的干燥地上部分。

性味归经

性微寒，味辛。归肺经。

功能主治

清热解毒、消痈排脓、利尿通淋。用于肺痈吐脓、痰热喘咳、热痢、热淋、痈肿疮毒。

用法用量

煎服，用量15~25g，不宜久煎；鲜品用量加倍，水煎或捣汁服。外用适量，捣敷或煎汤熏洗患处。

使用宜忌

虚寒证及阴性外疡忌服。

原植物

形态特征

多年生草本，高15~50cm，有腥臭气。茎下部伏地，生根，上部直立。叶互生，心形或阔卵形，脉上稍被柔毛，下面紫红色；叶柄长3~5cm；托叶条形，下半部与叶柄合生成鞘状。穗状花序生于茎顶，与叶对生，基部有白色花瓣状苞片4枚。蒴果卵圆形，顶端开裂。花期5~8月，果期7~10月。

产地分布

生于山地、沟边、塘边、田埂或林下湿地。主产于江苏、浙江、江西、安徽、四川、云南、贵州、广东、广西。

采收加工

夏季采收。茎叶茂盛、花穗多时采割，除去杂质，晒干。

快速识别

蕺菜是多年生草本，它15~50cm，全草有腥臭气，此又叫"鱼腥草"。它根状如同苇根一节一节的，这可日常食用的部分哦。

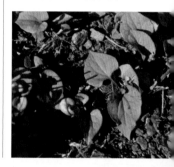

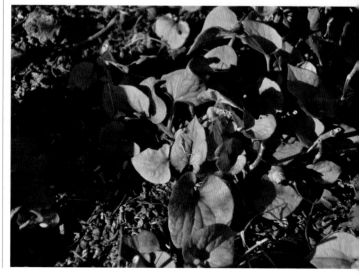

禹州漏芦

学名：*Echinops latifolius*

别名：蓝刺头、漏芦

科属：菊科 蓝刺头属

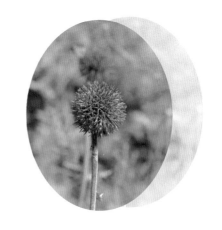

《本草纲目》时珍曰："屋之西北黑处谓之漏，凡物黑色谓之芦。此草秋后即黑，异于众草，故有漏芦之称。"《神农本草经》载："主皮肤热、恶创、疽痔、湿痹，下乳汁。久服轻身益气，耳目聪明，不老延年。"

成品饮片

来源
蓝刺头的干燥根。

性味归经
性寒、味苦。归胃经。

功能主治
清热解毒、消痈、下乳、舒筋通脉。用于乳痈肿痛、痈疽发背、疮毒、乳汁不通、湿痹拘挛。

用法用量
用量4.5~9.0g，水煎服。

使用宜忌
孕妇慎用。

原植物

形态特征
多年生草本，高达1 m。圆柱形，外皮黄棕色。茎直，不分枝或少分枝，下部疏蛛丝状毛，上部密生白绵毛。互生，下部叶有柄，上部叶无柄，叶片二回羽状分裂或深裂，长圆状倒卵形。头状花序顶生，球形，花冠筒状，裂片5，条形，淡蓝色，筒部白色。瘦果圆柱形。花期7~8月，果期8~9月。

产地分布
生于山坡草丛或干燥山坡、山间路旁等处。分布于我国黑龙江、吉林、辽宁、河北、河南、山东、山西、内蒙古、陕西、甘肃等地。

采收加工
秋季采挖。除净残茎、泥土，晒干。

快速识别
蓝刺头为多年生草本，名如其形，它的头状花序顶生，球形，开蓝色小花。茎直立。叶互生，二回羽状分裂，边缘有短刺。

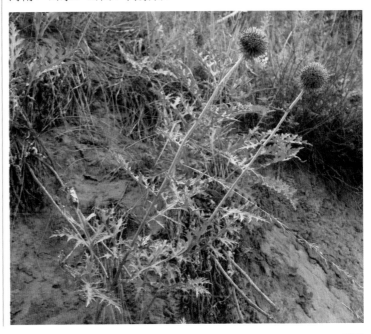

芸香

学名：*Ruta graveolens*

别名：臭草

科属：芸香科　芸香属

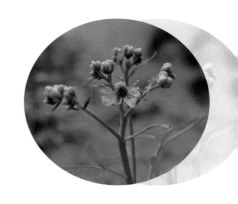

成品饮片

来源

芸香的全草。

性味归经

性凉，味辛、微苦。

功能主治

清热解毒、散瘀止痛。用于感冒发热、牙痛、月经不调、小儿湿疹；外用治疮疖肿毒、跌打损伤。

用法用量

煎服，用量 10~20g，外用适量，鲜品捣烂敷患处。

使用宜忌

孕妇忌服。

原植物

形态特征

多年生草本，基部木质。植株高达 1m，各部有浓烈特殊气味。叶二至三回羽状复叶，长 6~12cm，末回小羽裂片短匙形或狭长圆形，灰绿或带蓝绿色。花金黄色，花初开放时与花瓣对生的 4 枚雄蕊贴附于花瓣上。果长 6~10mm，果皮有凸起的油点。种子甚多，肾形，褐黑色。花期 3~6 月，果期 7~9 月。

产地分布

生长于山坡草地。分布在甘肃、陕西、四川、贵州、云南等地。

采收加工

全年可采。洗净阴干或鲜用。

快速识别

芸香有浓烈特殊气味，末回小羽裂片短匙形或狭长圆形，灰绿或带蓝绿色。花金色，由顶端开裂至中部。果有凸起的油点。种子肾形，黑色。

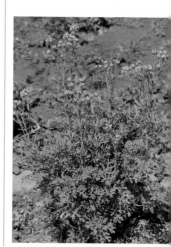

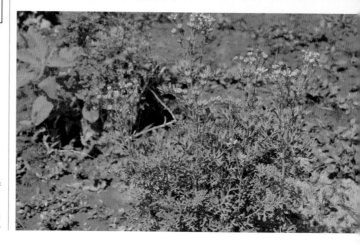

春花

名：*Catharanthus roseus*

名：雁来红、日日新、四时春、三万花、五色梅、日日春、四时花、红长春花

属：夹竹桃科　长春花属

《本草纲目》载："金盏，其花形也。长春，言耐久也……主治肠痔下血久不止。"

成品饮片

来源

长春花的全草。

性味归经

性寒，味苦；有毒。归肝、肾经。

功能主治

解毒抗癌、清热平肝。主多种癌肿、高血压、痈肿疮毒、烫伤。

用法用量

煎服，用量 5~10g；外用适量，捣敷或研末调敷。

使用宜忌

尚不明确。

原植物

形态特征

半灌木或多年生草本，高60cm。茎近方形，有条纹。对生，膜质，倒卵状长圆。聚伞花序腋生或顶生；花红色，高脚碟状。蓇葖果 2，直立、平行或略叉开，长2.5cm，直径约 3mm，外果厚纸质。种子黑色，长圆筒，两端截形，具有颗粒状小

瘤凸起。花期、果期几乎全年。

产地分布

栽培，也有野生。分布在广东、广西、云南以及长江以南各地。

采收加工

全年可采。洗净、切段，晒干备用或鲜用。

快速识别

长春花茎近方形；叶对生，膜质，倒卵状长圆形，长 3~4cm，宽 1.5~2.5cm。聚伞花序腋生或顶生，有花 2~3 朵，花 5 裂；花冠红色，高脚碟状。蓇葖果 2 个，长约 2.5cm。

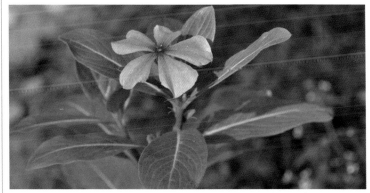

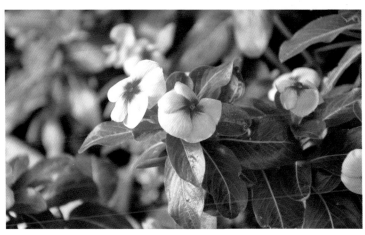

重楼

学名：*Paris polyphylla* var. *chinensis*

别名：灯台七、铁灯台

科属：藜芦科　重楼属

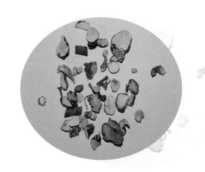

《本草纲目》载："今谓重楼者，是也。一名重台，南人名草甘遂……虫蛇之毒，得此治之即休，故有蚤休、螫休诸名。重台、三层，因其叶状也。金钱重楼，因其花状也。甘遂，因其根状也。紫河车，因其功用也。"《神农本草经》谓："主惊痫、摇头弄舌、热气在腹中、癫疾、痈创、阴蚀，下三虫，去蛇毒。"

成品饮片

来源

七叶一枝花的干燥根茎。

性味归经

性凉，味苦。有小毒。归心、肝、肺、胃、大肠经。

功能主治

败毒抗癌、消肿止痛、清热定惊、镇咳平喘。治痈肿肺痨久咳、跌打损伤、蛇虫咬伤、淋巴结核、骨髓炎等症，是云南白药的主要成分之一。

用法用量

用量 5~15g，煎服。

使用宜忌

虚寒证、阴性疮疡及孕妇禁服。

原 植 物

形态特征

多年生草本，高50~100cm。根状茎粗壮，圆锥状或圆柱状，粗可达3cm，具多数环状结节，棕褐色，具多数须根。茎直立，圆柱形，不分枝，基部常带紫色。叶7~10片，轮生于茎顶，长圆形、椭圆形或倒卵状披针形。花单生于茎顶，在轮生叶片上端。蒴果近球形。花期7~8月，果期9~10月。

产地分布

生于山地林下或路旁草丛的阴湿处。分布于广西、四川、贵州、云南等地。

采收加工

秋季采挖。除去须根，洗净，晒干。

快速识别

七叶一枝花茎直立，圆柱形，不分枝，基部常带紫色。叶7~10片，轮生于茎顶。花单生于茎顶，在轮生叶片上端；外轮花被片（萼片）4~6，形状似叶片，绿色；内轮花被片（花瓣）退化成线状。

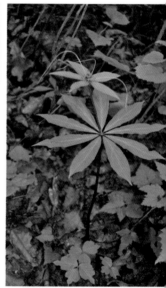

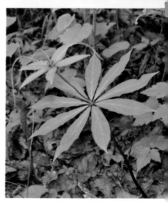

朱砂根

名：*Ardisia crenata*

名：大罗伞、大凉伞、珍珠伞、铁凉伞、开喉箭

属：报春花科　紫金牛属

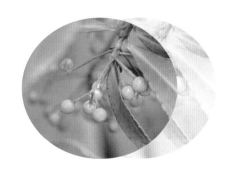

《本草纲目》时珍曰："朱砂根生深山中，苗高尺许，叶似冬青叶，背甚赤，夏月长茂。根大如箸，赤色，此与百两金仿佛……主治咽喉肿痹，磨水或醋咽之，甚良。"

成品饮片

来源

朱砂根的干燥根。

性味归经

性凉，味苦、辛。

功能主治

清热解毒、活血止痛。主咽喉肿痛、风湿热痹、黄疸、痢疾、跌打损伤、流火、乳腺炎、睾丸炎。

用法用量

煎服用量 15~30g。外用适量，捣敷。

使用宜忌

虚弱者慎用。

原植物

形态特征

灌木，高达 1~2m，全体无毛。茎直立，有数个分枝。纸质至革质，椭圆状披针形倒披针形。伞形花序顶生或生，花序柄长 1.5~2cm；花色或淡红色。核果球形，直约 6mm，熟时红色，有黑斑点。花期 6~7 月，果期~12 月。

产地分布

生于山地林下、沟边、路旁。分布在浙江、安徽、江西、湖南、湖北、四川、福建、广东、广西等地。主产于福建、湖南、广西。

采收加工

秋季采挖。切碎，晒干。

快速识别

朱砂根为灌木，高达 1~2m，茎直立。叶纸质至革质，椭圆状披针形至倒披针形，长 6~12cm，宽 2~4cm；伞形花序顶生或腋生，花序柄长 1.5~2cm；花白色或淡红色，果实为核果，球形，直径约 6mm，熟时红色，有黑色斑点。

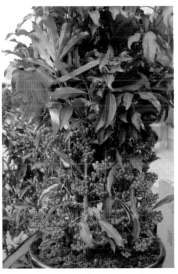

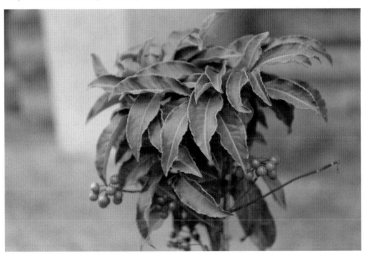

珠芽蓼

学名： *Polygonum viviparum*

别名： 红三七、草河车、拳参、猴娃七、山高粱

科属： 蓼科 蓼属

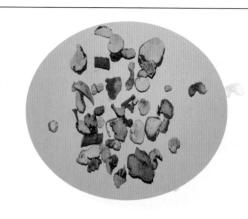

成品饮片

来源

珠芽蓼的干燥根茎。

性味归经

性凉，味苦、涩。

功能主治

清热解毒、收敛止血、散瘀活血、止痛生肌。用于扁桃体炎、崩漏、便血、痢疾、腹胀痛、破伤风、痈肿、肺结核、跌打损伤、外伤出血等。

用法用量

用量 9~15g；外用适量。

使用宜忌

尚不明确。

原植物

形态特征

多年生草本，高10~40cm。根状茎肥厚，呈指状弯曲，暗褐色，断面紫红色，密生须根。基生叶与茎下部叶具长柄，无翅；叶片近草质，长椭圆形或宽披针形。穗状花序顶生，长3~6cm，苞片膜质，淡褐色；花被白色或粉红色。坚果三棱形，有光泽。花期6~7月，果期7~8月。

产地分布

生于潮湿山坡草地、河滩草地及灌丛中。分布于我国华北、西北及吉林、四川、云南、西藏等地。

采收加工

秋季采挖。除去茎及残叶、须根和泥土，拣除腐朽变黑色者，晒干。

快速识别

珠芽蓼根状茎肥厚，呈指状弯曲，暗褐色。茎直立，常2~3丛生。基生叶与茎下部具长柄，叶片长椭圆形或宽针形；托叶鞘膜质，淡褐色长管状，长2~6cm。穗状花顶生，花被白色或粉红色。果三棱形，花序的中下部生珠芽，卵形，紫褐色。

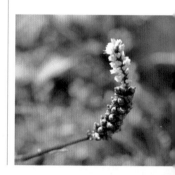

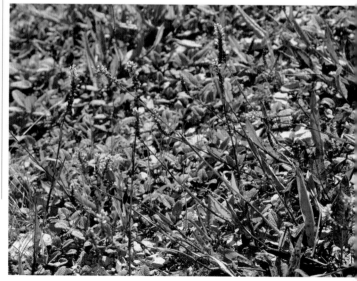

紫花地丁

名：*Viola yedoensis*

名：铧头草、光瓣堇菜

属：堇菜科 堇菜属

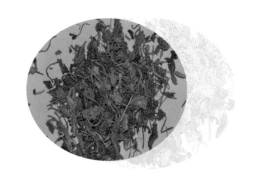

《本草纲目》时珍曰："紫花地丁，处处有之。其叶似柳而微细，夏开紫花结角。平地生者起茎；沟壑边生者起蔓。主治一切痈疽发背，疔肿瘰，无名肿毒，恶疮。"

成品饮片

来源

紫花地丁干燥全草。

性味归经

性寒，味苦、辛。归心、肝经。

功能主治

清热解毒、凉血消肿。用于疔疮肿毒、痈疽发背、丹毒、毒蛇咬伤。

用法用量

煎服，用量15~30g。外用鲜品适量，捣烂敷患处。

使用宜忌

阴疽漫肿无头及脾胃虚寒者慎服。

原植物

形态特征

多年生草本，高4~14cm，期高可达20cm。根茎短，直，淡褐色。叶多数，基生，座状；呈长圆形、狭卵状披形或长圆状卵形。花梗通常数，细弱，与叶片等长或高

出叶片；花紫堇色或淡紫色，稀呈白色，喉部色较淡并带有紫色条纹。蒴果长圆形。种子卵球形，淡黄色。花期4~9月，果期5~10月。

产地分布

生于田间、荒地、山坡草丛、林缘或灌丛中，分布于全国大部分地区。

采收加工

春、秋二季采收。除去杂质，晒干。

快速识别

紫花地丁为多年生矮小草

本。叶多数，基生，莲座状；叶长圆形、狭卵状披针形或长圆状卵形，长1.5~4cm，宽0.5~1cm。花梗通常多数，细弱，与叶片等长或高出叶片；花紫堇色或淡紫色，花瓣5，倒卵形或长圆状倒卵形；距细管状，长4~8mm。

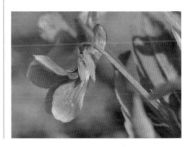

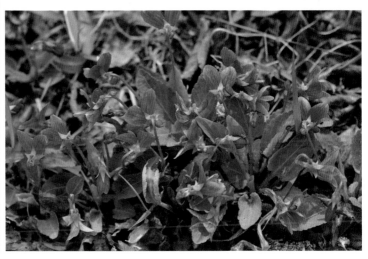

赤芍

学名: *Paeonia veitchii*

别名: 山芍药、草芍药

科属: 毛茛科　芍药属

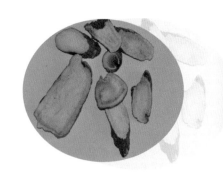

《本草纲目》载："芍药一名将离，故将别赠之。俗呼其花之千叶者，为小牡丹；赤者为木芍药，与牡丹同名也……赤芍药散邪，能行血中之滞。"

成品饮片

来源

川赤芍的干燥根。

性味归经

性微寒，味苦。归肝经。

功能主治

清热凉血、散瘀止痛。用于温毒发斑、吐血衄血、目赤肿痛、肝郁胁痛、经闭痛经、症瘕腹痛、跌打损伤、痈肿疮疡。

用法用量

用量6~12g，煎汤服。

使用宜忌

不宜与藜芦同用。

原植物

形态特征

多年生草本，高30~120cm。根圆柱形，单一或分歧，直径1.5~2cm。茎直立，有粗而钝的棱，无毛。叶互生；茎下部叶为二回三出复叶，叶片轮廓呈宽卵形，长7.5~20cm；小叶成羽状分裂，裂片窄披针形或披针形。花两性，2~4朵，花瓣6~9，倒卵形，紫红色或粉红色。蓇葖果。花期5~6月，果期7~8月。

产地分布

生长在阔叶林下及山沟中。分布在黑龙江、吉林、辽宁、内蒙古、新疆、河北、山西、陕西、甘肃、四川、贵州、云南、安徽等地。

采收加工

春、秋二季采挖。除去根茎、须根及泥沙，晒干。

快速识别

川赤芍，茎直立。叶互生，叶柄长3~9cm，茎下部叶为二回三出复叶，小叶成羽状分裂，裂片窄披针形或披针形花2~4朵生于茎顶端和叶腋常仅1朵开放；花瓣6~9枚紫红色或粉红色；雄蕊多数花药黄色；花期5~6月。

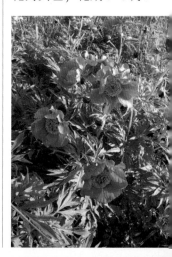

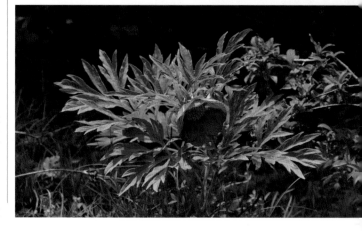

地黄

学名： *Rehmannia glutinosa*

别名： 生地、酒壶花、山烟根、山白菜

科属： 玄参科　地黄属

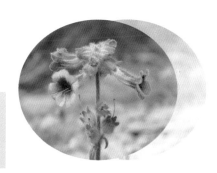

《本草纲目》载："地黄生则大寒而凉血，血热者须用之；熟则微温而补肾，血衰者须用之……男子多阴虚，宜用熟地黄；女子多血热，宜用生地黄。"

成品饮片

来源

地黄的块根。

性味归经

鲜地黄：性寒，味甘、苦；生地黄：性寒，味甘；熟地黄：性微温，味甘。

功能主治

鲜地黄：清热生津、凉血、止血，用于热病伤阴、舌绛烦渴、发斑发疹、吐血、衄血、咽喉肿痛。生地黄：清热凉血、养阴生津，用于热病烦渴、发斑发疹、阴虚内热、吐血、衄血、糖尿病。熟地黄：滋阴补血、益精填髓。用于肝肾阴虚、腰膝酸软、骨蒸潮热、盗汗遗精、内热消渴、血虚萎黄、心悸怔忡、月经不调、崩漏下血、眩晕、耳鸣、须发早白。

用法用量

生地黄：用量9~15g。鲜地黄用量加倍，水煎服。

使用宜忌

脾虚泄泻、胃寒食少、胸膈有痰者慎服。虚寒者慎服。

原植物

形态特征

多年生草本，高10~30cm，全株有白色长柔毛和腺毛。根茎肉质、黄色，茎紫红色。叶基生成丛，倒卵状披针形。花序总状；花冠钟形，紫红色，内面常有黄色带紫的条纹。蒴果球形或卵圆形，具宿萼和花柱。花期4~6月，果期7~8月。

产地分布

分布于我国河南、辽宁、河北、山东、浙江等省。

采收加工

秋季采挖。除去芦头、须根，为鲜生地黄；根焙至八成干，内部变黑，捏成团状，为生地黄；生地黄熏蒸全黑润，为熟地黄。

快速识别

地黄是多年生草本，高10~30cm，全株有白色长柔毛和腺毛。叶基生成丛，倒卵状披针形。花莛由叶丛中抽出，花序总状；花冠钟形，略呈2唇状，紫红色，内面常有黄色带紫的条纹。

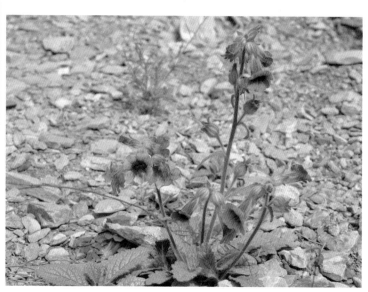

菊芋

学名：*Helianthus tuberosus*

别名：洋姜

科属：菊科　向日葵属

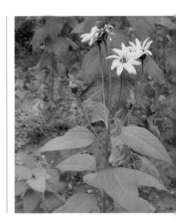

成品饮片

来源

菊芋的块根、茎、叶。

性味归经

性凉，味甘、微苦。

功能主治

清热凉血、消肿。主热病、肠热出血、跌打损伤、骨折肿痛

用法用量

内服：煎汤，10~15g；或块根 1 个，生嚼服。

使用宜忌

尚不明确。

原植物

形态特征

多年生草本，高 1~3m。具块状地下茎。茎直立，上部分枝，被短糙毛或刚毛。基部叶对生，上部叶互生；有叶柄，叶柄上部有狭翅；叶片卵形至卵状椭圆形。头状花序数个，生于枝端；总苞片披针形或线状披针形，开展，花冠黄色、棕色或紫色。瘦果楔形。花期8~10月。

产地分布

我国大多数地区有栽培。原产于北美。

采收加工

秋季采挖块茎，夏、秋季采收茎叶。鲜用或晒干。

快速识别

菊芋的根茎就是我们常见的"洋姜"，它和向日葵一样有金黄色的花盘，但是它的直径仅有 5cm 左右，比向日葵小多了，而且也没有向日葵一样粗的茎秆。

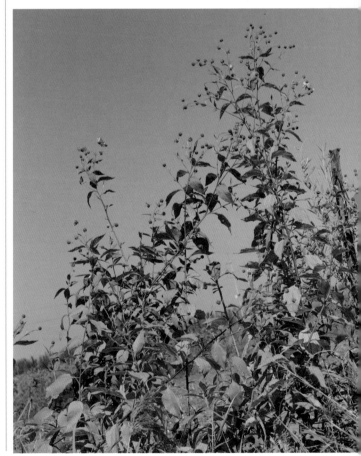

麦瓶草

学名：*Silene conoidea*

别名：面条菜、米瓦罐

科属：石竹科 蝇子草属

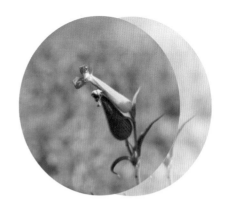

成品饮片

来源

麦瓶草的全草。

性味归经

性凉，味苦。归心、肝经。

功能主治

清热凉血、止血调经。用于鼻衄、吐血、尿血、肺脓疡、月经不调。

用法用量

煎服，用量 9~15g。

使用宜忌

尚不明确。

原植物

形态特征

一年生草本，高 20~60cm。全株被腺毛。主根细长圆柱状。基生叶匙形；茎生叶对生，椭圆状披针形或披针形。花两性；1~3 朵成顶生及腋生聚伞花序，花梗细长；花瓣 5，粉红色。蒴果卵形。种子肾形，有成行的瘤状突起，以种脐为圆心，整齐排列成数层半环状。花期 4~5 月，果期 5~6 月。

产地分布

生于海拔 3000m 以下的麦田或荒草地中。分布于华北、西北、西南及长江流域。

采收加工

春夏采收。洗净晒干。

快速识别

麦瓶草为一年生草本，茎直立，节明显而膨大。茎生叶对生。花两性，1~3 朵成顶生及腋生聚伞花序；花萼长锥形，上端窄缩，下部膨大，形如一个小酒瓶；花瓣 5，粉红色。

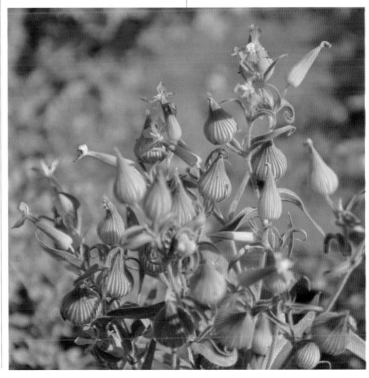

牡丹皮

学名：*Paeonia suffruticosa*

别名：丹皮、粉丹皮、木芍药、条丹皮、洛阳花

科属：毛茛科　芍药属

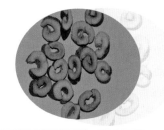

《本草纲目》时珍曰："牡丹，以色丹者为上，虽结子而根上生苗，故谓之牡丹……牡丹皮治手、足少阴，厥阴四经血分伏火。"《神农本草经》载："主寒热、中风、瘈疭、痉、惊痫、邪气，除症坚，淤血留舍肠胃，安五脏，疗痈创。"

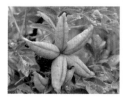

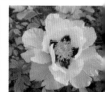

成品饮片

来源

牡丹的干燥根皮。

性味归经

性微寒，味苦、辛。归心、肝、肾经。

功能主治

清热凉血、活血化瘀。用于温毒发斑、吐血衄血、夜热早凉、无汗骨蒸、经闭痛经、痈肿疮毒、跌打伤痛。

用法用量

煎服，用量6~12g。

使用宜忌

孕妇慎用。

蓇葖的聚生果，卵圆形，绿色，被褐色短毛。花期5~7月，果期7~8月。

产地分布

全国各地多有栽培供观赏。

采收加工

栽培3~5年后采收，于10~11月挖根。洗净，去掉须根，用刀剖皮，抽去木部，将根皮晒干，为"原丹皮"（连丹皮）；如先用竹刀或碗片刮去外皮后抽去木部，名为"刮丹皮"（粉丹皮）。

快速识别

牡丹是多年生落叶小灌木，高1~1.5m，枝短而粗壮。叶互生，通常为二回三出复叶。

花单生于枝端，花瓣5片或数；一般栽培品种多为重瓣花变异很大，玫瑰色，红、紫、白色均有；雄蕊多数。果实2~5个蓇葖的聚生果，卵圆形，绿色，被褐色短毛。

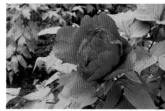

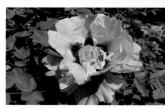

原植物

形态特征

多年生落叶小灌木。根茎肥厚。枝短而粗壮。叶互生，小叶卵形或广卵形，下面略带白色，中脉上疏生白色长毛。花单生于枝端，玫瑰色，红、紫、白色均有；雄蕊多数，花丝红色，花药黄色。果实为2~5个

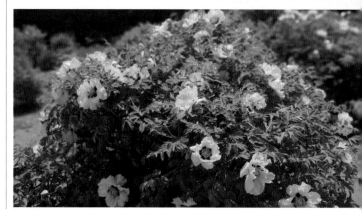

蛇莓

学名： *Duchesnea indica*

别名： 蛇泡草、蛇盘草、蛇果草、龙吐珠、宝珠草、三匹风、三叶莓、地杨梅、三爪风、三爪龙、三脚虎、红顶果

科属： 蔷薇科　蛇莓属

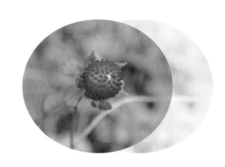

《本草纲目》时珍曰："此物就地引细蔓，节节生根……结实鲜红，状似复盆……其根甚细，本草用汁，当是取其茎叶并根也。"陶弘景曰："主治胸腹大热不止。园野亦多。子赤色，极似莓，而不堪啖，人亦无服此多药者。治溪毒、射工、伤寒大热，甚良。"

成品饮片

来源

蛇莓的全草。

性味归经

性寒，味甘、酸。有小毒。归肺、肝、大肠经。

功能主治

清热、凉血、消肿、解毒。治热病、惊痫、咳嗽、吐血、咽喉肿痛、痢疾、痈肿、疔疮、蛇虫咬伤、烫火伤。

用法用量

煎服，用量9~15g，鲜品捣汁，用量30~60g。外用适量捣敷或研末撒。

使用宜忌

有毒。

原植物

形态特征

多年生草本，多少被毛。根茎粗壮。有多数长而纤细的匍匐枝。掌状复叶具长柄，疏属；托叶状，与叶柄分离，倒卵形，两侧小叶较小而基部偏斜，边缘有钝齿或锯齿。花单生于叶腋，花柄通常长于叶柄，柔弱，被疏长毛；花瓣黄色，倒卵形。花期6~8月，果期8~10月。

产地分布

生于山坡、道旁及杂草间。分布在辽宁、河北、河南、江苏、安徽、湖北、湖南、四川、浙江、江西、福建、广东、广西、云南、贵州等地。

采收加工

夏秋采收。鲜用或洗净晒干。

快速识别

蛇莓是多年生草本，有多数长而纤细的匍匐枝。掌状复叶具长柄，小叶通常3枚。花单生于叶腋，直径12~15mm；花柄通常长于叶柄；花瓣黄色，倒卵形；花期6~8月。

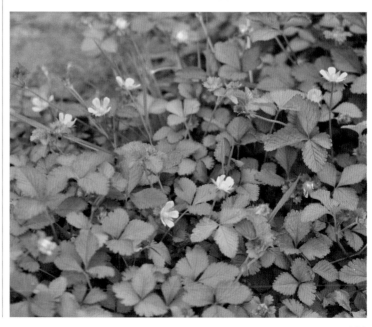

玄参

学名：*Scrophularia ningpoensis*

别名：元参、乌元参、黑参

科属：玄参科　玄参属

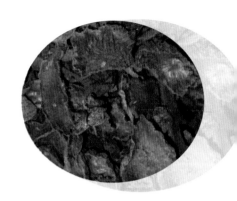

《本草纲目》载："玄，黑色也……其茎微似人参，故得参名。志曰：合香家用之，故俗呼馥草。"《神农本草经》谓："主腹中寒热积聚、女子产乳余疾，补肾气，令人目明。"

成品饮片

来源

玄参的干燥根。

性味归经

性微寒，味甘、苦、咸。归肺、胃、肾经。

功能主治

凉血滋阴、泻火解毒。用于热病伤阴、舌绛烦渴、温毒发斑、津伤便秘、骨蒸劳嗽、目赤、咽痛、瘰疬、白喉、痈肿疮毒。

用法用量

用量9~15g，内服煎汤，或入丸散。

使用宜忌

脾虚便溏或脾胃有湿者禁服。不宜与藜芦同用。

原植物

形态特征

多年生草本，高60~120cm。根圆柱形，下部常分叉，外皮灰黄褐色。茎直立，四棱形，光滑或有腺状柔毛。叶对生；叶片卵形或卵状椭圆形，边缘具钝锯齿，下面有稀疏散生的细毛。聚伞花序疏散开展，呈圆锥状；花冠暗紫色，管部斜壶状。蒴果卵圆形。花期7~8月，果期8~9月。

产地分布

生长在山坡林下。分布于安徽、江苏、浙江、福建、江西、湖南、湖北、贵州、陕西等地。

采收加工

冬季茎叶枯萎时采挖。除去根茎、幼芽、须根及泥沙，晒或烘至半干，堆放3~6天，反复数次至干燥。

快速识别

玄参高60~120cm，根圆柱形，外皮灰黄褐色。茎直立，四棱形。叶对生，叶片7~20cm，宽3.5~12cm。聚伞花序呈圆锥状，花冠暗紫色，雄蕊4，2长2短，为2强雄蕊。

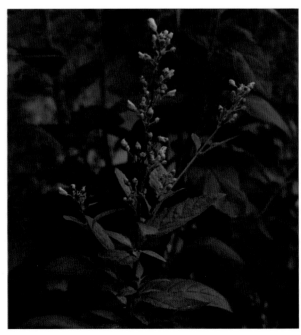

中节风

学名： *Sarcandra glabra*

别名： 接骨金粟兰、九节茶、九节花、九节风、竹节茶、接骨莲

科属： 金粟兰科 草珊瑚属

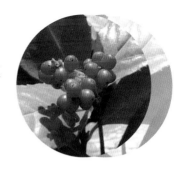

成品饮片

来源

草珊瑚的干燥全株。

性味归经

性平，味苦、辛。归心、肝经。

功能主治

清热凉血、活血消斑、祛风通络。用于血热紫斑、紫癜、风湿痹痛、跌打损伤。

用法用量

用量 9~30g。

使用宜忌

尚不明确。

原 植 物

形态特征

常绿半灌木，高 50~150cm。茎数枝丛生，绿色，节部明显膨大。叶对生；托叶钻形；叶革质，椭圆形、卵形至卵状披针形。穗状花序顶生，分枝，苞片三角形；花黄绿色。核果球形，直径 3~4mm，熟时亮红色。花期 6~7 月，果期 8~10 月。

产地分布

生于山谷林下阴湿处。分布于我国安徽、浙江、江西、福建、台湾、湖南、广东、广西、四川、贵州和云南。

采收加工

夏、秋二季采收。除去杂质，晒干。

快速识别

草珊瑚高 50~150cm，茎数枝丛生，绿色，节部明显膨大。叶对生，椭圆形、卵形至卵状披外形，长 6~17cm，宽 2~6cm。穗状花序顶生，花黄绿色，花期 6~7 月。

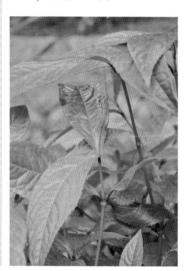

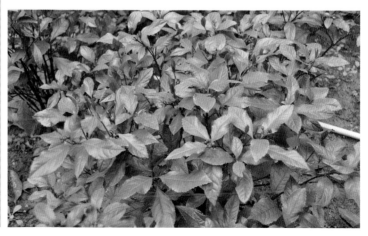

紫草

学名： *Lithospermum erythrorhizon*

别名： 硬紫草、软紫草

科属： 紫草科　紫草属

《本草纲目》时珍曰："此草花紫根紫，可以染紫，故名……治斑疹痘毒，活血凉血，利大肠。"《神农本草经》载："主心腹邪气五疸，补中益气，利九窍，通水道。"

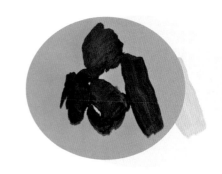

成品饮片

来源

紫草的干燥根。

性味归经

性寒，味甘、咸。归心、肝经。

功能主治

凉血、活血、解毒透疹。用于血热毒盛、斑疹紫黑、麻疹不透、疮疡、湿疹、水火烫伤。

用法用量

用量 5~9g，水煎服。外用适量，熬膏或用植物油浸泡涂擦。

使用宜忌

胃肠虚寒便溏者禁服，忌用水洗。

原植物

形态特征

多年生草本，高达 90cm。根直立，圆柱形。叶互生，无柄；叶片长圆状披针形，全缘，两面被糙伏毛。聚伞花序总状，顶生；花两性。小坚果直立，卵圆形，淡褐色。种子 4 枚，卵圆形。花期 5~6 月，果期 7~8 月。

产地分布

生于山野草丛中、山地阳坡及山谷。分布在黑龙江、吉林、辽宁、河北、河南、安徽、广西、贵州、江苏等地。

采收加工

春、秋二季采挖。除去泥沙，干燥。

快速识别

紫草根直立，外皮暗红紫色。茎直立，单一或上部分歧，全株被粗硬毛。叶互生，叶片长圆状披针形；聚伞花序总状，顶生；花萼短筒状，5 深裂；花冠白色，喉部具有 5 个鳞片

状附属物，基部具有毛状物；花期 5~6 月。

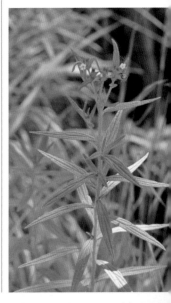

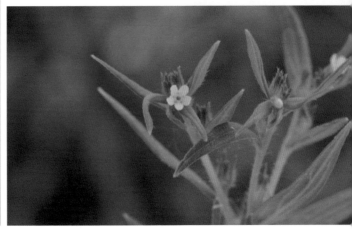

白薇

学名：*Cynanchum atratum*

别名：春草、芒草、薇草

科属：夹竹桃科　鹅绒藤属

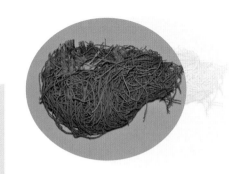

《本草纲目》时珍曰："薇，细也。其根细而白也……治风温灼热多眠，及热淋遗尿，金疮出血。"《神农本草经》载："主暴中风，身热肢满，忽忽不知人，狂惑，邪气，寒热酸疼，温疟，洗洗发作有时。"

成品饮片

来源

白薇的干燥根及根茎。

性味归经

性寒，味苦、咸。归胃、肝、肾经。

功能主治

清热凉血、利尿通淋、解毒疗疮。用于温邪伤营发热、阴虚发热、骨蒸劳热、产后血虚发热、热淋、血淋、痈疽肿毒。

用法用量

用量 4.5~9g，内服煎汤，或入丸散。

使用宜忌

血虚无热、中寒食少便溏者慎服，汗多亡阳者禁服。

原植物

形态特征

多年生草本，高 40~70cm。植物体具白色乳汁。根茎短，着生多数细长的条状根。茎直立，绿色，圆柱形。叶对生，具短柄；叶片卵形或卵状长圆形，先端短渐尖，基部圆形，全缘，两面均被白色茸毛，尤以叶背及脉上为密。无总花梗，花深紫色；花萼绿色。蓇葖果单生。花期 5~7 月，果期 8~10 月。

产地分布

生于山坡或树林边缘。分布于东北、中南、西南及河北、山西、陕西、山东、江苏、安徽、江西、福建、湖北等地。

采收加工

春、秋二季采挖。洗净，干燥。

快速识别

白薇为多年生草本，高 40~70cm，植物折断后有白色乳汁。茎直立，绿色，密被灰白色短柔毛。叶对生。花多数，在茎梢叶腋密集成聚伞花序，花深紫色；副花冠 5 裂，裂片盾状圆形。

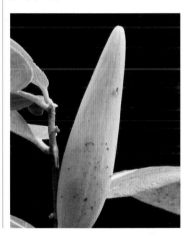

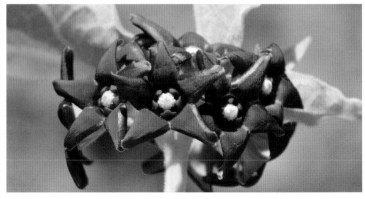

地骨皮

学名：*Lycium chinense*

别名：杞根、地骨、枸杞根

科属：茄科　枸杞属

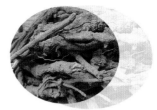

《本草纲目》载："解骨蒸、肌热、消渴、风湿痹，坚筋骨，凉血……治在表无定之风邪，传尸有汗之骨蒸。"

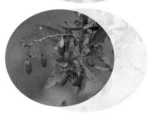

成品饮片

来源

枸杞干燥根皮。

性味归经

性寒，味甘。归肺、肝、肾经。

功能主治

凉血除蒸、清肺降火。用于阴虚潮热、骨蒸盗汗、肺热咳嗽、咯血、衄血、内热消渴。

用法用量

煎服，用量9~15g。

使用宜忌

脾胃虚寒者慎服。

原植物

形态特征

落叶灌木，植株较矮小，高1m左右。蔓生，茎秆较细，外皮灰色，具短棘，生于叶腋。叶片稍小，卵形、长椭圆形或卵状披针形，先端尖或钝，基部狭楔形，全缘，两面均无毛。花紫色，边缘具密缘毛。浆果卵形或长圆形，长10~15mm，直径4~8mm，种子黄色。花期6~9月，果期7~10月。

产地分布

生于山坡、田埂或丘陵地带。全国大部分地区有分布。

采收加工

春初或秋后采收。采挖根部，洗净，剥取根皮，晒干。

快速识别

枸杞是落叶灌木，植株较矮小，高1m左右，外皮灰色，具短棘刺。叶片卵形、长椭圆形或卵状披针形，2~6cm，宽0.5~2.5cm。花色，边缘具密缘毛；花萼钟状3裂。浆果卵形或长圆形，10~15mm，直径4~8mm。

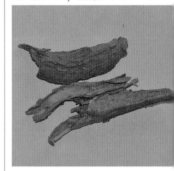

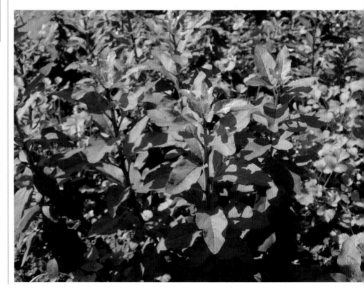

胡黄连

学名： *Picrorhiza scrophulariiflora*

别名： 假黄连

科属： 玄参科　胡黄连属

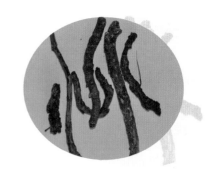

《本草纲目》载："其性味功用似黄连，故名……补肝胆，明目，治骨蒸劳热、三消、五心烦热、妇人胎蒸虚惊、冷热泄痢、五痔、浓肠胃，益颜色。浸人乳汁，点目甚良。"

成品饮片

来源

胡黄连的干燥根茎。

性味归经

性寒，味苦。归肝、胃、大肠经。

功能主治

清湿热、除骨蒸、消疳热。用于湿热泻痢、黄疸、痔疾、骨蒸潮热、小儿疳热。

用法用量

用量 3~10g，水煎服，或入丸、散。

使用宜忌

脾胃虚弱者慎服。

原植物

形态特征

多年生草本，有毛。根茎圆柱形，稍带木质，长 15~20cm。叶近于根生，稍带革质，叶片匙形，长 5~10cm，先端尖，基部狭窄成有翅的具鞘叶柄，边缘有细锯齿。花茎长于叶；穗状花序长 5~10cm，下有少数苞片；苞片长圆形或披针形，与萼等长。蒴果长卵形。种子长圆形。花期 6 月，果期 7 月。

产地分布

生于高山草地。分布在喜马拉雅山区。

采收加工

秋季采挖。除去须根及泥沙，晒干。

快速识别

胡黄连根茎圆柱形，叶近于根生，稍带革质；叶片匙形，长 5~10cm，边缘有细锯齿。花茎长于叶，穗状花序长 5~10cm，下有少数苞片；萼片 5，披针形；花冠短于花萼。蒴果长卵形，长 6cm，侧面稍有槽。

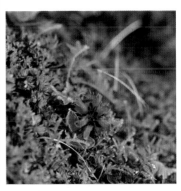

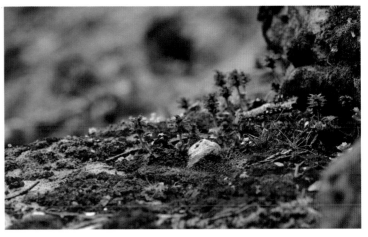

青蒿

学名：*Artemisia annua*

别名：蒿子、臭蒿、香蒿、苦蒿、臭青蒿、香青蒿、细叶蒿、细青蒿、草青蒿、草蒿子

科属：菊科　蒿属

《本草纲目》载："蒿，草之高者也。按《尔雅》诸蒿，独得单称为蒿，岂以诸蒿叶背皆白，而此蒿独青，异于诸蒿故耶？治疟疾寒热……青蒿治骨蒸热劳为最，古方单用之。"《神农本草经》谓："主疥搔、痂痒、恶创，杀虫，留热在骨节间，明目。"

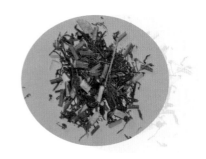

成品饮片

来源

黄花蒿的干燥地上部分。

性味归经

性寒，味苦、辛。归肝、胆经。

功能主治

清热解暑、除蒸、截疟。用于暑邪发热、阴虚发热、夜热早凉、骨蒸劳热、疟疾寒热、湿热黄疸。

用法用量

煎服，用量 6~12g，入煎剂宜后下。

使用宜忌

产后血虚、内寒作泻，及饮食停滞泄泻者，勿用。

原植物

形态特征

一年生草本，高80~200cm。茎直立，具纵棱，幼时绿色，后变红褐色。叶纸质，茎下部与中部叶宽卵形或三角状卵形。头状花序小，球形，有短梗，基部具小苞叶，在分枝上排成总状或复总状花序，并在茎上集成开展、尖塔形的圆锥花序。瘦果小，椭圆状卵形。花期 8~10 月，果期 10~11 月。

产地分布

生于荒野、山坡、路边及河岸边。分布几遍及全国。全国大部分地区有产。

采收加工

秋季花盛开时采收。割取地上部分，除去老茎，阴干或晒干。

快速识别

黄花蒿全株有臭蒿气味。茎直立，具纵棱。茎下部与中部叶宽卵形或三角状卵形，三至四回羽状深裂；中上部叶与苞叶一至三回羽状全裂。头状花序小，球形，在分枝上排成总状或复总状花序，并在茎上集成开展、尖塔形的圆锥花序。

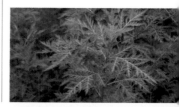

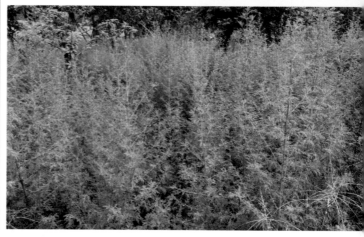

瓦松

学名： *Orostachys fimbriatus*

别名： 吊吊草、瓦松花、瓦花、瓦塔、向天草、酸塔

科属： 景天科　瓦松属

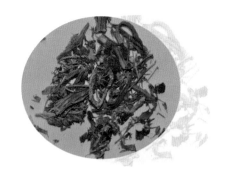

《本草纲目》载："瓦松，如松子作层，故名……治大肠下血，又涂诸疮不敛。"《新修本草》云："主治口中干痛、水谷血痢，止血。"

成品饮片

来源
瓦松的地上全草。

性味归经
性平，味酸。归肝、肺经。

功能主治
止血、敛疮。用于血痢、便血、尿血、月经过多、外伤出血及疮口久不愈合。

用法用量
煎服，用量 3~9g；外用适量，研末涂敷患处或鲜品捣烂外敷。

使用宜忌
脾胃虚寒者忌用。

原植物

形态特征
二年生草本，高 10~40cm。茎略斜伸，全体粉绿色。茎上十线形至倒卵形，具长尖。花更分枝，侧生于茎上，密被线形或为长倒披针形苞叶，花成顶生肥大穗状的圆锥花序，幼敝植株上则排列疏散，呈伞房状圆锥花序；花瓣淡红色，膜质。蓇葖果，种子多数。花期 7~9 月，果期 8~10 月。

产地分布
生于干燥山坡岩石上或旧瓦缝中。分布于东北及内蒙古以及长江流域各地区。

采收加工
秋季开花时或全草干枯后采收全草，除去根及泥屑。鲜品用沸水略烫后晒干。

快速识别
瓦松是多年生肉质草本，全体粉绿色。基部叶成紧密的莲座状，线形至倒披针形。花梗分枝，侧生于茎上，密被线形或为长倒披针形苞叶，花成顶生肥大穗状的圆锥花序，花萼与花瓣通常为 5 片，花瓣淡红色，雌蕊为离生的 5 心皮组成。蓇葖果。

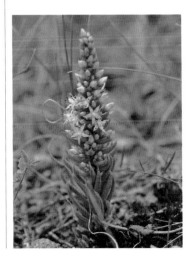

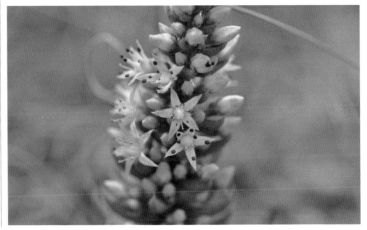

问荆

学名：*Equisetum arvense*

别名：连续草、笔头菜、节节草、猪鬃草

科属：木贼科　木贼属

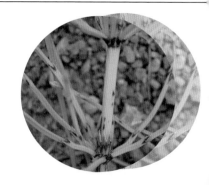

成品饮片

来源

问荆的地上部分。

性味归经

性平，味苦。归肺、胃、肝经。

功能主治

清热、凉血、止咳、利尿。用于鼻衄、月经过多、肠出血、咯血、痔出血以及咳嗽气喘、小便不利、水肿、淋病等。

用法用量

用量 5~15g，水煎服。

使用宜忌

尚不明确。

产地分布

生于海拔 600~2300m 的田边、沟旁。分布于陕西、河北及东北、江西、安徽、贵州、四川等地。

采收加工

夏季采收。割取地上部分，晒干。

快速识别

问荆是多年生草本，地上茎直立，营养茎高 15~60cm，有棱脊 6~15 条，分枝轮生。叶退化，下部联合成鞘，鞘齿披针形，黑色。孢子茎早春由根茎发出，褐色，肉质，不分枝。

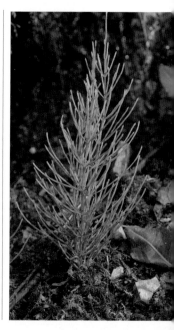

原植物

形态特征

多年生草本。地上茎直立，枝二型。营养茎在孢子茎枯萎后长出；营养茎上叶退化，下部联合成鞘，鞘齿披针形，黑色，边缘灰白色，膜质。孢子茎早春由根茎发出，褐色，肉质，不分枝，鞘长而大。孢子囊穗顶生；孢子叶六角形，盾状着生；下生孢子囊 6~8 个，孢子成熟时孢子茎即枯萎。

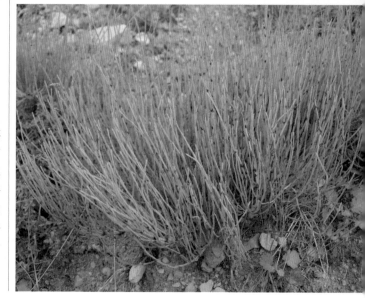

银柴胡

学名： *Stellaria dichotoma* var. *lanceolata*

别名： 银胡、山菜根、牛肚根、沙参儿、白根子

科属： 石竹科　繁缕属

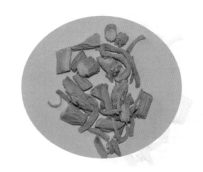

《本草纲目拾遗》载："一种色白黄而大者，名银柴胡。专用治劳热骨蒸……治虚劳肌热，骨蒸劳虐，热从髓出，小儿五疳羸热。"

成品饮片

来源

叉歧繁缕的干燥根。

性味归经

味甘，性微寒。

功能主治

清虚热、除疳热。用于阴虚发热、骨蒸劳热、小儿疳热。

用法用量

内服：煎汤，6~10g；或入丸、散。

使用宜忌

外感风寒及血虚无热者忌服。

原植物

形态特征

多年生草本，高20~40cm。根圆柱形，直径1~3cm，外淡黄色，顶端有许多疣状的茎痕迹。叶对生，无柄；下部叶较大，披针形。花单生，花小，白色；萼片绿色，针形，外具腺毛，边缘膜质。果近球形，成熟时顶端6齿裂。花期6~7月，果期8~9月。

产地分布

生长于干燥的草原、悬岩的石缝或碎石中。分布于我国陕西、甘肃、内蒙古、宁夏等地。

采收加工

春、夏间植株萌发或秋后茎叶枯萎时采挖。除去残茎、须根及泥沙，晒干。

快速识别

银柴胡是多年生草本，茎直立，节明显，枝二叉分歧。叶对生，披针形，长4~30mm，宽1.5~4mm。花单生，花小，白色，多生长于沙地。

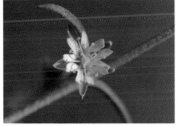

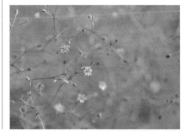

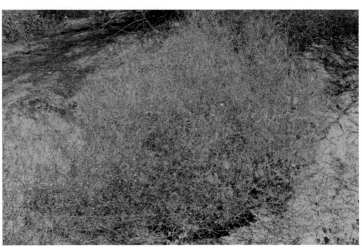

第五章 泻下药

大黄

学名：*Rheum palmatum*

别名：将军、南大黄、牛舌大黄

科属：蓼科　大黄属

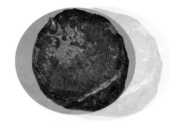

《本草纲目》载："大黄，其色也。将军之号，当取其骏快也。"《神农本草经》谓："主下淤血、血闭、寒热，破症瘕积聚、留饮、宿食，荡涤肠胃，推陈致新，通利水杀，调中化食，安和五脏。"

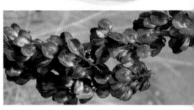

成品饮片

来源

掌叶大黄的干燥根茎。

性味归经

性寒，味苦。归脾经、胃经、大肠经、肝经、心包经。

功能主治

泻热通便、凉血解毒、逐瘀通经。用于实热便秘、积滞腹痛、泻痢不爽、湿热黄疸、血热吐衄、目赤、咽肿、肠痈疔疮、瘀血经闭、跌打损伤。外用适量，治水火烫伤、上消化道出血。

用法用量

用量 3~30g，煎服。

使用宜忌

凡表证未罢，血虚气弱，脾胃虚寒，无实热、积滞、瘀结，以及胎前、产后，均应慎服。

原植物

形态特征

多年生高大草本。根状茎

及根部肥厚，黄褐色。茎上疏被短柔毛，节处较密，中空。基生叶有肉质粗壮的长柄，约与叶片等长；叶片圆形或卵圆形，掌状浅裂。圆锥花序顶生；花小，花被黄白色。瘦果有 3 棱，沿棱生翅，顶端微凹，基部略呈心形，红色。花期 6~7 月，果期 7~8 月。

产地分布

生于山地林缘或草坡，野生或栽培。分布于四川、云南、贵州、湖北等地。

采收加工

秋末茎叶枯萎或次春发芽前采挖。除去细根，刮去外皮，切瓣或段，绳穿成串干燥或直接干燥。

快速识别

掌叶大黄的茎直立中空基生叶有肉质粗壮的长柄，与叶片等长；叶片掌状浅裂托叶鞘膜质，密生短柔毛锥花序顶生，花小，花被黄色。瘦果有 3 棱，沿棱生有膜质翅。

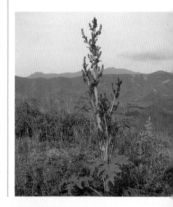

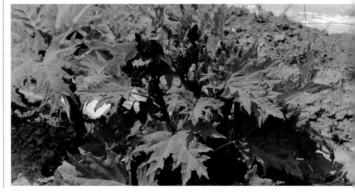

芦荟

学名：*Aloe vera*

别名：奴荟

科属：百合科　芦荟属

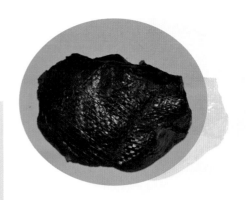

《本草纲目》载："俗呼为象胆，以其味苦如胆也……主治热风烦闷，胸膈间热气，明目镇心，小儿癫痫惊风，疗五疳，杀三虫及痔病疮，解巴豆毒……芦荟，乃厥阴经药也，其功专于杀虫清热。"

成品饮片

来源

库拉索芦荟叶的汁液浓缩干燥物。

性味归经

性寒，味苦。归肝、胃、大肠经。

功能主治

清肝热、通便。用于便秘、小儿疳积、惊风；外治湿癣。

用法用量

煎服，用量2~5g。外用适量，研末敷患处。

使用宜忌

孕妇忌服。脾胃虚寒作泻及不思食者禁用。

原植物

形态特征

多年生草本。茎极短。叶簇生于茎顶，直立或近于直立，肥厚多汁；呈狭披针形，先端长渐尖，基部宽阔，粉绿色，边缘有刺状小齿。花茎单生或稍分枝，总状花序疏散；花下垂，黄色或有赤色斑点。蒴果，三角形，室背开裂。花期2~3月。

产地分布

原产于非洲北部地区，目前于南美洲的西印度群岛广泛栽培，我国亦有栽培。

采收加工

四季可采。一般鲜用，或割取叶片收集流出的液汁蒸发到适当浓度，逐渐冷却硬固，即得干浸膏。

快速识别

库拉索芦荟为多年生草本，叶簇生于茎顶，直立或近于直立，肥厚多汁，呈狭披针形，边缘有刺状小齿。花茎单生或稍分枝，总状花序疏散，花下垂，具黄色或有赤色斑点；花被管状，6裂。

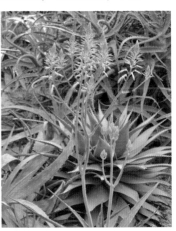

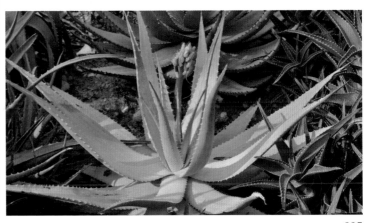

火麻仁

学名：*Cannabis sativa*

别名：麻仁、大麻仁、火麻子、麻子

科属：大麻科　大麻属

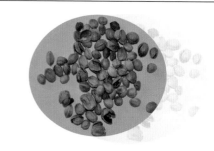

《本草纲目》时珍曰："麻从两木在广下，象屋下派麻之形也……大麻即今火麻，亦曰黄麻……利女人经脉，调大肠下痢。涂诸疮癫，杀虫。取汁煮粥食，止呕逆。"《神农本草经》载："麻子，味甘平，主补中益气，肥健不老神仙。"

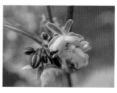
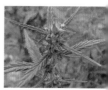

成品饮片

来源

大麻的干燥果实。

性味归经

性平，味甘。

功能主治

润燥滑肠通便。用于血虚津亏、肠燥便秘。

用法用量

煎服或入丸、散，用量 9~15g。外用捣敷或榨油涂。

使用宜忌

脾肾不足之便溏、阳痿、遗精、带下慎服。

原植物

形态特征

一年生直立草本，高 1~3m。茎表面有纵沟，灰绿色，密生柔毛。掌状复叶互生或下部对生；小叶 3~11，披针形，两端渐尖，边缘有粗锯齿，上面有粗毛，下面密生灰白色毡毛；叶柄细长；托叶线状披针形。瘦果扁卵形，外围以黄褐色苞片。花期 6~8 月，果期 9~10 月。

产地分布

多栽培。分布于全国各地。

采收加工

果实成熟时，割取全株。晒干，打下果实，筛去杂质即可。

快速识别

大麻高 1~3m，茎表面有纵沟，灰绿色，密生柔毛。掌状复叶互生，小叶 3~11，披针形。花单性异株，雄花成疏生的圆锥花序，黄绿色；雌花丛生于叶腋，绿色。瘦果扁形，成熟后褐色。

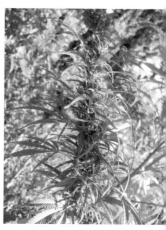
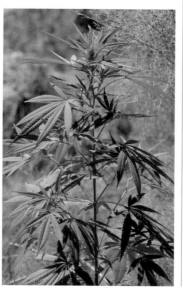
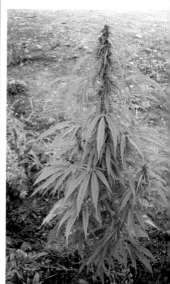

牛子

名：*Pharbitis purpurea*

名：牵牛、黑丑、白丑、二丑、喇叭花子

属：旋花科　牵牛属

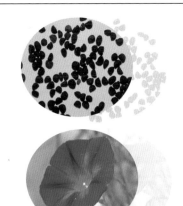

《本草纲目》载："此药始出田野人牵牛谢药，故以名之……近人隐其名为黑丑，白者为白丑，盖以丑属牛也。金铃象子形，盆甑、狗耳象叶形。"《名医别录》谓："主下气，疗脚满水肿，除风毒，利小便。"

成品饮片

来源

圆叶牵牛的干燥成熟种子。

性味归经

性寒，味苦。有毒。归肺、肾、大肠经。

功能主治

泻水通便、消痰涤饮、杀虫攻积。用于水肿胀满、二便不通、痰饮积聚、气逆喘咳、虫积腹痛、蛔虫病、绦虫病。

用法用量

煎服，用量3~6g。

使用宜忌

有毒，孕妇禁用，不宜与巴豆、巴豆霜同用。

原植物

形态特征

一年生攀缘草本。茎缠，多分枝，全体具白色长毛。互生，圆心形或宽卵状心形，常全缘。花1~5朵成簇腋生，单一或2~5朵成伞形聚伞花序，花梗多与叶柄等长；花冠漏斗状，通常为蓝紫色、粉红或白色。蒴果球形，种子黑色或黄白色，无毛。花期7~8月，果期9~10月。

产地分布

生于山野、田野或墙脚下、路旁，也有栽培。全国各地均有分布。

采收加工

秋末果实成熟、果壳未开裂时采收。晒干，打下种子，除去杂质。

快速识别

圆叶牵牛是一年生攀援草本，茎缠绕。叶互生，圆心形或宽卵状心形，长4~18cm，宽3.5cm。花1~5朵成簇腋生；花冠漏斗状，通常为蓝紫色、粉红或白色。

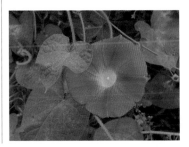

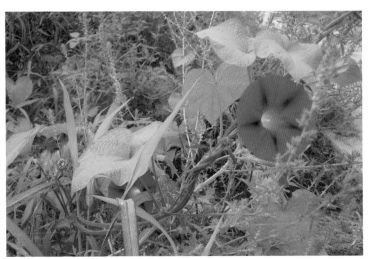

亚麻子

学名：*Linum usitatissimum*

别名：亚麻仁、胡麻子

科属：亚麻科　亚麻属

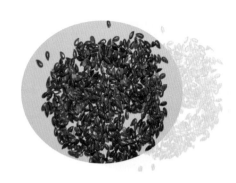

《本草纲目》载："今陕西人亦种之，即壁虱胡麻也。其实亦可榨油点灯，气恶不堪食。其茎穗颇似芜蔚，子不同……子甘、微温、无毒，主治大风疮癣。"

成品饮片

来源

亚麻的干燥成熟种子。

性味归经

性平，味甘。归肺、肝、大肠经。

功能主治

润燥、祛风。用于肠燥便秘、皮肤干燥瘙痒、毛发枯萎脱落。

用法用量

煎服，用量9~15g；或外用适量。

使用宜忌

胃弱、大便滑泄及孕妇忌服。

长4~6mm，宽约2mm，一端稍尖而微弯，表面黄褐色而有光泽。花期6~7月，果期7~9月。

产地分布

栽培，分布于东北及内蒙古、山西、陕西、山东、湖北、湖南、广东、广西、四川、贵州、云南等地。

采收加工

秋季果实成熟时采收。采收植株，晒干，打下种子，除去杂质，再晒干。

快速识别

亚麻子是一年生直立草本，茎圆柱形，上部多枝。叶互生，叶片披针形线状披针形，长1~3cm，2~5mm。花多数，生于枝或上部叶腋，每叶腋生一花直径约15mm；花瓣5，蓝或白色。蒴果近球形或稍扁直径5~7mm。

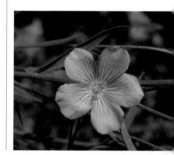

原植物

形态特征

一年生直立草本，高30~100cm或更高。全株无毛。叶互生；无柄或近无柄；叶片披针形或线状披针形。花多数，生于枝顶或上部叶腋；花瓣5，蓝色或白色。蒴果近球形或稍扁，直径5~7mm。种子卵形，

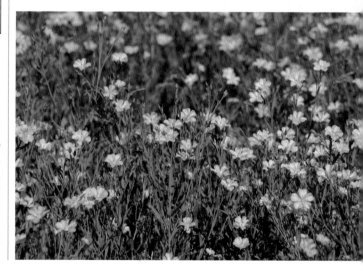

郁李仁

名：*Cerasus humilis*
名：山梅子、小李仁
属：蔷薇科　樱属

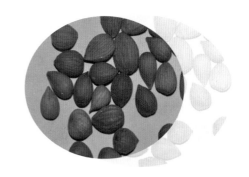

《本草纲目》时珍曰："郁，《山海经》作，馥郁也。花、实俱香，故以名之。"《神农本草经》载："郁李仁主大腹水肿、面目四肢浮肿，利小便水道。"

成品饮片

来源
欧李的干燥种子。

性味归经
性平，味辛、苦、甘。归脾、大肠、小肠经。

功能主治
润燥滑肠、下气、利水。用于津枯肠燥、食积气滞、腹胀便秘、水肿，脚气、小便不利。

用法用量
煎服，用量 3~10g；或入丸、散。

使用宜忌
脾虚泄泻者禁服，孕妇慎服。

原植物

形态特征
落叶灌木，高 1~1.5m。皮灰褐色，小枝被柔毛。叶生，长圆形或椭圆状披针形，端尖，边缘有浅细锯齿，下沿主脉散生短柔毛；托叶线，早落。花与叶同时开放，单生或 2 朵并生，花梗有稀疏短柔毛。核果近球形，直径约 1.5cm，熟时鲜红色。花期 4~5 月，果期 7~8 月。

产地分布
生长于向阳山坡上。分布在辽宁、吉林、黑龙江、内蒙古、山东、河南、河北等地。

采收加工
夏、秋季采收。除去果肉及核壳，取出种子，干燥。

快速识别
欧李是落叶灌木，树皮灰褐色。叶互生，长圆形或椭圆状披针形，长 2.5~5cm，宽 1~2cm；托叶线形，早落。花单生或 2 朵并生，花瓣 5，白色或粉红色，花期 4~5 月。核果近球形，直径约 1.5cm，熟时鲜红色。

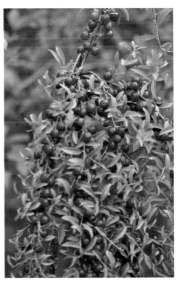

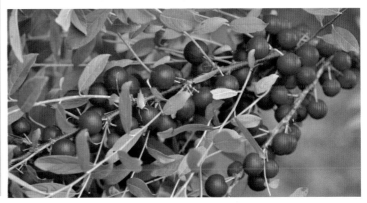

巴豆

学名：*Croton tiglium*

别名：双眼龙、大叶双眼龙、江子、猛子树、八百力、芒子

科属：大戟科　巴豆属

《本草纲目》时珍曰："此物出巴蜀，而形如菽豆，故以名之。"《神农本草经》载："主伤寒、温疟、寒热，破症瘕结聚、坚积、留饮、淡癖、大腹水张，荡练五藏六府，开通闭塞，利水谷道，去恶内，除鬼毒蛊注邪物，杀虫鱼。"

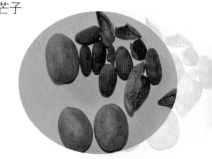

成品饮片

来源

巴豆的干燥成熟果实。

性味归经

性热，味辛；有大毒。归胃、大肠经。

功能主治

泻下祛积、逐水消肿。用于寒积停滞、胸腹胀满、恶疮疥癣、疣痣、白喉、疟疾、肠梗阻；外用蚀疮。

用法用量

用量 0.1~0.3g，内服。外用适量，研末涂患处，或捣烂以纱布包擦患处。

使用宜忌

孕妇禁用；不宜与牵牛子同用。

原植物

形态特征

常绿乔木，高 6~10m。幼枝绿色，被稀疏星状柔毛或几无毛；二年生枝灰绿色，有不明显黄色细纵裂纹。叶互生，叶柄长 2~6cm；叶片卵形或长圆状卵形。花单性，雌雄同株；总状花序顶生，上部着生雄花，下部着生雌花。蒴果长圆形至倒卵形。种子长卵形，3 枚，淡黄褐色。花期 3~5 月，果期 6~7 月。

产地分布

多为栽培植物；野生于山谷、溪边、旷野，有时亦见于密林中。分布在我国四川、湖南、湖北、云南、贵州、广西、广东、福建、台湾、浙江、江苏。

采收加工

8~9 月果实成熟时采收晒干果壳后，除去果壳，收种子，晒干。

快速识别

巴豆为常绿乔木，高 10m。叶互生，叶柄长 2~6cm，叶片卵形或长圆状卵形，5~13cm，宽 2.5~6cm；近柄处有 2 腺体。花单性，雌同株，总状花序顶生，上部生雄花，下部着生雌花，花绿色；雌花花萼 5 裂，花瓣。蒴果长圆形至倒卵形有 3 钝角。

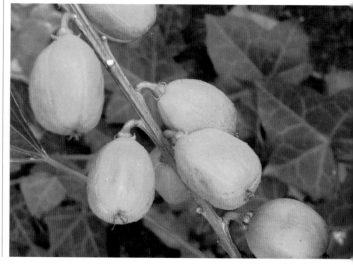

甘遂

学名： *Euphorbia kansui*

别名： 猫儿眼、苦泽、甘泽、肿手花根

科属： 大戟科　大戟属

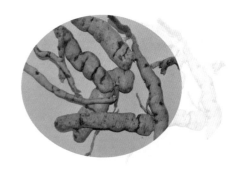

《本草纲目》时珍曰："泻肾经及隧道水湿，脚气，阴囊肿坠，痰迷癫痫，噎膈痞塞。"《神农本草经》载："主大腹疝瘕、腹满、面目浮肿、留饮宿食，破症坚积聚，利水谷道。"

成品饮片

来源

甘遂的干燥根。

性味归经

性寒，味苦。有毒。归脾、肺、肾、膀胱、大肠、小肠经。

功能主治

泻水逐饮。用于水肿胀满、胸腹积水、痰饮积聚、气逆喘咳、二便不利。

用法用量

用量 0.5~1.5g，炮制后多入丸散用。

使用宜忌

有毒，气虚、阴伤、脾胃衰弱者及孕妇禁用，不宜与甘草同用。

原植物

形态特征

多年生肉质草本，全草含汁。根细长，部分呈念珠状。直立，淡紫红色。单叶互生，狭披针形或线状披针形，全缘，无柄或具短柄。杯状聚伞花序，基部轮生叶状苞片多枚；花单性，无花被；雄花多数和雌花1枚生于同一总苞中。蒴果圆形。花期 6~9 月，果期 8~10 月。

产地分布

生于山坡草地、田边及路旁。分布于我国河南、山西、陕西、甘肃等省。

采收加工

春季开花前或秋末茎叶枯萎后采挖。除去外皮，晒干，生用或醋制用。

快速识别

甘遂为多年生肉质草本，全草含乳汁。茎直立，淡紫红色。单叶互生。花序为杯状聚伞花序，通常 5~9 枝簇生于茎端，基部轮生叶状苞片多枚。

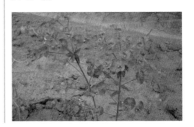

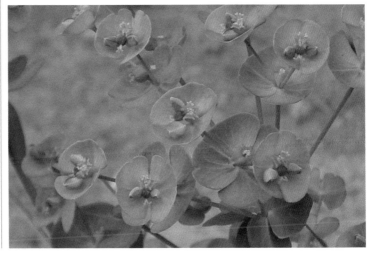

京大戟

学名： *Euphorbia pekinensis*

别名： 大戟、龙虎草、天平一枝香、膨胀草、将军草、震天雷

科属： 大戟科　大戟属

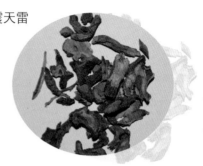

《本草纲目》时珍曰："其根辛苦，戟人咽喉，故名。"《神农本草经》载："主蛊毒，十二水肿，满，急痛，积聚，中风，皮肤疼痛，吐逆。"

成品饮片

来源

大戟的干燥根。

性味归经

性寒，味苦。有毒。归肺、脾、肾经。

功能主治

泻水逐饮。用于水肿胀满、胸腹积水、痰饮积聚、气逆喘咳、二便不利。

用法用量

煎服，用量 1.5~3g。

使用宜忌

孕妇禁用；不宜与甘草同用。

原 植 物

形态特征

多年生草本，全株含乳汁。叶互生，长圆状披针形至披针形，全缘。伞形聚伞花序顶生。蒴果三棱状球形，表面有疣状突起。花期 4~5 月，果期 6~7 月。

产地分布

生于山坡林下或路旁；有栽培。主产于江苏。

采收加工

秋、冬二季采挖。洗净，晒干。

快速识别

大戟全株含乳汁。茎直立，被白色短柔毛，上部分枝。叶互生，长圆状披针形至披针形。

伞形聚伞花序顶生，通常有伞梗。蒴果三棱状球形，表面有疣状突起。

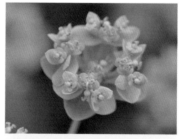

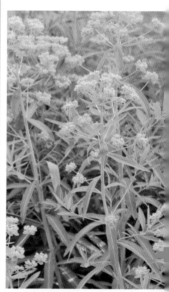

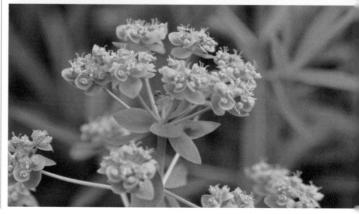

金子

名： *Euphorbia lathyris*

名：续随子、打鼓子、一把伞、小巴豆、看园老

属：大戟科　大戟属

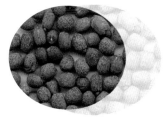

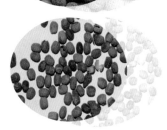

《本草纲目》载："叶中出茎，数数相续而生，故名。冬月始长，故又名拒冬……主治积聚痰饮，不下食，呕逆，及腹内诸疾。"

成品饮片

来源

续随子的干燥成熟种子。

性味归经

性温，味辛。有毒。归肝、肾、大肠经。

功能主治

逐水消肿，破血消症。用于水肿、痰饮、积滞胀满、二便不通、血瘀经闭；外治顽癣、疣赘。

用法用量

用量 1~2g；去壳、去油用，多入丸散服。外用适量，捣烂敷患处。

使用宜忌

孕妇及体弱便溏者忌服。

原植物

形态特征

二年生草本，高达 1m，株微被白霜，内含乳汁。茎立，分枝多。单叶交互对生；短柄或近无柄；茎下部的叶较密，线状披针形至阔披针形。杯状聚伞花序，每枝再叉状分枝，分枝处对生卵形或卵状披钟形的苞叶 2 片。蒴果近球形，表面有褐黑两色相杂斑纹。花期 4~7 月，果期 7~8 月。

产地分布

生于向阳山坡。野生或栽培。分布于我国黑龙江、吉林、辽宁、河北、山西、江苏、浙江、福建、台湾、河南、湖南、广西、四川、贵州、云南等地。

采收加工

夏、秋二季果实成熟时采收。除去杂质，干燥。

快速识别

续随子全株微被白霜，内含乳汁。茎直立，分枝多。单叶交互对生，茎下部的叶较密，由下而上叶渐增大。杯状聚伞花序，通常 4 枝排成伞状，花单性，无花被；雄花多数和雌花 1 枚同生于萼状总苞内；花期 4~7 月。蒴果近球形，表面有褐黑两色相杂斑纹。

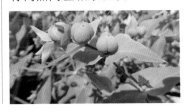

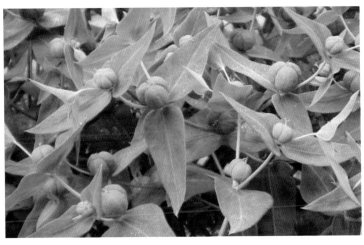

商陆

学名: *Phytolacca acinosa*

别名: 花商陆、见肿消、土冬瓜、抱母鸡、土母鸡、地萝卜、章柳、金七娘、莕羊菜、山萝卜

科属: 商陆科　商陆属

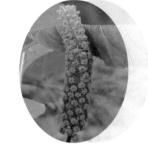

《本草纲目》时珍曰："此物能逐荡水气，故曰。讹为商陆，又讹为当陆，北音讹为章柳。或云枝枝相值、叶叶相当，故曰当陆。或云多当陆路而生也。"《神农本草经》载："主水张疝瘕痹，熨除痈肿，杀鬼精物。"

成品饮片

来源

商陆的干燥根。

性味归经

性寒，味苦。有毒。归肺、脾、肾、大肠经。

功能主治

逐水消肿、通利二便、解毒散结。用于水肿胀满、二便不通；外治痈肿疮毒。

用法用量

煎服，用量 3~9g。外用鲜品捣烂或干品研末涂敷。

使用宜忌

孕妇禁用。

原植物

形态特征

多年生草本，高 70~100cm，全株无毛。根粗壮，肉质，圆锥形，外皮淡黄色。茎直立，多分枝，绿色或紫红色。叶互生，椭圆形或卵状椭圆形；叶柄上面具槽，下面半圆形。总状花序顶生或侧生，花两性，初白色，后变淡红色，无花瓣。浆果扁球形，熟时紫黑色。花期 6~8 月，果期 8~10 月。

产地分布

多生于疏林下、林缘、路旁、山沟等湿润的地方。我国大部分地区有分布。全国大部分地区有生产，主产于河南、安徽、湖北等地。

采收加工

秋季至次春采挖。除去须根及泥沙，切成块或片，晒干或阴干。

快速识别

商陆株高 70~100cm。根粗壮，肉质，圆锥形。茎直立，绿色或紫红色。叶互生，全缘，总状花序顶生或侧生，夏秋开花，花白色。浆果扁球形，黑色。

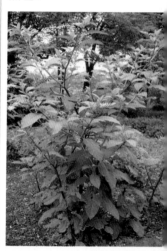

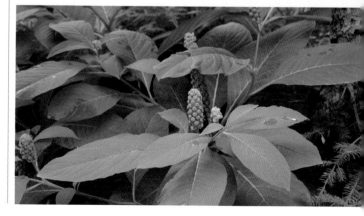

芫花

名：*Daphne genkwa*

名：南芫花、芫花条、药鱼草、莞花、头痛花、闷头花、老鼠花、癞头花、金腰带、浮胀草

属：瑞香科　瑞香属

《本草纲目》时珍曰："芫其义未详。去水言其功，毒鱼言其性，大戟言其似也。俗人因其气恶，呼为头痛花……治水饮痰，胁下痛。"《神农本草经》载："主咳逆上气，喉鸣，喘咽肿，短气，蛊毒，鬼疟，疝瘕，痈肿，杀虫鱼。"

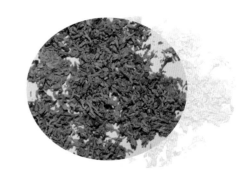

成品饮片

来源

芫花的干燥花蕾。

性味归经

性寒，味苦、辛。有毒。归肺、脾、肾经。

功能主治

泻水逐饮、解毒杀虫。用于水肿胀满、胸腹积水、痰饮积聚、气逆喘咳、二便不利；外治疥癣秃疮、冻疮。

用法用量

用量 1.5~3g。醋芫花研末吞服，一次 0.6~0.9g，一日 1 次。外用适量。

使用宜忌

孕妇禁用；不宜与甘草同用。

原植物

形态特征

落叶灌木，高可达 1m。细长而直立，幼时有绢状短柔毛。叶通常对生，偶为互生，椭圆形至长椭圆形，略为革质，全绿，先端尖；叶柄短，密布短柔毛。化先叶开放，淡紫色。核果革质，白色。种子 1 粒，黑色。花期 2~4 月，果期 5 月。

产地分布

生于路旁、山坡，或栽培于庭园。分布在福建、浙江、江苏、安徽、湖北、湖南、四川、山东、河南、河北、陕西等地。

采收加工

春季花未开放时采收。除去杂质，干燥。

快速识别

芫花属于落叶灌木，茎细长而直立。叶通常对生，椭圆形至长椭圆形，长 3~5.5cm，宽 5~20mm。花先叶开放，淡紫色，通常生于枝顶叶腋，3~7 朵簇生，花期 2~4 月。核果革质，白色。

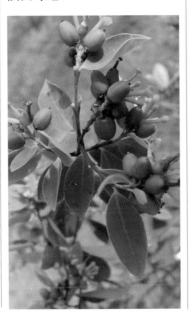

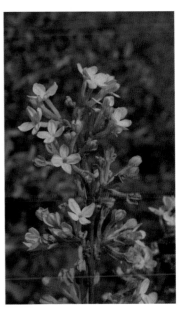

第六章　祛风湿药

川乌

学名：*Aconitum carmichaeli*

别名：乌头、五毒根

科属：毛茛科　乌头属

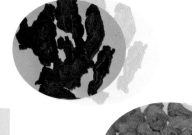

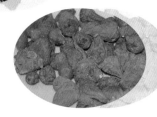

《本草纲目》云："乌头有两种，出彰明者即附子之母，今人谓之川乌头是也。其产江左山南等处者，乃《本经》所列乌头，今人谓之草乌头是也。

成品饮片

来源

乌头的干燥根。

性味归经

性热，味辛、苦。有大毒。归心、肝、肾、脾经。

功能主治

祛风除湿、温经止痛。用于风寒湿痹、关节疼痛、心腹冷痛、寒疝作痛、麻醉止痛。

用法用量

用量 3~10g，一般炮制后用。

使用宜忌

生品内服宜慎，孕妇禁用。不宜与贝母类、半夏、白及、白蔹、天花粉、瓜蒌类同用。

原植物

形态特征

多年生草本，高 60~120cm。块根通常 2 个连生，纺锤形至倒卵形。茎直立或稍倾斜，下部光滑无毛，上部散生贴伏柔毛。叶互生，革质，有柄；叶片卵圆形。总状圆锥花序，花序轴有贴伏的柔毛。蓇葖果长圆形，具横脉，花柱宿存，芒尖状。花期 6~7 月，果期 7~8 月。

产地分布

生于山地草坡或灌木丛中。分布于辽宁南部、陕西、甘肃、山东、江苏、安徽、浙江、江西、河南、湖北、湖南、广东北部、广西、四川、贵州、云南。

采收加工

6 月下旬至 8 月上旬采挖。除去子根、须根及泥沙，晒干。

快速识别

川乌高 60~120cm，块根纺锤形，外皮黑褐色，通常 2 个连生。叶片互生，形状卵形，3 深裂，其中两侧裂片 2 裂，中央裂片菱状楔形，端再 3 浅裂，裂片边缘有粗或缺刻。花序为总状圆锥花序，萼片 5，蓝紫色，上萼片盔形。花期 6~7 月。果实为蓇葖果

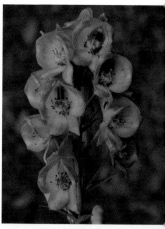

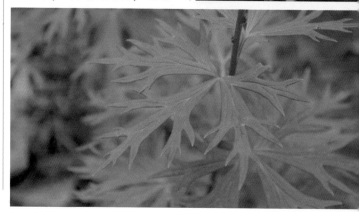

穿地龙

学名： *Dioscorea nipponica*

别名： 穿山龙、穿龙骨、野山药、串地龙

科属： 薯蓣科 薯蓣属

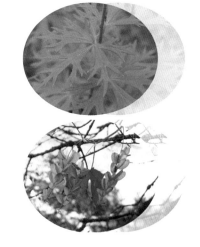

成品饮片

来源

穿龙薯蓣的干燥根茎。

性味归经

性温，味甘、苦。归肝、肺经。

功能主治

舒筋活血、止咳化痰、祛风止痛。用于腰腿疼痛、筋骨麻木、跌打损伤、闪腰、咳嗽喘息、气管炎。

用法用量

用量 9~15g。

使用宜忌

小毒，粉碎加工时，注意防护，以免发生过敏反应。

原植物

形态特征

多年生缠绕草质藤本。根茎横走，栓皮呈片状脱落，断面黄色。茎左旋，无毛。叶互生，掌状心形，变化较大。花单性异株，穗状花序腋生。蒴果倒卵状椭圆形。花期6~8月，果期8~10月。

产地分布

生于山坡林边、灌木林下及沟边。分布于我国辽宁、吉林、黑龙江、河北、河南、山东、山西、内蒙古、陕西、四川、青海等地。

采收加工

春、秋二季采挖。挖取根茎，除去须根、外皮（栓皮），晒干。

快速识别

穿龙薯蓣为缠绕草质藤本，根茎横走，栓皮呈片状脱落，断面黄色。茎左旋。叶互生，掌状心形。花单性异株，穗状花序腋生。蒴果倒卵状椭圆形，有3宽翅。

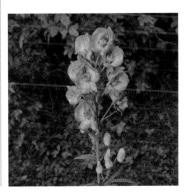

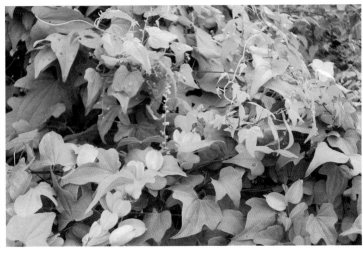

丁公藤

学名：*Erycibe obtusifolia*

别名：麻辣子藤、包公藤

科属：旋花科　丁公藤属

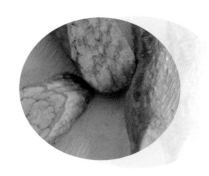

《本草纲目》载："生依南树，故号南藤……丁公寄，即丁公藤也。始因丁公用有效，因以得名……主风血，补衰老，起阳，强腰脚，除痹，变白，逐冷气，排风邪。"

成品饮片

来源

丁公藤的藤茎。

性味归经

性温，味辛。归胃、脾、肝经。

功能主治

祛风除湿、消肿止痛。用于风湿痹痛、半身不遂、跌打肿痛。

用法用量

用量 3~6g，配制酒剂，内服或外搽。

使用宜忌

有小毒。本品有强烈的发汗作用，虚弱者慎用，孕妇忌服。

原植物

形态特征

高大木质藤本。小枝黄绿色，有明显的棱，无毛。叶互生，淡红色，革质，椭圆形或倒长卵形。聚伞花序，集成圆锥花序，腋生或顶生，花序轴、花序梗被淡褐色柔毛。浆果卵状椭圆形。

产地分布

生于山谷湿润密林中或路旁灌丛。分布于广东、海南、云南等地。

采收加工

全年均可采收。切成段或片，晒干。

快速识别

丁公藤属于高大木质藤本。小枝黄绿色，有明显的棱。叶互生，淡红色，革质。聚伞花序集成圆锥花序腋生或顶生，花序轴、花序梗被淡褐色柔毛，花冠白色，每一裂具一近于三角形的外被毛的中带。

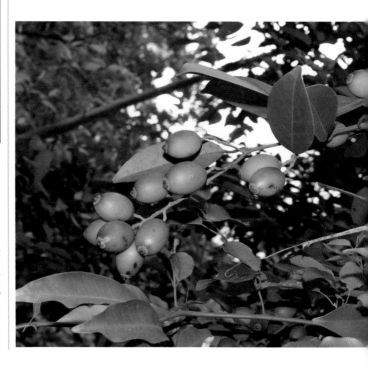

独活

学名： *Angelica biserrata*

别名： 胡王使者、独摇草、独滑、长生草、川独活

科属： 伞形科 当归属

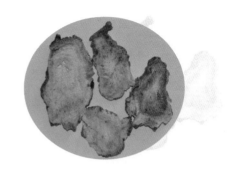

《本草纲目》载："一茎直上，不为风摇，故曰独活……此草得风不摇，无风自动，故名独摇草……独活，是羌活母也……治一切风并气，筋骨挛拳，骨节酸疼，头旋目赤疼痛，五劳七伤，利五脏及伏梁水气。"

成品饮片

来源
重齿当归的干燥根。

性味归经
味辛、苦，性微温。归肝、肾、膀胱经。

功能主治
祛风胜湿、散寒止痛。用于风寒湿痹、腰膝疼痛、少阴伏风头痛、头痛齿痛。

用法用量
内服：煎汤，3~10g；或浸酒；或入丸、散。外用：适量，煎汤洗。

使用宜忌
阴虚血燥者慎服。

原植物

形态特征
多年生草本。茎直立，带紫色，有纵沟纹。根生叶和茎下部叶的叶柄细长，基部成宽广的鞘，边缘膜质；叶片卵圆形，基部楔形或圆形，边缘有不整齐重锯齿。复伞形花序顶生或侧生，总苞片1，长钻形。双悬果背部扁平。花期7~9月，果期9~10月。

产地分布
生于阴湿山坡、林下草丛中或稀疏灌丛间。分布于安徽、浙江、江西、湖北、四川等地。

采收加工
4~10月采挖根部。除去地上茎及泥土，晒干。

快速识别
独活为多年生草本，茎直立，带紫色，有纵沟纹。茎下部叶的叶柄细长，基部成宽广的鞘，边缘膜质，叶片为二回三出羽状复叶，茎上部的叶简化成膨大的叶鞘。复伞形花序顶生或侧生，伞辐10~25，小伞形花序具花15~30朵，花白色。果实为双悬果。

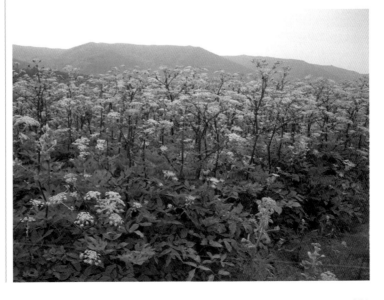

红毛七

学名：*Leontice robustum*

别名：类叶牡丹、红毛三七、藏严仙、海椒七、鸡骨升麻

科属：小檗科　牡丹草属

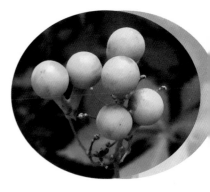

成品饮片

来源

类叶牡丹的干燥根状茎。

性味归经

性温，味苦、辛。归肝、胃经。

功能主治

理气止痛、祛风活血。用于月经不调、胃腹疼痛、跌打损伤、风湿疼痛。

用法用量

用量 10~15g，水煎服或泡酒服。

使用宜忌

尚不明确。

原植物

形态特征

多年生草本。高40~70cm。根茎粗壮，横行。叶片卵圆形、长椭圆形或广披针形。圆锥花序顶生；小花黄绿色。种子圆球形，有肉质种皮。花期4~6月，果期7~8月。

产地分布

生长于山坡阴湿处及山林中。分布在四川、贵州、湖北、浙江、陕西、甘肃、辽宁、吉林、黑龙江等地。产于四川、贵州、陕西等地。

采收加工

秋季采挖。洗净，切片晒干备用。

快速识别

类叶牡丹是多年生草本，高 40~70cm。三出复叶互生，叶片卵圆形、长椭圆形或广披针形。圆锥花序顶生，小花绿色，花瓣6，与萼片对生。

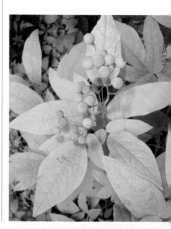

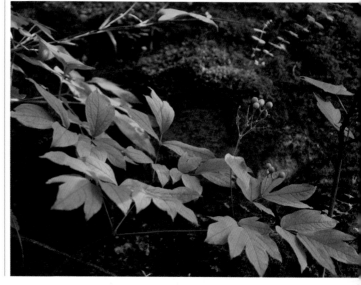

蓝布正

学名：*Geum japonicum* var. *chinense*

别名：追风七、五气朝阳草、红心草、水杨梅、头晕药、路边青、路边黄、见肿消

科属：蔷薇科　路边青属

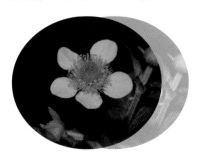

成品饮片

来源

柔毛路边青全草或根。

性味归经

性平，味辛、苦。归脾、肾、肝经。

功能主治

镇痛、降压、调经，祛风除湿。用于高血压病、头晕头痛、月经不调、小腹痛、白带、小儿惊风、风湿腰腿痛；外用治疖疮肿毒、跌打损伤。

用法用量

用量 9~15g；外用适量，鲜品捣烂敷患处。

使用宜忌

尚不明确。

原植物

形态特征

多年生草本，高 20~60cm。根簇生。茎直立，被黄色短毛及粗硬毛。基生叶为大头羽状复叶；叶柄被粗硬毛及短柔毛。花两性；花序疏散，顶生数朵。聚合果卵球形，瘦果被长硬毛，花柱宿存，部分光滑，先端有小钩，果托被长硬毛。花期 5~9 月，果期 6~10 月。

产地分布

生于海拔 200~2300m 的山坡草地、田边、河边、灌丛及疏林下。分布于华东、中南、西南及陕西、甘肃、新疆等地。

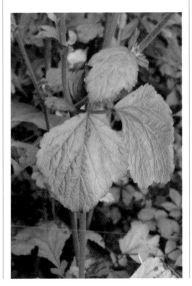

采收加工

夏秋采收。洗净晒干或阴干，鲜用四季可采。

快速识别

柔毛路边青高 20~60cm，茎直立，被黄色短柔毛及粗硬毛。基生叶为大头羽状复叶，通常有小叶 1~2 对，顶生小叶最大，下部茎生叶 3 小叶，上部茎生叶为单叶。花两性，花序疏散，顶生数朵；花瓣 5，黄色。聚合果卵球形，瘦果被长硬毛。

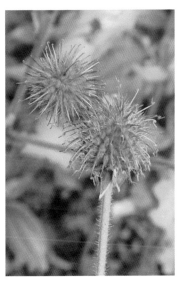

闹羊花

学名： *Rhododendron molle*

别名： 黄杜鹃、三钱三、毛老虎、一杯倒、八里麻、羊踯躅

科属： 杜鹃花科　杜鹃属

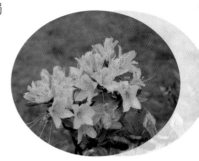

《本草纲目》载："羊食其叶，踯躅而死，故名。闹当作恼。恼，乱也。"《神农本草经》谓："主贼风在皮肤中，淫淫痛，温疟。"

成品饮片

来源
羊踯躅的干燥花入药。

性味归经
性温，味辛。有大毒。归肝经。

功能主治
祛风除湿，散瘀定痛。用于风湿痹痛，跌打损伤，皮肤顽癣。外用治癣，煎水含漱治龋齿痛。

用法用量
用量 0.6~1.5g，浸酒或入丸散。外用适量，煎水洗或鲜品捣敷。

使用宜忌
不宜多服、久服，体虚者及孕妇禁用。有大毒，须经医生许可后用。

原植物

形态特征
落叶灌木，高 1~2m。老枝光滑，带褐色，幼枝有短柔毛。单叶互生，叶柄短；叶片椭圆形至椭圆状倒披针形，先端钝而具短尖。花多数，成顶生短总状花序，与叶同时开放。蒴果长椭圆形，熟时深褐色，具疏硬毛，胞间裂开。种子多数，细小。花期 4~5 月，果期 6~7 月。

产地分布
常见于山坡、石缝、灌木丛中。分布在江苏、浙江、江西、福建、湖南、湖北、河南、四川、贵州等地。

采收加工
四、五月花初开时采收。阴干或晒干。

快速识别
羊踯躅为落叶灌木，单叶互生，叶片椭圆形至椭圆状披针形，叶幼时背面密被灰色短柔毛。花多数，成顶生短总状花序，与叶同时开放，金黄色，花冠漏斗状，花期 4~5 月。

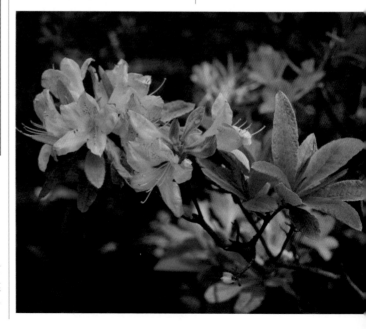

松节

学名：*Pinus tabulaeformis*

别名：短叶松、红皮松

科属：松科 松属

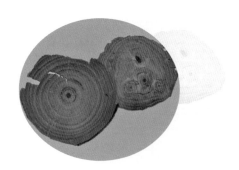

《本草纲目》时珍曰："松节，松之骨也。质坚气劲，久亦不朽，故筋骨间风湿诸病宜之。"陶弘景曰："主治百节久风，风虚脚痹疼痛。酿酒，主脚弱、骨节风。"

成品饮片

来源

油松枝干的结节。

性味归经

性温，味苦。归肝、肾经。

功能主治

祛风除湿、活络止痛。用于风湿关节痛、腰腿痛、大骨节病、跌打肿痛。

用法用量

煎服，用量 10~15g。外用适量，浸酒涂擦；或炒研末调敷。

使用宜忌

尚不明确。

原植物

形态特征

常绿乔木。树皮灰褐色，鳞甲状裂。枝轮生，小枝粗壮，淡橙黄色或灰黄色；冬芽椭圆形，棕褐色。叶针形，粗硬，边缘有细锯齿。花单性，雌雄同株，均为松球花序，淡黄绿色，簇生于前一年小枝顶端。松球果卵形，种子具翅，稍扁，紫褐色或褐色，具油汁胚乳。花期 4~5 月，果熟期翌年 9 月。

产地分布

生长于山坡。分布在辽宁、吉林、河北、山东、山西、陕西、甘肃、内蒙古、宁夏、青海、河南、山东等地。

采收加工

于采伐时或木器厂加工时锯取之，经过选择修整，晒干或阴干。

快速识别

油松为常绿乔木，树皮灰褐色，呈鳞甲状裂，裂隙红褐色。枝轮生，淡橙黄色或灰黄色。叶针形，2 针一束，长 10~15cm，外表常被薄粉层；花单性，雌雄同株。松球果卵形，长 5~8cm，直径 3~5cm；鳞突较隆起，鳞脐亦突出，呈钝尖形。

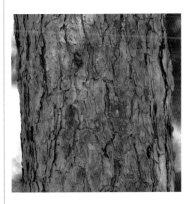

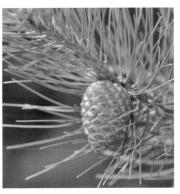

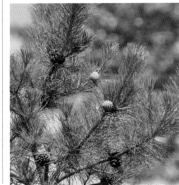

威灵仙

学名：*Clematis hexapetala*
别名：山蓼、棉花团、山辣椒秧、黑薇
科属：毛茛科　铁线莲属

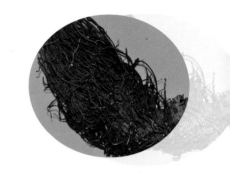

《本草纲目》时珍曰："威，言其性猛也。灵仙，言其功神也。"《开宝本草》云："主治诸风，宣通五脏，去腹内冷滞，心膈痰水，久积症痕宿脓恶水，腰膝冷疼，疗折伤。久服无有温疫疟。"

成品饮片

来源

棉团铁线莲的干燥根及根茎。

性味归经

性温，味辛、咸。归膀胱经。

功能主治

祛风除湿、通络止痛。用于风湿痹痛、肢体麻木、筋脉拘挛、屈伸不利、骨鲠咽喉。

用法用量

用量 6~9g，煎汤。

使用宜忌

气血亏虚及孕妇慎用。

原 植 物

形态特征

攀缘性灌木，高 4~10m。根多数丛生，细长，外皮黑褐。茎干后黑色，具明显条纹。叶对生，羽状复叶，全缘，上面沿叶脉有细毛，下面光滑，主脉 3 条。圆锥花序腋生及顶生，花瓣状，长圆状倒卵形，白色，顶端常有小尖头突出，外侧被白色柔毛，内侧光滑无毛。花期 5~6 月，果期 6~7 月。

产地分布

生于山野、田埂及路旁。分布在河南、山东、安徽、江苏、浙江、福建、广东、广西、江西、湖南、湖北、四川、贵州、云南等地。

采收加工

秋季采挖。除去茎叶、须根及泥土，晒干。

快速识别

棉团铁线莲的茎干后黑色，具明显条纹。叶对生，羽状复叶，小叶通常 5 片，小叶卵形或卵状披针形。圆锥花序腋生及顶生；萼片 4，花瓣状，白色；花期 5~6 月。瘦果扁平状卵形，花柱宿存，延长呈白色羽毛状。

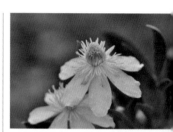

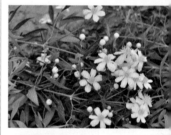

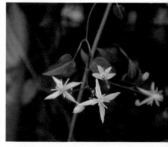

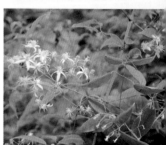

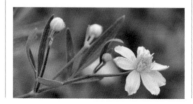

徐长卿

学名: *Cynanchum paniculatum*

别名: 逍遥竹、遥竹逍、瑶山竹、了刁竹、对节莲、竹叶细辛、铜锣草、一枝香、英雄草

科属: 夹竹桃科　鹅绒藤属

《本草纲目》时珍曰:"徐长卿,人名也,常以此药治邪病,人遂以名之。"《神农本草经》载:"主鬼物,百精,蛊毒,疫疾邪恶气,温疟。久服,强悍轻身。"

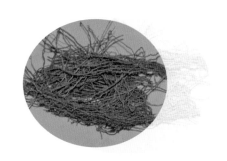

成品饮片

来源

徐长卿的干燥根及根茎。

性味归经

性温,味辛。归肝、胃经。

功能主治

祛风化湿、止痛止痒。用于风湿痹痛、胃痛胀满、牙痛、腰痛、跌打损伤、荨麻疹、湿疹。

用法用量

煎服,用量 3~12g,入煎剂宜后下。

使用宜忌

不宜久煎。

圆锥花序顶生于叶腋,总花柄多分枝,花梗细柔,花多数。蓇葖果角状。种子顶端着生多数银白色茸毛。花期 6~7 月,果期 9~10 月。

产地分布

生于山坡或路旁。产于江苏、河北、湖南、安徽、贵州、广西及东北等地。

采收加工

秋季采挖。除去杂质,阴干。

快速识别

徐长卿高约 65cm,茎纤细,节间长。叶对生,披针形至线形,长 5~14cm,宽 2~8mm。圆锥花序顶生于叶腋,花多数,花冠 5 深裂;黄绿色;副花冠 5 枚,黄色;果实为蓇葖果。

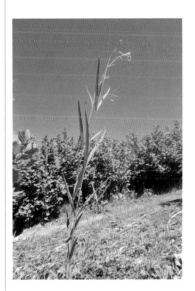

原植物

形态特征

多年生草本,高约65cm。根茎短,须状根多数。茎细,直,节间长。叶对生,披针形至线形,边缘稍外反,有缘毛,基部渐狭,下面中脉隆起。

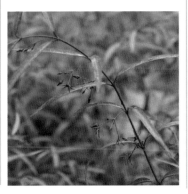

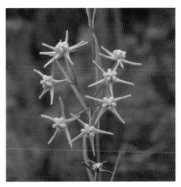

防己

学名： *Stephania tetrandra*

别名： 粉防己、粉寸己、汉防己、土防己、石蟾蜍、蟾蜍薯、倒地拱、白木香、猪大肠

科属： 防己科　千金藤属

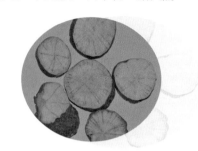

《本草纲目》时珍曰："按：东垣李杲云：防己如险健之人，幸灾乐祸，能首为乱阶，若善用之，亦可御敌。其名或取此义。解离，因其纹解也。"《神农本草经》载："主风寒温疟热气诸痫，除邪，利大小便。"

成品饮片

来源

防己的干燥根。

性味归经

性寒，味苦。归膀胱、肺经。

功能主治

利水消肿、祛风止痛。用于水肿脚气、小便不利、湿疹疮毒、风湿痹痛、高血压。

用法用量

用量 4.5~9g。

使用宜忌

脾胃虚弱及阴虚无湿热者禁服。

原植物

形态特征

多年生缠绕藤本。根圆柱状，有时呈块状，外皮淡棕色或棕褐色。茎柔韧，圆柱形，有时稍扭曲。叶互生，质薄较柔，叶柄盾状着生，长与叶片相等；叶片外形近圆形。花小，雌雄异株，为头状的聚伞花序。核果球形，熟时红色。花期 4~5 月，果期 5~6 月。

产地分布

生于山野丘陵地、草丛或矮林边缘。分布在浙江、安徽、江西、福建、广东、广西等地。

采收加工

秋季采挖。洗净，除去粗皮，晒至半干，切段，个大者再纵切，干燥。

快速识别

防己是多年生缠绕藤本，茎柔韧，长达 2.5~4m。枝滑无毛。叶互生，叶柄盾状生；叶片外形近圆形，有 3~角；花小，雌雄异株，为头状的聚伞花序；核果球形，熟红色。

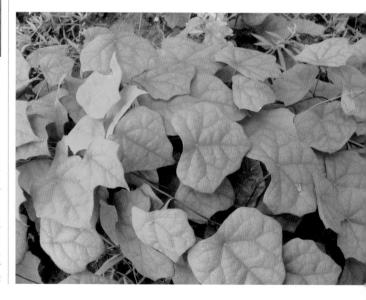

老鹳草

学名： *Erodium stephanianum*

别名： 老鹳嘴、老鸦嘴、五瓣花、贯筋、老贯筋、老牛筋

科属： 牻牛儿苗科　牻牛儿苗属

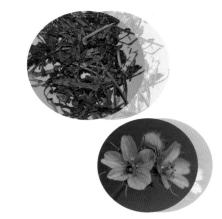

《本草纲目拾遗》载："味苦微辛。去风，疏经活血，健筋骨，通络脉，损伤痹症，麻木皮风。浸酒常饮，大有效。"

成品饮片

来源

牻牛儿苗的地上部分。

性味归经

性平，味辛、苦。归肝、肾、脾经。

功能主治

祛风湿、通经络、止泻痢。用于风湿痹痛、麻木拘挛、筋骨酸痛、泄泻痢疾。

用法用量

煎服，用量9~15g。

使用宜忌

尚不明确。

原植物

形态特征

多年生草本。直根圆柱形，棕褐色。茎棕红色或绿色。叶对生，叶片卵形或椭圆状三角形，托叶三角状披针形。伞形花序腋生，花瓣倒卵形，淡紫色或紫蓝色，花丝粉红色。蒴果长0.8~1.0cm，宿存花柱形成长喙。花期5~6月，果期6~9月。

产地分布

生于山坡草地、沙质河滩地、荒地、路旁及田边。分布于我国东北、华北、西北及云南、西藏等地。

采收加工

夏、秋二季果实近成熟时采收。割取地上部分，除去杂质，捆成把，晒干。

快速识别

牻牛儿苗茎棕红色或绿色，多分枝，平铺或斜升。叶对生，叶片卵形或椭圆状三角形，二回羽状深裂。伞形花序腋生，具2~5朵花，总花梗长5~15cm，花瓣淡紫色或紫蓝色。蒴果长0.8~1.0cm；宿存花柱形成长喙，喙长2~4cm，成熟时果瓣与中轴分离，喙呈螺旋状卷曲。

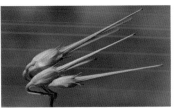

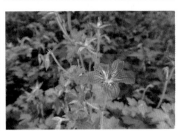

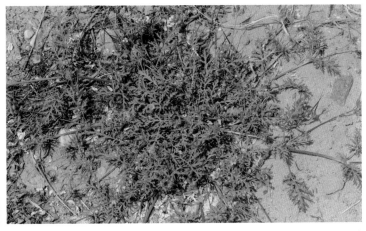

雷公藤

学名：*Tripterygium wilfordii*

别名：黄藤、黄腊藤、菜虫药、红药、水莽草

科属：卫矛科　雷公藤属

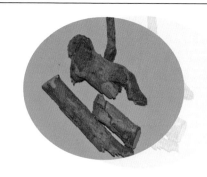

成品饮片

来源

雷公藤的干燥根、叶、花及果实。

性味归经

性凉，味苦、辛。有大毒。归肝、肾经。

功能主治

祛风、解毒、杀虫。外用治风湿性关节炎，皮肤发痒，杀蛆虫、孑孓，灭钉螺、毒鼠。

用法用量

外用适量，捣烂敷患处，或捣汁搽患处。不可内服。敷药时间不可超过半小时，否则起泡。

使用宜忌

孕妇及身体虚弱者禁用。

原 植 物

形态特征

攀援藤本，高 2~3m。小枝红褐色，有棱角，具长圆形的小瘤状突起和锈褐色茸毛。单叶互生，亚革质、卵形、椭圆形或广卵圆形，先端渐尖，基部圆或阔楔形，边缘有细锯齿，上面光滑，下面淡绿色。花小，白色，为顶生或腋生的大型圆锥花序。翅果，膜质，黄褐色。花期 5~6 月，果熟期 8~9 月。

产地分布

生于背阴多湿稍肥沃的山坡、山谷、溪边灌木林和次生杂木林中。分布在我国浙江、江西、安徽、湖南、广东、福建、台湾等地。

采收加工

秋季采根；夏季采叶；夏秋采花、果。去净二层皮，晒干，生用。

快速识别

雷公藤属于攀援藤本，小枝红褐色，有棱角。单叶互生，叶片卵形、椭圆形或广卵圆形，长 5~10cm，宽 3~5cm。花小，白色，为顶生或腋生的大型圆锥花序，花瓣 5。果实属于翅果，长约 1.5cm，宽约 1cm，黄褐色。

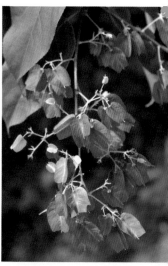

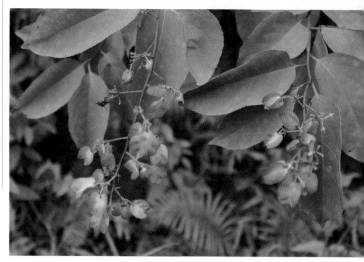

落新妇

学名： *Astilbe chinensis*

别名： 红升麻

科属： 虎耳草科　落新妇属

> 《本草纲目》载："落新妇亦解毒，取叶作小儿浴汤，主惊忤……落新妇，今人多呼为小升麻，功用同于升麻，亦大小有殊也。"

成品饮片

来源
落新妇的干燥根茎。

性味归经
性凉，味辛、苦。归肺经。

功能主治
祛风、清热、祛痰止咳、活血止痛。用于风热感冒、头身疼痛、咳嗽、风湿痹痛、跌打损伤。

用法用量
煎服，用量6~12g。

使用宜忌
尚不明确。

原植物

形态特征
多年生直立草本，高45~0cm。根茎横走，粗大呈块状，支褐色鳞片及深褐色长茸毛，顶根暗褐色。小叶卵形至长椭圆状卵形，先端长锐尖，基部圆形。花茎直立，下部有鳞状毛，上部密生棕色长柔毛；花瓣5，白色或紫色，花丝青紫色；花药青色，成熟后呈米色。蓇葖果，有多数种子。花期6~7月，果期9月。

产地分布
生于阳坡山地的疏林或草丛中。分布于我国辽宁、河北、山西、山东、河南、陕西、甘肃、安徽、浙江、江西、湖北、四川、贵州、云南等地。

采收加工
夏、秋季采挖。除去地上茎、须根、鳞片和茸毛，洗净泥土，晒干。

快速识别
落新妇为多年生直立草本，高45~60cm。基生叶为二至三回三出复叶，小叶卵形至长椭圆状卵形。花茎直立，高30~50cm。花几无梗，花瓣5，白色或紫色。果实为蓇葖果。

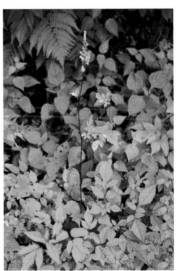

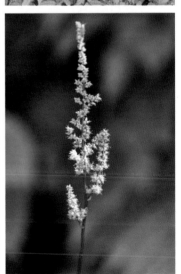

秦艽

学名：*Gentiana macrophylla*

别名：左扭根、喇叭草、左秦艽、秦胶

科属：龙胆科　龙胆属

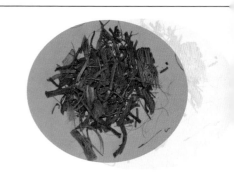

《本草纲目》时珍曰："秦艽出秦中，以根作罗纹交纠者佳，故名秦艽、秦纠……治胃热、虚劳发热。"《神农本草经》载："主寒热邪气，寒湿，风痹，肢节痛，下水，利小便。"

成品饮片

来源

秦艽的干燥根。

性味归经

性平，味辛、苦，归胃、肝、胆经。

功能主治

祛风湿、清湿热、止痹痛。用于风湿痹痛、筋脉拘挛、骨节酸痛、骨蒸潮热、小儿疳积发热。

用法用量

煎服，用量 3~9g。

使用宜忌

久病虚寒、尿多、便溏者禁服。

原植物

形态特征

多年生草本，高 40~60cm。直根粗壮，圆柱形，黄色棕色。茎单一，节明显，斜升或直立，光滑无毛。叶披针形或长圆状披针形。花生于上部叶腋，成轮状丛生；花冠筒状，深蓝紫色。蒴果长圆形。种子椭圆形，褐色，有光泽。花期 7~8 月，果期 9~10 月。

产地分布

生于山坡草地及湿坡上。分布于我国东北、华北及甘肃、青海、陕西、山东、新疆、四川等地。

采收加工

春、秋二季采挖。除去茎叶、须根及泥土，晒干，或堆晒至颜色呈红黄色或灰黄色时，再摊开晒干。

快速识别

秦艽为多年生草本，直根粗壮，圆柱形。茎单一，节明显，斜升或直立，基部有许多纤维状残叶。叶披针形或长圆状披针形，有叶脉 3~5 条。花成轮状丛生；花冠筒状，深蓝紫色；花期 7~8 月。

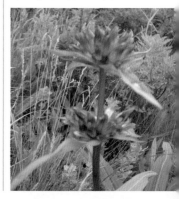

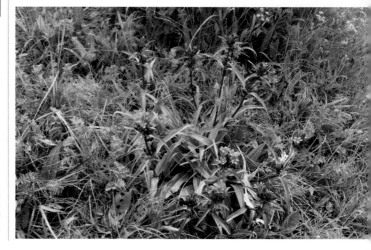

蓍草

学名：*Achillea alpina* L.

别名：蜈蚣草、飞天蜈蚣、乱头发、土一支蒿、羽衣草、千条蜈蚣、锯草、一枝蒿蒿

科属：菊科　蓍属

《本草纲目》时珍曰："蓍之为言耆也。老人历年多、更事久，事能尽知也……草之多寿者，故字从耆。"《神农本草经》载："主益气，充肌肤，明目，聪慧先知。久服，不饥不老，轻身。"

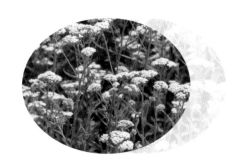

成品饮片

来源

高山蓍的全草。

性味归经

性平温，味辛、苦。有毒。

功能主治

祛风止痛、活血、解毒。主治感冒发热、头风痛、牙痛、风湿痹痛、血瘀经闭、腹部痞块、跌打损伤、毒蛇咬伤、痈肿疮毒。

用法用量

煎服，用量 10~15g；研末，每次 1~3g。外用适量，煎水洗或捣敷。

使用宜忌

有小毒，孕妇忌用。

原植物

形态特征

多年生草本，高50~100cm。短根状茎。茎直立，有棱条，部有分枝。叶互生；无柄；片长线状披针形。头状花序多数，集生成伞房状；边缘舌状花，白色，花冠长圆形，花药黄色，伸出花冠外面。瘦果扁平，宽倒披针形，有淡色边肋。花期 7~9 月，果期 9~10 月。

产地分布

生于向阳山坡草地、林缘、路旁及灌丛间。分布于东北、华北及宁夏、甘肃、河南等地。

采收加工

夏、秋季采收。洗净，鲜用或晒干。

快速识别

高山蓍茎直立，叶互生，叶片长线状披针形，长 6~10 cm，宽 7~15mm，栉齿状羽状深裂或浅裂，裂片线形。头状花序多数，花径 5~6mm，集生成伞房状；边缘舌状花，5~11 朵，白色；中心管状花，白色；花药黄色，向花冠外伸出。

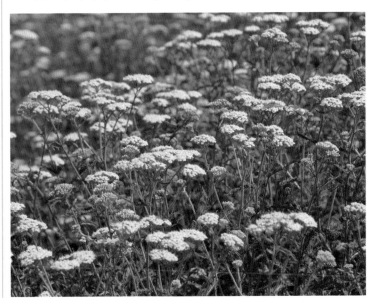

丝瓜络

学名： *Luffa cylindrica*

别名： 丝瓜网、丝瓜壳、瓜络、絮瓜瓤、天罗线、丝瓜筋、丝瓜瓤、千层楼、丝瓜布

科属： 葫芦科　丝瓜属

《本草纲目》时珍曰："此瓜老则筋丝罗织，故有丝罗之名。昔人谓之鱼，或云虞刺。始自南方来，故曰蛮瓜……煮食，除热利肠。老者烧存性服，去风化痰，凉血解毒，杀虫，通经络，行血脉，下乳汁，治大小便下血、痔漏崩中、黄积、疝痛卵肿、血气作痛、痈疽疮肿、齿匿、痘疹胎毒。"

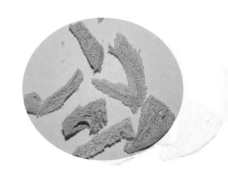

成品饮片

来源

丝瓜的干燥成熟果实的维管束。

性味归经

性平，味甘。归肺、胃、肝经。

功能主治

通络、活血、祛风。用于痹痛拘挛、胸胁胀痛、乳汁不通。

用法用量

煎服，用量4.5~9g。

使用宜忌

尚不明确。

原植物

形态特征

一年生攀缘草本。茎枝粗糙，有棱沟，有微柔毛。茎须粗壮。叶互生；叶柄粗糙，近无毛；叶片三角形或近圆形。花单性，雌雄同株；花冠黄色，幅状。果实圆柱状，表面平滑，通常有深色纵条纹，未成熟时肉质，成熟后干燥，里面有网状纤维，由先端盖裂。种子多数，黑色，卵形。花期6~7月，果期7~8月。

产地分布

全国各地均产，以浙江、江苏所产者质量为好。

采收加工

夏、秋二季果实成熟、果皮变黄、内部干枯时采摘。除去外皮及果肉，洗净，晒干，除去种子。

快速识别

丝瓜是一年生攀缘草本，茎枝粗糙。叶互生，叶片角形或近圆形，通常掌状5裂。花单性，雌雄同株；雄通常10~20朵生于总状花序顶端，花冠黄色，雌花单生果实圆柱状，直或稍弯，15~30cm，直径5~8cm，表平滑，通常有深色纵条纹，熟后里面有网状纤维。

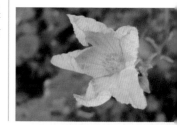

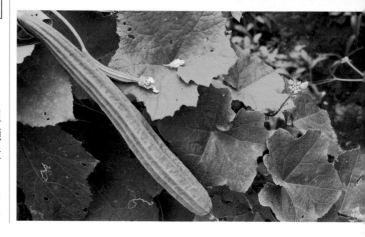

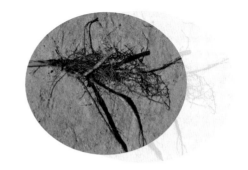

苏

名： *Phlomis umbrosa*

名： 山苏子、续断、山芝麻

属： 唇形科　糙苏属

成品饮片

来源

糙苏的干燥地上全草或根。

性味归经

性平，味辛。

功能主治

祛风活络、强筋壮骨、消肿。用于感冒、风湿关节痛、腰痛、跌打损伤、疮疖肿毒。

用法用量

内服：煎汤，3~10g。

使用宜忌

无。

原植物

形态特征

多年生草本，高80~100cm。长，红褐色，圆锥形或纺锤茎直立，四棱形。单叶对阔卵圆形。轮伞花序；苞披针形或狭披针形；花冠白或粉红色。小坚果卵圆形。期7月，果期8~9月。

产地分布

生于山地林中、林边灌丛、岸、山谷。分布在辽宁、吉河北、河南、内蒙古、陕西、甘肃、宁夏、湖北、四川、云南、山东、江苏、安徽、广东等地。

采收加工

夏秋采割地上全草，秋季挖取根部。去净泥土和杂质，晒干。

快速识别

糙苏高80~100cm，草本，根红褐色，茎直立、四棱形，单叶对生。轮伞花序，萼筒长约1cm，先端有5个刺状齿；花冠白色或粉红色，2唇形；花期7月。

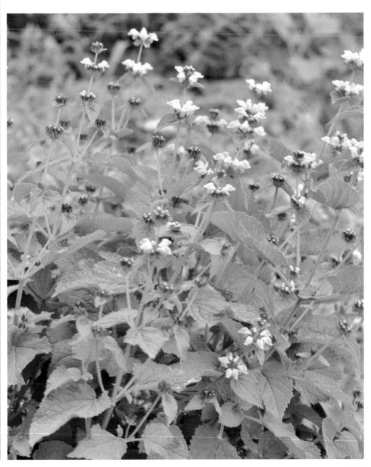

狗脊

学名：*Cibotium barometz*
别名：金狗脊、金毛狗脊、黄狗脊、金毛狮子、黄狗头
科属：金毛狗科　金毛狗属

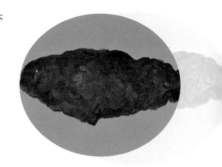

《本草纲目》载："此药苗似贯众，根长多歧，状如狗之脊骨，而肉作青绿色，故以名之……强脊、扶筋，以功名也……强肝肾，健骨，治风虚。"《神农本草经》谓："主腰背强、关机缓急、周痹、寒湿、膝痛、颇利老人。"

成品饮片

来源
金毛狗脊的干燥根茎。

性味归经
性温，味苦、甘。
归肝经、肾经。

功能主治
补肝肾、强腰膝、祛风湿。用于治腰膝酸软、下肢无力、风湿痹痛。

用法用量
用量 9~15g，煎服。

使用宜忌
肾虚有热、小便不利，或短涩黄赤、口苦舌干者，均禁服。

的侧脉顶上，略呈矩圆形，囊群盖侧裂呈双唇状，棕褐色。

产地分布
生于山脚沟边，或林下阴处酸性土壤。分布于广东、浙江、江西、福建等地。

采收加工
秋、冬季采挖。除去泥沙，干燥；或去硬根、叶柄及金黄色茸毛，切厚片，干燥，为"生狗脊片"；蒸后，晒至六七成干，切厚片，干燥，为"熟狗脊片"。

快速识别
金毛狗脊为多年生树蕨，高达 2.5~3m；根状茎平卧，短而粗壮，木质。叶多数，丛生成冠状，大型；叶柄粗壮，

基部密被金黄色长柔毛和色狭长披针形鳞片；叶片圆形，三回羽状分裂。孢囊群着生于边缘的侧脉顶上，略呈矩圆形。

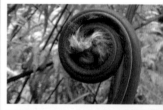

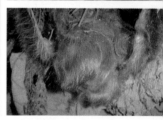

原植物

形态特征

多年生树蕨，高达 2.5~3m。根状茎平卧，短而粗壮，木质，密被棕黄色带金色光泽的长柔毛。叶多数，丛生成冠状；叶片卵圆形，亚革质；叶脉开放，不分枝。孢子囊群着生于边缘

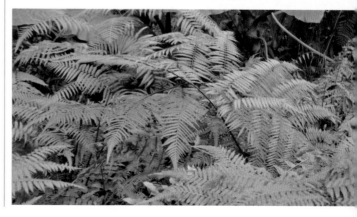

槲寄生

学名：*Viscum coloratum*

别名：北寄生、冻青、冬青

科属：檀香科　槲寄生属

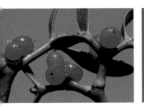
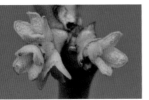
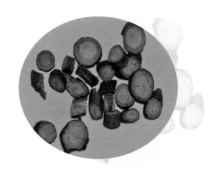

成品饮片

来源

槲寄生的干燥带叶茎枝。

性味归经

性平，味苦。归肝经、肾经。

功能主治

祛风湿、补肝肾、强筋骨、降血压、安胎下乳。用于风湿痹痛、腰膝酸软、高血压、胎动不安、产后乳少等症。

用法用量

用量9~15g，内服煎汤。

使用宜忌

尚不明确。

原植物

形态特征

常绿小灌木，高30~60cm。茎黄绿色或绿色，稍肉质。叶对生于枝端，稍肉质，黄色或绿色，长圆状披针形或倒披针形。花小，单性，雌雄异株，生于两叶之间，无柄，黄绿色，雄花序聚伞状，通常有花3朵，花被钟形；雄蕊4枚，贴生于裂片上；雌花1~3朵簇生，子房下位。浆果。

产地分布

常寄生于梨、榆、杨、山楂等树上。分布于黑龙江、吉林、辽宁、内蒙古等地。

采收加工

冬季采集。用刀割下，除粗枝，阴干或晒干，扎成小把。或用沸水捞过（使不变颜色），晒干。

快速识别

槲寄生是常绿小灌木，高30~60cm；茎黄绿色或绿色，稍肉质，常2~5叉状分枝，节部膨大；叶对生于枝端；花小，雌雄异株，生于两叶之间，黄绿色。

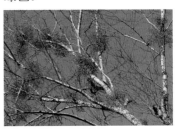

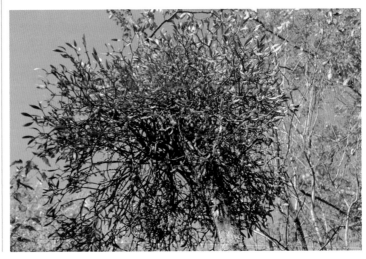

接骨市

学名：*Sambucus williamsii*

别名：公道老、扦扦活、马尿骚、大接骨丹

科属：五福花科　接骨木属

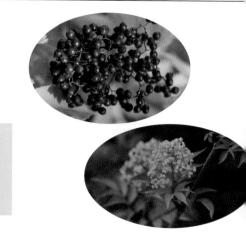

《本草纲目》载："接骨以功而名。花、叶都类蒴、陆英、水芹荤，故一名木蒴。"《新修本草》云："主治折伤，续筋骨，除风痒龋齿，可作浴汤。"

成品饮片

来源

接骨木的干燥茎枝。

性味归经

性平，味甘、苦。归肝经。

功能主治

接骨续筋、活血止痛、祛风利湿。用于骨折，跌打损伤，风湿性关节炎，痛风，大骨节病，急、慢性肾炎；外用治创伤出血。

用法用量

煎服，用量20~50g；外用适量。

使用宜忌

尚不明确。

序，花白色至淡黄色。浆果状核果近球形，黑紫色或红色，具3~5核。花期4~5月，果期7~9月。

产地分布

生长于向阳山坡或栽培于庭园。分布在东北、华北、华中、华东，以及甘肃、四川、云南等地。

采收加工

夏秋采收茎枝，晒干。

快速识别

接骨木高4~8m。单数状复叶对生，通常具小叶枚，有时9~11枚；长卵圆或椭圆形至卵状披针形，4~12cm，宽2~4cm。顶生圆形至长椭圆状卵形的圆花序，直径6~9cm；花白至淡黄色，花期4~5月。果状核果近球形，黑紫色红色。

原植物

形态特征

落叶灌木或乔木，高4~8m。茎无棱，多分枝；枝灰褐色，无毛。单数羽状复叶对生；通常具小叶7枚，长卵圆形或椭圆形至卵状披针形。顶生卵圆形至长椭圆状卵形的圆锥花

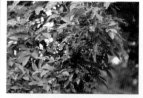
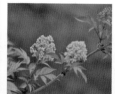

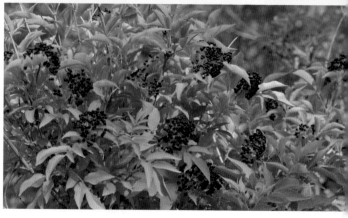

结香

名：*Edgeworthia chrysantha*

名：野蒙花、新蒙花

属：瑞香科　结香属

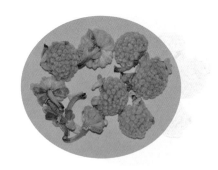

成品饮片

来源

结香的根与花。

性味归经

性温，味甘。

功能主治

根：舒筋活络、消肿止痛，用于风湿性关节痛、腰痛；外用治跌打损伤、骨折。

花：祛风明目，用于目赤疼痛、夜盲。

用法用量

根 5~20g，外用适量，捣烂敷患处。花 10~15g。

使用宜忌

尚不明确。

原植物

形态特征

落叶灌木，株高 2m 左右。枝条疏生，粗壮而柔软，棕红，不易断；因枝条柔软，可打结不断，故名结香。每年枝一次，每枝分出 3 小枝。后长叶，叶全缘互生，长椭形，集生于枝端。花黄色，一只小喇叭，40~50 朵聚下垂的假头状花序。花期

3~4 月。核果卵圆形。

产地分布

河南、陕西、长江流域以南各省区均有分布。

采收加工

夏秋采根，春季采花。晒干或鲜用。

快速识别

结香属于落叶灌木，株高 2m 左右，枝条柔软，可以打结不断。花后长叶，叶全缘互生，长椭圆形，集生于枝端。花黄色，如一只只小喇叭，40~50 朵聚成下垂的假头状花序；花期 3~4 月。

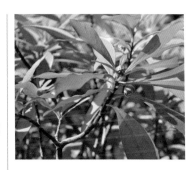

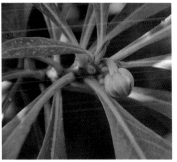

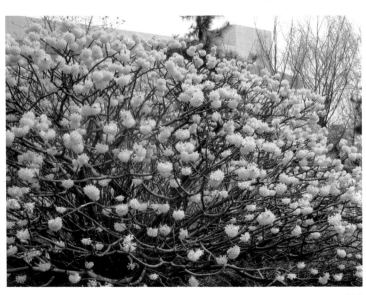

两面针

学名： *Zanthoxylum nitidum*

别名： 入地金牛、两背针、双面针、双面刺、山椒

科属： 芸香科　花椒属

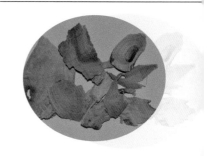

成品饮片

来源

两面针的干燥根。

性味归经

性平，味苦、辛。有小毒。归肝、胃经。

功能主治

行气止痛、活血化瘀、祛风通络。用于气滞血瘀引起的跌打损伤、风湿痹痛、胃痛、牙痛，以及毒蛇咬伤；外治水火烫伤。

用法用量

用量 5~10g。外用适量，研末调敷或煎水洗患处。

使用宜忌

不能过量服用。忌与酸味食物同服。

原植物

形态特征

幼龄植株为直立的灌木，成熟植株为攀缘于其他树上的木质藤本。老茎有翼状蜿蜒而上的木栓层，茎枝及叶轴均有弯钩锐刺。小叶对生，成熟叶硬革质、阔卵形或近圆形。萼片上部紫绿色，花瓣淡黄绿色，卵状椭圆形或长圆形。果皮红褐色。花期 3~5 月，果期 9~11 月。

产地分布

生于山地、丘陵、平地的疏林、灌丛，荒山草坡的有刺灌丛中较常见。分布于我国广东、广西、福建、湖南、云南、台湾。

采收加工

全年均可采挖。洗净，切片或段，晒干。

快速识别

两面针老茎有翼状蜿蜒而上的木栓层，茎枝及叶轴均有弯钩锐刺。羽状复叶，有小叶 5~11 片，小叶对生、革质。花序腋生；花瓣淡黄绿色，卵状椭圆形。果皮红褐色。

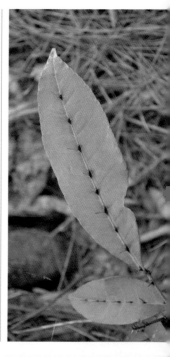

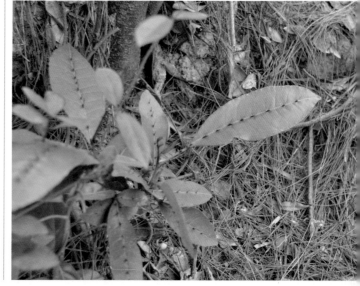

衔草

名：*Pyrola calliantha*

名：鹿蹄草、鹿含草、鹿安茶、鹿寿草、冬绿、破血丹、紫背金牛草

属：杜鹃花科　鹿蹄草属

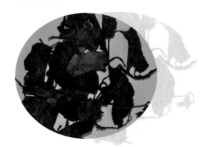

《本草纲目》载："南人谓之吴风草。一名鹿衔草，言鹿有疾，衔此草即瘥也。"《神农本草经》谓："主治风湿痹，历节痛，惊痫吐舌，悸气贼风，鼠痏肿。"

成品饮片

来源

鹿蹄草的干燥全草。

性味归经

性温，味甘、苦。归肝、肾经。

功能主治

祛风湿、强筋骨、止血。用于风湿痹痛、腰膝无力、月经过多、久咳劳嗽。

用法用量

煎服，用量9~15g，研末或炖肉。外用：捣敷或研末调敷。

使用宜忌

孕妇忌服。

原植物

形态特征

多年生常绿草本，高20~cm。地下茎细长，匍匐或伸。叶于基部丛生；叶片田至卵圆形，先端钝圆，基部形或楔圆形，全缘或具细疏圆齿。花茎细圆柱形，具棱角，总状花序，花大。蒴果扁球形，具5棱，成熟时开裂，花萼宿存。花期5~6月，果期9~10月。

产地分布

生长于山林中树下或阴湿处。分布河北、河南、安徽、浙江、江苏、福建、江西、湖南、湖北、四川、贵州、云南、西藏、陕西、青海、甘肃等地。

采收加工

全年均可采收。除去杂质，晒至叶片较软时，堆置至叶片变紫褐色，晒干。

快速识别

鹿蹄草是多年生常绿草本。叶于基部丛生，叶片圆形至卵圆形，长2~6cm，宽2~5cm，边缘向后反卷，下面常呈灰蓝绿色。花茎细圆柱形。总状花序，花大，广开，直径15~20mm；花瓣5片，椭圆形，白色或稍带粉红色。

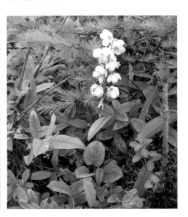

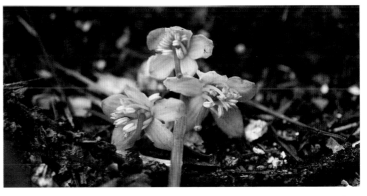

络石藤

学名：*Trachelospermum jasminoides*

别名：络石、云花、石龙藤、络石草、爬墙虎

科属：夹竹桃科　络石属

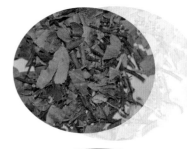

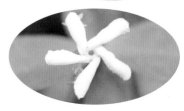

《本草纲目》载："俗名耐冬。以其包络石木而生，故名络石。山南人谓之石血，疗产后血结，大良。"《神农本草经》谓："主风热，死肌，痈伤，口干舌焦，痈肿不消，喉舌肿，水浆不下。久服，轻身明目，润泽，好颜色，不老延年。"

成品饮片

来源

络石的干燥带叶藤茎。

性味归经

味苦，性微寒。归心经、肝经、肾经。

功能主治

祛风通络、凉血消肿。用于风湿热痹、筋脉拘挛、腰膝酸痛、喉痹、跌打损伤。

用法用量

用量 6~12g，煎服，或入丸、散。外用适量，研末调敷或取鲜品捣烂敷伤处。

使用宜忌

阳虚畏寒、大便溏泻者禁服。

原植物

形态特征

常绿木质藤本，长达10m，具乳汁。茎褐色，多分枝，嫩枝被柔毛。叶对生，具短柄；幼时被灰褐色柔毛，后脱落；叶片卵状披针形或椭圆形，全缘，表面深绿色，背面淡绿色，被细柔毛。聚伞花序腋生或顶生，花白色。蓇葖果长圆形。种子线形而扁，褐色，顶端具种毛。花期4~5月，果熟期10月。

产地分布

生于山野、荒地，常攀附生在石上、墙上或其他植物上。除新疆、青海、西藏及东北地区外，其他地区均有分布。

采收加工

冬季至次春采割。除去质，晒干。

快速识别

络石藤是常绿木质藤本长达10m，具乳汁，茎色。叶对生，叶片卵状披形或椭圆形，长2~10cm，1~4.5cm。聚伞花序腋生或生；花白色，高脚碟状；花反卷，5裂；花期4~5月。

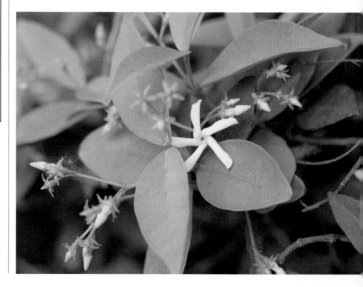

⼝瓜

名： *Chaenomeles speciosa*

名： 贴梗海棠、铁脚梨、皱皮木瓜、宣木瓜

属： 蔷薇科　木瓜属

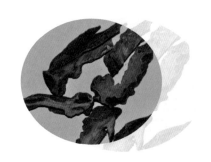

《本草纲目》时珍曰："木瓜……木实如小瓜，酢而可食，则木瓜之名取此义也。或云，木瓜味酸，得木之正气故名。亦通。"《名医别录》云："主治湿痹邪气，霍乱大吐下，转筋不止。"

成品饮片

来源

贴梗海棠的干燥成熟果实。

性味归经

性温，味酸。归肝、脾经。

功能主治

平肝舒筋、和胃化湿。用于湿痹拘挛、腰膝关节酸重疼痛、吐泻转筋、脚气水肿。

用法用量

用量6~9g，煎汤内服。

使用宜忌

下部腰膝无力，由于精血虚、真阴不足者不宜用，湿热偏盛、小便淋闭者慎服。

原植物

形态特征

灌木，高2~3m。枝棕褐色，刺，皮孔明显。托叶近半圆形，变化较大，往往脱落；叶片卵形至椭圆状披针形，边缘有锯齿，有时有不整齐的重锯齿；上面绿色，下面淡绿色。花数朵簇生，绯红色，也有白色或粉红色，花梗极短。梨果卵形或球形。花期3~4月，果期9~10月。

产地分布

栽培或野生，分布在华东、华中及西南各地。主产于安徽、浙江、湖北、四川、湖南、福建、河南、陕西、江苏等地。

采收加工

夏、秋二季果实绿黄时采收。置沸水中烫至外皮灰白色，对半纵剖，晒干。

快速识别

贴梗海棠属于灌木，枝棕褐色，有刺。托叶近半圆形，变化较大，往往脱落；叶片卵形至椭圆状披针形。花数朵簇生，绯红色，也有白色或粉红色；花梗极短，花期3~4月。梨果卵形或球形，长约5cm，黄色或黄绿色，气味芳香。

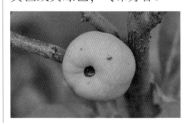

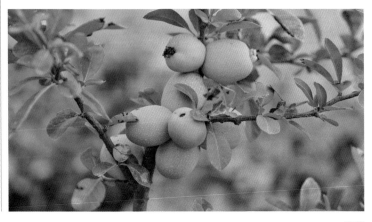

爬山虎

学名：*Parthenocissus tricuspidata*

别名：爬墙虎、飞天蜈蚣、假葡萄糖、捆石龙、枫藤

科属：葡萄科　地锦属

成品饮片

来源

爬山虎的干燥茎。

性味归经

性温，味甘，涩。

功能主治

祛风通络、活血解毒。用于风湿关节痛；外用跌打损伤、痈疖肿毒。

用法用量

用量 25~50g，水煎或泡酒服；外用适量，根皮捣烂，酒调敷患处。

使用宜忌

尚不明确。

原植物

形态特征

落叶灌木。树皮有皮孔，髓白色。枝条粗壮，卷须短，多分枝，顶端有吸盘。叶互生，花枝上的叶宽卵形。聚伞花序常着生于两叶间的短枝上，萼全缘，花瓣顶端反折；子房2室，每室有2胚珠。浆果小球形，熟时蓝黑色。花期6月，果期9~10月。

产地分布

多攀缘于岩石、大树、墙壁上和山上。我国河南、辽宁、河北、陕西、山东、江苏、安徽、浙江、江西、湖南、湖北、广西、广东、四川、贵州、云南、福建都有分布。

采收加工

落叶前采茎，根全年可采。茎切段晒干备用。

快速识别

爬山虎属于藤本，枝条粗壮，卷须短，多分枝，顶端有吸盘。叶互生，聚伞花序常着生于两叶间的短枝上，长4~8cm，较叶柄短。浆果小球形，熟时蓝黑色。

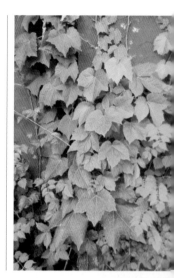

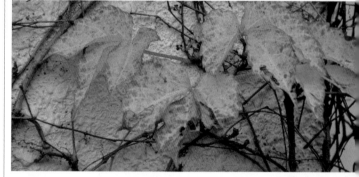

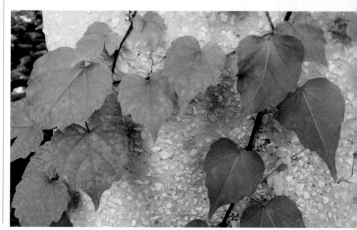

千年健

学名：*Homalomena occulta*

别名：一包针、千颗针、千年见、丝棱线

科属：天南星科　千年健属

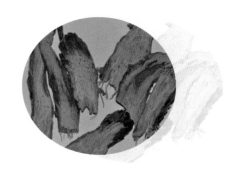

《本草纲目拾遗》载："千年健出交趾，近产于广西诸上郡。形如藤，长数尺，气极香烈，可入药酒，风气痛老人最宜食此药。忌莱菔。壮筋骨浸酒，止胃痛。"

成品饮片

来源

千年健的干燥根茎。

性味归经

性温，味苦、辛。归肝、肾经。

功能主治

祛风湿、健筋骨、活血止痛。用于风寒湿痹、腰膝冷痛、下肢拘挛麻木。

用法用量

用量 4.5~9g，煎汤内服。

使用宜忌

阴虚内热者忌用。

长圆形至椭圆形。果实为浆果。种子褐色，长圆形。花期 7~9 月。

产地分布

生于林中水沟附近的阴湿地。分布在广西、云南。产于广西南部。

采收加工

春、秋二季采挖。洗净，除去外皮，晒干。

快速识别

千年健叶互生，具长柄；柄长 18~25cm，基部扩大成淡黄色叶鞘，包着根茎；叶片卵状箭形。花序 1~3，佛焰苞绿

白色，肉穗花序长 3~5cm，花期 7~9 月。

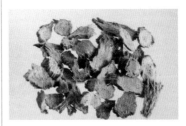

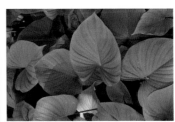

原植物

形态特征

多年生草本。根茎肉质，色，细长，粗糙。叶互生；长柄，柄长 18~25cm，肉质，色，平滑无毛，基部扩大成黄色叶鞘；叶片卵状箭形，面淡绿色，两面平滑无毛，序 1~3，生鳞叶之腋，花序短于叶柄；佛焰苞绿白色，

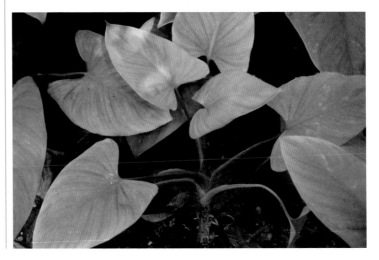

桑寄生

学名：*Taxillus chinensis*

别名：广寄生、桑上寄生、寄生

科属：桑寄生科　钝果寄生属

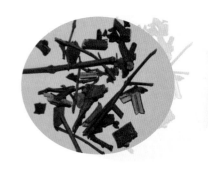

《本草纲目》时珍曰："此物寄寓他木而生，如鸟立于上，故曰寄生、寓木、茑木，俗呼为寄生草。"《神农本草经》载："主腰痛，小儿背强，痈肿，安胎，充肌肤，坚发齿，长须眉。其实明目，轻身通神。"

成品饮片

来源

桑寄生的干燥带叶茎枝。

性味归经

味苦、甘，性平。归肝、肾经。

功能主治

补肝肾、强筋骨、祛风湿、安胎元。用于风湿痹痛、腰膝酸软、筋骨无力、崩漏经多、妊娠漏血、胎动不安、高血压。

用法用量

用量 9~15g，煎服。

使用宜忌

尚不明确。

原植物

形态特征

常绿寄生小灌木。枝无毛，具凸起的皮孔；嫩枝、叶密生锈色或褐色星状毛。叶互生或近对生，革质，卵形至矩圆状卵形。聚伞花序 1~3 朵；总花梗连同花柄、花萼和花冠均生有红褐色星状短柔毛。果梨形，红黄色，有毛，基部渐狭成柄状。

产地分布

寄生于多种树上。分布于我国台湾、福建、广东、广西等地。

采收加工

冬季至次春采收。除去粗茎，切段，干燥，或蒸后干燥。

快速识别

桑寄生为常绿寄生小灌木，嫩枝、叶密生锈色或褐色星状毛。叶互生或近对生，革质，卵形至矩圆状卵形。聚伞花序 1~3 朵；花冠狭筒状，红色，4 裂。果梨形，红黄

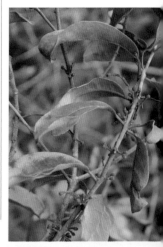

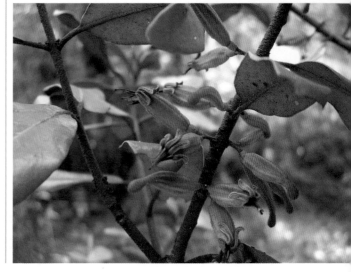

瑙筋草

名：*Lycopodium clavatum*

名：石松、过山龙、舒筋草

属：石松科 石松属

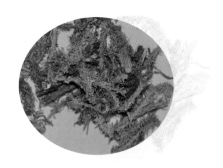

成品饮片

来源

石松的干燥带根全草。

性味归经

性温，味微苦、辛。归肝、脾、肾经。

功能主治

祛风寒、除湿消肿、舒筋活络。用于风寒湿痹、关节酸痛、皮肤麻木、四肢软弱、水肿、跌打损伤。

用法用量

煎汤内服，用量3~12g。外用适量，捣敷患处。

使用宜忌

孕妇及出血过多者慎服。

原植物

形态特征

多年生草本。主茎下部伏卧，随处生根；直立茎高15~cm。营养枝上部多回分枝，生叶。叶线状钻形或稍呈镰状，螺旋状排列，顶部有易落的芒状长尾。孢子枝从年生或三年生营养枝上长，远高于营养枝，孢子囊穗棒状；孢子四面体球形，有密网纹及小突起；7~8月孢子成熟。

产地分布

生于海拔290~2300m的疏林及溪边酸性土壤中。分布于东北、华北、华东等地。

采收加工

夏、秋季采收。茎叶繁茂时连根拔起，除去泥土、杂质，晒干。

快速识别

石松属于草本。主茎下部伏卧，随处生根；直立茎高15~30cm。营养枝密生叶，叶线状钻形或稍呈镰刀状，螺旋状排列。孢子枝从二年生或三年生营养枝上长出，远高于营养枝；孢子囊穗棒状。

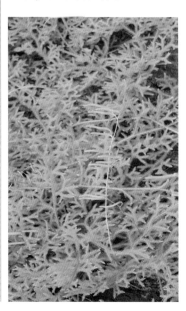

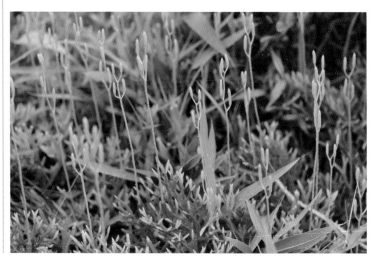

铁棒锤

学名： *Aconitum flavum*

别名： 草芽子、八百棒、铁牛七、雪上一枝蒿

科属： 毛茛科　乌头属

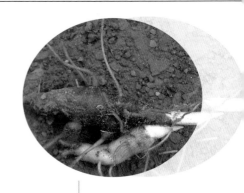

成品饮片

来源

伏毛铁棒锤的干燥块根。

性味归经

性温，味苦、辛。有大毒。归肺、心经。

功能主治

祛风除湿、活血止痛。用于神经痛、风湿关节痛、妇女经痛、胃痛、牙痛、跌打损伤、痈疮肿痛。

用法用量

煎服，用量 1.5~3g，或研末冲服，0.06~0.15g。

使用宜忌

孕妇禁服。

原植物

形态特征

多年生草本，高15~100cm。茎直立，通常不分枝，中部以上被反曲紧贴的白色短柔毛。茎下部叶花期枯萎；中部叶密集，有短柄，叶片宽卵形。顶生总状花序狭长，花序轴及花梗密被反曲紧贴的短柔毛。蓇葖果无毛，长 1.1~1.7cm。种子倒卵状三角形。花期 8 月，果期 9~10 月。

产地分布

生于山坡草地、林缘或疏林下。分布于我国内蒙古南部、甘肃、青海、四川西部、西藏北部等地。

采收加工

秋季采挖。去须根，洗净晒干。

快速识别

伏毛铁棒锤为多年生草本，茎直立，上面被反曲紧贴的白色短柔毛。茎下部的叶花期常枯萎，中部叶密集叶片三全裂，全裂片再二三回细裂。总状花序顶生狭长，长为全株的1/3~1/4，花蓝紫色。果实为蓇葖果。

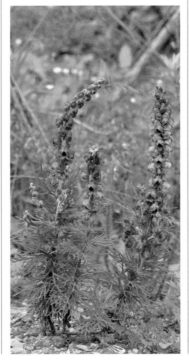

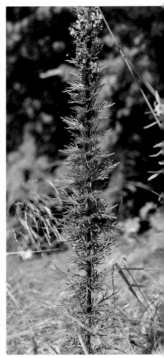

文冠果

名：*Xanthoceras sorbifolia*

名：文冠木、文官果、土木瓜、木瓜、温旦革子

属：无患子科　文冠果属

成品饮片

来源

文冠果的干燥木材及枝叶。

性味归经

性平，味甘、微苦。归肝经。

功能主治

祛风除湿、消肿止痛。主风湿热痹、筋骨疼痛。

用法用量

煎服，用量 3~9g。外用适量，熬膏敷。

使用宜忌

尚不明确。

原植物

形态特征

灌木或乔木，高可达
.树皮灰褐色；嫩枝紫褐色，
短茸毛。单数羽状复叶，互
，具柄。花杂性；总状花序，
牛或腋生；花瓣 5，白色，
部内面有紫红色斑点，倒卵
。蒴果绿色，径 4~6cm，分
为 3 果瓣。种子球形，黑褐
，径约 1cm。花期 4~5 月，
期 7~8 月。

产地分布

生于山坡、沟谷间。分布
辽宁、河北、河南、山东、
山西、陕西、甘肃、内蒙古等地。

采收加工

春夏采收。茎枝剥去外皮，将木材晒干备用。

快速识别

文冠果为灌木或乔木，树皮灰褐色，嫩枝紫褐色。单数羽状复叶互生，小叶 9~19。花杂性，总状花序顶生或腋生，长达 14~25cm；花瓣 5，白色，基部内面有紫红色斑。蒴果绿色，径 4~6cm，分裂为 3 果瓣。种子球形，黑褐色，径约 1cm。

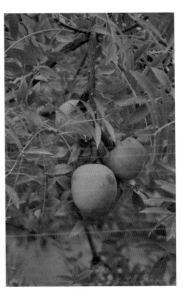

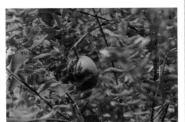

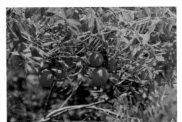

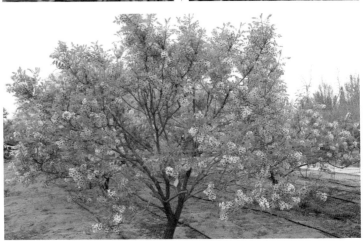

五加皮

学名： *Acanthopanax gracilistylus*

别名： 南五加皮、刺五加、刺五甲

科属： 五加科　五加属

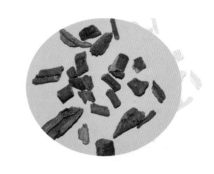

《本草纲目》时珍曰："此药以五叶交加者良，故名五加，又名五花。"《神农本草经》载："主心腹疝气，腹痛，益气疗躄，小儿不能行，疽创阴蚀。"

成品饮片

来源

细柱五加的干燥根皮。

性味归经

性温，味辛、苦。归肝、肾经。

功能主治

祛风湿、补肝肾、强筋骨。用于风湿痹痛、筋骨痿软、小儿行迟、体虚乏力、水肿、脚气。

用法用量

煎服，用量 4.5~9g。

使用宜忌

阴虚火旺者慎服。

原植物

形态特征

灌木，有时蔓生状，高 2~3m。枝灰棕色，无刺或在叶柄基部单生扁平的刺。叶为掌状复叶，在长枝上互生，在短枝上簇生；中央一片最大，倒卵形至倒披针形。伞形花序腋生或单生于短枝顶端；花黄绿色。核果浆果状，扁球形，直径 5~6mm，成熟时黑色，宿存花柱反曲。花期 4~7 月，果期 7~10 月。

产地分布

生于灌木丛林、林缘、山坡路边，分布于中南、西南及山西、陕西、江苏、安徽、浙江、江西、福建等地。

采收加工

夏、秋二季采收。采挖根部，洗净，剥取根皮，晒干。

快速识别

细柱五加为灌木，枝灰棕色，无刺或在叶柄基部单生扁平的刺。叶为掌状复叶，在长枝上互生，在短枝上簇生；柄长 3~8cm，常有细刺；小5，中央一片最大。伞形花腋生或单生于短枝顶端，直约 2cm；花黄绿色，花瓣5核果浆果状，扁球形，直5~6mm，成熟时黑色，宿花柱反曲。

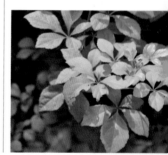

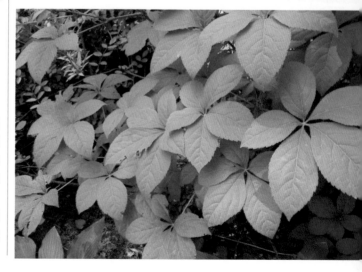

豨莶草

名：*Siegesbeckia pubescens*
名：火莶、猪膏草、虎膏、狗膏、大叶草
属：菊科 豨莶属

《本草纲目》载："此草气臭如猪而味螫，故谓之。猪膏、虎膏、狗膏，皆因其气，以及治虎、狗伤也……治肝肾风气，四肢麻痹，骨痛膝弱，风湿诸疮。"《新修本草》云："主金疮，止痛，断血，生肉，除诸恶疮，消浮肿。"

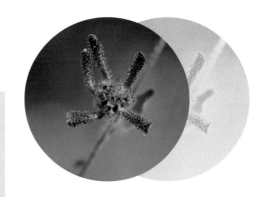

成品饮片

来源

腺梗豨莶的干燥地上部分。

性味归经

性寒，味辛、苦。归肝、肾经。

功能主治

祛风湿、利关节、解毒。用于风湿痹痛、筋骨无力、腰膝酸软、四肢麻痹、半身不遂、风疹湿疮。

用法用量

内服：煎汤，用量9~12g，或入丸、散。外用适量。

使用宜忌

阴血不足者忌服，多服则令人吐。

原植物

形态特征

一年生草本，高30~100cm，白色柔毛。茎直立，方形，常带紫色，枝上部密生短柔毛。叶对生，茎中部叶三角状卵形或卵状披针形。舌状花黄色，雌性，稍短，长达2.5mm；管状花两性。瘦果稍膨胀而常弯曲，无冠毛。花期5~7月，果期7~9月。

产地分布

生于山坡、路边、林缘。主产于秦岭和长江流域以南。

采收加工

夏、秋二季采收。花开前和花期均可采割，除去杂质，晒干。

快速识别

腺梗豨莶是一年生草本，

高30~100cm，被白色柔毛。茎直立，方形，常带紫色，枝上部密生短柔毛。叶对生。头状花序，舌状花黄色，花期5~7月。

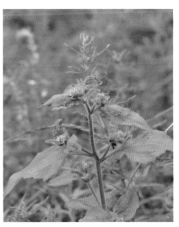

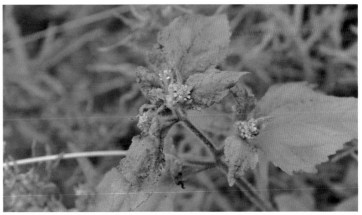

小叶莲

学名： *Sinopodophyllum emodi*
别名： 鬼臼、小叶莲、鸡素苔
科属： 小檗科　桃儿七属

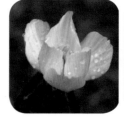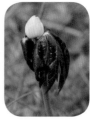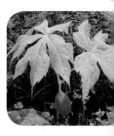

成品饮片

来源

桃儿七的干燥根茎和根。

性味归经

性寒，味苦。有毒。

功能主治

祛风湿、行气活血、止痛、止咳。用于风湿痹痛、麻木、跌打损伤、月经不调。

用法用量

水煎或泡酒服，用量 3~6g；外用适量，研末撒或用水、醋调敷。

使用宜忌

孕妇忌用。

原植物

形态特征

多年生草本，高 40~60cm。根状茎粗壮，横走，密生细长根，外表淡褐色或红棕色。叶生于茎顶；叶片轮廓心形。花单生，先叶开放，着生于叶柄的交叉处或稍上方；花瓣 6，白色或蔷薇红色，开张，倒卵状长圆形。浆果卵圆形，熟时红色，种子多数。花期 5~6 月，果期 7~9 月。

产地分布

生于海拔 2000~2900m 的山地草丛或林下。分布于我国陕西、甘肃、青海、四川、云南、西藏等地。

采收加工

秋季地上部枯萎时挖取鳞茎。去净泥土及须根，稍晾，剥取鳞叶，置沸水中略烫后，晒干。

快速识别

桃儿七茎单一，基部具膜质鞘 2~4 个。叶 2~3 片生于茎顶；叶柄长，状似茎的分枝；叶片轮廓心形，直径约 25cm，3 或 5 深裂。花单生，先叶开放，着生于叶柄的交叉处或稍上方；花瓣 6，白色或蔷薇红色。浆果卵圆形，熟时红色。

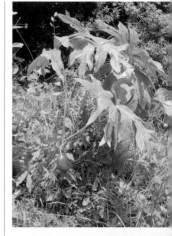

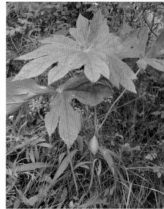

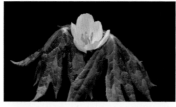

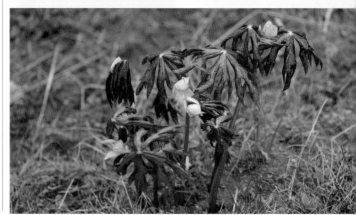

月见草

学名：*Oenothera erythrosepala*

别名：山芝麻、夜来香

科属：柳叶菜科　月见草属

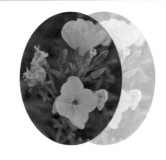

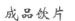

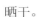

成品饮片

来源

月见草的干燥根。

性味归经

性温，味甘、苦。

功能主治

强筋壮骨、祛风除湿。主治风湿病、筋骨疼痛。

用法用量

煎服，用量 5~15g。

使用宜忌

孕妇禁用。

原植物

形态特征

二年生草本，高达 1m，第一年进行营养生长。根粗壮，肉质。丛生莲座状叶，叶片倒披针形，密生白色伏毛，疏生白色长硬毛。花单生于茎上部叶腋，疏生白色长毛及腺毛；花瓣4，黄色，倒卵状三角形。蒴果长圆形，略呈四棱形，成熟时4拉裂。花期6~7月，果期7~8月。

产地分布

生于路边、绿化带或公园林地。我国各地均有分布。

采收加工

秋季将根挖出，除去泥土，晒干。

快速识别

月见草株高达 1m，根粗壮，肉质。基生叶丛生莲座状，叶片倒披针形。花茎圆柱形，粗壮；花单生于茎上部叶腋；花瓣4，黄色，蒴果长圆形，略呈四棱形。

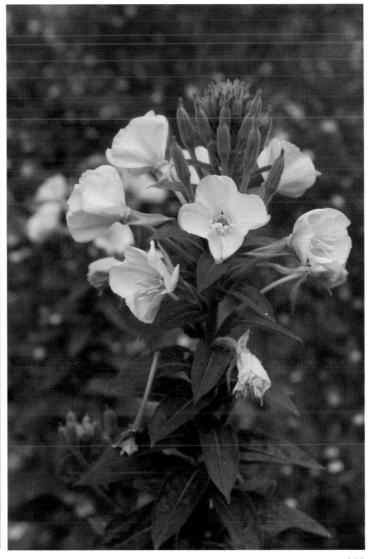

祖师麻

学名： *Daphne giraldii*

别名： 祖司麻、走司马、走丝麻、大救驾、黄杨皮、
爬岩香、金腰带、冬夏青、矮陀陀

科属： 瑞香科　瑞香属

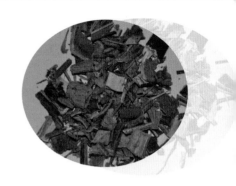

成品饮片

来源
黄瑞香的干燥根皮
或茎皮。

性味归经
性温，味辛、苦。
小毒。归肺、心经。

功能主治
祛风通络，散瘀止痛。
主风湿痹痛，四肢麻木，
头痛，胃痛，跌打损伤。

用法用量
煎服或泡酒，用量
3~6g。孕妇禁服。

使用宜忌
孕妇禁服。

原植物

形态特征
直立落叶小灌木，高达
50cm，通体平滑无毛。根红
黄色。小枝绿色或紫褐色。
叶互生，常集生于小枝梢端；
倒披针形，长 3~6cm。顶生
头状花序，有花 3~8 朵，着
生于光滑无毛的短梗上；无
苞片；花被黄色。浆果卵形，
鲜红色。花期 6~7 月，果期
8~9 月。

产地分布
生于山地疏林中。分布在
陕西、甘肃、四川、青海等地。

采收加工
秋季采挖。洗净，剥取茎
皮和根皮，切碎，晒干。

快速识别
黄瑞香是直立落叶小灌
木，根红黄色，小枝绿色或紫
褐色。叶互生，常集生于小枝
梢端；倒披针形，长 3~6cm；
上面绿色，下面被粉白色霜。

顶生头状花序，有花 3~8 朵
花被黄色，裂片 4。浆果卵形
鲜红色。

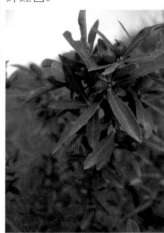

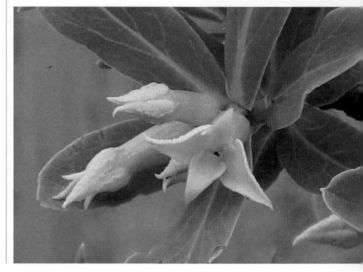

第七章　利水渗湿药

冬瓜皮

学名：*Benincasa hispida*
别名：白瓜皮、白东瓜皮
科属：葫芦科　冬瓜属

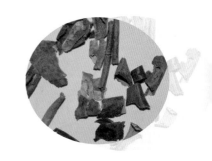

> 《本草纲目》时珍曰："冬瓜，以其冬熟也……冬瓜正二、三月种之。若十月种者，结瓜肥好，乃胜春种。则冬瓜之名或又以此也。"《名医别录》云："主治小腹水胀，利小便，止渴。"

成品饮片

来源
冬瓜的干燥外层果皮。

性味归经
性凉，味甘。归脾、小肠经。

功能主治
利尿消肿。用于水肿胀满、小便不利、暑热口渴、小便短赤。

用法用量
用量 9~30g。

使用宜忌
因营养不良而致之虚肿慎用。

原植物

形态特征
一年生蔓生或架生草本。茎被黄褐色硬毛及长柔毛。单叶互生；叶柄粗壮，被黄褐色硬毛及长柔毛；叶片肾状近圆形。卷须生于叶腋，二至三歧，被粗硬毛和长柔毛。花单性，雌雄同株；花单生于叶腋，花梗被硬毛。瓠果大型，肉质，长圆柱状或近球形，表面有硬毛和蜡质白粉。花期 5~6 月，果期 6~8 月。

产地分布
全国大部地区均产。

采收加工
果实成熟后采摘。食用冬瓜时，洗净，削去外层果皮，晒干。

快速识别
冬瓜是一年生蔓生草本，单叶互生，叶片肾状近圆形，宽 15~30cm，5~7 浅裂或有时中裂；卷须生于叶腋，二至三歧；花单性，雌雄同株，花冠黄色；瓠果大型，肉质，长柱状或近球形，长 25~60cm，径 10~25cm。

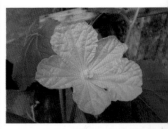

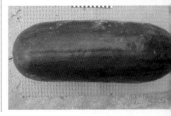

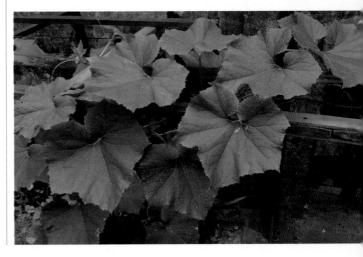

杠板归

学名：*Polygonum perfoliatum*

别名：蛇倒退、犁头刺、河白草、蚂蚱簕、急解素、老虎脷、猫爪刺、蛇不过、蛇牙草、穿叶蓼

科属：蓼科　蓼属

成品饮片

来源

杠板归的地上部分。

性味归经

性微寒，味酸。

功能主治

利水消肿、清热解毒、止咳。用于肾炎水肿、百日咳、泻痢、湿疹、疮肿、毒蛇咬伤。

用法用量

用量 20~50g；外用适量，鲜品捣烂敷或干品煎水洗患处。

使用宜忌

体质虚弱者慎服。

原植物

形态特征

多年生草本。茎有棱，红褐色，有倒生钩刺。叶互生，盾状着生；叶片近三角形，基部近心形或截形，下面沿脉疏生钩刺；叶柄长，疏生倒钩刺。花序短穗状；花被5深裂，淡红色或白色。瘦果球形，包于蓝色多汁的花被内。花期6~8月，果期9~10月。

产地分布

生于山谷、灌木丛中或水沟旁。主产于江苏、浙江、福建、江西、广东、广西、四川、湖南、贵州。

采收加工

夏秋采收。洗净晒干，生用或鲜用。

快速识别

杠板归是多年生草本，茎有棱，红褐色，有倒生钩刺。叶互生，盾状着生；叶片近三角形。花序短穗状；花被5深裂，淡红色或白色，结果时增大，肉质，变为深蓝色。

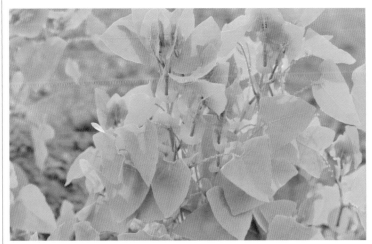

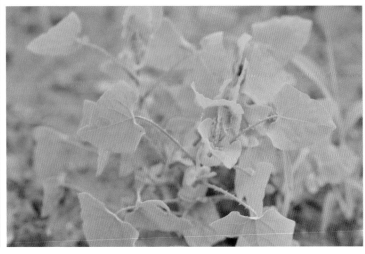

黄花菜

学名： *Hemerocallis citrina*

别名： 萱草根、黄花菜、金针菜

科属： 黄脂木 萱草属

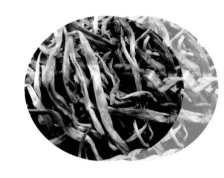

《本草纲目》时珍曰："其花黄，其气如瓜，故名……通结气，利肠胃。"

成品饮片

来源

黄花菜的干燥根和根茎。

性味归经

性凉，味甘。有小毒。归肝、膀胱经。

功能主治

利尿消肿。用以小便不利、浮肿、淋病、乳痈肿痛。

用法用量

煎汤，用量 6~15g。外用适量，捣敷或煎水洗；或研末粉撒敷。

使用宜忌

尚不明确。

原植物

形态特征

多年生草本。根茎短缩，须根近肉质，中下部常膨大呈纺锤状。叶基生，宽线形。花葶长短不一，一般稍长于叶；花序分歧，常为假二歧状圆锥花序；苞片披针形或卵状披针形，花被淡黄色，有时花蕾顶端带黑色。蒴果钝三角状椭圆形，长 3~5cm。种子黑色，有棱，有光泽。花期 6~8 月，果期 7~9 月。

产地分布

分布于我国秦岭以南各地（除云南外）以及山东、河北、山西、内蒙古、河南、山西、甘肃等地。

采收加工

7~9 月花后采挖。除去地上部分，洗净，晒干。

快速识别

黄花菜为多年生草本，□基生，排成二列，宽线形。□葶长短不一，一般稍长于叶；花 3~5 朵或更多生于花梗□端，花被淡黄色，花被管□3~5cm；花盛开时花被裂片□外弯，不反卷。蒴果钝三□状椭圆形，长 3~5cm。

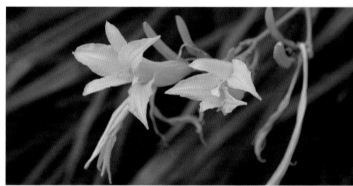

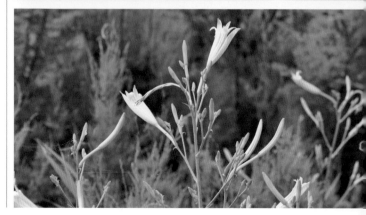

菊苣

学名：*Cichorium intybus*

别名：蓝菊

科属：菊科　菊苣属

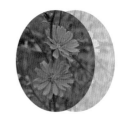

成品饮片

来源

菊苣的干燥地上部分。

性味归经

性凉，味微苦、咸。

功能主治

清肝利胆、健胃消食、利尿消肿。用于湿热黄疸、胃痛食少、水肿尿少。

用法用量

煎服，用量9~18g。

使用宜忌

据报道，菊苣中含致癌烃，其含量高于其他咖啡类饮料。

原植物

形态特征

多年生草本，高20~150cm。根肥大。茎直立，有棱，中空。基生叶倒向羽状分裂至不分裂，但有齿，先端裂片较大，基部渐狭成有翅的叶柄；茎生叶渐小，少数，披针状卵形至披针形。头状花序单生茎和枝端；外层总苞片长短形状不一，下部软革质。瘦果先端截形，鳞片状，先端细齿裂。花期夏季。

产地分布

生于田野、路旁、草地、山沟。分布在我国中部、东北及新疆等地。

采收加工

秋季采割。除去杂质，晒干。

快速识别

菊苣是多年生草本，高20~150cm。茎直立，有棱，中空。基生叶倒向羽状分裂至不分裂，有齿，基部渐狭成有翅的叶柄；茎生叶渐小，披针状卵形至披针形。头状花序单生茎和枝端，或2~3个在中上部叶腋内簇生；花全部舌状，花冠蓝色。

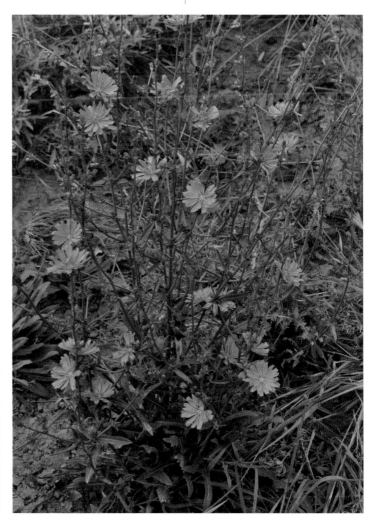

铃兰

学名: *Convallaria majalis*

别名: 草玉玲、君影草、香水花、鹿铃、小芦铃、草寸香

科属: 百合科　铃兰属

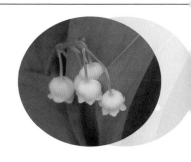

成品饮片

来源

铃兰的干燥全草。

性味归经

性温,味苦。有毒。

功能主治

强心、利尿。用于充血性心力衰竭、心房纤颤,由高血压病及肾炎引起的左心衰竭。

用法用量

全草每次 0.3g,每日量为 1.0g,水冲服。

使用宜忌

本品有毒,使用不能过量。

原 植 物

形态特征

多年生草本,高达 30cm。根状茎细长,匍匐。叶 2 枚,椭圆形,先端急尖,基部稍狭窄;叶柄长约 16cm,呈鞘状互相抱着。花莛由鳞片腋伸出;总状花序偏向一侧;苞片披针形,膜质。浆果球形,熟后红色。种子椭圆形,扁平,4~6 颗。花期 5~6 月,果期 6~7 月。

产地分布

生于山地阴湿地带之林下或林缘灌丛。分布在东北及河北、山东、河南、陕西、山西等地。

采收加工

夏季果实成熟后,采收全草。除去泥土,晒干。

快速识别

铃兰是多年生草本,高达30cm。叶 2 枚,椭圆形;叶柄长约 16cm,呈鞘状互相抱着,基部有数枚鞘状的膜质鳞片。花莛由鳞片腋伸出;总状花序偏向一侧;花白色,阔钟形,下垂;花期5~6 月。

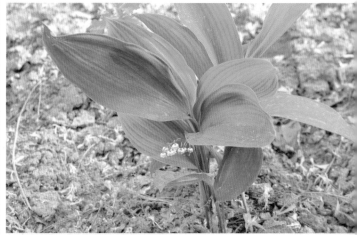

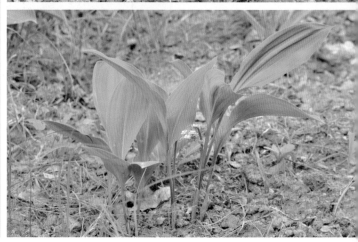

荠菜

学名： *Capsella bursa-pastoris*

别名： 枕头草、粽子菜、三角草、荠荠菜、菱角菜、地菜

科属： 十字花科 荠属

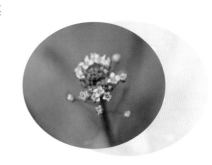

《本草纲目》时珍曰："荠生济泽，故谓之荠。释家取其茎作挑灯杖，可辟蚊、蛾，谓之护生草，云能护众生也……明目益胃。"《名医别录》云："主利肝气，和中。其实，主明目，目痛。"

成品饮片

来源

荠菜的干燥全草。

性味归经

性平，味甘。归肝、心、肺经。

功能主治

凉血止血、清热利尿。用于肾结核尿血、产后子宫出血、月经过多、肺结核咯血、高血压病、感冒发热、肾炎水肿、泌尿系结石、乳糜尿、肠炎。

用法用量

煎服，用量 15~30g。

使用宜忌

尚不明确。

原 植 物

形态特征

一年或二年生草本，高□~50cm。茎直立，有分枝。□生叶丛生，呈莲座状，具长□柄；叶片大头羽状分裂。总□花序顶生或腋生，花瓣白色，匙形或卵形。短角果倒卵状三角形或倒心状三角形，扁平，无毛，先端稍凹，裂瓣具网脉。种子 2 行，呈椭圆形，浅褐色。花期 3~5 月，果期 4~6 月。

产地分布

生长于田野、路边及庭园。全国均有分布。

采收加工

春末夏初采集，晒干。

快速识别

荠菜是一年或二年生草本，茎直立。基生叶丛生，呈莲座状，叶片大头羽状分裂。总状花序顶生或腋生，花瓣白色，花期 3~5 月。短角果倒卵状三角形或倒心状三角形。

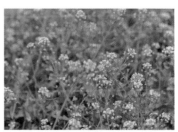

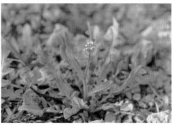

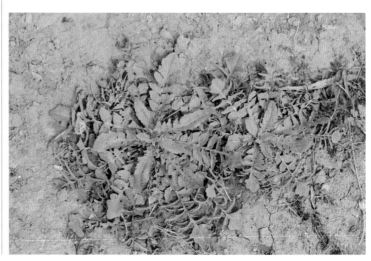

荛花

学名： *Wikstroemia canescens*

别名： 山皮条、白色矮陀陀、半边梅、竹腊皮、铁扇子

科属： 瑞香科　荛花属

《本草纲目》时珍曰："荛者，饶也。其花繁饶也。"《神农本草经》载："主伤寒温疟，下十二水，破积聚、大坚、症瘕，荡涤肠胃中留癖饮食、寒热邪气，利水道。"

成品饮片

来源

荛花的干燥花蕾。

性味归经

性寒，味辛、苦。有毒。归胃经。

功能主治

泻水逐饮、消坚破积。主痰饮、咳逆上气、水肿、喉中肿满、症瘕、痎癖。

用法用量

用量 2.5~4.5g。

使用宜忌

体虚无积及孕妇忌服。

原植物

形态特征

落叶灌木，高 30~90cm。枝细长，小枝有灰色或淡黄色柔毛。叶互生或对生；叶片长圆状披针形。花黄色，成顶生或腋生穗状花序，或再合成圆锥花序，被柔毛。核果窄卵圆形，黑色，有丝状毛。花期 5~6 月，果期 6~7 月。

产地分布

生于山地石壁隙缝或山坡沟边较潮湿处，也有栽培者。分布于陕西、江西、湖北、湖南、云南、西藏等地。

采收加工

5~6 月花未开时采收。晾干。

快速识别

荛花是落叶灌木，高 30~90cm，小枝有灰色或淡色柔毛。叶互生或对生，叶片长圆状披针形，长 2.5~7.5cm，宽 1.5~2.5cm。花黄色，成顶生或腋生穗状花序或再合成圆锥花序；花被管长 6~8mm，先端 4 裂；花期 5~6 月。

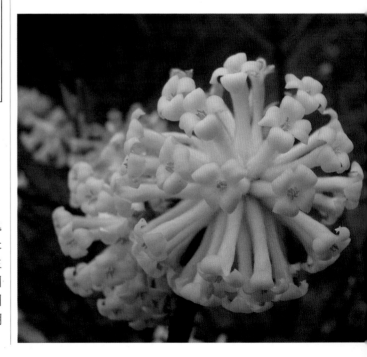

香加皮

学名：*Periploca sepium*

别名：北五加皮、羊奶藤、羊桃梢、羊奶子、杠柳皮

科属：夹竹桃科 杠柳属

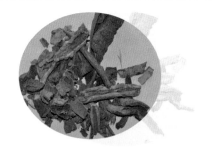

成品饮片

来源
杠柳的干燥根皮。

性味归经
性温，味辛、苦。有毒。归肝、肾、心经。

功能主治
祛风湿、强筋骨。用于风寒湿痹、腰膝酸软、心悸气短、下肢浮肿。

用法用量
用量 5~10g，内服煎汤，浸酒或入丸、散。

使用宜忌
本品有毒，服用不宜过量。阴虚火旺者慎服。

原植物

形态特征
落叶缠绕灌木，高达 1m以上。小枝常对生，黄褐色，有细条纹，枝上有圆点状突起的皮孔。叶对生，叶片披针形或长圆状披针形。聚伞花序腋生或顶生，花一至数朵；苞片对生，小形；花冠外面绿黄色，内面带紫红色，蓇葖果近圆柱状，先端渐尖，两果相对。种子狭纺锤形而扁，黑褐色。花期5月，果期9月。

产地分布
生长于干燥山坡、沙质地、砾石山坡上。分布在吉林、辽宁、内蒙古、河北、山西、河南、陕西、甘肃、宁夏、四川、山东、江苏等地。

采收加工
春、秋二季采收。采挖根部，趁湿敲打后，剥下根皮，除去木心，晒干。

快速识别
杠柳是落叶缠绕灌木，茎拆断有白色花片。枝上有圆点状突起的皮孔。聚伞花序腋生或顶生，花一至数朵，花径约2cm；花冠外面绿黄色，内面带紫红色，深5裂，裂片向外反卷；副花冠5枚连合成圆锥状。蓇葖果近圆柱状，长10~15cm，两果相对弯曲而顶端相连。

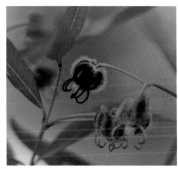

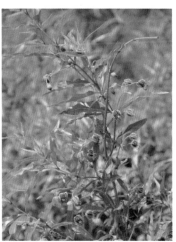

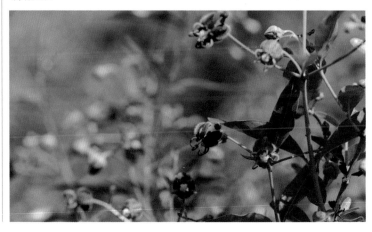

薏苡仁

学名：*Coix lacrymajobi* var. *mayuen*

别名：薏苡、苡米、薏仁米、沟子米

科属：禾本科　薏苡属

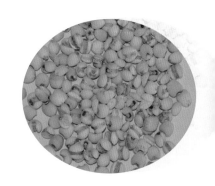

《本草纲目》时珍曰："薏苡名义未详。其叶似蠡实叶而解散，又似芭黍之苗，故有解蠡、芭实之名。"《神农本草经》载："主筋急，拘挛不可屈伸，风湿痹，下气。久服轻身益气。"

成品饮片

来源

薏苡的干燥成熟种仁。

性味归经

性凉，味甘、淡。归脾、胃、肺经。

功能主治

健脾渗湿、除痹止泻、清热排脓。用于水肿、脚气、小便不利、湿痹拘挛、脾虚泄泻、肺痈、肠痈、扁平疣。

用法用量

煎服或入丸、散，浸酒、煮粥、作羹，用量 9~30g。

使用宜忌

脾虚无湿、大便燥结及孕妇慎用。

原植物

形态特征

一年或多年生草本，高 1~1.5m。须根较粗，直径可达 3mm。叶片线状披针形，叶舌质硬。能育小穗第一颖下部膜质，上部厚纸质，先端钝；第二颖舟形，被包于第一颖中；第二外稃短于第一外稃；雌蕊具长花柱。不育小穗退化成长圆筒状的颖。花期 7~9 月，果期 9~10 月。

产地分布

多生于屋旁、荒野、河边、溪涧或阴湿山谷中。全国大部地区均有分布，一般多为栽培品。

采收加工

秋季果实成熟时采割植株，晒干，打下果实，再晒干，除去外壳、黄褐色种皮及杂质，收集种仁。

快速识别

薏苡是一年或多年生草本，秆直立，约具 10 节。叶片线状披针形，长达 30cm，宽 1.5~3cm。总状花序腋生成束，雌小穗位于花序之下部，外面包以骨质念珠状的总苞。

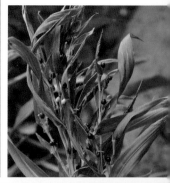

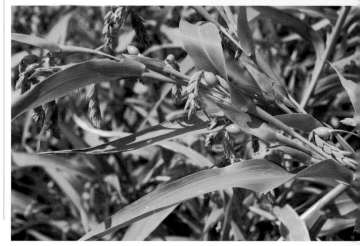

玉米须

学名：*Zea mays*

别名：玉蜀黍须、蜀黍须、包谷须

科属：禾本科　玉蜀黍属

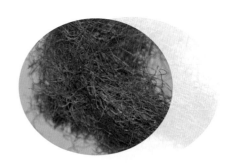

《本草纲目》时珍曰："玉蜀黍种出西土，种者亦罕。其苗叶俱似蜀黍而肥矮，亦似薏苡……主治小便淋沥沙石，痛不可忍，煎汤频饮。"

成品饮片

来源

玉米的干燥花柱和花头。

性味归经

性平，味甘、淡。归膀胱、肝、胆经。

功能主治

利尿消肿、平肝利胆。用于急、慢性肾炎，水肿，急、慢性肝炎，高血压，糖尿病，慢性鼻窦炎，尿路结石，胆道结石，小便不利、湿热黄疸等症。

用法用量

用量 15~30g，大剂量60g，水煎服。外用：适量，烧烟吸入。

使用宜忌

无。

原植物

形态特征

一年生高大草本，高1.5~4m。干粗壮，直立，常不分枝，节间较长。叶互生，叶片宽大，扁平，剑形或长披针形。雄花聚成开展的圆锥花序，顶生，雄花序的分枝呈三棱状，子房具极长而细弱的花柱，顶端分叉，露出苞外。颖果略呈球形，成熟后超出颖片和稃片之外。花期６８月，果期7~9月。

产地分布

全国各地广泛栽培。

采收加工

秋季收获玉米时采收。晒干或烘干。

快速识别

玉米是常见农作物，秆粗壮，直立，节间较长，有髓，基部各节处常有气生根。叶互生，叶片宽大，扁平，剑形或长披针形，具强壮的中脉，叶鞘包秆。雄花聚成开展的圆锥花序，顶生，长达40cm；雌花序圆柱形，生于叶腋，外面包有多数鞘状苞片。

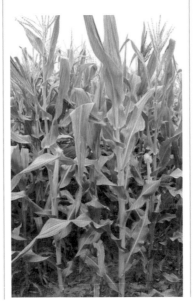

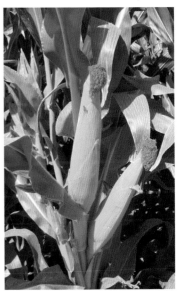

泽漆

学名：*Euphorbia helioscopia*

别名：五朵云、猫眼草、五凤草、灯台草、倒毒伞、烂肠草、绿叶绿花草、五点草

科属：大戟科　大戟属

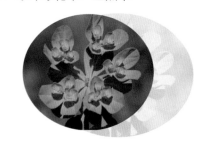

《本草纲目》载："是大戟苗。生时摘叶有白汁，故名泽漆，亦啮人肉。"《神农本草经》云："主皮肤热，大腹，水气，四肢面目浮肿，丈夫阴气不足。"

成品饮片

来源

泽漆的干燥全草。

性味归经

性凉，味辛、苦。有毒。归肺、小肠、大肠经。

功能主治

行水、消痰、杀虫、解毒。用于水气肿满、痰饮喘咳、疟疾、菌痢、瘰疬、结核性瘘管、骨髓炎。

用法用量

常用量3~9g，煎汤、熬膏或入丸；外用煎水洗，熬膏涂或研末调敷。

使用宜忌

气血虚者禁用。

原植物

形态特征

一年生或二年生草本，高10~30cm，全株含有白色乳汁。单叶互生，叶片倒卵形或匙形。花无花被，多歧聚伞花序顶生，雌花单生于总苞的中央；具长的子房柄，通常伸出总苞之外。蒴果卵圆形，光滑无毛。种子卵形，表面有凸起的网纹，褐色。花期5~6月，果期7~8月。

产地分布

生于山坡路边、旷野草丛及田地中。我国除新疆、西藏外，全国大部分地区均有分布。

采收加工

5~7月开花时采收全草。除去泥沙，晒干。

快速识别

泽漆高10~30cm，全株含有白色乳汁。茎基部多分枝，紫红色。单叶互生。茎顶端有5片轮生的叶状苞片；多歧聚伞花序顶生，有5伞梗，每个伞梗再分2~3小伞梗；分枝处有3枚轮生倒卵形苞叶，每小伞梗又第三回分为二叉状。

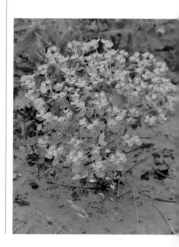

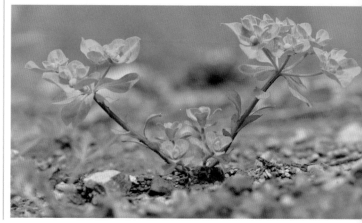

泽泻

学名： *Alisma orientale*

别名： 文泻、闽泻

科属： 泽泻科　泽泻属

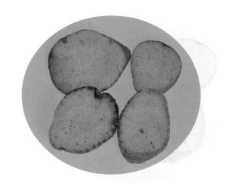

《本草纲目》载："泽泻，气平，味甘而淡，淡能渗泄，气味俱薄，所以利水而泄下。神农书列泽泻于上品，复云久服轻身、面生光，陶、苏皆以为信然，愚窃疑之。泽泻行水泻肾，久服且不可，又安有此神功耶，其谬可知。"

成品饮片

来源

泽泻的干燥块茎。

性味归经

性寒，味甘、淡。归肾、膀胱经。

功能主治

利尿渗湿、清热。用于水肿、小便不利、痰饮、淋浊泄泻、带下、黄疸。

用法用量

用量 6~15g。

使用宜忌

肾虚精滑者忌服。

形，尖锐；花瓣 3，白色，倒卵形。瘦果多数，扁平，倒卵形，褐色。花期 6~8 月，果期 7~9 月。

产地分布

生于沼泽边缘。分布在黑龙江、吉林、辽宁、河北、河南、山东、江苏、浙江、福建、江西、四川、贵州、云南、新疆等地。

采收加工

秋末叶枯萎时采挖块茎。去除茎叶和须根，洗净，烘干，除去粗皮及残根。

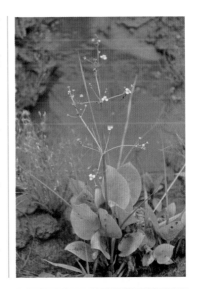

原 植 物

形态特征

多年生沼泽植物，高 50~100cm。地下有块茎，球形，直径可达 4.5cm，外皮褐色，生多数须根。叶基生；叶片椭圆形至卵形。花茎由叶丛中抽出，轮生，集成大形的轮生状圆锥花序；苞片披针形至线

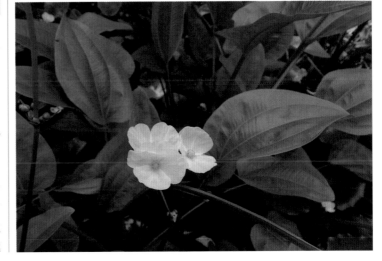

猪苓

学名: *Polyporus umbellatus*

别名: 猳猪屎、豕橐、司马彪、豨苓、地乌桃、野猪食、猪屎苓、猪茯苓、野猪粪

科属: 多孔菌科　树花属

《本草纲目》载："其块黑似猪屎，故以名之……马屎曰通，猪屎曰零（即苓字），其块零落而下故也。"《神农本草经》谓："主痎疟，解毒蛊，利水道。久服轻身耐老。"

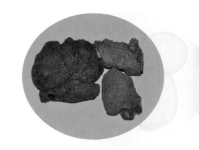

成品饮片

来源

猪苓的干燥菌核。

性味归经

性平，味甘、淡。归肾、膀胱经。

功能主治

利水渗湿。用于小便不利、水肿、泄泻、淋浊、带下。

用法用量

用量 6~12g。水煎服或入丸、散。

使用宜忌

有湿证而肾虚者忌。

菌管与菌肉同色，与菌柄呈延生；管口多角形。孢子在显微镜下呈卵圆形。

产地分布

生长在山林中柞树、枫树、桦树、槭树、橡树的根上。分布于黑龙江、吉林、辽宁、河北、山西、陕西、甘肃、河南、湖北、四川、贵州、云南。

采收加工

春、秋二季采挖。除去泥沙，干燥。

快速识别

猪苓属于菌类，菌核呈条形块状或不规则块状。表面凹凸不平，棕黑色或黑褐色，断面呈白色或淡褐色。半木质化，较轻。

原 植 物

形态特征

菌核呈长条形块状或不规则块状，棕黑色或黑褐色，有皱纹及窟状突起；断面呈白色或淡褐色，半木质化，较轻。菌盖肉质，干后硬而脆，圆形，宽 1~8cm，中部脐状，表面浅褐色至红褐色。菌肉薄，白色。

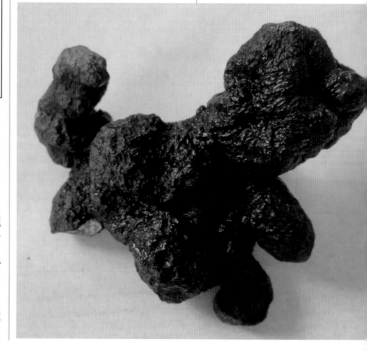

萹蓄

名：*Polygonum aviculare*

名：扁竹、竹节草、乌蓼、蚂蚁草、鸭儿草、铁锈锈、立茎

属：蓼科 蓼属

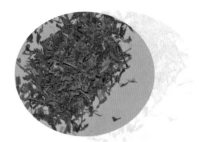

《本草纲目》时珍曰："许慎《说文》作扁筑，与竹同音。节间有粉，多生道旁，故方士呼为粉节草、道生草……治霍乱黄胆，利小便，小儿魅病。"《神农本草经》载："主浸淫，疥瘙疽痔，杀三虫。"

成品饮片

来源

萹蓄的干燥地上部分。

性味归经

性微寒，味苦。归膀胱经。

功能主治

利尿通淋、杀虫、止痒。用于膀胱热淋、小便短赤、淋沥涩痛、皮肤湿疹、阴痒带下。

用法用量

煎服，用量 9~15g；外用适量，煎洗患处。

使用宜忌

脾胃虚弱及阴虚患者慎服。

小，数朵簇生于叶腋。小坚果卵形，有 3 棱，黑色或褐色。花期 6~9 月，果期 9~10 月。

产地分布

生于田野、路旁。产于全国大部分地区。

采收加工

夏季叶茂盛时采收。除去根及杂质，晒干。

快速识别

萹蓄茎平卧或斜上，绿色，自基部分枝，茎托叶鞘膜质。叶互生，叶片狭椭圆形或披针形，长 1.5~3cm，宽

5~10mm。花小，数朵簇生于叶腋；花被 6 中裂，绿色，边缘白色或红色。

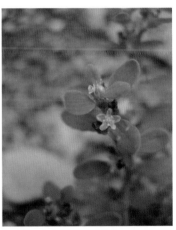

原植物

形态特征

一年生草本，高 10~40cm。平卧或斜上，绿色，自基部枝，幼枝有棱；茎托叶鞘膜质，褐色。叶互生，柄极短；片狭椭圆形或披针形。花

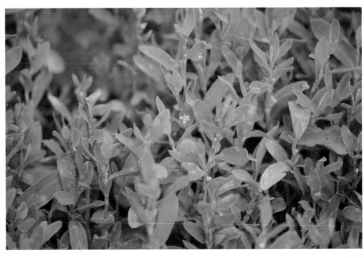

车前子

学名：*Plantago asiatica*

别名：车前实、虾蟆衣子、猪耳朵穗子、凤眼前仁

科属：车前科　车前属

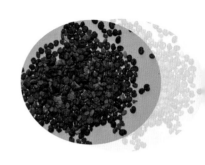

《本草纲目》时珍曰："此草牛马迹中，故有车前、当道、马舄、牛遗之名。舄，足履也。幽州人谓之牛舌草。蛤蟆喜藏伏于下，故江东称为蛤蟆衣。导小肠热，止暑湿泻痢。"《神农本草经》载："主气癃，止痛，利水道小便，除湿痹。久服轻身耐老。"

成品饮片

来源

车前的干燥成熟种子。

性味归经

性微寒，味甘。归肝、肾、肺、小肠经。

功能主治

清热利尿、渗湿通淋、明目、祛痰。用于水肿胀满、热淋涩痛、暑湿泄泻、目赤肿痛、痰热咳嗽。

用法用量

煎服，用量 9~15g。

使用宜忌

内伤劳倦、阳气下陷、肾虚精滑及内无湿热者禁服。

原植物

形态特征

多年生草本，连花茎可高达 50cm。根状茎粗短，有须根。叶基生，近直立，卵形或阔卵形。花茎数个，高 12~50cm，具棱角，有疏毛，穗状花序为花茎的 2/5~1/2；花淡绿色；每花有宿存苞片 1 枚，三角形。蒴果卵状圆锥形，种子 4~8 颗或 9 颗，近椭圆形，黑褐色。花期 6~7 月，果期 8~9 月。

产地分布

生于路边、田埂及河边等地上，分布于我国南北各地区。

采收加工

夏、秋二季种子成熟时采收。晒干，搓出种子，除去杂质。

快速识别

车前是多年生草本，根状茎粗短，多须根。叶基生，卵形或阔卵形。花茎数个，高 12~50cm，穗状花序为花的 2/5~1/2，花淡绿色。蒴卵状圆锥形，成熟后约在下 2/5 外周裂。

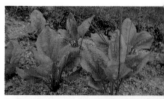

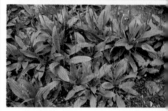

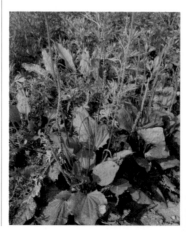

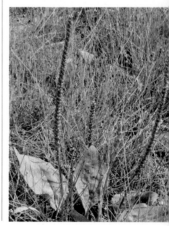

木通

名：*Clematis montana*

名：淮通、淮木通、小木通

属：毛茛科 铁线莲属

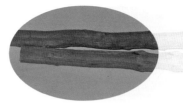

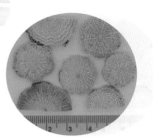

成品饮片

来源

绣球藤的干燥藤茎。

性味归经

性寒，味淡、微苦。归心、小肠、膀胱经。

功能主治

清热利尿、通经下乳。用于水肿、淋病、小便不通、关节痹痛、经闭乳少。

用法用量

内服，煎汤 3~6g。

使用宜忌

气弱津伤、精滑遗尿、小便过多及孕妇禁服。

果扁卵形，长 4mm，花柱留存，钩状弯曲，有羽状毛。

产地分布

生于林边及半阴处。分布在安徽、湖北、陕西、四川、贵州、云南等地。

采收加工

春、秋二季采收。除去粗皮、晒干，或趁鲜切薄片、晒干。

快速识别

绣球藤属于攀援灌木，高3~5m。茎褐色或紫色，有条纹。三出复叶对生，叶柄细长。花1~6 朵簇生，花柄细长，花白色，直径 3~5cm，花被 4。瘦果扁卵形，花柱留存于果实上，钩状弯曲，有羽状毛。

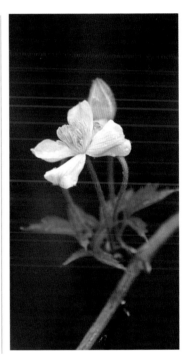

原 植 物

形态特征

攀缘灌木，高 3~5m。茎色或紫色，有条纹。三出叶对生；叶柄细长，小叶形或椭圆形；与花同出的簇生，出自上年枝条。花色，直径 3~5cm；花被 4，圆长方形，圆头或突成短尖，或微凹，下面两侧密生茸中间毛较稀或几无毛。瘦

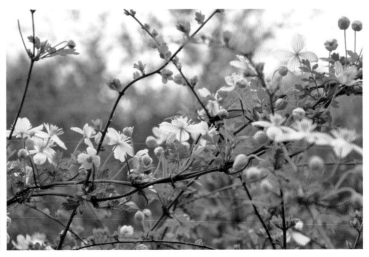

灯心草

学名：*Juncus effusus*

别名：秧草、水灯心、野席草、龙须草、灯草、水葱

科属：灯心草科　灯心草属

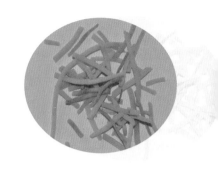

《本草纲目》载："此即龙须之类，但龙须紧小而瓤实，此草稍粗而瓤虚白。吴人栽莳之，取瓤为灯炷，以草织席及蓑。他处野生者不多。外丹家以之伏硫、砂……降心火，止血通气，散肿止渴……主治五淋，生煮服之。败席煮服，更良（《开宝》）。"

成品饮片

来源

灯心草的干燥茎髓。

性味归经

性微寒，味甘、淡。归心、肺、小肠、膀胱经。

功能主治

清心火、利小便。用于心烦失眠、尿少涩痛、口舌生疮。

用法用量

煎汤，1~3g，鲜品15~30g；或入丸、散。外用适量，煅存性研末撒；或用鲜品捣烂敷，扎把外擦。

使用宜忌

下焦虚寒、小便失禁者禁服。

原植物

形态特征

多年生草本，高35~100cm。根茎横走，具多数须根。茎圆筒状，直径1~2mm，外具明显条纹，淡绿色。复聚伞花序，假侧生，由多数小花密聚成簇；花淡绿色，具短柄。蒴果卵状三棱形或椭圆形，先端钝，淡黄褐色。种子多数，斜卵形。花期5~6月，果期7~8月。

产地分布

生于水旁、田边等潮湿处。分布于长江下游及陕西、福建、四川、贵州等地。四川及江苏、苏州地区有栽培。

采收加工

夏末至秋季割取茎。晒干，取出茎髓，理直，扎成小把。

快速识别

灯心草高35~100cm，茎圆筒状，具明显条纹，淡绿色。

无茎生叶，基部具鞘状叶。聚伞花序，由多数小花密聚成簇，花淡绿色，花被6，2轮蒴果卵状三棱形或椭圆形

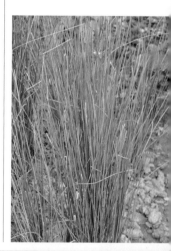

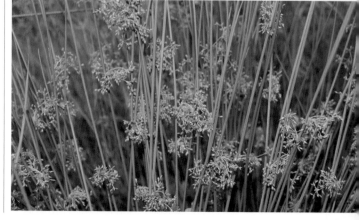

肤子

名: *Kochia scoparia*

名: 扫帚菜、扫帚苗、地麦、铁扫把子

属: 藜科　地肤属

《本草纲目》时珍曰:"地肤、地麦, 因其子形似也。地葵, 因其苗味似也。鸭舌, 因其形似也……益明, 因其子功能明目也。子落则老, 茎可为帚, 故有帚诸名。"《神农本草经》载: "主旁光热, 利小便, 补中益精气。久服, 耳目聪明, 轻身耐老。"

成品饮片

来源

地肤的干燥成熟果实。

性味归经

性寒, 味辛、苦。归肾、膀胱经。

功能主治

清热利湿、祛风止痒。用于小便涩痛、阴痒带下、风疹、湿疹、皮肤瘙痒。

用法用量

煎服, 用量6~15g; 外用适量, 煎水洗。

使用宜忌

内无湿热、小便过多者禁服。

的翅。胞果扁球形, 包于5枚带翅的宿存花被内。种子横生, 扁平。花期7~9月, 果期8~10月。

产地分布

生于山野荒地、田野路旁。分布于我国黑龙江、吉林、辽宁、河北、山东、山西、陕西、河南、安徽、江苏、甘肃等省。

采收加工

秋季果实成熟时采收。晒干, 打下果实, 除去杂质。

快速识别

地肤是一年生草本, 高

50~80cm。茎直立, 秋后常变为红色。其叶互生, 披针形至线状披针形, 长2~5cm, 宽1~7mm。花两性或杂性, 1~2朵生于叶腋, 集成稀疏的穗状花序; 花被片5。胞果扁球形, 包于5枚带翅的宿存花被内。

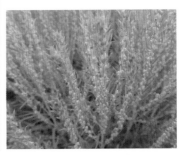

原植物

形态特征

一年生草本, 高50~80cm。直立, 秋后常变为红色。叶生, 披针形至线状披针形, 毛或被短柔毛, 全缘, 边缘具少数白色长毛。果期时自部生三角状突起成5枚横生

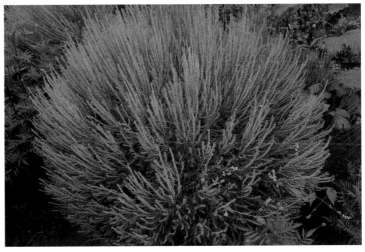

冬葵子

学名：*Malva verticillata*
别名：齐叶子、冬葵子
科属：锦葵科　锦葵属

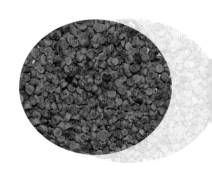

《本草纲目》时珍曰："葵者，揆也。葵叶倾日，不使照其根，乃智以揆之也。古人采葵必待露解，故曰露葵。今人呼为滑菜，言其性也。"《神农本草经》载："主五脏六腑，寒热羸瘦，五癃，利小便。久服坚骨长肌肉，轻身延年。"

成品饮片

来源

冬葵的干燥果实和种子。

性味归经

果实：性凉，味甘、涩。种子：性寒，味甘。

功能主治

果实：清热利尿、消肿。用于热淋、尿闭、水肿、口渴。种子：利尿下乳、润肠通便，用于热淋、石淋、乳汁不通、大便燥结、胞衣不下。

用法用量

煎服，用量 3~9g。

使用宜忌

尚不明确。

原植物

形态特征

一年生草本，高20~60cm。根细长，有时分枝，黄白色。茎直立，单一，具纵条棱，被星状毛。单叶互生，具长柄，叶片圆肾形。花数朵至十数朵，簇生于叶腋；花梗短，花瓣淡红色。蒴果扁球形，熟后心皮彼此分离并与轴脱离，形成分果；种子肾形，棕黄色或黑褐色。花期 6~8 月，果期 7~9 月。

产地分布

生于田边、路旁、村庄附近。全国各地均有分布。

采收加工

夏、秋二季采集成熟果实。

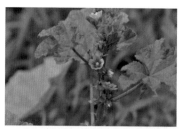

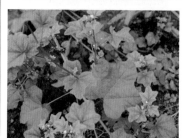

果实：除去杂质，阴干；实成熟时割取地上部分，干，打取种子。

快速识别

冬葵子高 20~60cm，茎立。单叶互生，叶片圆肾形掌状 5~7 浅裂，具长柄。数朵至十数朵簇生于叶腋，萼裂片宽三角形，副萼片 3 花瓣淡红色，先端微凹。蒴扁球形，包于宿存萼内，10~11 个分果。

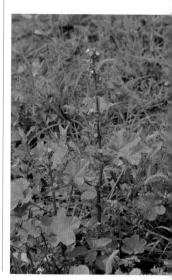

金钱草

名: *Desmodium styracifolium*

名: 落地金钱、铜钱草、马蹄香、假花生

属: 豆科 山蚂蝗属

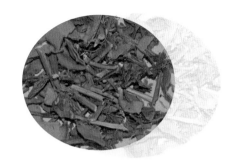

成品饮片

来源

广金钱草的干燥地上部分。

性味归经

性凉，味甘、淡。归肝、肾、膀胱经。

功能主治

清热除湿、利尿通淋。用于热淋、砂淋、小便涩痛、水肿尿少、黄疸尿赤、尿路结石。

用法用量

煎服，用量15~30g。

使用宜忌

小便频繁者慎用。

产地分布

生于荒地草丛中，或经冲刷过的山坡上。分布在福建、广东、广西、湖南等地。

采收加工

夏、秋二季采割，除去杂质，晒干或鲜用。

快速识别

广金钱草高30~90cm，茎直立，枝圆柱形，密被伸展的黄色短柔毛。通常有小叶1片，有时3小叶。总状花序顶生或腋生，极稠密，长约2.5cm；花小，紫色，有香气，花冠蝶形。荚果线状长圆形，4~5个节，每节近方形。

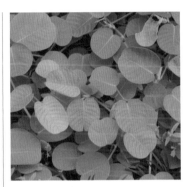

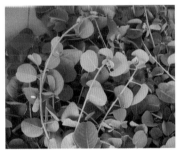

原植物

形态特征

灌木状草本，高30~90cm。直立，枝圆柱形，密被伸展黄色短柔毛。顶端小叶圆，革质，先端微凹，基部形。总状花序顶生或腋生，稠密，花小，紫色，有香气。果线状长圆形，被短毛，缝线直，背缝线浅波状，5个节，每节近方形。花期9月。

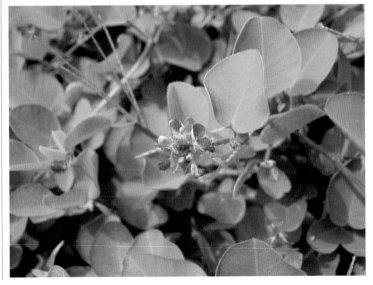

黑种草

学名: *Nigella glandulifera*

别名: 斯亚旦

科属: 毛茛科　黑种草属

成品饮片

来源

腺毛黑种草的干燥成熟种子。

性味归经

性温，味甘、辛。

功能主治

补肾健脑、通经、通乳、利尿。用于耳鸣健忘、经闭乳少、热淋、石淋。

用法用量

煎服，用量 2~6g。

使用宜忌

孕妇及热性病患者禁用。

原植物

形态特征

一年生草本。茎高 35~50cm，直立。上部分枝，被短腺毛和短柔毛。叶为二回羽状复叶，茎中部叶有短柄。花单生枝端，直径为 2cm；萼片 5，白色或带蓝色。蓇葖果膨胀，长约 1cm，宿存花柱与果实近等长。种子三棱形，黑色。

产地分布

栽培于新疆、云南、西藏。

采收加工

夏、秋二季果实成熟时采割植株。晒干，打下种子，除去杂质，晒干。

快速识别

黑种草是一年生草本，茎高 35~50cm，直立。叶为二回羽状复叶，羽片绝对，近对生。花单生枝端，直径为 2cm；萼片 5，白色带蓝色。蓇葖果膨胀，长 1cm，宿存花柱与果实近等十

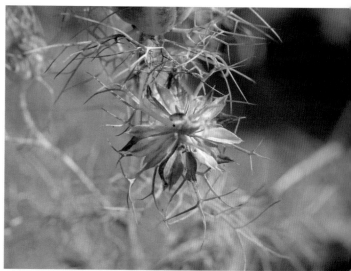

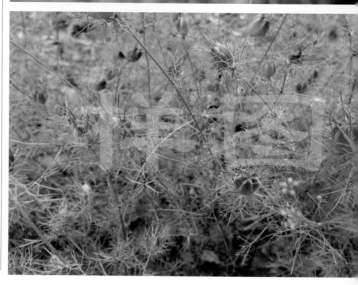

黄蜀葵

名：*Abelmoschus manihot*

名：黄秋葵、水棉花、棉花七、棉花蒿、小棉花、溪麻、野芙蓉、野甲花

属：锦葵科 秋葵属

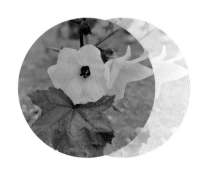

《本草纲目》载："黄蜀葵别是一种，宜入草部，而《嘉本草》定入菜部，为其与蜀葵同名，而气味主治亦同故也。子及根主治痈肿，利小便，五淋水肿，产难，通乳汁……花主治小便淋及催生。治诸恶疮脓水久不瘥者，作末敷之即愈，为疮家要药（《嘉》）。"

成品饮片

来源
黄蜀葵的干燥花。

性味归经
性凉，味甘、辛。归心、肾、膀胱经。

功能主治
利尿通淋、活血、止血、消肿解毒。主淋证、吐血、衄血、崩漏、胎衣不下、痈肿疮毒、水火烫伤。

用法用量
用量 5~15g。外用适量，研末调敷。

使用宜忌
孕妇忌服。

原植物

形态特征
一年生或多年生粗壮直立草本，高 1~2m。茎被黄色刚毛。叶大，卵形至近圆形。花单生叶腋和枝端，成近总状花序；苞片线状披针形或披针形；花冠 5 瓣，淡黄色或白色，具紫心，蒴果长圆形，先端尖，具粗毛，长 5~7.5cm，含多数种子。花期 6~8 月。

产地分布
常生于山谷草丛、田边或沟旁灌丛间。分布于中南、西南及河北、陕西、山东、浙江、江西、福建等地。

采收加工
夏季花盛开时采收。晒干。

快速识别
黄蜀葵高 1~2m，茎被黄色刚毛。叶大，卵形至近圆形，直径 15~30cm，掌状分裂。花单生叶腋和枝端，成近总状花序，花萼佛焰苞状；花冠 5 瓣，淡黄色或白色，具紫心，直径 10~20cm。

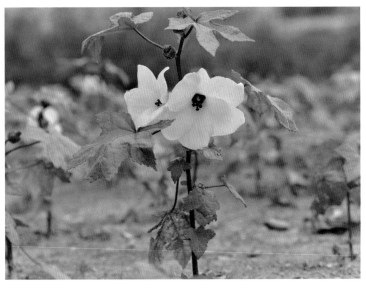

金钱草

学名： *Lysimachia christinae*

别名： 大金钱草、对座草、路边黄、遍地黄、铜钱草、一串钱、寸骨七

科属： 报春花科　珍珠菜属

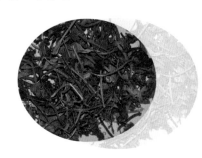

成品饮片

来源

过路黄的干燥全草。

性味归经

性微寒，味甘、咸。归肝、胆、肾、膀胱经。

功能主治

清利湿热、通淋、消肿。用于热淋、砂淋、尿涩作痛、黄疸尿赤、痈肿疔疮、毒蛇咬伤；肝胆结石、尿路结石。

用法用量

用量 15~60g，鲜品加倍，煎服。

使用宜忌

凡阴疽诸毒、脾虚泄泻者，忌捣汁生服。

原植物

形态特征

多年生蔓生草本。茎柔弱，平卧延伸，长 20~60cm，表面灰绿色或带红紫色，全株无毛或被疏毛，幼嫩部分密被褐色无柄腺体。叶对生，无毛；叶片卵圆形、近圆形以至肾圆形。花单生于叶腋，花冠黄色。蒴果球形，无毛，有稀疏黑色腺条，瓣裂。花期 5~7 月，果期 7~10 月。

产地分布

生于土坡路边、沟边及林缘较阴湿处，垂直分布可达海拔 2300m 处。分布于中南、西南及山西、陕西、甘肃、江苏、安徽、浙江、江西、福建等地。

采收加工

夏、秋二季采收。除去杂质，晒干。

快速识别

过路黄是多年生蔓生本，茎柔弱，平卧延伸。叶对生叶片卵圆形、近圆形以至肾形。花单生于叶腋；花冠黄色辐状钟形，长 7~15mm，5裂；花期 5~7 月。蒴果球形直径 3~5mm。

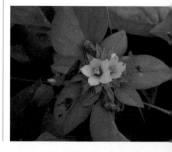

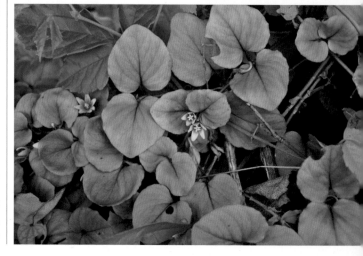

连钱草

学名：*Glechoma longituba*

别名：活血丹、金钱草、金钱薄荷、落地金钱、肺风草、十八缺、透骨消

科属：唇形科　活血丹属

成品饮片

来源

活血丹的干燥地上部分。

性味归经

性微寒，味辛、微苦。归肝、肾、膀胱经。

功能主治

利湿通淋、清热解毒、散瘀消肿。用于热淋、石淋、湿热黄疸、疮痈肿痛、跌扑损伤。

用法用量

用量 15~30g；外用适量，煎汤洗或取鲜品捣烂敷患处。

使用宜忌

尚不明确。

地、山坡林下。除西北、内蒙古外，全国各地均产。

采收加工

春至秋季采收。除去杂质，晒干。

快速识别

活血丹茎细，方形，被细柔毛，下部匍匐，上部直立。叶对生，肾形至圆心形，轮伞花序腋生，每轮 2~6 花，苞片刺芒状，花萼钟状，花冠 2 唇形，淡蓝色至紫色，花期 3~4 月。

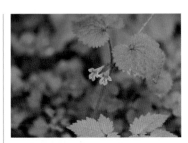

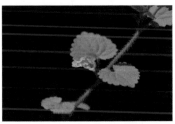

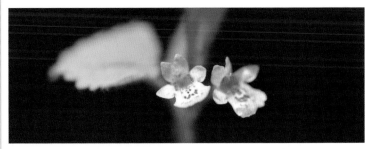

原植物

形态特征

多年生草本。茎细，方形，细柔毛，下部匍匐，上部直立。叶对生，肾形至圆心形，缘有圆锯齿，两面有毛或近毛。轮伞花序腋生，苞片刺状；花冠 2 唇形，淡蓝色至色，下唇具深色斑点，中裂肾形。小坚果长圆形，褐色。期 3~4 月，果期 4~6 月。

产地分布

生于河边、路边、林间草

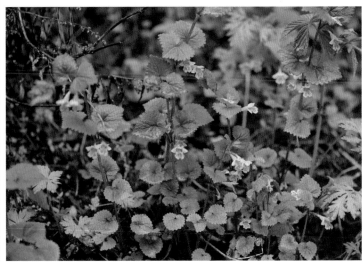

木通

学名： *Akebia quinata*

别名： 附支、丁翁、丁父、蓄藤、万年藤

科属： 木通科　木通属

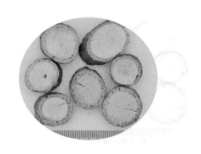

《本草纲目》时珍曰："有细细孔，两头皆通，故名通草，即今所谓木通也。今之通草，乃古之通脱木也……止渴，利小便。"《神农本草经》载："主去恶虫，除脾胃寒热，通利九窍，血脉关节，今人不忘。"

成品饮片

来源

木通的干燥藤茎。

性味归经

性寒，味苦。归心经、小肠经、膀胱经。

功能主治

清心火、利小便、通经下乳。用于淋证、水肿、心烦尿赤、口舌生疮、经闭乳少、湿热痹痛。

用法用量

内服：3~6g，水煎服。

使用宜忌

内无湿热、津亏气弱、精滑、溲频及孕妇忌服。

原植物

形态特征

落叶或半常绿缠绕藤本，高达 3m 以上。枝灰色，有条纹，茎具圆形突起皮孔。掌状复叶，叶柄细长，革质，倒卵形至椭圆形。花单性，雌雄同株，花紫色，总状花序腋生。浆果状蓇葖果，肉质，长椭圆形或略呈肾形，成熟时紫色，沿腹缝线裂开。种子黑色或黑褐色，卵状三角形，稍扁，有光泽。果期 5~8 月。

产地分布

生于山坡，山沟、溪旁等处。分布于陕西、河南、山东、安徽、江苏、江西、湖北、湖南、广东、广西、四川等地。

采收加工

秋季采收。截取茎部，除去细枝，阴干。

快速识别

木通属于落叶或半常绿缠绕藤本，高达 3m 以上。掌状复叶，常 5 叶簇生于短枝端。花单性，雌雄同株，花色，总状花序腋生。浆果状蓇葖果肉质，长椭圆形或略呈形，两端圆形，长约 8cm，达 3cm，成熟时紫色。

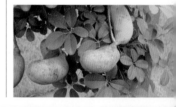

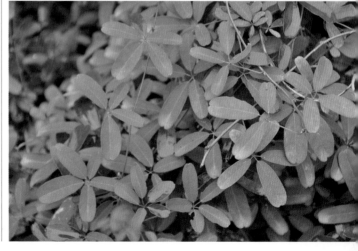

苘麻子

名： *Abutilon theophrastii*

名： 白麻、青麻、野棉花、磨盘草、孔麻、磨仔盾、毛盾草、野麻

属： 锦葵科　苘麻属

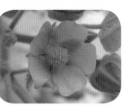 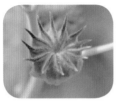 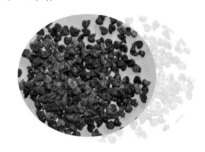

成品饮片

来源

苘麻的干燥成熟种子。

性味归经

性平，味苦。归大肠、小肠、膀胱经。

功能主治

清热利湿、解毒、退翳。用于赤白痢疾、淋病涩痛、痈肿、目翳。

用法用量

煎汤，用量 5~10g；或入丸散。

使用宜忌

孕妇慎服。

种子肾形，褐色，被星状柔毛。花期 7~8 月，果期 9~10 月。

产地分布

常见于路旁、田野、荒地、堤岸上，或栽培。分布于全国各地。

采收加工

秋季采收。采收成熟果实，晒干，打下种子，除去杂质。

快速识别

苘麻为一年生亚灌木状草本，叶互生，叶片圆心形。花单生于叶腋，花黄色，花瓣倒

卵形，长约 1cm，蒴果半球形，直径约 2cm，分果片 15~20。种子肾形、褐色。花期 7~8 月。

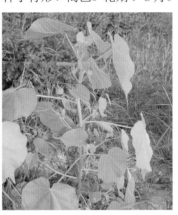

原植物

形态特征

一年生亚灌木状草本，高 1~2m。茎枝被柔毛。叶互，叶片圆心形。花单生于叶，花梗长 1~3cm，被柔毛，黄色。蒴果半球形，直径 2cm，长约 1.2cm。分果片 ~20，被粗毛，顶端具长芒 2。

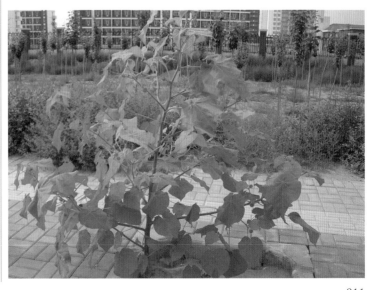

瞿麦

学名：*Dianthus superbus*

别名：石竹子花、十样景花、洛阳花、野麦、竹节草、巨麦

科属：石竹科　石竹属

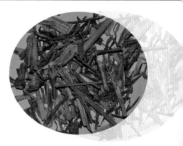

《本草纲目》载："子颇似麦，故名瞿麦……生于两旁谓之瞿。此麦之穗旁生故也。"

《神农本草经》谓："主关格，诸癃结，小便不通，出刺，决痈肿，明目去翳，破胎堕子，下闭血。"

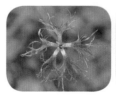
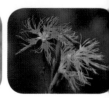

成品饮片

来源

瞿麦的干燥地上部分。

性味归经

性寒，味苦。归心、小肠经。

功能主治

利尿通淋、破血通经。用于热淋、血淋、石淋、小便不通、淋沥涩痛、月经闭止。

用法用量

用量 9~15g。水煎服或入丸散。外用研末调敷。

使用宜忌

孕妇慎用。

腋，花萼长圆筒形，粉绿色或淡紫红色。蒴果狭圆筒形，与萼近等长，先端4裂齿。种子扁卵形，边缘具翅。花期7~8月，果期8~9月。

产地分布

生于山坡草地、林缘、路边。分布于我国东北、华北、华东、西北及河南、四川等地。

采收加工

夏、秋二季花果期采收。除去杂质，干燥。

快速识别

瞿麦是多年生草本，茎丛生，直立，节膨大。叶对生，叶片线形或线状披针形，基部呈短鞘状抱茎。疏散的聚伞序顶生或花单生叶腋，花萼圆筒形，粉绿色或淡紫红色花瓣5，紫红色，先端细裂流苏状，基部具细长爪；花7~8月。蒴果狭圆筒形。

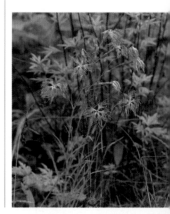

原植物

形态特征

多年生草本，高20~50cm。茎丛生，直立，不分枝或上部稍分枝，无毛。叶对生，无柄；叶片线形或线状披针形。疏散的聚伞花序顶生或花单生叶

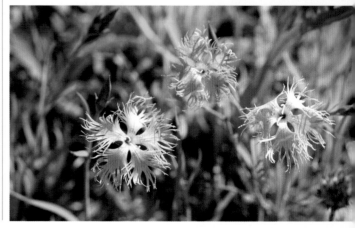

石韦

名：*Pyrrosia lingua*

名：石剑、石兰

属：水龙骨科　石韦属

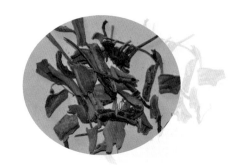

《本草纲目》载："蔓延石上，生叶如皮，故名石韦。"《神农本草经》谓："主劳热邪气，五癃闭不通，利小便水道。"

成品饮片

来源

石韦的干燥叶。

性味归经

性微寒，味苦、甘。归肺、膀胱经。

功能主治

利尿通淋、清热止血。用于热淋、石淋、血淋、肺热咳嗽、慢性气管炎、崩中漏下、吐血、衄血、尿血、肾炎水肿等。

用法用量

煎服，用量5~10g。

使用宜忌

阴虚及无湿热者禁用。

原植物

形态特征

多年生草本。根茎细长如丝横走，密被披针形鳞片，缘有毛。叶近二型，疏生，片披针形至卵圆状椭圆形，缘，上面绿色有细点，疏被星状毛或无毛，下面密被淡褐色或灰色星芒状毛；孢子叶较营养叶长，通常内卷呈筒状。孢子囊群椭圆形，着生于孢子叶背面，无囊群盖。

产地分布

常附生于岩石或树干上。

采收加工

四季均可采收。除去根茎及须根，阴干或晒干。

快速识别

石韦为多年生草本，根茎细长如铁丝。叶近二型，疏生，叶片披针形至卵圆状椭圆形，全缘，上面绿色有细点，下面密被淡褐色或灰色星芒状毛；孢子叶通常内卷呈筒状。

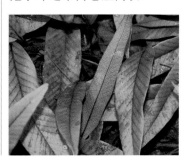

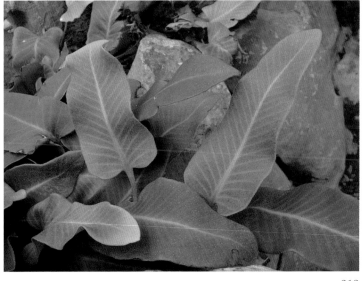

通草

学名: *Tetrapanax papyriferus*

别名: 大通草、通花、方通草

科属: 五加科　通脱木属

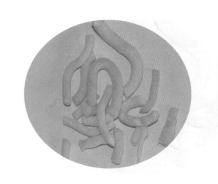

《本草纲目》载："阴窍涩而不利，水肿闭而不行，用之立通，因有通草之名。与木通同功，利阴窍，治五淋，除水肿癃闭，泻肺……白瓢中藏，脱木得之，故名通脱。"

成品饮片

来源

通脱木的茎髓。

性味归经

性微寒，味甘、淡。归肺、胃经。

功能主治

清热利尿、通气下乳。用于湿热尿赤、淋病涩痛、水肿尿少、乳汁不下。

用法用量

用量 3~5g，水煎服。

使用宜忌

气阴两虚、中寒、内无湿热及孕妇慎服。

原植物

形态特征

灌木或小乔木。幼枝、叶背及花序被白色或褐色星状毛。髓大，白色，纸质。叶大，聚生茎顶，直径 50~70cm，基部心形，全缘或有粗齿；叶柄粗长；托叶膜质，锥形，基部合生。多数球状伞形花序集成大型复圆锥花序；花小，花萼不明显；花瓣 4，白色。核果状浆果扁球形，紫黑色。花期 10~12 月，果期翌年 1~2 月。

产地分布

生于向阳山坡、屋旁、路边及杂木林中。分布于我国湖南、湖北、福建、台湾等地。

采收加工

秋季采收。截成段，趁鲜取出髓部，理直，晒干。将茎髓加工成方形薄片，称"方通草"。切下的边条，称"丝通草"。

快速识别

通脱木属于灌木或小乔木，幼枝、叶背及花序被白色或褐色星状毛。叶大，聚生茎顶，直径 50~70cm，5~11 掌状分裂，每一裂片又 2~3 裂，多数球状伞形花序集成大型圆锥花序；花小，花瓣 4，白色，花期 10~12 月。核果状浆果球形，紫黑色。

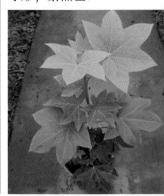

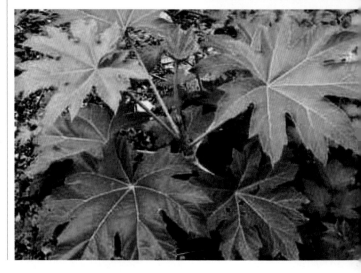

西瓜翠

学名： *Citrullus vulgaris*

别名： 西瓜翠衣、碎秋、西瓜皮

科属： 葫芦科　西瓜属

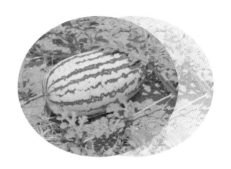

《本草纲目》载："峤征回纥，得此种归，名曰西瓜……皮不堪啖，亦可蜜煎、酱藏……皮主治口、舌、唇内生疮，烧研噙之。"

成品饮片

来源

西瓜的干燥果皮。

性味归经

性寒，味甘、淡。入心、胃经。

功能主治

清热解暑、泻热除烦、利尿。用于暑热烦渴、小便短赤、咽喉肿痛、或口舌生疮、浮肿等症。

用法用量

煎服，用量 9~30g。

使用宜忌

中寒湿盛者禁服。

原植物

形态特征

一年生蔓性草本。茎细弱，匐匐，有明显的棱沟。叶片三角状卵形、广卵形。雌雄同株，花冠合生成漏斗状，雌花较雄花大，外形和雄花相似。瓠果近圆形或长椭圆形，表面绿色、深绿色，多具深浅相间的条纹。种子多数，扁形，略呈卵形，黑色、红色、白色、黄色，或有斑纹。花期 5~6 月，果期 7~8 月。

产地分布

全国各地均产。

采收加工

夏季收集西瓜皮。削去内层柔软部分，洗净，晒干。

快速识别

西瓜是一年生蔓性草本，茎葡匐卷须二歧，叶片三角状卵形、广卵形，3 深裂或近 3 全裂。雄花、雌花均单生于叶腋，花冠合生成漏斗状，黄色。瓠果近圆形或长椭圆形，径约 30cm，表面绿色、深绿色，多具深浅相间的条纹。

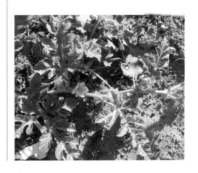

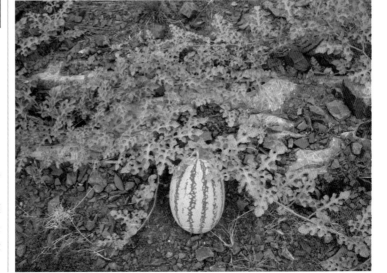

酢浆草

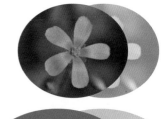

学名： *Oxalis corniculata*

别名： 酸浆草、酸酸草、斑鸠酸、三叶酸、酸咪咪、钩钩草

科属： 酢浆草科　酢浆草属

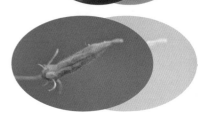

《本草纲目》时珍曰："此小草三叶酸也，其味如醋，与灯笼草之酸浆，名同物异……主小便诸淋，赤白带下。同地钱、地龙，治沙石淋。煎汤洗痔痛脱肛甚效。捣涂汤火蛇蝎伤。"

成品饮片

来源

酢浆草全草。

性味归经

性寒，味酸。归大肠、小肠经。

功能主治

清热利湿、解毒消肿。用于感冒发热、肠炎、尿路感染、尿路结石、神经衰弱；外用治跌打损伤、毒蛇咬伤、痈肿疮疖、脚癣、湿疹、烧烫伤。

用法用量

内服，煎汤，25~100g；外用适量，鲜品捣烂敷患处，或煎水洗。

使用宜忌

尚不明确。

原植物

形态特征

草本，高 10~35cm，全株被柔毛。根茎稍肥厚。茎细弱，多分枝，直立或匍匐，匍匐茎节上生根。叶基生或茎上互生。花单生或数朵集为伞形花序状，总花梗淡红色；花瓣黄色，长圆状倒卵形。蒴果长圆柱形，5 棱。种子长卵形，褐色或红棕色，具横向肋状网纹。花、果期 2~9 月。

产地分布

生于耕地、荒地或路旁。全国各地均有分布。

采收加工

四季可采，以夏秋有花果时采药效较好。除去泥沙，晒干。

快速识别

酢浆草，茎细弱，多分枝，直立或匍匐。叶基生或茎上互生，小叶 3 片，无柄，心形。花单生或数朵集为伞形花序状，总花梗淡红色，花5，黄色。蒴果长圆柱形，1~2.5cm，5 棱。

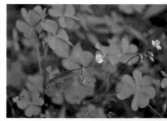

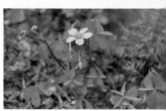

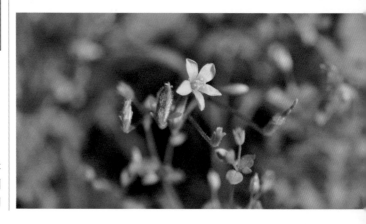

垂盆草

学名：*Sedum sarmentosum*

别名：狗牙半支、石指甲、半支莲、养鸡草、狗牙齿、瓜子草

科属：景天科 景天属

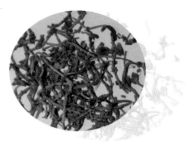

成品饮片

来源

垂盆草的新鲜或干燥全草。

性味归经

性凉，味甘、淡。归肝、胆、小肠经。

功能主治

清利湿热、解毒。用于湿热黄疸，小便不利，痈肿疮疡，急、慢性肝炎。

用法用量

煎服，用量 15~30g，鲜品捣敷，用量 250g。外用适量，研末调搽或取汁外涂、煎水湿敷。

使用宜忌

脾虚腹泻者慎服。

原植物

形态特征

多年生肉质草本，全株无毛。根纤维状。不育茎匍匐，长 10~25cm，接近地面的节处易生根。叶常为 3 片轮生；叶倒披针形至长圆形。聚伞花序，顶生，有 3~5 分枝，花小，无梗；萼片 5 裂，宽披针形。蓇葖果，内有多数细小的种子。

种子卵圆形，表面有细小的乳头状突起。花期 5~7 月，果期 7~8 月。

产地分布

生于海拔 1600m 以下的向阳山坡、石隙、沟边及路旁湿润处。分布于吉林、辽宁、河北、山西、陕西、甘肃、山东、江苏、安徽、浙江、江西、福建、河南、湖北、湖南、四川、贵州等地。

采收加工

夏、秋二季采收。洗净，鲜用，或开水焯过，晒干。除去泥沙杂质，干品切段。

快速识别

垂盆草是多年生肉质草本，茎匍匐，长 10~25cm，接近地面的节处易生根。叶常为 3 片轮生。聚伞花序顶生，花瓣 5，黄色，花期 5~7 月。

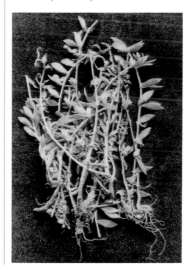

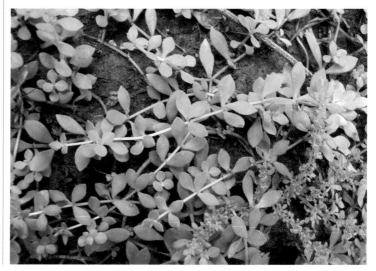

虎杖

学名：*Polygonum cuspidatum*

别名：花斑竹、酸筒杆、酸汤梗、川筋龙、斑庄、斑杖根、大叶蛇总管、黄地榆

科属：蓼科 蓼属

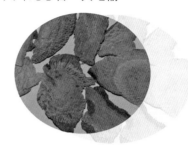

《本草纲目》时珍曰："杖言其茎，虎言其斑也……研末酒服，治产后瘀血血痛，及坠扑昏闷有效。"《名医别录》陶弘景云："主通利月水，破留血症结。"

成品饮片

来源

虎杖的干燥根茎和根。

性味归经

性微寒，味微苦。归肝、胆、肺经。

功能主治

祛风利湿、散瘀定痛、止咳化痰。用于关节痹痛、湿热黄疸、经闭、症瘕、水火烫伤、跌打损伤、痈肿疮毒、咳嗽痰多。

用法用量

用量 9~15g。外用适量，制成煎液或油膏涂敷。

使用宜忌

孕妇慎用。

红色或带紫色斑点，中空。单叶互生，阔卵形至近圆形。花单性，雌雄异株，圆锥花序腋生；花小而密，白色。瘦果卵形，具 3 棱，红褐色，光亮，包在翅状的花被中。花期 7~9 月，果期 9~10 月。

产地分布

多生于山谷、溪旁或岸边。分布在我国中部及南部。产于江苏、浙江、江西、福建、山东、河南、陕西、湖北、云南、四川、贵州等地。

采收加工

春、秋二季采挖。除去须根，洗净，趁鲜切短段或厚片，晒干。

快速识别

虎杖是多年生灌木状草本，高达 1m 以上。茎直立，圆柱形，表面散生着多数红或带紫色斑点，中空。单叶互生，节上有托叶鞘膜质。花性，雌雄异株，圆锥花序腋生，花小而密，白色。瘦果成熟卵形，具 3 棱，红褐色。

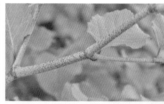

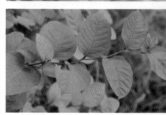

原 植 物

形态特征

多年生灌木状草本，高达 1m 以上。根茎横卧地下，木质，黄褐色，节明显。茎直立，圆柱形，表面无毛，散生着多数

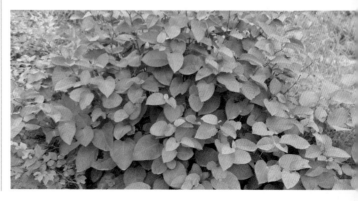

茵陈

学名：*Artemisia capillaris*

别名：绵茵陈、茵陈蒿、白蒿、绒蒿、猴子毛

科属：菊科 蒿属

《本草纲目》载："此虽蒿类，经冬不死，更因旧苗而生，故名茵陈，后加蒿字耳。"《神农本草经》谓："主风湿寒热，邪气，热结黄疸。久服轻身，益气耐老。"

成品饮片

来源

茵陈蒿的干燥地上部分。

性味归经

性微寒，味苦、辛。归脾、胃、肝、胆经。

功能主治

清湿热、退黄疸。用于黄疸尿少、湿疮瘙痒、传染性黄疸型肝炎。

用法用量

用量 6~15g。外用适量，煎汤熏洗。

使用宜忌

尚不明确。

头状花序小而多，密集成复总状；花黄色，管状。瘦果长圆形，长约 0.8mm，无毛。花期 9~10 月，果期 10~12 月。

产地分布

生于山坡、路边。全国各地均有分布。

采收加工

春季幼苗高 6~10cm 时采收或秋季花蕾长成时采割。除去杂质及老茎，晒干。春季采收的习称"绵茵陈"，秋季采割的称"茵陈蒿"。

快速识别

茵陈蒿是多年生草本或半灌木状，茎直立，表面黄棕色，具纵条纹，多分枝，幼时全体有褐色丝状毛。叶一至三回羽状深裂，下部裂片较宽短，中部叶裂片细长如发，上部叶羽状分裂。头状花序小而多，密集成复总状；花黄色，管状；花期 9~10 月。

原植物

形态特征

多年生草本或半灌木状，高 0.5~1m。茎直立，基部木质化，表面黄棕色，具纵条纹，多分枝。叶一至三回羽状深裂，下部裂片较宽短，常被短绢毛。

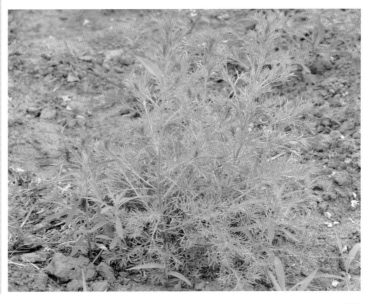

第八章 温里药

八角茴香

学名：*Illicium verum*

别名：大茴香、大料、五香八角

科属：五味子科　八角属

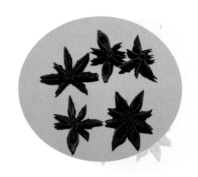

《本草纲目》载："思邈曰：煮臭肉，下少许，即无臭气，臭酱入末亦香，故曰茴香……自番舶来者，实大如柏实，裂成八瓣，一瓣一核，大如豆，黄褐色，有仁，味更甜，俗呼舶茴香，又曰八角茴香……治干湿脚气，肾劳疝阴疼，开胃下食（大明）。补命门不足（李杲）。"

成品饮片

来源

八角茴香的干燥成熟果实。

性味归经

性温，味辛。归肝、肾、脾、胃经。

功能主治

温阳散寒、理气止痛。用于寒疝腹痛、肾虚腰痛、胃寒呕吐、脘腹冷痛。

用法用量

煎服，用量 3~6g。

使用宜忌

阴虚火旺者慎服。

原植物

形态特征

常绿乔木，高达 20m。树皮灰色至红褐色，有不规则裂纹；枝密集，呈水平伸展。单叶互生；叶片革质，椭圆状倒卵形至椭圆状倒披针形。花单生于叶腋；花被片 7~12，数轮，覆瓦状排列，内轮粉红色至深红色。聚合果放射星芒状，红褐色，蓇葖顶端钝呈鸟嘴状。第一次花期 2~3 月，第二次花期在第一次果期之后；第一次果期 8~9 月，第二次果期为翌年 2~3 月。

产地分布

生于温暖湿润的山谷中。分布于福建、广西、广东、贵州、云南等地。多为人工栽培。

采收加工

秋、冬二季果实由绿变黄时采摘。置沸水中略烫后干燥或直接干燥。

快速识别

八角茴香是常绿乔木，树皮灰色至红褐色，有不规则裂纹。单叶互生，叶片革质，椭圆状倒卵形至椭圆状倒披针形，长 5~11cm，宽 1.5~4cm。花单生于叶腋；花被片 7~12，内轮粉红色至深红色。聚合果放射星芒状，直径约 3.5cm，红褐色。

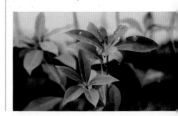

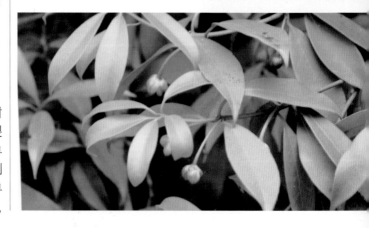

荜茇

学名： *Piper longum*

别名： 荜拔、鼠尾

科属： 胡椒科　胡椒属

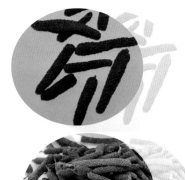

《本草纲目》载："荜拨当作荜茇……其根名毕勃没，似柴胡而黑硬……荜主治温中下气，补腰脚，杀腥气，消食，除胃冷，阴疝癖……勃没主治五劳七伤，冷气呕逆，心腹胀满，食不消化，阴汗寒疝核肿，妇人内冷无子，治腰肾冷，除血气。"

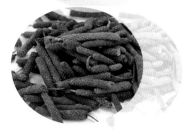

成品饮片

来源

荜茇的干燥近成熟或成熟果穗。

性味归经

性热，味辛。归胃、大肠经。

功能主治

温中散寒、下气止痛。用于脘腹冷痛、呕吐、泄泻、偏头痛；外治牙痛。

用法用量

煎服，用量1.5~3g。外用适量，研末塞龋齿孔中。

使用宜忌

阴虚火旺者禁服。

原植物

形态特征

多年生草质藤本。茎下部匍匐，枝横卧，质柔软，有棱角和槽，幼时密被短柔毛。叶互生，纸质。花单性，雌雄异株，穗状花序；花小，直径约1.5mm；苞片1，近圆形；无花被；雄蕊2，花药椭圆形，2室，花丝短粗，柱头3。浆果卵形，先端尖，部分陷入花序轴与之结合。花期3~4月，果期7~10月。

产地分布

生于海拔约600m的疏林中。分布于云南东南至西南部，福建、广东和广西有栽培。

采收加工

果穗由绿变黑时采收。除去杂质，晒干。

快速识别

荜茇为多年生草质藤本，茎下部匍匐，枝横卧。叶互生，纸质，密被柔毛；叶片长圆形或卵形，掌状叶脉通常5~7条。花单性，花小，雌雄异株，雄穗穗长5.5cm，直径约3mm；雌穗花穗长1.5cm，花梗短。浆果卵形，先端尖，部分陷入花序轴与之结合。

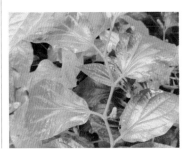

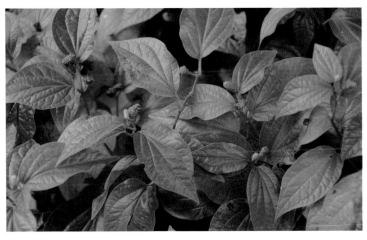

荜澄茄

学名： *Litsea cubeba*

别名： 澄茄、毗陵茄子、毕茄

科属： 樟科　木姜子属

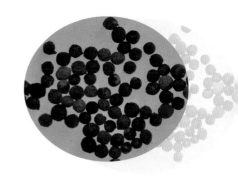

《本草纲目》载："胡椒生南海诸国。向阴者为澄茄，向阳者为胡椒……下气消食，去皮肤风，心腹间气胀，令人能食，疗鬼气……治一切冷气痰，并霍乱吐泻，肚腹痛，肾气膀胱冷。"

成品饮片

来源

山鸡椒的干燥成熟果实。

性味归经

性温，味辛。归脾、胃、肾、膀胱经。

功能主治

温中散寒、行气止痛。用于胃寒呕逆、脘腹冷痛、寒疝腹痛、寒湿郁滞、小便浑浊。

用法用量

用量1.5~3g，煎服。

使用宜忌

阴虚血热、发热咳嗽禁用。

同时开放，单性，雌雄异株；伞形花序单生或束生，黄白色。浆果状核果，球形，直径4~6mm，黑色。种子有脊棱。花期2~3月，果期7~8月。

产地分布

生于灌丛、疏林或林中路旁、水边。分布在长江流域以南各地。

采收加工

秋季果实成熟时采收。除去杂质，晒干。

快速识别

山鸡椒是落叶灌木或小乔木，枝叶芳香。叶互生，纸质，披针形或长椭圆状披针形，长5~11cm，宽1.5~3cm。花先叶开放或同时开放，单

性，雌雄异株，伞形花序单生或束生，花黄白色，花期2~月。浆果状核果，球形，直径4~6mm，黑色。

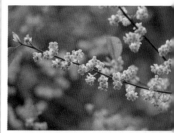

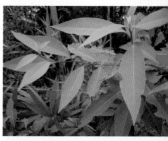

原植物

形态特征

落叶灌木或小乔木，高约5m，除嫩枝嫩叶有绢毛外，其他部分无毛。枝叶芳香。叶互生，纸质，披针形或长椭圆状披针形。花先叶开放或

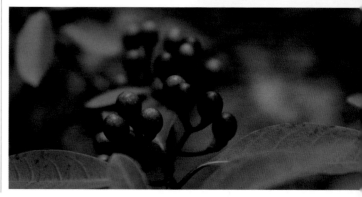

丁香

学名： *Eugenia caryophllata*

别名： 公丁香

科属： 桃金娘科　丁子香属

《本草纲目》载："鸡舌香与丁香同种，花实丛生，其中心最大者为鸡舌，乃是母丁香也……温脾胃，止霍乱拥胀，风毒诸肿，齿疳。"

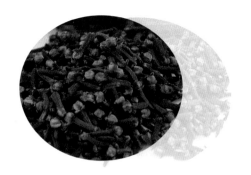

成品饮片

来源
丁香的干燥花蕾入药。

性味归经
性温，味辛。归脾、胃、肺、肾经。

功能主治
温中降逆、补肾助阳。用于脾胃虚寒、呃逆呕吐、食少吐泻、心腹冷痛、肾虚阳痿。

用法用量
煎服，用量1~3g。

使用宜忌
热病及阴虚内热者忌服。

花冠白色稍带淡紫；雄蕊多数。浆果红棕色，稍有光泽，长方椭圆形，先端有肥厚宿存花萼裂片，有香气。种子数粒，长椭圆形。

产地分布
栽培和野生于热带地区。原产于非洲摩洛哥，现我国广东也有种植。

采收加工
当花蕾由绿色转红时采摘，晒干。

快速识别
丁香为常绿乔木，叶对生，叶片长方倒卵形或椭圆形，长5~10cm，宽2.5~5cm。聚伞圆锥花序顶生，花有浓香，花径约6mm；花萼肥厚，管状；花冠白色稍带淡紫，雄蕊多数。浆果红棕色，长方椭圆形，先端有肥厚宿存花萼裂片。

原植物

形态特征
常绿乔木，高达10m。叶对生，叶柄细长，向上渐短；叶片长方倒卵形或椭圆形。聚伞圆锥花序顶生，花有浓香，花萼肥厚，先绿色后转紫红色；

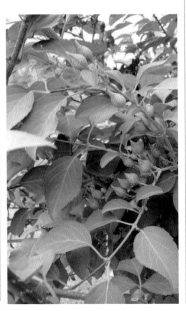

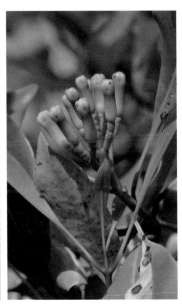

干姜

学名：*Zingiber officinale*
别名：白姜、均姜、干生姜
科属：姜科　姜属

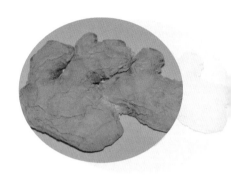

《本草纲目》载："时珍曰：干姜，以母姜造之。今江西、襄、均皆造，以白净结实者为良，故人呼为白姜，又曰均姜。凡入药并宜炮用。甄权曰：治腰肾中疼冷、冷气，破血去风，通四肢关节，开五脏六腑，宣诸络脉，去风毒冷痹、夜多小便。"

成品饮片

来源
姜的干燥根茎。

性味归经
性热，味辛。归脾、胃、肾、心、肺经。

功能主治
温中散寒、回阳通脉、燥湿消痰。用于脘腹冷痛、呕吐泄泻、肢冷脉微、痰饮喘咳。

用法用量
煎服，用量 3~9g。

使用宜忌
阴虚内热、血热妄行者禁服。

原植物

形态特征
多年生草本，高 50~80cm。根茎肥厚，断面黄白色，有浓厚的辛辣气味。叶互生。花葶自根茎中抽出，长 15~25cm；穗状花序椭圆形，药隔附属体包裹住花柱；子房 3 室，无毛，花柱 1，柱头近球形。蒴果。种子多数，黑色。花期 8 月，果期 9~10 月。

产地分布
全国大部分地区有产，主产于四川、贵州等地。

采收加工
冬季采挖。除去须根及泥沙，晒干或低温干燥。趁鲜切片晒干或低温干燥者称为"干姜片"。

快速识别
姜是多年生草本，根茎肥厚，断面黄白色，有浓厚的辛辣气味。其叶互生，排成 2 列，叶片披针形至线状披针形。花葶自根茎中抽出，长 15~25cm，穗状花序椭圆形，长 4~5cm，花冠黄绿色。

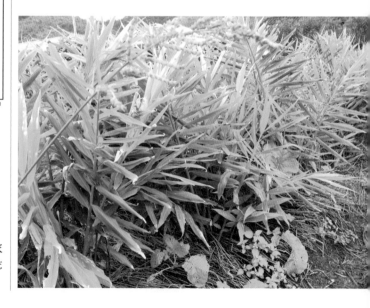

高良姜

学名: *Alpinia officinarum*

别名: 风姜、小良姜

科属: 姜科　山姜属

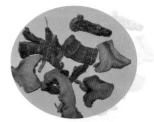

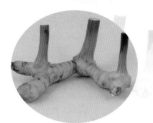

《本草纲目》时珍曰:"陶隐居言此姜始出高良郡,故得此名。按高良,即今高州也。汉为高凉县,吴改为郡。其山高而稍凉,因以为名,则高良当作高凉也……健脾胃,宽噎膈,破冷癖,除瘴疟。"《名医别录》陶弘景云:"主治暴冷,胃中冷逆,霍乱腹痛。"

成品饮片

来源

高良姜的干燥根茎。

性味归经

味辛,性热。归脾、胃经。

功能主治

温胃散寒、消食止痛。用于脘腹冷痛、胃寒呕吐、嗳气吞酸。

用法用量

用量3~6g。内服煎汤,或入丸、散。

使用宜忌

阴虚有热者禁服。

原植物

形态特征

多年生草本,高30~80cm。根茎圆柱状,横走,棕红色或紫红色,有节,节处具环形膜质鳞片,节上生根。叶片狭线状披针形。圆锥形总状花序,顶生;花冠管漏斗状,浅肉红色,外面被疏短柔毛;唇瓣矩卵形至矩状广卵形,浅肉红色。蒴果不开裂,球形,熟时橘红色。种子具假种皮,有钝棱角,棕色。花期4~9月,果期8~11月。

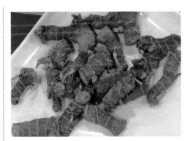

产地分布

生长在路边、山坡的草地或灌木丛中。分布在我国广东、海南及雷州半岛、广西、云南、台湾等地。广东、云南有栽培。产于我国广东、广西、台湾等地。

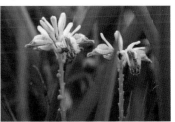

采收加工

夏末秋初采挖。除去须根及残留的鳞片,洗净,切段,晒干。

快速识别

高良姜叶2列排列着生,叶片长15~30cm,宽1.5~2cm;叶鞘开放,抱茎,边缘膜质。圆锥形总状花序顶生,长5~15cm;花稠密,花冠管漏斗状,浅肉红色,花期4~9月。蒴果球形,熟时橘红色。

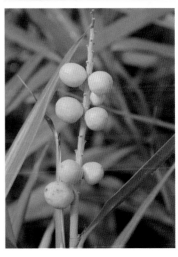

胡椒

学名：*Piper nigrum*

别名：白胡椒、黑胡椒

科属：胡椒科　胡椒属

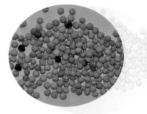

《本草纲目》时珍曰："胡椒，因其辛辣似椒，故得椒名，实非椒也……暖肠胃，除寒湿。"《新修本草》载："下气温中去痰，除脏腑中风冷。"

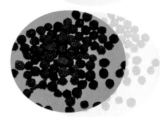

成品饮片

来源

胡椒的干燥近成熟或成熟果实。

性味归经

性热，味辛。归胃、大肠经。

功能主治

温中散寒、下气、消痰。用于胃寒呕吐、腹痛泄泻、食欲不振、癫痫痰多。

用法用量

用量 0.6~1.5g，研粉吞服；外用适量。

使用宜忌

不可多食，孕妇慎服，阴虚有火者忌服。

原植物

形态特征

常绿藤本。茎长达 5m，多节，节处略膨大，幼枝略带肉质。叶互生，革质，阔卵形或卵状长椭圆形。花单性，雌雄异株，或为杂性，成穗状花序。浆果球形，直径 4~5mm，稠密排列，果穗圆柱状，幼时绿色，熟时红黄色。种子小。花期 4~10 月，果期 10 月至次年 4 月。

产地分布

生长于荫蔽的树林中。产于广东、广西及云南等地。

采收加工

秋末至次春果实呈暗绿色时采收，晒干，为黑胡椒；果实变红时采收，用水浸渍数日，擦去果肉，晒干，为白胡椒。

快速识别

胡椒是常绿藤本，茎长达 5m，多节，节处略膨大。

叶互生，革质，阔卵形或状长椭圆形，长 8~16cm，4~7cm，基出脉 5~7 条。花性，雌雄异株，穗状花序生茎节上，每花有一盾状杯状苞片。浆果球形，直4~5mm，稠密排列，果穗柱状，熟时红黄色。

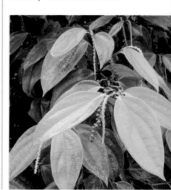

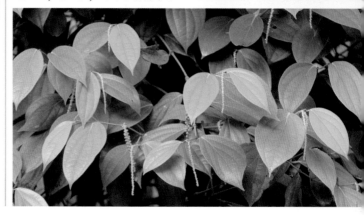

花椒

学名：*Zanthoxylum bungeanum*

别名：川椒

科属：芸香科　花椒属

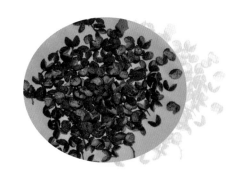

《本草纲目》时珍曰："秦椒，花椒也。始产于秦，今处处可种，最易蕃衍。其叶对生，尖而有刺。"《神农本草经》载："主风邪气，温中除寒痹，坚齿发，明目。久服，轻身，好颜色，耐老增年，通神。"

成品饮片

来源

花椒的干燥成熟果皮。

性味归经

性温，味辛。有小毒。归脾、胃、肾经。

功能主治

温中止痛、杀虫止痒。用于脘腹冷痛、呕吐泄泻、虫积腹痛、蛔虫症；外治湿疹瘙痒。

用法用量

煎服，用量 3~6g；外用适量，煎汤熏洗。

使用宜忌

血虚气弱及孕妇慎服。

花序顶生。果成熟时红色至紫红色，密生疣状突起的油点。花期 3~5 月，果期 7~10 月。

产地分布

生于干旱山坡，野生或栽培。除东北和新疆外，分布于我国南北各地。

采收加工

秋季采收成熟果实。去除杂质晒干，与种子分开备用。

快速识别

花椒是落叶灌木或小乔木，全株具香气。茎干通常有增大的皮刺，单数羽状复叶互生，叶柄两侧常有一对扁平、基部特宽的皮刺，小叶 5~11 片对生。聚伞状圆锥花序顶生，果成熟时红色至紫红色，密生疣状突起的油点。

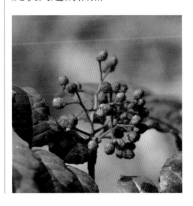

原植物

形态特征

落叶灌木或小乔木，高~7m，具香气。茎干通常有大的皮刺。单数羽状复叶，生，叶柄两侧常有一对扁平、部特宽的皮刺。聚伞状圆锥

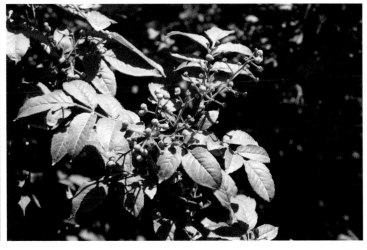

辣椒

学名：*Capsicum frutescens*

别名：辣子、辣角、牛角椒、红海椒、海椒、番椒

科属：茄科　辣椒属

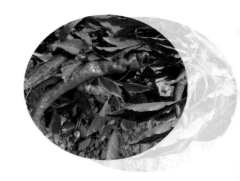

成品饮片

来源

辣椒的干燥果实、根和茎枝。

性味归经

性热，味辛。归心、脾二经。

功能主治

温中散寒、健胃消食。用于胃寒疼痛、胃肠胀气、消化不良；外用治冻疮、风湿痛、腰肌痛。

用法用量

用量5~15g，入丸、散。外用煎水熏洗或捣敷。

使用宜忌

对胃及十二指肠溃疡、急性胃炎、肺结核以及痔疮或眼部疾病患者忌用。

单叶互生，叶片卵状披针形，叶柄长。花1~3朵，腋生，白色。浆果成熟后变为红色或橙黄色，形状与大小经栽培后，变异很大，有长圆锥形、灯笼形或球形等；果梗长可至3.5cm，直立或下垂，先端膨大，萼宿存。种子多数，扁圆形，淡黄色。花期6~7月，果期7~10月。

产地分布

我国大部分地区均有栽培。

采收加工

夏、秋二季果皮变红色时采收，除去枝梗，晒干。

快速识别

辣椒是一年生草本，茎高45~75cm。单叶互生，叶片卵状披针形。花1~3朵，腋生，白色。浆果成熟后变为红色或橙黄色，长圆锥形、灯笼形或球形，为常见的蔬菜辣椒。

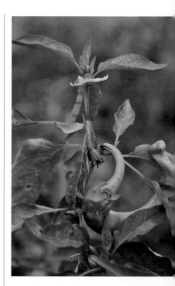

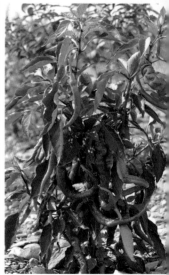

原植物

形态特征

一年生草本，茎高45~75cm。

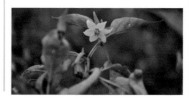

肉桂

学 名：*Cinnamomum cassia*

别 名：菌桂、牡桂、桂、大桂、筒桂、辣桂、玉桂

科 属：樟科　樟属

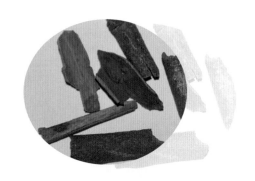

《本草纲目》载："牡桂，叶似枇杷叶，狭长于菌桂叶一、二倍。其嫩枝皮半卷多紫，而肉中皱起，肌理虚软，谓之桂枝，又名肉桂。削去上皮，名曰桂心。其浓者名曰木桂。"《名医别录》陶弘景曰："主治心痛，胁风，胁痛，温筋通脉，止烦，出汗。"

成品饮片

来源

肉桂干燥树皮。

性味归经

性热，味辛、甘。归肾、脾、心、肝经。

功能主治

补火助阳、引火归源、散寒止痛、活血通经。用于阳痿、宫冷、腰膝冷痛、肾虚作喘、阳虚眩晕、目赤咽痛、心腹冷痛、虚寒吐泻、寒疝、奔豚、经闭、痛经。

用法用量

煎服，用量 1~4.5g。

使用宜忌

有出血倾向者及孕妇慎用，不宜与赤石脂同用。

原植物

形态特征

常绿乔木，高 12~17m。树皮灰褐色、芳香，幼枝略呈四棱形。叶互生，革质，长椭圆形至近披针形。圆锥花序腋生或近顶生。浆果椭圆形或倒卵形，先端稍平截，暗紫色，长约 12~13mm，外有宿存花被。种子长卵形，紫色。花期 5~7 月，果期为次年 2~3 月。

产地分布

生于常绿阔叶林中，但多为栽培。分布于我国福建、台湾、海南、广东、广西、云南等地的热带及亚热带地区。

采收加工

秋季采收。多于秋季剥取，阴干，除去杂质及粗皮，用时捣碎。

快速识别

肉桂是常绿乔木，树皮灰褐色、芳香，幼枝略呈四棱形。叶互生，革质，长椭圆形至近披针形，具三出脉。圆锥花序腋生或近顶生；花被管长约 2mm，裂片 6，黄绿色。浆果椭圆形或倒卵形，先端稍平截，暗紫色，长 12~13mm，外有宿存花被。

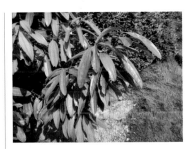

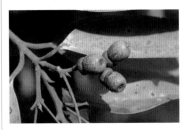

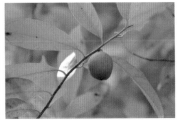

山柰

学名：*Kaempferia galanga*
别名：三藾、沙姜、山辣
科属：姜科　山柰属

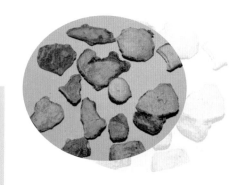

《本草纲目》时珍曰："山柰俗讹为三柰，又讹为三赖，皆土音也。或云，本名山辣，南人舌音呼山为三，呼辣如赖，故致谬误……暖中，辟瘴疬恶气，治心腹冷气痛、寒湿霍乱、风虫牙痛。入合诸香用。"

成品饮片

来源
山柰的干燥根茎。

性味归经
性温，味辛。归胃经。

功能主治
行气温中、消食、止痛。用于胸隔胀满、脘腹冷痛、饮食不消。

用法用量
用量 6~9g，煎服。

使用宜忌
阴虚血亏及胃有郁火者禁服。

原植物

形态特征
多年生宿根草本。块状根茎，单生或数枚连接，淡绿色或绿白色，芳香；根粗壮。无地上茎。叶 2 枚，几无柄，平卧地面上；圆形或阔卵形，有时叶缘及尖端有紫色渲染。穗状花序自叶鞘中出生，具花 4~12 朵，芳香。果实为蒴果。

花期 8~9 月。

产地分布
生于山坡、林下、草丛中现多为栽培。分布于我国福建、台湾、广东、海南、广西、云南等地。

采收加工
冬季采挖。洗净，除去须根，切片，晒干。

快速识别
山柰块状根茎单生或数枚连接，淡绿色或绿白色，芳香。叶 2 枚，几无柄，平卧地面上。穗状花序自叶鞘中出生，具花 4~12 朵，芳香；花冠管细长，

长 2.5~3cm；花冠裂片狭披形，白色，喉部紫红色。

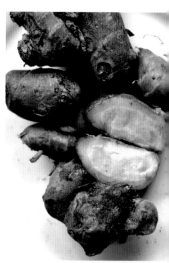

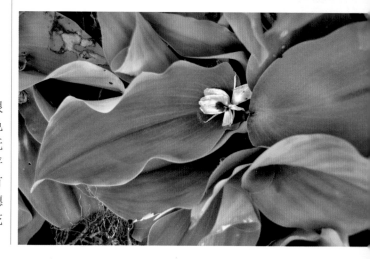

吴茱萸

学名：*Evodia rutaecarpa*

别名：吴萸、茶辣、辣子、臭辣子、吴椒、臭泡子

科属：芸香科　吴茱萸属

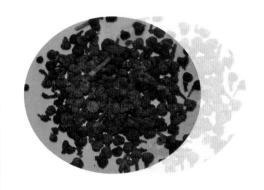

《本草纲目》载："茱萸南北总有，入药以吴地者为好，所以有吴之名也……茱萸二字义未详。"《神农本草经》谓："主温中，下气，止痛，咳逆，寒热，除湿血痹，逐风邪，开凑理，根杀三虫。"

成品饮片

来源

吴茱萸的干燥近成熟果实。

性味归经

性热，味辛、苦。有小毒。归肝、脾、胃、肾经。

功能主治

散寒止痛、降逆止呕、助阳止泻。用于厥阴头痛、寒疝腹痛、寒湿脚气、经行腹痛、脘腹胀痛、呕吐吞酸、五更泄泻、高血压；外治口疮。

用法用量

用量1.5~4.5g，煎服；外用适量。

使用宜忌

阴虚火旺者忌服。

原植物

形态特征

常绿灌木或小乔木，高2.5~5m。幼枝、叶轴、小叶柄均密被黄褐色长柔毛。单数羽状复叶，对生；小叶2~4对，椭圆形至卵形，两面均密被淡黄色长柔毛，厚纸质或纸质，有油点。花单性，雌雄异株，聚伞花序，偶成圆锥状，顶生；花小，黄白色。蒴果扁球形，熟时紫红色，表面有腺点，每心皮有种子1枚，卵圆形，黑色，有光泽。花期6~8月，果期9~10月。

产地分布

野生于山地、路旁或疏林下。分布于长江流域及华南一带和陕西等地。主产于贵州、广西、湖南、云南、陕西、浙江、四川等地。

采收加工

8~11月果实尚未开裂时剪下果枝，晒干或低温干燥，除去枝、叶、果梗等杂质。

快速识别

吴茱萸高2.5~5m，单数羽状复叶对生，小叶2~4对。花雌雄异株，聚伞花序顶生，花轴基部有苞片2枚，花小，黄白色，花瓣5。蒴果扁球形，长约3mm，直径约6mm，熟时紫红色。

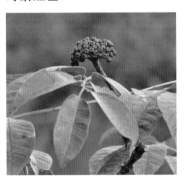

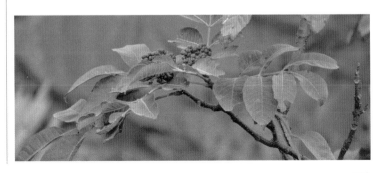

小茴香

学名：*Foeniculum vulgare*

别名：谷茴香、谷茴

科属：伞形科　茴香属

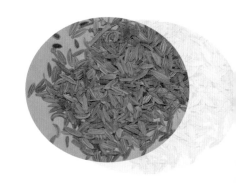

《本草纲目》时珍曰："茴香宿根，深冬生苗作丛，肥茎丝叶。五、六月开花，如蛇床花而色黄。结子大如麦粒，轻而有细棱，俗呼为大茴香，今惟以宁夏出者第一。其他处小者，谓之小茴香。"

成品饮片

来源

茴香的干燥成熟果实。

性味归经

性温，味辛。入肾、膀胱、胃经。

功能主治

散寒止痛、理气和胃。用于寒疝腹痛、睾丸偏坠、痛经、少腹冷痛、脘腹胀痛、食少吐泻、睾丸鞘膜积液。

用法用量

用量 3~6g，煎汤或入丸、散剂。

使用宜忌

热证及阴虚火旺者禁服。

原植物

形态特征

多年生草本，高 0.4~1.0m，全株有粉霜，有强烈香气。茎直立，上部分枝，有棱。叶互生，二至四回羽状细裂，最终裂片丝状，长 0.4~4.0cm，宽约 0.5mm。复伞形花序顶生，无总苞和小总苞；伞幅 8~30cm，不等长；花梗长 5~30cm；花小，金黄色。双悬果矩圆形，果棱尖锐，具特异芳香气。花期 6~7月，果期 8~9月。

产地分布

药材主产于我国山西、内蒙古、甘肃、辽宁。全国各地均有栽培。

采收加工

秋季果实初熟时采割植株，晒干，打下果实。

快速识别

小茴香属于草本，高 0.4~1.0m，全株有粉霜，有强烈香气，茎直立。叶互生，至四回羽状细裂，基部鞘状茎。复伞形花序顶生，伞幅 8~30cm；花小，金黄色。双悬果矩圆形，果棱尖锐，具异芳香气。

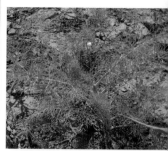

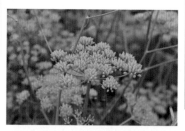

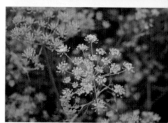

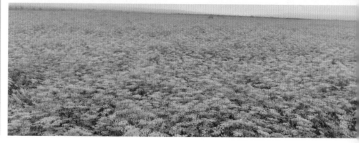

第九章 理气药

阿魏

学名：*Ferula sinkiangensis*
别名：熏渠、魏去疾、哈昔泥、五彩魏、臭阿魏
科属：伞形科　阿魏属

> 《本草纲目》时珍曰："夷人自称曰阿，此物极臭，阿之所畏也。"《新修本草》载："杀诸小虫，去臭气，破症积，下恶气，除邪鬼蛊毒。"

成品饮片

来源
新疆阿魏的树脂。

性味归经
性温，味苦、辛。归肾经、胃经。

功能主治
消积、化痞、散痞、杀虫。

用法用量
内服：用量 1~1.5g，入丸、散。外用：适量，熬制药膏或研末入膏药内敷贴。

使用宜忌
脾胃虚弱及孕妇忌服。

原植物

形态特征

多年生草本，高 0.5~1.5m，全株具强烈的葱蒜样气味。茎粗壮，被柔毛，自基部分枝并形成圆锥形。叶片灰绿色，三角状卵形。顶生伞形花序近无柄；小苞片宽披针形，早落；花瓣背面被柔毛。果实椭圆形，长 10~12mm，宽 5~6mm，疏被柔毛；棱间油管 3~4 个，合生面 12~14 个。花果期 4~6 月。

产地分布

生于海拔 800~900m 的沙漠带砾石的黏质土壤上。分布于新疆西部。

采收加工

春末夏初盛花期至初果期采收。分次由茎上部往下斜割，收集渗出的乳状树脂，阴干。

快速识别

阿魏为多年生草本，全株具强烈的葱蒜样气味，根粗大，圆锥形。茎粗壮，被柔毛，自基部分枝并形成圆锥形。叶片灰绿色，三出羽状全裂，伞形花序直径 8~12cm，伞 5~25cm；小苞片宽披针形，早落。

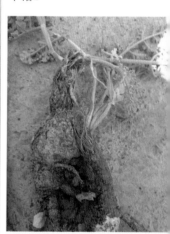

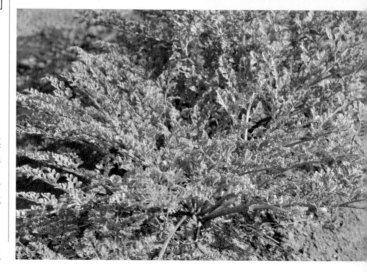

香

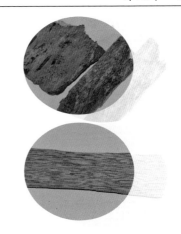

名：*Aquilaria sinensis*

名：土沉香、牙香树、女儿香

属：瑞香科　沉香属

《本草纲目》时珍曰："木之心节置水则沉，故名沉水，亦曰水沉。半沉者为栈香，不沉者为黄熟香。"《名医别录》陶弘景云："治风水毒肿，去恶气。"

成品饮片

米源

白木香含有树脂的木材。

性味归经

性微温，味辛、苦。归脾、胃、肾经。

功能主治

行气止痛、温中止呕、纳气平喘。用于胸腹胀闷疼痛、胃寒呕吐呃逆、肾虚气逆喘急。

用法用量

研末冲服，用量1.5~4.5g。亦可用原药磨汁服。入煎剂宜后下。

使用宜忌

阴虚火旺或气虚下陷者慎用。

原植物

形态特征

常绿乔木，高达30m。幼被绢状毛。叶互生，稍带革质，椭圆披针形、披针形或倒针形，下面叶脉有时被亚

绢状毛。伞形花序；无梗，或有短的总花梗，被绢状毛；花白色，花柱极短，柱头大，扁球形。蒴果倒卵形，木质，扁压状，密被灰白色茸毛。种子通常1枚，卵圆形，基部具有角状附属物，长约为种子的2倍。花期3~4月，果期5~6月。

产地分布

野生或栽培于热带地区。我国台湾、广东、广西有栽培。

采收加工

全年均可采收。割取含树

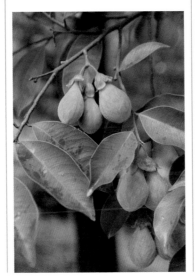

脂的木材，除去不含树脂的部分，阴干。

快速识别

白木香属常绿乔木，幼枝被绢状毛。叶互生，稍带革质，伞形花序，花白色；花被钟形，5裂，喉部密被白色茸毛的鳞片10枚。蒴果倒卵形，木质，扁压状，长4.6~5.2cm，密被灰白色茸毛，基部有略为木质的宿存花被。种子通常1枚，基部具有角状附属物，长约为种子的2倍。

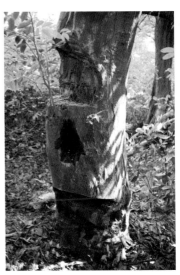

陈皮

学名： *Citrus reticulata*

别名： 橘皮

科属： 芸香科　柑橘属

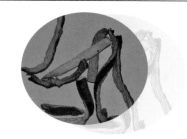

《本草纲目》载："橘皮以色红日久者为佳，故曰红皮、陈皮。去白者曰橘红也……橘皮疗气大胜。以东橘为好，西江者不如。须陈久者为良。"《神农本草经》谓："主治胸中瘕热逆气，利水谷。久服去臭，下气通神。"

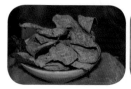

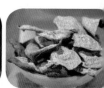

成品饮片

来源

橘的干燥成熟果皮。

性味归经

性温，味苦、辛。归肺、脾经。

功能主治

理气健脾、燥湿化痰。用于胸脘胀满、食少吐泻、咳嗽痰多。

用法用量

用量 3~9g，煎服。

使用宜忌

阴虚燥咳、咯血、吐血或内有实热者慎用。

原植物

形态特征

常绿小乔木或灌木，高约 2m。分枝多，枝扩展或略下垂，刺较少。单身复叶，翼叶通常狭窄，或仅有痕迹；叶长卵状披针形，长 4~8cm。花黄白色，单生或簇生叶腋；花萼不规则 5~3 浅裂；花瓣通常长 1.5cm 以内；雄蕊 20~25 枚，花柱细长，柱头头状。果扁球形，径 5~7cm，橙黄色或橙红色，果皮薄易剥离。花期 4~5 月，果期 10~12 月。

产地分布

长江以南各地广泛栽培。

采收加工

10~12 月采摘成熟果实，剥取果皮，晒干或低温干燥。

快速识别

橘为常绿小乔木或灌木，高约 2m。茎分枝多。叶为单身复叶，翼叶通常狭窄或仅有痕迹，叶长卵状披针形。花黄白色，单生或簇生叶腋。果扁球形，径 5~7cm，橙黄色或橙红色，果皮薄易剥离。

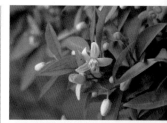

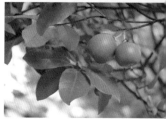

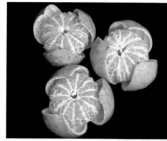

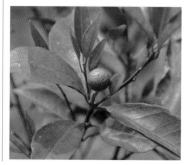

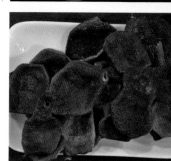

赤胞

学名： *Thladiantha dubia*

别名： 赤包、山屎瓜、赤雹、屎包子、山土豆、赤包子

科属： 葫芦科　赤胞属

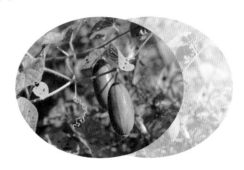

《本草纲目》时珍曰："土瓜，其根作土气，其实似瓜也。或云根味如瓜，故名土瓜。瓜似雹子，熟则色赤，鸦喜食之，故俗名赤雹、老鸦瓜。一叶之下一须，故俚人呼为公公须。"《神农本草经》载："主消渴，内痹，淤血，月闭，寒热，酸疼，益气，俞聋。"

成品饮片

来源

赤胞的干燥果实。

性味归经

性平，味酸、苦。

功能主治

理气、活血、祛痰、利湿。主反胃吐酸、肺痨咳血、黄疸、痢疾、胸胁疼痛、跌打扭伤、筋骨疼痛、闭经。

用法用量

煎服，用量5~10g。

使用宜忌

尚不明确。

原植物

形态特征

攀缘草质藤本。全株被黄白色长柔毛状硬毛。叶柄稍粗，长2~6cm；叶片宽卵状心形。花雌雄异株；雄花单生，或聚生于短枝的上端，呈假总状花序；有时2~3朵花生于花梗上，花梗细长；花冠黄色，外面被短柔毛，内面有短的疣状腺点。果实卵状长圆形。种子卵形，黑色，平滑无毛。花期6~8月，果期8~10月。

产地分布

生于海拔1300~1800m的山坡、河谷及林缘处。分布于黑龙江、吉林、辽宁、河北、山西、陕西、宁夏、甘肃、山东等地。

采收加工

果实成熟后连柄摘下，防止果实破裂，用线将果柄串起，挂于日光下或通风处晒干为止。置通风干燥处，防止潮湿霉烂及虫蛀。

快速识别

赤胞是攀缘草质藤本，全株被黄白色长柔毛状硬毛。叶片宽卵状心形，长5~8cm，宽4~9cm，卷须纤细。花雌雄异株，雄花单生或聚生于短枝的上端、花冠黄色，款钟形；雌花单生。果实长卵状长圆形，长4~5cm，径2.8cm，表面橙黄色，或红棕色，具10条明显的纵纹。

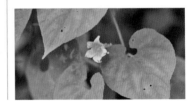

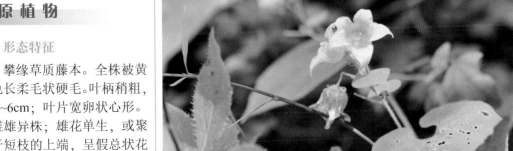

川楝子

学名：*Melia toosendan*
别名：金铃子、川楝实
科属：楝科　楝属

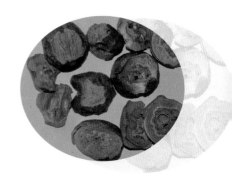

《本草纲目》时珍曰："楝叶可以练物，故谓之楝。其子如小铃，熟则黄色。名金铃，象形也。"《神农本草经》载："主温疾伤寒，大热烦狂，杀三虫疥疡利，小便水道。"

成品饮片

来源
川楝的干燥成熟果实。

性味归经
性寒，味苦。有小毒。归肝、小肠、膀胱经。

功能主治
舒肝、行气、止痛、驱虫。用于胸胁、脘腹胀痛、疝痛、虫积腹痛。

用法用量
用量 4.5~9g，煎服。

使用宜忌
脾胃虚寒者忌服。

核果长圆形或近圆形，黄色或栗棕色。种子扁平长椭圆形，黑色，长约 1cm。花期 3~4 月，果期 9~11 月。

产地分布
生于疏林中潮湿处。分布在四川、湖北、湖南、河南、贵州及甘肃南部等地。主产于四川、湖北、贵州、河南等地。

采收加工
冬季果实成熟时采收，除去杂质，干燥。

快速识别
川楝树皮灰褐色，小枝灰

黄色。二回单数羽状复叶互生，羽片 4~5 对，小叶 2~5 对，圆锥状聚伞花序腋生，密生短毛及星状毛；花淡紫色，直径 6~8mm；花瓣 5~6 枚，子房瓶状。核果长圆形或近圆形，黄色或栗棕色。

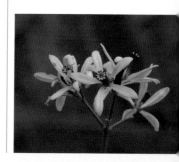

原植物

形态特征
乔木，高达 10m。树皮灰褐色，小枝灰黄色。二回单数羽状复叶，互生，总叶柄长 5~12cm；羽片 4~5 对，各对间距离疏远。圆锥状聚伞花序，腋生，密生短毛及星状毛；总花梗长达 10cm；花淡紫色。

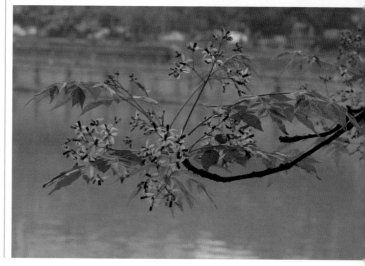

川木香

名: *Vladimiria souliei*

名: 木香、铁杆木香、槽子木香

属: 菊科 川木香属

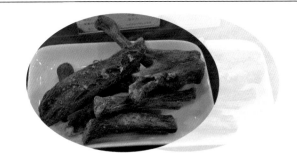

成品饮片

来源

川木香的干燥根。

性味归经

性温，味辛、苦。归脾、胃、大肠、胆经。

功能主治

行气止痛。用于脘腹胀痛、肠鸣腹泻、里急后重、两胁不舒、肝胆疼痛。

用法用量

内服：煎汤，1.5~9g，宜后下；研末，每次0.5~0.9g。

使用宜忌

脏腑燥热、气虚、阴虚者禁服。芳香不宜久煎。

原植物

形态特征

多年生草本。主根圆柱形，直径1~2cm，外皮褐色，少有分枝。几无茎。叶丛生，呈莲座状，卵状披针形、矩圆状披针形或椭圆形；叶柄长~20cm。头状花序数个集生于枝顶；总苞片6层，革质，绿色带紫，顶端凸尖，边缘有睫毛；全为管状花，紫色，长约4cm。瘦果扁平，有棱；冠毛芒状。花期7~8月，果期8~9月。

产地分布

生于海拔3000m以上的高山草地。分布于四川、西藏。

采收加工

秋季采挖。除去须根、泥沙及根头上的胶状物，干燥。

快速识别

川木香为多年生草本，叶丛生，呈莲座状，叶长20~30cm，宽10~20cm；羽状中裂，具5~7对裂片或不分裂。头状花序数个集生于枝顶，全为管状花，紫色，长约4cm；花期7~8月。

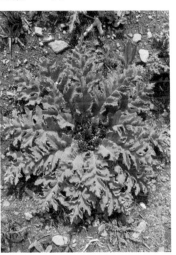

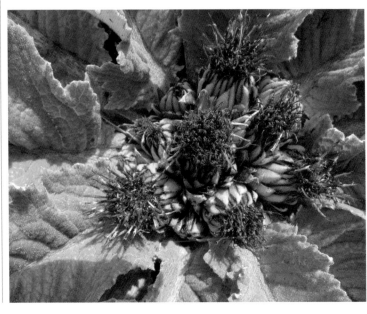

大腹皮

学名：*Areca catechu*

别名：槟榔皮、槟榔壳大腹毛、茯毛、槟榔衣、大腹绒

科属：棕榈科　槟榔属

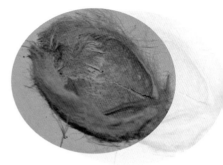

《本草纲目》载："大腹以形名，所以别鸡心槟榔也……主治冷热气攻心腹、大肠壅毒，痰膈醋心。并以姜、盐同煎，入疏气药用之，良（《开宝》）……下一切气，止霍乱，通大小肠，健脾开胃调中。"

成品饮片

来源

槟榔的干燥果皮。

性味归经

性微温，味辛。归脾、胃、大肠、小肠经。

功能主治

下气宽中、行水消肿。用于湿阻气滞、脘腹胀闷、大便不爽、水肿胀满、脚气浮肿、小便不利。

用法用量

用量 4.5~9g。

使用宜忌

气虚体弱者慎服。

原 植 物

形态特征

乔木，高 10~18m。茎不分枝，叶脱落后形成明显的环纹。羽状复叶，丛生于茎顶端，长 1.3~2m，光滑，叶轴三棱形；小叶片披针状线形或线形，基部较狭，顶端

小叶愈合，有不规则分裂。花序着生于最下一叶的基部，有佛焰苞状大苞片。坚果卵圆形或长圆形，花萼和花瓣宿存，熟时红色。每年开花 2 次，冬花不结果。花期 3~8 月，果期 12 月至翌年 6 月。

产地分布

原产于马来西亚。我国福建、台湾、广东、海南、广西、云南等地有栽培。

采收加工

冬季至次春采收未成熟的果实，煮后干燥，纵剖两瓣，剥取果皮，习称"大腹皮"；春末至秋初采收成熟果实，煮后干燥，剥取果皮，打松，晒干，习称"大腹毛"。

快速识别

槟榔 高 10~18m，茎不分枝，有明显的环纹。羽状复叶，丛生于茎顶端；小叶片披针状线形或线形，长30~70cm，宽 2.5~6cm。花序着生于最下一叶的基部，有佛焰苞状大苞片。坚果卵圆形或长圆形，长 5~6cm。

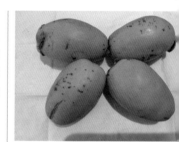

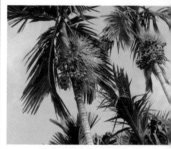

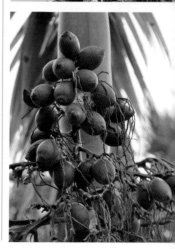

刀豆

名：*Canavalia gladiata*

名：挟剑豆、野刀板藤、葛豆、刀坝豆、大刀豆、刀豆角、刀鞘豆

属：豆科　刀豆属

《本草纲目》时珍曰："以荚形命名也……乐浪有挟剑豆，荚生横斜，如人挟剑。即此豆也……主温中下气，利肠胃，止呃逆，益肾补元。"

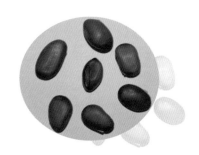

成品饮片

来源

刀豆的干燥成熟种子、果壳及根。

性味归经

性温，味甘。归胃、肾经。

功能主治

温中、下气、止呃。用于虚寒呃逆、呕吐。

用法用量

用量 4.5~9g，煎服。

使用宜忌

胃热盛者慎服。

原植物

形态特征

一年生缠绕草质藤本。茎毛。小叶片阔卵形或卵状长圆形，全缘。总状花序腋生，花疏；花冠淡红色或淡紫蝶形，长 3~4cm；旗瓣圆，翼瓣较短，约与龙骨瓣等，龙骨瓣弯曲。荚果大而扁，被伏牛短细毛，边缘有隆脊，先端弯曲成钩状，内含种子 10~14 粒。种子粉红色或红色，种脐约占种子全长的 3/4，扁平而光滑。花期 6~7 月，果期 8~10 月。

产地分布

我国长江流域及南方各省均有栽培。主产于江苏、湖北、安徽。

采收加工

秋季果实成熟时采收。晒干剥取种子，或先剥取种子后晒干。

快速识别

刀豆是一年生缠绕草质藤本，三出复叶；小叶片阔卵形或卵状长椭圆形，长 8~20cm，宽 5~16cm。总状花序腋生；花冠淡红色或淡紫色，蝶形，长 3~4cm。荚果大而扁，长 10~30cm，径 3~5cm。

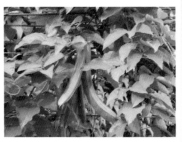

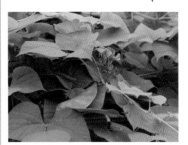

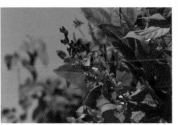

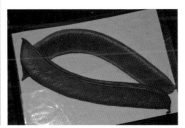

佛手

学名：*Citrus medica* var. *sarcodactylis*

别名：佛手柑、手柑

科属：芸香科　柑橘属

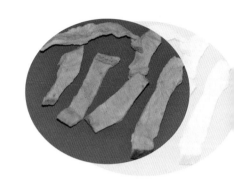

《本草纲目》载："佛手，取象也……煮酒饮，治痰气咳嗽。煎汤，治心下气痛……主下气，除心头痰水。"

成品饮片

来源

佛手的干燥果实。

性味归经

性温，味辛、苦、酸。归肝、脾、肺经。

功能主治

舒肝理气、和胃止痛。用于肝胃气滞、胸胁胀痛、胃脘痞满、食少呕吐。

用法用量

煎服，用量3~10g；或泡茶饮。

使用宜忌

阴虚有火、无气滞症状者慎服。

原植物

形态特征

常绿小乔木或灌木。老枝灰绿色，幼枝略带紫红色，有短而硬的刺。单叶互生；叶片革质，长椭圆形或倒卵状长圆形。花单生，簇生或为总状花序；花瓣5，内面白色，外面紫色。柑果卵形或长圆形，先端分裂如拳状，或张开似指尖，其裂数代表心皮数，表面橙黄色、粗糙，果肉淡黄色。花期4~5月，果熟期10~12月。

产地分布

生于热带、亚热带。我国浙江、江西、福建、广东、广西、四川、云南等地有栽培。

采收加工

秋季果实尚未变黄或变黄时采收。纵切成薄片，晒干或低温干燥。

快速识别

佛手是常绿小乔木或灌木，幼枝略带紫红色，有短硬的刺。单叶互生，叶片革质，长椭圆形或倒卵状长圆形。花单生，簇生或为总状花序；花瓣5，内面白色，外面紫色。柑果卵形或长圆形，先端分裂如拳状，或张开似指尖，表面橙黄色。

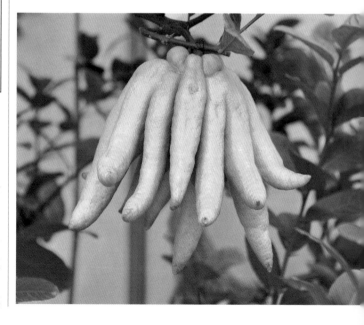

附地菜

名：*Trigonotis peduncularis*

名：鸡肠、鸡肠草、地胡椒、搓不死、豆瓣子棵、伏地菜、伏地草、山苦菜、地瓜香

属：紫草科 附地菜属

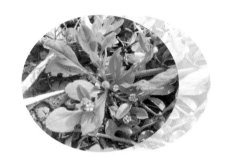

《本草纲目》时珍曰："鸡肠生下湿地。二月生苗，叶似鹅肠而色微深。茎带紫，中不空，无缕。四月有小茎开五出小紫花。结小实，中有细子。"《名医别录》陶弘景曰："主治毒肿，止小便利。"

成品饮片

来源

附地菜的干燥全草。

性味归经

性平，味辛、苦，归心、肝、脾、肾经。

功能主治

行气止痛、解毒消肿。主胃痛吐酸、痢疾、热毒痈肿、手脚麻木。

用法用量

煎服或研末服，用量15~30g。外用适量，捣敷或研末擦。

使用宜忌

尚不明确。

原植物

形态特征

一年生草本，高5~30cm。通常自基部分枝，纤细，直。叶互生，匙形、椭圆形或针形。总状花序顶生，花冠色，子房深4裂；花柱线形，

柱头头状。小坚果三角状四边形，具细毛，少有光滑，有小柄。花期4~6月，果期7~9月。

产地分布

生于田野、路旁、荒草地或丘陵林缘、灌木林间。分布于东北、华北、华东、西南及陕西、新疆、广东、广西、西藏等地。

采收加工

夏秋采集。拔取全株，除去杂质，晒干备用。

快速识别

附地菜是一年生矮小草本，茎通常自基部分枝，丛生。叶互生，匙形、椭圆形或披针形，长1~3cm，宽5~20mm。总状花序顶生，细长；花通常生于花序的一侧，顶端蜷缩如蝎尾；花冠蓝色，花冠中间有一圈白色附属物。

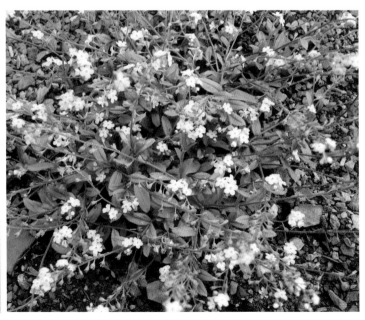

甘松

学名：*Nardostachys chinensis*

别名：甘松香

科属：败酱科　甘松属

《本草纲目》载："产于川西松州，其味甘，故名……治脚气膝浮，煎汤淋洗……治恶气，猝心腹痛满，下气（《开宝》）。"

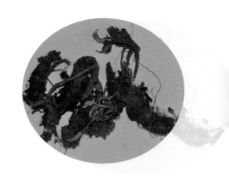

成品饮片

来源

甘松的干燥根及根茎。

性味归经

性温，味辛、甘。归脾、胃经。

功能主治

理气止痛、开郁醒脾。用于脘腹胀满、食欲不振、呕吐；外治牙痛、脚肿。

用法用量

用量 3~6g，水煎服；外用适量，泡汤漱口或煎汤洗脚或研末敷患处。

使用宜忌

气虚血热者慎服。

原植物

形态特征

多年生矮小草本，植物有强烈的松节油样香气，高 20~35cm。茎上端略被短毛，靠根处有少数纫线状棕色叶基纤维。根生叶不多，叶片窄线状倒披针形或倒披针形，叶脉不清楚。花成头状聚伞花序，花序下有叶状长卵形总苞片 2，花浅粉红色。瘦果倒卵形，1 室发育。种子 1 枚，宿存花萼小而不显著。花期 8 月。

产地分布

生长于高山草原地带。分布在我国西南部。

采收加工

春、秋二季采挖。除去泥沙及杂质，晒干或阴干。

快速识别

甘松有强烈松节油样香气，高 20~35cm。基生叶从部发出，一般每簇具 6~9 叶茎生叶 3~4 对，越往上越小花成头状聚伞花序，花浅粉色，花期 8 月。

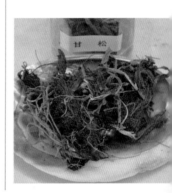

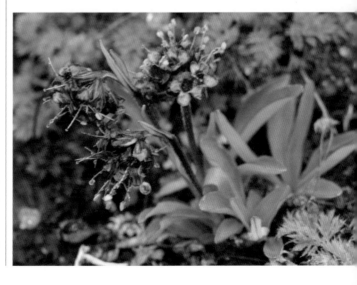

九里香

学名：*Murraya exotica*

别名：千里香、过山香、九树香、月橘

科属：芸香科　九里香属

成品饮片

来源

九里香的干燥叶和带叶嫩枝。

性味归经

性温，味辛、微苦。有小毒。

功能主治

行气止痛，活血散瘀。用于胃痛、风湿痹痛；外治牙痛、跌打肿痛、虫蛇咬伤。

用法用量

用量6~12g，煎服；外用鲜品适量，捣烂敷患处。

使用宜忌

有小毒。

原植物

形态特征

小乔木，高可达8m。枝灰或淡黄灰色，但当年生枝绿色。奇数羽状复叶，小叶倒卵形或倒卵状椭圆形，两侧常对称；小叶柄甚短。花序通常顶生，或顶生兼腋生；花朵聚成伞状，为短缩的圆锥状聚伞花序；花白色，芳香；柱头黄色，粗大。果橙黄至朱红色，阔卵形或椭圆形，顶部短尖，略歪斜，有时圆球形；果肉有黏胶质液。种子有短的棉质毛。花期4~8月，果期9~12月。

产地分布

产于我国台湾、福建、广东、海南、广西五个省份的南部。

采收加工

全年均可采收。除去老枝，阴干。

快速识别

九里香是小乔木，枝白灰或淡黄灰色，当年生枝绿色。花白色，花瓣5，盛花时反折。果橙黄至朱红色，阔卵形或椭圆形，长8~12mm，横径6~10mm。

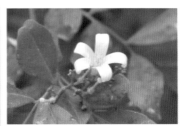

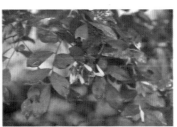

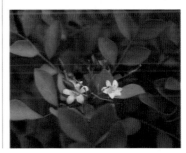

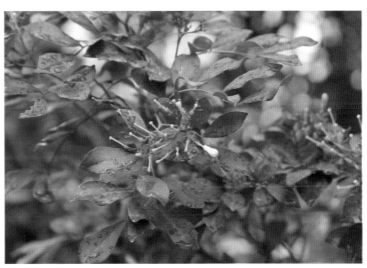

荔枝核

学名：*Litchi chinensis*

别名：荔仁、枝核、荔核、大荔核

科属：无患子科　荔枝属

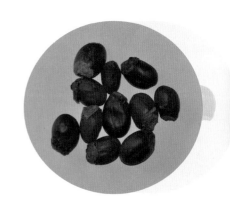

《本草纲目》载："此木结实时，枝弱而蒂牢，不可摘取，必以刀斧取其枝，故以为名……司马相如《上林赋》作离支……若离本枝，一日色变，三日味变。则离支之名，又或取此义也……荔枝核入厥阴，行散滞气……治心痛、小肠气痛。"

成品饮片

来源

荔枝的干燥成熟种子。

性味归经

性温，味甘、微苦。归肝、肾经。

功能主治

行气散结、祛寒止痛。用于寒疝腹痛、睾丸肿痛。

用法用量

用量 4.5~9g。

使用宜忌

无寒湿滞气者勿服。

原植物

形态特征

常绿乔木，高 10~15m。茎上部多分枝，小枝有白色斑点和微柔毛。偶数羽状复叶，互生；叶片披针形或卵状披针形，无毛，薄革质或革质。圆锥花序顶生，阔大，多分枝；花草性，雌雄同株；子房密被小瘤体和硬毛。果卵圆形至近球形，长 2~35cm，成熟时通常暗红色至鲜红色。种子全部被肉质假种皮包裹。花期春季，果期夏季。

产地分布

分布于华南和西南等地。

采收加工

夏季采摘成熟果实。除去果皮及肉质假种皮，洗净，晒干。

快速识别

荔枝为常绿乔木，偶数羽状复叶，互生，叶连柄 10~25cm。小叶 2 或 3 对；片披针形或卵状披针形，6~15cm，宽 2~4cm。圆锥花顶生，花单性，雌雄同株，瓣 5，基部内侧有阔而生厚毛鳞片。果卵圆形至近球形，2~3.5cm，成熟时通常暗红色鲜红色。

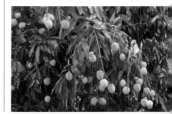

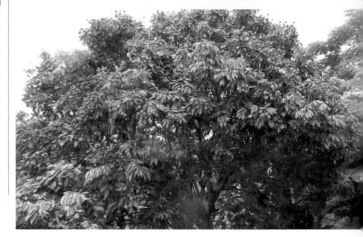

玫瑰花

名：*Rosa rugosa*

名：徘徊花、笔头花、湖花、刺玫花、刺玫菊

属：蔷薇科 蔷薇属

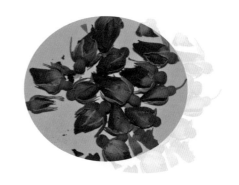

《本草纲目拾遗》载："玫瑰，有紫、白二种，紫者入血分，白者入气分，入药用花瓣……玫瑰花立夏前采含苞未放者，阴干用，忌见火……玫瑰性温，行血破积，损伤瘀痛，浸酒饮益……气香性温，和血行血，理气治风痹。"

成品饮片

来源

玫瑰的干燥花蕾。

性味归经

性温，味甘、微苦。归肝、脾经。

功能主治

行气解郁、和血、止痛。用于肝胃气痛、食少呕恶、月经不调、跌打伤痛。

用法用量

煎汤或开水泡服，用量 1.5~6g。

使用宜忌

阴虚火旺慎服。

原植物

形态特征

直立灌木，高达 2m。干壮，枝丛生，密生茸毛。单羽状复叶互生，小叶椭圆形或椭圆状倒卵形。花单生或数簇生，单瓣或重瓣，紫色或白色；雌蕊多数，包了壶状花托底部。瘦果骨质，扁球形，暗橙红色，直径 2~2.5cm。花期 5~6 月，果期 8~9 月。

产地分布

生于我国中部以及北部的低山丛林中。主产于江苏、浙江、福建、山东、四川、河北等地。

采收加工

4~6 月择晴天采摘花蕾或初开放的花，除去花柄及蒂，用文火迅速烘干或阴干。烘时宜将花摊成薄层，花冠向下，使其最先干燥，然后翻转再烘至干。

快速识别

玫瑰是直立灌木，干粗壮，枝丛生，密生茸毛、腺毛及刺。单数羽状复叶互生，小叶 5~9 片，叶片表面皱着凸起。花单生或数朵簇生，直径 6~8cm，单瓣或重瓣，紫色，气味芳香，雄蕊多数，花期 5~6 月。

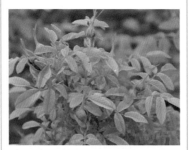

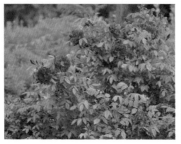

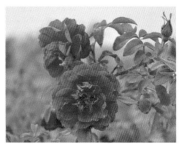

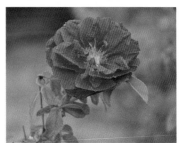

梅花

学名: *Prunus mume*
别名: 绿萼梅、绿梅花、白梅花
科属: 蔷薇科 李属

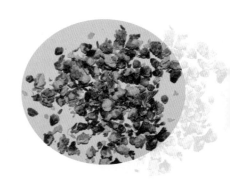

《本草纲目拾遗》载："梅花冬蕊春开，其花不畏霜雪，花后发叶，得先天气最足，故能解先天胎毒……花微酸涩无毒，清头目，利肺气，去痰壅滞上热，安神定魂，解先天痘毒。"

成品饮片

来源

梅的干燥花蕾。

性味归经

性平，味微酸。归肝经、胃经、肺经。

功能主治

开郁和中、化痰、解毒。用于肝胃气滞所致胁肋胀痛、脘腹痞痛、暖气纳呆、梅核气等。

用法用量

用量 2.5~4.5g，煎服。

使用宜忌

尚不明确。

原植物

形态特征

落叶小乔木或灌木，高可达 10m。树皮淡灰色或淡绿色，多分枝。叶互生，叶柄被短柔毛，叶片阔卵形或卵形。花单生或 2 朵簇生于 2 年枝上，先于叶开放，白色或粉红色，花梗极短。核果球形，一侧有浅槽，被毛，绿色，成熟时黄色。花期 11 月至翌年 2 月，果期 3~5 月。

产地分布

多为栽培。全国各地均有分布。

采收加工

初春采收。采集含苞待放的花蕾，及时低温干燥。

快速识别

梅花属于落叶小乔木或木，树皮淡灰色或淡绿色，分枝。叶互生，叶片阔卵形卵形。花单生或 2 朵簇生于年枝上，先于叶开放，白色粉红色，花期 11 月至翌年 2 月

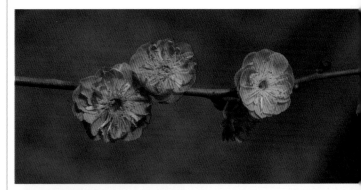

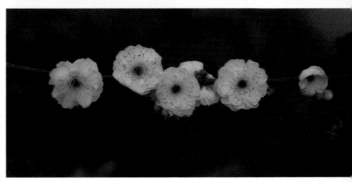

茉莉花

学名： *Jasminum sambac*

别名： 白末利、小南强、奈花、鬘华、末梨花

科属： 木犀科　素馨属

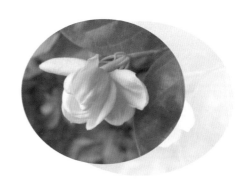

《本草纲目》时珍曰："盖末利本胡语，无正字，随人会意而已。韦君呼为狎客，张敏叔呼为远客……茉莉原出波斯，移植南海，今滇、广人栽莳之……蒸油取液，作面脂头泽，长发润燥香肌，亦入茗汤。"

成品饮片

来源

茉莉的干燥花。

性味归经

性温，味辛、微甘。归脾、胃、肝经。

功能主治

理气止痛、辟秽开郁。主湿浊中阻、胸膈不舒、泻痢腹痛、头晕头痛、目赤、疮毒。

用法用量

内服：煎汤，3~10g；或代茶饮。外用：适量，煎水洗目或菜油浸滴耳。

使用宜忌

无。

原植物

形态特征

常绿灌木。幼枝圆柱形，被柔毛或近无毛。单叶对生；卵形或椭圆形，有时近倒卵……聚伞花序顶生或腋生，通……有花3朵；花白色芳香。花后通常不结果。花期6-11月。

产地分布

多栽培于湿润肥沃土壤中。分布于我国江苏、浙江、福建、台湾、广东、四川、云南等地。

采收加工

7月前后花初开时，择晴天采收。晒干，贮存干燥处。

快速识别

茉莉是常绿灌木，单叶对生，叶片阔卵形或椭圆形，有时近倒卵形，长4.5~9cm，宽3.5~5.5cm。聚伞花序顶生或腋生，通常有花3朵，花白色芳香，花萼管状，裂片8~10。

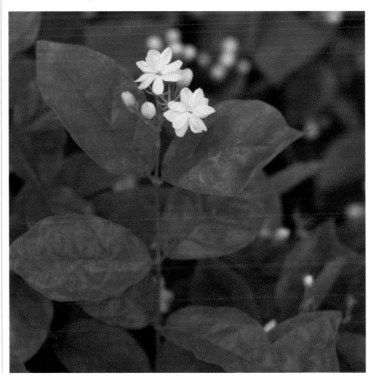

木香

学名：*Aucklandia lappa*
别名：云木香、广木香
科属：菊科　云木香属

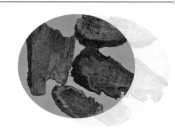

《本草纲目》时珍曰："木香，草类也。本名蜜香，因其香气如蜜也。缘沉香中有蜜香，遂讹此为木香尔。昔人谓之青木香。后人因呼马兜铃根为青木香，乃呼此为南木香、广木香以别之……治心腹一切气，膀胱冷痛，呕逆反胃，霍乱泄泻痢疾，健脾消食，安胎。"

成品饮片

来源

木香的干燥根。

性味归经

性温,味辛、苦。归脾、胃、大肠、三焦、胆经。

功能主治

行气止痛、健脾消食。用于胸脘胀痛、泻痢后重、食积不消、不思饮食。煨木香实肠止泻，用于泄泻腹痛。

用法用量

用量 1.5~6g。

使用宜忌

脏腑燥热、阴虚津液不足者慎服。

原植物

形态特征

多年生高大草本，高 1.5~2m。根粗壮，圆形，直径可达 5cm，表面黄褐色，有稀疏侧根。茎直立，被有稀疏短柔毛。叶片三角状卵形或长三角形。头状花序顶生及腋生，通常 2~3 个丛生于花茎顶端，花全部管状，暗紫色。瘦果线形，长端有 2 层黄色直立的羽状冠毛，果熟时多脱落。花期 5~8 月，果期 9~10 月。

产地分布

生长于较高的山地。原产于印度。我国云南、广西、四川均有栽培。

采收加工

秋、冬二季采挖。除去泥沙及须根，切段，大的再纵剖成瓣，干燥后撞去粗皮。

快速识别

木香为多年生高大草本，高 1.5~2m。基生叶较大，具长柄，叶片三角状卵形或长三角形，长 30~100cm，宽 15~20cm；茎生叶较小，叶基翼状，下延抱茎。头状花序顶生及腋生，通常 2~3 个丛生于花茎顶端；花全部管状，暗紫色；花期 5~8 月。

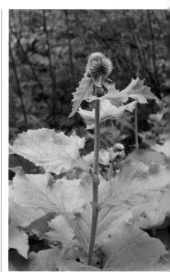

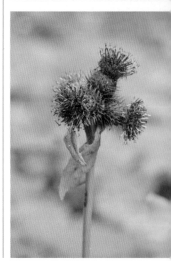

沙芥

学名：*Pugionium cornutum*

别名：沙萝卜、沙白菜、沙芥菜、山萝沙卜

科属：十字花科　沙芥属

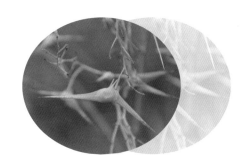

《本草纲目拾遗》载："野萝卜，又名巴壁虎……野菜蔌苗、叶、根形与家种者无二，肉虽白，而皮色带黄为异……山萝卜性寒，状如圃种者，土人用治痈疽，捣汁服之，渣涂亦可。"

成品饮片

来源

沙芥的干燥全草、根。

性味归经

性温，味辛。归心、肺、胃经。

功能主治

行气、止痛、消食、解毒。主胸胁胀满、消化不良、食物中毒。

用法用量

煎服，用量30g，鲜品60g。

使用宜忌

尚不明确。

裂；两侧上方有2个短剑状的长翅，角果上还有多数细长渐尖的附属物，翅长4~5mm，宽2~3.5mm。花期6~8月，果期7~9月。

产地分布

生于草原地区的沙地或半固定与流动的沙丘上。分布于东北、华北、西北等地。

采收加工

夏、秋采。切段，阴干或放入开水内微烫后，晒干。

快速识别

沙芥高50~100cm，茎直立，基部多分枝。单叶互生，基生叶羽状深裂或全裂，裂片不规则；茎生叶倒披针形或线形。总状花序组成圆锥形，花白色或淡黄色，花瓣4。角果卵圆形，不开裂，两侧上方有2个短剑状的长翅，角果上还有多数细长渐尖的附属物。

原植物

形态特征

多年生草本，高50~100cm，多汁液。根深长。茎直立，基部多分枝。单叶互生。总状花序组成圆锥形，花白色或淡黄色。角果卵圆形，不开

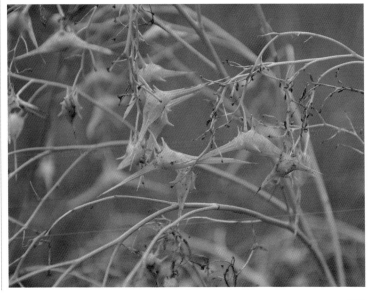

娑罗子

学名：*Aesculus chinensis*
别名：开心果、猴板栗、婆罗子
科属：无患子科　七叶树属

《本草纲目》时珍曰："天师栗，惟西蜀青城山中有之，他处无有也。云张天师学道于此所遗，故名。似栗而味美，惟独房若橡为异耳。今武当山所卖娑罗子，恐即此物也……主治久食，已风挛。"

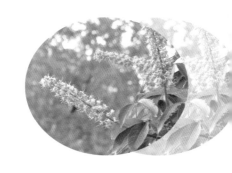

成品饮片

来源
七叶树的干燥成熟种子。

性味归经
性温，味甘。归肝经、胃经。

功能主治
理气宽中、和胃止痛。属理气药。用于胸腹胀闷、胃脘疼痛。

用法用量
用量 3~9g，水煎服；或煨后研末服。

使用宜忌
尚不明确。

棕黄色，有小突起，熟时 3 瓣裂。种子近球形，种脐淡白色，约占种子的 1/2。花期 5~7 月，果期 8~9 月。

产地分布
野生或栽培。主产于陕西、河南、江苏、四川、湖北等地。

采收加工
秋季采收。除去果皮，晒干或低温干燥。

快速识别
七叶树为落叶乔木，掌状复叶对生，小叶 5~7。圆锥花序大型，雄花与两性花同株。花瓣 4，白色；花期 5~7 月。蒴果近球形，顶端扁平，黄色。

原植物

形态特征
落叶乔木，高达 25m。掌状复叶对生；小叶 5~7，长椭圆形或长椭圆状卵形，先端渐尖，基部楔形，边缘有细锯齿，下面仅基部幼时有疏柔毛。圆锥花序大型，雄花与两性花同株。蒴果近球形，顶端扁平，

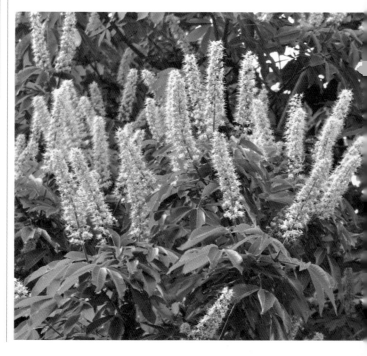

柿蒂

学名：*Diospyros kaki*

别名：柿钱、柿丁、柿子把、柿萼

科属：柿科 柿树属

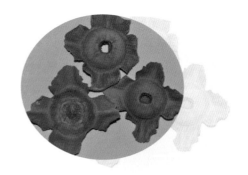

《本草纲目》载："柿蒂，涩，平，无毒。主治咳逆哕气，煮汁服。"

成品饮片

来源

柿的干燥宿萼。

性味归经

性平，味苦、涩。归胃经。

功能主治

降逆下气，用于呃逆。

用法用量

用量 4.5~9g，煎服，或入散剂。

使用宜忌

尚不明确。

原植物

形态特征

落叶乔木，高达 14m。树皮鳞片状开裂，灰黑色；枝深棕色，具棕色皮孔，微有毛，嫩枝有柔毛。叶互生；叶柄有柔毛；叶片椭圆形至倒卵形，革质。花杂性，雄花成聚伞花序，雌花单生叶腋；花黄白色。浆果卵圆球形，直径 3.5~8cm，橙黄色或鲜黄色，基部有宿存萼片。花期 5~6 月，果期 9~10 月。

产地分布

多为栽培。分布在辽宁、河北、河南、山东、安徽、江苏、浙江、福建、广东、江西、湖南、湖北、山西、陕西、甘肃等地。主产于河南、山东、福建、河北、山西等地亦产。

采收加工

冬季果实成熟时采摘。食用时收集，洗净，晒干。

快速识别

柿树属于落叶乔木，树皮鳞片状开裂，灰黑色。叶互生，叶片椭圆形至倒卵形，长 6~18cm，先端渐尖。花杂性，雄花成聚伞花序，雌花单生叶腋；花黄白色，花萼下部短筒状，4 裂，花冠钟形。浆果卵圆球形，直径 3.5~8cm，橙黄色或鲜黄色，基部有宿存萼片。

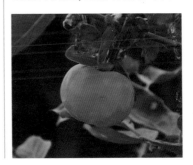

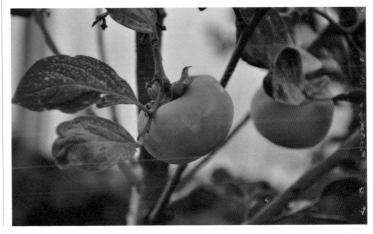

檀香

学名：*Santalum album*

别名：白檀、白檀木

科属：檀香科　檀香属

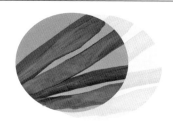

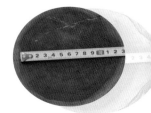

《本草纲目》时珍曰："檀，善木也，故字从亶。亶，善也。释氏呼为旃檀，以为汤沐，犹言离垢也。番人讹为真檀。云南人呼紫檀为胜沉香，即赤檀也。"陶弘景曰："主治恶毒，风毒。又主金创、止血，亦治淋用之。"

成品饮片

来源

檀香树干的心材。

性味归经

性温，味辛。归脾、胃、心、肺经。

功能主治

行气温中、开胃止痛。用于寒凝气滞、胸痛、腹痛、胃痛食少、冠心病、心绞痛。

用法用量

煎服，用量2~5g。

使用宜忌

如阴虚火盛、有动血致嗽者，勿用之。

原植物

形态特征

常绿小乔木，高约10m。小枝黄绿色，枝具条纹，有多数皮孔和半圆形的叶痕。小枝细长，节间稍肿大。叶片椭圆状卵形，膜质。三歧聚伞式圆锥花序腋生或顶生。核果长1~1.2cm，直径约

1cm，外果皮肉质多汁，成熟时深紫红色至紫黑色，先端稍平坦，宿存花枝基多少隆起；内果皮具纵棱3~4条。花期5~6月，果期7~9月。

产地分布

野生或栽培。分布于印度、马来西亚、澳大利亚及印度尼西亚等地，我国台湾亦有栽培。

采收加工

全年可采。采得后切成小段，除去边材。

快速识别

檀香树是常绿小乔木，枝有多数皮孔和半圆形的叶痕。叶片椭圆状卵形，膜质，长4~8cm，宽2~4cm，侧脉约10对。三歧聚伞式圆锥花序腋生或顶生；花被管钟状，长约2mm，淡绿色；花被4裂。核果长1~1.2cm，直径约1cm，外果皮肉质多汁，成熟时深紫红色至紫黑色。

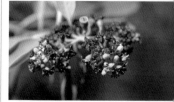

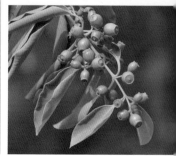

土木香

学名： *Inula helenium*

别名： 青木香、祁木香、藏木香

科属： 菊科　旋覆花属

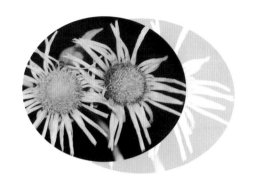

《本草纲目拾遗》载："落得打，一名土木香、山雄黄、五香草甘平，治跌打损伤，及金疮出血，并用根煎服，或捣敷之，不作脓……花擦牙疼，治头风及风气。"

成品饮片

来源

土木香的干燥根。

性味归经

性温，味辛、苦。归肝、脾经。

功能主治

健脾和胃、调气解郁、止痛安胎。用于胸胁、脘腹胀痛、呕吐泻痢、胸胁挫伤、岔气作痛、胎动不安。

用法用量

用量3~9g，内服煎汤，或入丸散。

使用宜忌

内热口干、喉干舌绛者忌用。

原植物

形态特征

多年生高大草本，高1~2m，全株被短柔毛。主根肥大，圆柱形至长圆形，有香气。基生叶大，椭圆状披针形，先端锐尖，基部渐窄下延成翅状，边缘具不整齐锯齿，上面粗糙，下面密被白色或淡黄色茸毛；茎生叶较小，无柄，基部有耳，半抱茎。头状花序数个排成伞房状，总苞片5~6层，多至10层，内层干膜质，较外层长。花黄色，边花一层，雌性，舌状；中央管状花，两性。瘦果有棱角，冠毛污白色。

产地分布

生于河边、田边等潮湿处，或为栽培。分布于黑龙江、吉林、辽宁等地。

采收加工

秋末采挖。除去残茎、泥沙，截段，较粗的纵切成瓣，晒干。

快速识别

土木香是多年生高大草本，高1~2m，全株被短柔毛。基生叶大，椭圆状披针形；茎生叶较小，半抱茎。头状花序数个排成伞房状，总苞片5~6层，花黄色。

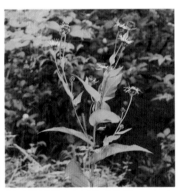

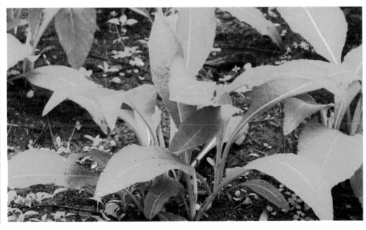

乌药

学名： *Lindera aggregata*

别名： 天台乌、台乌、矮樟、香桂樟、铜钱柴、班皮柴

科属： 樟科　山胡椒属

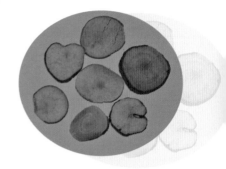

《本草纲目》载："乌以色名。其叶状似鳑鲏鲫鱼，故俗呼为鳑鲏树。《拾遗》作旁其，方音讹也。南人亦呼为矮樟，其气似樟也……治中气脚气疝气、气厥头痛、肿胀喘急，止小便频数及白浊……治一切气除一切冷，霍乱、反胃吐食泻痢、痈疖疥疬，并解冷热，其功不可悉载。猫、犬百病，并可磨服。"

成品饮片

来源

乌药的干燥块根。

性味归经

性温，味辛。归肺、脾、肾、膀胱经。

功能主治

顺气止痛、温肾散寒。用于胸腹胀痛、气逆喘急、膀胱虚冷、遗尿尿频、疝气、痛经。

用法用量

用量 3~9g，磨汁或入丸、散。

使用宜忌

气虚及内热证患者禁服，孕妇及体虚者慎服。

原植物

形态特征

常绿灌木或小乔木，高达4~5m。根木质，膨大粗壮，略成念珠状。树皮灰绿色。小枝幼时密被锈色短柔毛，老时平滑无毛；茎枝坚韧，不易断。叶互生，革质，椭圆形至广倒卵形。伞形花序腋生，几无总梗；小花梗长 1.5~3mm，被毛，簇生多数小花。核果近球形，初绿色，成熟后变黑色。花期 3~4 月，果期10~11 月。

产地分布

生于荒山灌木林中或高草丛中阳光充足、土壤肥沃处。分布在我国安徽、江苏、浙江、福建、台湾、广东、广西、江西、湖北、湖南、陕西等地。

采收加工

冬、春二季采挖。除去多根，洗净晒干，商品称为"乌药个"。如刮去栓皮、切片、烘干者，称为"乌药片"。

快速识别

乌药为常绿灌木或小乔木，树皮灰绿色。叶互生，长3~8cm，宽 1.5~5cm，叶脉条。伞形花序腋生，雌雄异株，花被 6 片，花期 3~4 月。果实近球形，幼果绿色，成熟后变黑色。

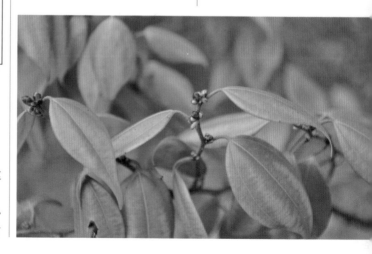

香附

学名：*Cyperus rotundus* L.

别名：莎草、香附子、雷公头、三棱草、香头草、回头青、雀头香

科属：莎草科　莎草属

《本草纲目》时珍曰："《别录》止云莎草，不言用苗用根。后世皆用其根，名香附子，而不知莎草之名也……其根相附连续而生，可以合香，故谓之香附子。上古谓之雀头香……散时气寒疫，利三焦，解六郁，消饮食积聚，痰饮痞满，胕肿腹胀，脚气，止心腹、肢体、头、目、齿、耳诸痛，痈疽疮疡，吐血下血尿血，妇人崩漏带下、月候不调、胎前产后百病。"

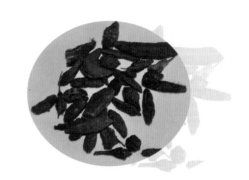

成品饮片

来源

莎草的干燥根茎。

性味归经

性平，味辛、微苦、微甘。归肝、脾、三焦经。

功能主治

行气解郁、调经止痛。用于肝郁气滞，胸、胁、脘腹胀痛，消化不良，胸脘痞闷，寒疝腹痛，乳房胀痛，月经不调，经闭痛经。

用法用量

用量6~9g。

使用宜忌

气虚无滞者慎服；阴虚、血热者禁服。

原植物

形态特征

多年生草本，高15~95cm。茎直立，三棱形。根状茎匍匐延长，部分膨大呈纹外向型形，有时数个相连。叶丛生于茎基部，叶鞘闭合包于茎上；叶片线形。花序复穗状，线形；颖2列，紧密排列，卵形至长圆形，长约3cm，膜质两侧紫红色有数脉。小坚果长圆状倒卵形，三棱状。花期5~8月，果期7~11月。

产地分布

生于山坡草地、耕地、路旁、水边潮湿处。分布于我国华北、中南、西南及辽宁、河北、山西、陕西、甘肃、台湾等地。

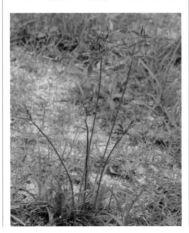

采收加工

秋季采挖。燎去毛须，置沸水中略煮或蒸透后晒干，或燎后直接晒干。

快速识别

沙草茎直立，三棱形。叶丛生于茎基部，叶鞘闭合包于茎上；叶片线形，长20~60cm。花序复穗状，3~6个在茎顶排成伞状，每个花序具3~10个小穗，花期5~8月。小坚果长圆状倒卵形，三棱状。

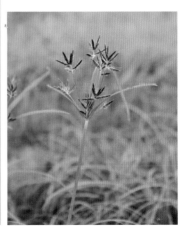

薤白

学名：*Allium chinensis*
别名：野薤、野葱、薤白头、野白头
科属：百合科　葱属

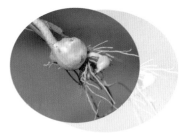

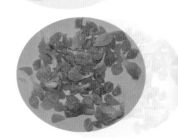

《本草纲目》时珍曰："薤，韭类也。故字从韭，谐声也。今人因其根白，呼为藠子，江南人讹为莜子。其叶类葱而根如蒜，收种宜火熏，故俗人称为火葱……治少阴病厥逆泄痢，及胸痹刺痛，下气散血，安胎。"《名医别录》陶弘景曰："归骨，除寒热，去水气，温中散结气。作羹食，利病患。诸疮、中风寒、水气、肿痛，捣涂之。"

成品饮片

来源
薤白的干燥鳞茎。

性味归经
性温，味辛、苦。归肺、胃、大肠经。

功能主治
通阳散结、行气导滞。用于胸痹疼痛、痰饮咳喘、泄痢后重。

用法用量
内服煎汤，或入丸、散，用量5~9g。

使用宜忌
阴虚及发热者慎服。

原植物

形态特征

多年生草本，高达70cm。鳞茎近球形，外被白色膜质鳞皮。叶基生；叶片线形。花茎由叶丛中抽出，单一，直立，平滑无毛；伞形花序密而多花，近球形，顶生；花被6，长圆状披针形，淡紫粉红色或淡紫色；雄蕊6，长于花被，花丝细长。蒴果。花期6~8月，果期7~9月。

产地分布

生于耕地杂草中及山地较干燥处。分布在黑龙江、吉林、辽宁、河北、山东、湖北、贵州、云南、甘肃、江苏等地。

采收加工

夏、秋二季采挖。洗净，除去须根，蒸透或置沸水中烫透，晒干。

快速识别

薤白为多年生草本，外形和韭菜相似，但是其鳞茎近球形，外被白色膜质鳞皮；叶基生，叶片线形。花茎由叶丛中抽出，单一，直立；伞形花序密而多花，近球形，顶生；花淡紫粉红色或淡紫色。

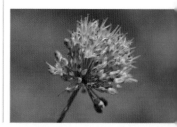

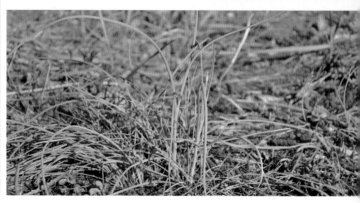

枳壳

学名：*Citrus aurantium*

别名：炒枳实、只壳、商壳

科属：芸香科　柑橘属

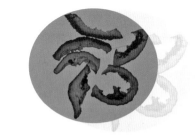

《本草纲目》载："苦、辛……气味升降，与枳实同……主治风痒麻痹，通利关节，劳气咳嗽，背膊闷倦，散留结胸膈痰滞，逐水，消胀满大肠风，安胃，止风痛（《开宝》）。"

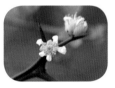
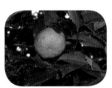

成品饮片

来源

酸橙的干燥未成熟果实。

性味归经

性温，味苦、辛、酸。归脾、胃经。

功能主治

理气宽中、行滞消胀。用于胸胁气滞、胀满疼痛、食积不化、痰饮内停；胃下垂、脱肛、子宫脱垂。

用法用量

用量 3~9g，煎服。

使用宜忌

孕妇慎用。

原植物

形态特征

常绿小乔木。枝三棱形，有长刺。叶互生，叶柄有狭长形或狭长倒心形的叶翼；叶片革质，倒卵状椭圆形或卵状长圆形。花单生或数朵簇生于叶腋及当年生枝条的顶端，白色，芳香。柑果近球形，熟时橙黄色；味酸。花期 4~5 月，果期 6~11 月。

产地分布

我国长江流域及其以南各地区均有栽培。

采收加工

7 月果皮尚绿时采收。自中部横切为两半，晒干或低温干燥。

快速识别

酸橙是常绿小乔木，枝三棱形，有长刺。叶互生，叶柄有狭长形或狭长倒心形的叶翼，叶片革质。花单生或数朵簇生于叶腋及当年生枝条的顶端，白色，芳香；花瓣 5，长圆形；花期 4~5 月。

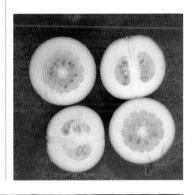

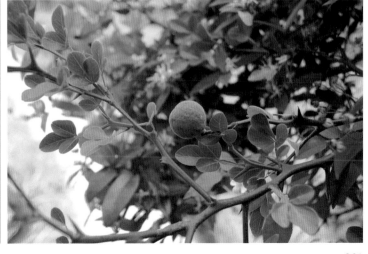

第十章　消食药

稻芽

学名：*Oryza sativa*

别名：谷芽

科属：禾本科 稻属

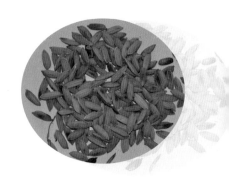

《本草纲目》时珍曰："稻者，粳、糯之通称。《物理论》所谓'稻者溉种之总称'是矣。本草则专指糯以为稻也。稻从舀（音函），象人在臼上治稻之义。则方言稻音之转尔。其性黏软，故谓之糯。"

成品饮片

来源

稻的成熟果实经发芽干燥而得。

性味归经

性温，味甘。归脾、胃经。

功能主治

和中消食、健脾开胃。用于食积不消、腹胀口臭、脾胃虚弱、不饥食少。炒稻芽偏于消食，用于不饥食少。焦稻芽善化积滞，用于积滞不消。

用法用量

用量 9~15g，大剂量可用 30g。

使用宜忌

尚不明确。

原 植 物

形态特征

一年生栽培植物。秆直立，丛生，高 1m 左右。叶鞘无毛，下部者长于节间；叶舌膜质而较硬，披针形。圆锥花序疏松，成熟时向下弯曲；分枝具角棱，常粗糙。颖果平滑。花期 6 月，果期7~10 月。

产地分布

全国各地均产。

采收加工

成熟时割下禾稻，脱粒，晒干，即为稻谷。取稻谷用水浸泡 1~2 天，捞出置容器中，上盖潮湿蒲包，每日淋水，保持湿润，至须根长 3~7mm 时取出晒干，即生谷芽。用文火炒至深黄色并大部爆裂，取出放凉，即炒谷芽。用武火炒至焦黄色，微喷清水，取出风干，即焦谷芽。

快速识别

稻是栽培植物，秆直立，丛生。叶片扁平，披针形至条状披针形。圆锥花序疏松，成熟时向下弯曲；分枝具角棱，小穗长圆形，两侧压扁；花柱 2 枚，柱头帚刷状。颖果平滑。

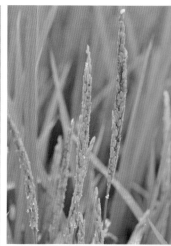

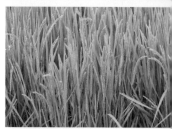

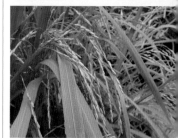

番木瓜

学名：*Carica papaya*

别名：石瓜、万寿果、蓬生果、乳瓜、番瓜、木瓜、木冬瓜

科属：番木瓜科　番木瓜属

成品饮片

来源

番木瓜的干燥果实。

性味归经

性平，味甘。归胃经。

功能主治

健胃消食、滋补催乳、舒筋通络。用于脾胃虚弱，食欲不振，乳汁缺少，风湿关节疼痛，肢体麻木，胃、十二指肠溃疡疼痛。

用法用量

煎服，用量9~15g；或鲜品适量生食。外用：取汁涂或研末撒。

使用宜忌

尚不明确。

原 植 物

形态特征

软木质常绿小乔木，高2~8m。茎一般不分枝，具粗大的叶痕。叶大。花乳黄色，单性异株或为杂性，雄花序上下垂圆锥花序，雌花序及杂性花序为聚伞花序。浆果长圆形，成熟时橙黄色，长达30cm，果肉厚，味香甜。种子多数，黑色。花期全年。

产地分布

生于村边、宅旁。现我国福建、台湾、广东、海南、广西、云南等地有栽培。

采收加工

全年可采，生食或熟食，或切片晒干。

快速识别

番木瓜高2~8m，茎一般不分枝，具粗大的叶痕。叶大型，直径45~65cm或更大，掌状5~9深裂。雄花序为下垂圆锥花序，雌花序及杂性花序为聚伞花序；花瓣乳黄色或黄白色，长圆形至披针形，长约5cm，宽约2cm。浆果长圆形，成熟时橙黄色，长达30cm，果肉厚，味香甜。

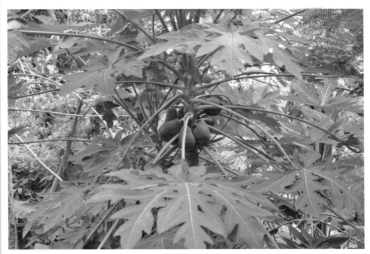

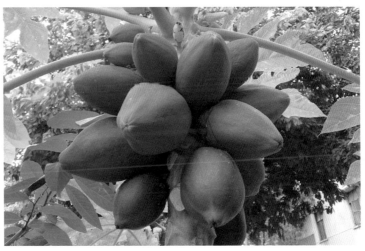

高粱

学名：*Sorghum vulgare*

别名：木稷、蜀黍、蜀秫、芦粟

科属：禾本科 高粱属

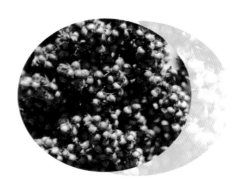

《本草纲目》时珍曰："蜀黍不甚经见，而今北方最多……荻梁，木稷也。盖此亦黍稷之类，而高硕如芦荻者，故俗有诸名。种始自蜀，故谓之蜀黍……温中，涩肠胃，止霍乱。"

成品饮片

来源

高粱的干燥种子。

性味归经

性温，味甘、涩。归脾、胃、肺经。

功能主治

健脾止泻、化痰安神。主脾虚泄泻、霍乱、消化不良、痰湿咳嗽、失眠多梦。

用法用量

用量 30~60g。

使用宜忌

尚不明确。

原 植 物

形态特征

一年生草本，高 3~4m。茎圆柱形，节上有黄棕色短毛。叶互生，狭披针形，叶舌硬膜质。圆锥花序长达 30cm，分枝轮生；无柄小穗卵状椭圆形，长 5~6mm，成熟时下部硬革质而光滑无毛，上部及边缘有短毛。颖果倒卵形，成熟后露出颖外，亦褐色。有柄小穗雄性，其发育程度变化甚大。花、果期秋季。

产地分布

我国北方普遍栽培。

采收加工

秋季种子成熟后采收。晒干。

快速识别

高粱是一年生草本，高3~4m，茎圆柱形。叶互生，狭披针形，长达 50cm，宽约4cm。圆锥花序顶生，长达30cm，分枝轮生。颖果倒卵形，成熟后露出颖外，亦褐色。

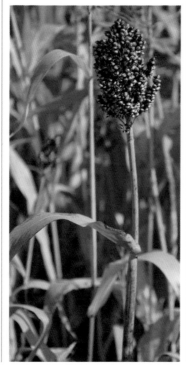

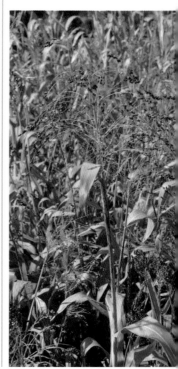

谷芽

学名： *Setaria italica*

别名： 粟芽

科属： 禾本科　狗尾草属

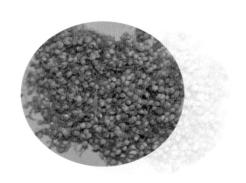

> 《本草纲目》时珍曰："快脾开胃，下气和中，消食化积。"

成品饮片

来源

粟的干燥成熟果实。

性味归经

性温，味甘。归脾、胃经。

功能主治

消食和中、健脾开胃。用于食积不消、腹胀口臭、脾胃虚弱、不饥食少。炒谷芽偏于消食，用于不饥食少。焦谷芽善化积滞，用于积滞不消。

用法用量

用量 9~15g。

使用宜忌

胃下垂者忌用。

原植物

形态特征

一年生草本，高60~150cm。每节一叶，叶片条状披针形，长 10~60cm，有明显的中脉。穗状圆锥花序，穗的主轴生出侧枝，因第一级侧枝的长短和分布不同而形成不同的穗形，在第三级分枝顶部簇生小穗和刺毛；每个小穗具花 2 朵，下面的一朵退化，上面的一朵结实。颖果，直径 1~3mm。花期 6~7 月，果期 8~9 月。

产地分布

全国普遍栽培。

采收加工

7~8 月采收。将粟谷用水浸泡后，保持适宜的温、湿度，待须根长至约 6mm 时，晒干或低温干燥。

快速识别

粟属于一年生草本，茎秆圆柱形，基部数节可生出分蘖，每节一叶。叶片条状披针形，长 10~60cm，有明显的中脉。穗状圆锥花序，如同毛绒绒的小尾巴。

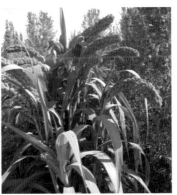

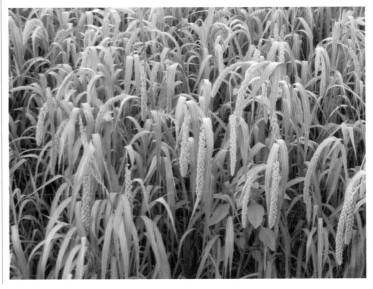

鸡矢藤

学名：*Paederia scandens*

别名：鸡屎藤、牛皮冻、解暑藤、狗屁藤、臭藤、皆治藤、清风藤

科属：茜草科　鸡矢藤属

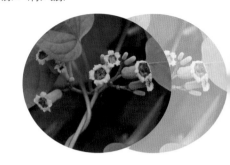

《本草纲目拾遗》载："搓其叶嗅之，有臭气，未知正名何物，人因其臭，故名为臭藤。其根入药，本年者细小，二、三年者大如莱菔，可用……治风痛肠痈，跌打损伤，流注风火瘰毒，散郁气，洗疝。"

成品饮片

来源

鸡矢藤的干燥全草及根。

性味归经

性平，味甘、酸。归心、肝、脾、肾经。

功能主治

祛风利湿、消食化积、止咳、止痛。用于风湿筋骨痛，跌打损伤，外伤性疼痛，肝胆、胃肠绞痛，黄疸型肝炎，肠炎，痢疾，消化不良，小儿疳积，肺结核咯血，支气管炎；放射反应引起的白血球减少症、农药中毒；外用治皮炎、湿疹、疮疡肿毒。

用法用量

煎服，用量 10~15g。外用适量，捣烂敷患处。

使用宜忌

尚不明确。

原植物

形态特征

多年生草质藤本，长 3~5m。揉碎后有恶臭。全株均被灰色柔毛，基部木质，多分枝。叶对生；叶片卵状椭圆形、长圆形至披针形；叶纸质，新鲜揉之有臭气。聚伞花序排成顶生的带叶的大圆锥花序，或腋生而疏散少花；花紫色。浆果球形，直径 5~7mm，成熟时光亮，草黄色。花期 7~8 月，果期 9~10 月。

产地分布

生于山地路旁或岩石缝隙、田埂沟边草丛中。产于云南、贵州、四川、广西、广东、福建、江西、湖南、湖北、安徽、江苏、浙江。

采收加工

夏、秋季采收。除去杂质晒干。

快速识别

鸡矢藤是多年生草质藤本，揉碎后有恶臭。叶对生，叶片卵形椭圆形、长圆形至披针形，长 5~15cm，宽 1~6cm。聚伞花序排成顶生的带叶的大圆锥花序，或腋生而疏散少花；花紫色；花冠筒长 7~10mm，先端 5 裂，镊合状排列，内面红紫色，被粉色柔毛；花期 7~8 月。

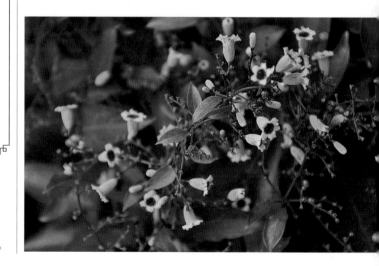

莱菔子

学名：*Raphanus sativus*

别名：萝卜子

科属：十字花科　萝卜属

《图经本草》苏颂曰："莱菔，南北通有，北土尤多。"《滇南本草》载："莱菔子，即萝卜子，味辛，性温。入脾肺二经，下气宽中，消膨胀，消痰涎，消宿食，消面。专治男妇单腹胀、形如锣锅，肿硬胀满，小儿肚大筋青，神效。"

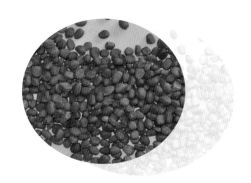

成品饮片

来源

萝卜的干燥成熟种子。

性味归经

性平，味辛、甘。归肺、脾、胃经。

功能主治

消食除胀、降气化痰。用于饮食停滞、脘腹胀痛、大便秘结、积滞泻痢、痰壅喘咳。

用法用量

煎服，用量 4.5~9g。

使用宜忌

中气虚弱者慎服。

白色、紫色或粉红色。长角果圆柱形，在种子间处缢缩，形成海绵质横膈。种子 1~6 颗，卵形，微扁，长约 3mm，红棕色，并有细网纹。花期 4~5 月，果期 5~6 月。

产地分布

全国各地皆产，主产于河北、河南、浙江、黑龙江等地。

采收加工

夏季果实成熟时采割植株，晒干，搓出种子，除去杂质，再晒干。

快速识别

萝卜为一年生或二年生直立草本。根肉质，长圆形、球形或圆锥形。茎分枝，稍具粉霜。基生叶和下部茎生叶大头羽状半裂。总状花序顶生或腋生，花瓣 4，白色、紫色或粉红色。长角果圆柱形，长 3~6cm，在种子间处缢缩，形成海绵质横膈，先端有喙长 1~1.5mm。

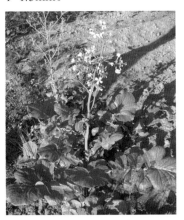

原植物

形态特征

一年生或二年生直立草本，高 30~100cm。直根，肉质，长圆形、球形或圆锥形，外皮绿色、白色或红色。基生叶和下部茎生叶大头羽状半裂。总状花序顶生或腋生；花瓣 4，

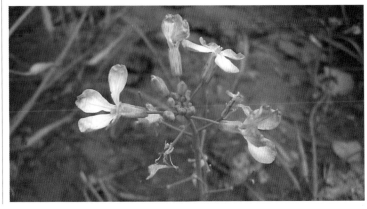

麦芽

学名：*Hordeum vulgare*

别名：大麦芽

科属：禾本科　大麦属

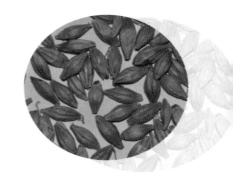

《本草纲目》时珍曰："开胃，止霍乱，除烦闷，消痰饮，破症结，消化一切米、面、诸果食积……麦、谷芽、粟，皆能消导米、面、诸果食积。观造饧者用之，可以类推矣。"

成品饮片

来源

大麦的成熟果实经发芽干燥。

性味归经

性平，味甘。归脾、胃经。

功能主治

行气消食、健脾开胃、退乳消胀。用于食积不消、脘腹胀痛、脾虚食少、乳汁郁积、乳房胀痛、妇女断乳。

用法用量

用量 9~15g。

使用宜忌

孕妇、无积滞者慎服，妇女哺乳期禁用。

原 植 物

形态特征

一年生草本。秆粗壮，光滑无毛。叶片扁平，长 9~20cm，宽 6~20cm。穗状花序长 3~8cm（芒除外）。颖果腹面有纵沟或内陷，先端有短柔毛，成熟时与外稃黏着，不易分离，但某些栽培品种容易分离。花期 3~4 月，果期 4~5 月。

产地分布

我国各地普遍栽培。

采收加工

5~6 月果成熟时采收。割取地上部分，晒干，脱粒，扬净。将麦粒用水浸泡后，保持适宜温、湿度，待幼芽长至约 0.5cm 时，晒干或低温干燥。

快速识别

大麦是一年生草本，秆粗壮，直立，高 50~100cm。叶鞘松弛抱茎，叶片扁平。穗状花序长 3~8cm，径约 1.5cm，每节着生 3 枚发育的小穗，芒长 8~15cm，边棱具细刺。颖果腹面有纵沟或内陷，先端有短柔毛，成熟时与外稃黏着，不易分离。

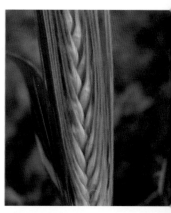

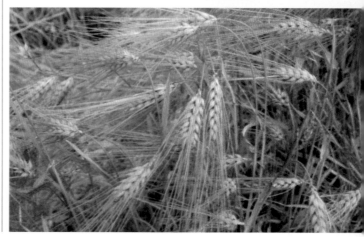

荞麦

学名：*Fagopyrum esculentum*

别名：花荞、甜荞、荞子、三角麦

科属：蓼科　荞麦属

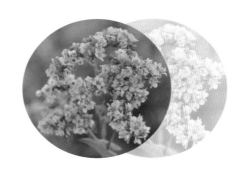

《本草纲目》时珍曰："荞麦之茎弱而翘然，易长易收，磨面如麦，故曰荞，而与麦同名也。俗亦呼为甜荞，以别苦荞。降气宽肠，磨积滞，消热肿风痛，除白浊白带，脾积泄泻。"

成品饮片

来源

荞麦的干燥种子。

性味归经

性寒，味甘、平。入脾、胃、大肠经。

功能主治

开胃宽肠、下气消积。用于治绞肠痧、肠胃积滞、慢性泄泻、噤口痢疾、赤游丹毒、痈疽发背、瘰疬、汤火灼伤。

用法用量

磨粉炒黄，水调服，用量10~15g；外用适量，醋调涂。

使用宜忌

尚不明确。

原植物

形态特征

一年生草本，高40~110cm。茎直立，分枝，光滑，红色。叶互生，心状三角形或三角状箭形，有的近五角星形。总状伞房花序腋生和顶生，短而密集成簇；花梗长；花白色或淡粉红色。瘦果三角状卵形或三角形，先端渐尖，具3棱，棕褐色，光滑。花期7~8月，果期8~9月。

产地分布

全国南北各地均有栽培。

采收加工

霜降前后种子成熟时采收。打下种子，晒干。

快速识别

荞麦是一年生草本，茎直立，红色。叶互生，心状三角形或三角状箭形，长2.5~5cm，宽2~4cm。总状伞房花序腋生和顶生，短而密集成簇；花白色或淡粉红色。瘦果三角状卵形或三角形，先端渐尖，具3棱，棕褐色。

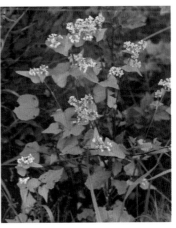

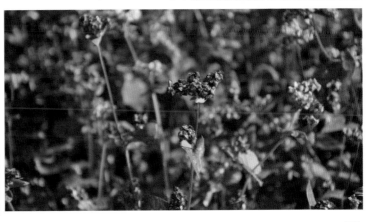

山楂

学名: *Crataegus pinnatifida*

别名: 棠梂子、山里红果、映山红果、酸楂

科属: 蔷薇科　山楂属

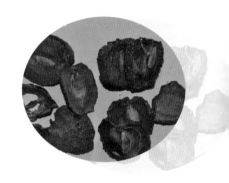

《本草纲目》时珍曰："山楂，味似楂子，故亦名楂……化饮食，消肉积癥痕，痰饮痞满吞酸，滞血痛胀……生食多，令人嘈烦易饥，损齿，齿龋人尤不宜也。"

成品饮片

来源

山楂的干燥成熟果实。

性味归经

性微温，味酸、甘。归脾、胃、肝经。

功能主治

消食健胃、行气散瘀。用于肉食积滞、胃脘胀满、泻痢腹痛、瘀血经闭、产后瘀阻、心腹刺痛、疝气疼痛；高脂血症。焦山楂消食导滞作用增强，用于肉食积滞、泻痢不爽。

用法用量

用量 9~12g，内服。

使用宜忌

脾胃虚弱者慎服。生的不宜多食。

原植物

形态特征

落叶乔木或大灌木，高达8m。树皮暗棕色，多分枝，枝条无刺或具稀刺。单叶互生；具托叶，托叶卵圆形至卵状披针形，边缘具锯齿。花 10~12 朵成伞房花序；花冠白色或带淡红色，直径8~13mm。梨果球形或圆卵形，直径约 2.5cm，深红色，具多数白色斑点。花期 5 月，果期 8~10 月。

产地分布

生于河岸的沙土或干燥多沙石的山坡上。分布于东北及内蒙古、河北、山西、陕西、山东、江苏、浙江等地。

采收加工

秋季果实成熟时采收。切片，干燥。

快速识别

山楂是落叶乔木或大灌木，树皮暗棕色，枝头具稀刺。单叶互生，叶片阔卵形、三角卵形至菱状卵形，边缘有 5~9 状裂片。花 10~12 朵成伞房花序，花冠白色或带淡红色。梨果球形或圆卵形，直径约 2.5cm，深红色，具多数白色斑点，果实顶端有外曲的宿存花萼。

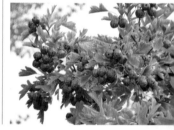

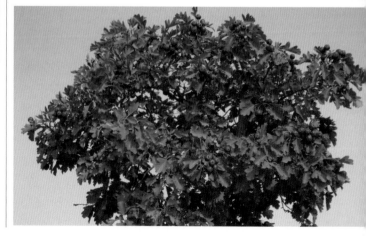

柚子

学名： *Citrus grandis*

别名： 气柑、朱栾、文旦

科属： 芸香科　柑橘属

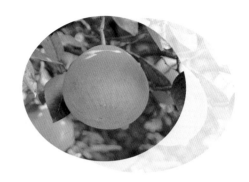

《本草纲目》载："柚，色油然，其状如卣，故名。壶亦象形。今人呼其黄而小者为蜜筒，正此意也。其大者谓之朱栾，亦取团栾之象。最大者谓之香栾……主消食，解酒毒，治饮酒人口气，去肠胃中恶气，疗妇人不思食、口淡（大明）。"

成品饮片

来源

柚的干燥果皮及叶。

性味归经

性寒，味甘、酸。归肝、脾、胃经。

功能主治

消食、化痰、醒酒。主饮食积滞、食欲不振、醉酒。

用法用量

适量生食。

使用宜忌

尚不明确。

原植物

形态特征

常绿乔木，高 5~10m。小枝扁，幼枝及新叶被短柔毛，有刺或有时无刺。叶长圆形至长椭圆形，长 10~20cm，宽 2~5cm。花通常簇生叶腋间或单生；花瓣 4，白色，矩圆形。柑果甚大，长 10~25cm，梨形或扁圆形；果皮光滑，厚 10~15mm，黄色，油腺密生；果肉淡黄色，或淡红色，沙瓤粒大，甜或酸。花期 4~5 月，果期 9~11 月。

产地分布

栽培于丘陵或低山地带，分布在我国广东、广西、福建、台湾、浙江、四川、江西、陕西等地。

采收加工

10~11 月果实成熟时采摘。果皮剥离后阴干。

快速识别

柚子是常绿乔木，小枝扁有刺或有时无刺。叶长圆形至长椭圆形，长 10~20cm，宽 2~5cm。花通常簇生叶腋间或单生，花瓣 4，白色。柑果甚大，长 10~25cm，梨形或扁圆形。

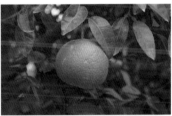

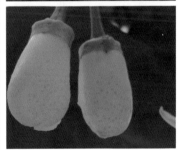

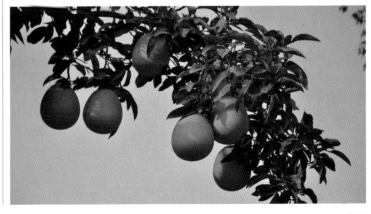

第十一章　止血药

大蓟

学名：*Cirsium japonicum*

别名：大刺儿菜、大刺盖、山萝卜、刺萝卜、牛喳口、大恶鸡婆、山老鼠簕

科属：菊科　蓟属

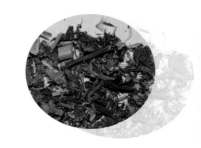

《本草纲目》载："大小蓟，叶虽相似，功力有殊……大小蓟皆能破血。但大蓟兼疗痈肿，而小蓟专主血，不能消肿也。"《名医别录》陶弘景曰："大蓟，主治女子赤白沃，安胎，止吐血，衄鼻。"

成品饮片

来源

蓟的干燥全草及根。

性味归经

性凉，味甘、苦。归心、肝经。

功能主治

凉血止血、祛瘀消肿。用于衄血、吐血、尿血、便血、崩漏下血、外伤出血、痈肿疮毒。

用法用量

煎服，用量9~15g；外用鲜品适量，捣烂敷患处。

使用宜忌

脾胃虚寒者禁服。

原植物

形态特征

多年生草本，高30~100cm或更高。根长圆锥形，簇生。茎直立，有细纵纹，基部具白丝状毛。基生叶有柄，开花时不凋落，呈莲座状，叶片倒披针形或倒卵状椭圆形。头状花序单一或数个生于枝端集成圆锥状；总苞钟形；花两性，管状，紫红色。瘦果长椭圆形，长约3mm，冠毛羽状，暗灰色。花期5~8月。果期6~8月。

产地分布

生于山坡、路边等处。我国南北各地区都有分布。

采收加工

春、夏开花前采收。连根挖出，洗净晒干。

快速识别

大蓟是多年生草本，茎直立，基部具白丝状毛。基生叶有柄，呈莲座状；叶片倒披针形或倒卵状椭圆形，羽状深裂，边缘齿状，齿端有尖刺。头花序单一或数个生于枝端集圆锥状；总苞钟形，花紫红色。花期5~8月。

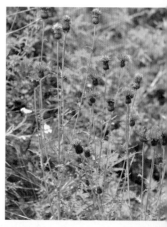

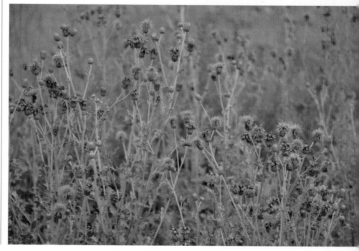

地榆

名： *Sanguisorba officinalis*

名： 地儿根、野桑果、黄瓜香、山地瓜、血箭草

属： 蔷薇科　地榆属

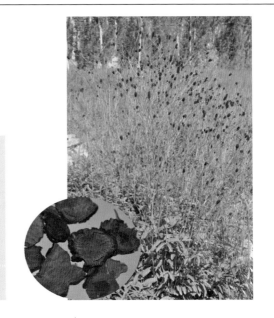

《本草纲目》载："其叶似榆而长，初生布地，故名。其花子紫黑色如豉，故又名玉豉……地榆一名酸赭，其味酸、其色赭故也。今蕲州俚人呼地榆为酸赭，又讹赭为枣，则地榆、酸赭为一物甚明，其主治之功亦同……地榆除下焦热，治大小便血证。"《神农本草经》谓："主妇人乳痓痛，七伤带下病，止痛、除恶肉，止汗，疗金创。"

成品饮片

来源

地榆的干燥根茎及根。

性味归经

性微寒，味苦、酸、涩。归肝、肺、肾、大肠经。

功能主治

凉血止血、解毒敛疮。用于便血、痔血、血痢、崩漏、水火烫伤、痈肿疮毒。

用法用量

煎服，用量9~15g；外用适量，研末涂敷患处。

使用宜忌

虚寒者忌服。伤胃，误服多致口噤不食。

原植物

形态特征

多年生草本，高30~120cm。根粗壮，多呈纺锤形，稀圆柱形，表面棕褐色或紫褐色。茎直立，有棱，无毛或基部有稀疏腺毛。羽状复叶，基生叶有长柄，茎生叶互生。穗状花序顶生，圆柱形，花小而密集；花被4裂，紫红色。瘦果椭圆形，褐色，花被宿存。花、果期7~9月。

产地分布

生于山坡、草地、林缘灌丛及田边。分布于我国东北、华北、西北、华东及西南等地。

采收加工

春、秋二季采挖。除去须根，洗净，干燥；或趁鲜切片，干燥。生用或炒炭用。

快速识别

地榆是多年生草本，高30~120cm。茎直立，有棱，羽状复叶，叶柄较长。穗状花序顶生，圆柱形，花小而密集，穗长1~3cm，紫红色。

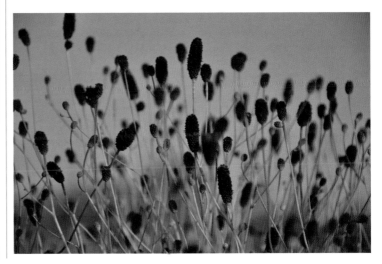

槐花

学名：*Sophora japonica*

别名：金药树、护房树、豆槐、槐米

科属：豆科　槐属

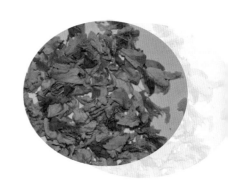

《本草纲目》载："槐之言怀也，怀来人于此也。……槐华黄，中怀其美，故三公位之。……槐之言归也……治五痔，心痛眼赤，杀腹脏虫，及皮肤风热，肠风泻血，赤白痢，并炒研服……又疗吐血衄血，崩中漏下。"

成品饮片

来源

槐的干燥花及花蕾。

性味归经

性微寒，味苦。归肝、大肠经。

功能主治

凉血止血、清肝泻火。用于便血、痔血、血痢、崩漏、吐血、衄血、肝热目赤、头痛眩晕。

用法用量

煎服，用量 5~9g。

使用宜忌

脾胃虚寒及阴虚发热而无实火者慎服。

原植物

形态特征

落叶乔木，高达 25m。树皮灰色或深灰色，粗糙纵裂；内皮鲜黄色，有臭味。枝棕色，幼时绿色，具毛，皮孔明显。单数羽状复叶互生。圆锥花序顶生，花乳白色。荚果长 2.5~5cm，有节，呈连珠状，无毛，绿色，肉质，不开裂，种子间极细缩。种子 1~6 粒，深棕色，肾形。花期 7~8 月，果期 10~11 月。

产地分布

栽培于屋边、路边。全国各地普遍栽培。

采收加工

夏季花开放或花蕾形成时采收。及时干燥，除去枝、梗及杂质。前者习称"槐花"，后者习称"槐米"。

快速识别

槐树为落叶乔木，树皮色或深灰色，粗糙纵裂。小幼时绿色。单数羽状复叶生；小叶 7~15，卵状长圆或卵状披针形。圆锥花序生，花乳白色，花冠蝶形，期 7~8 月。荚果长 2.5~5cm呈连珠状。

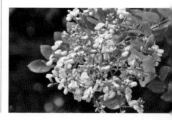

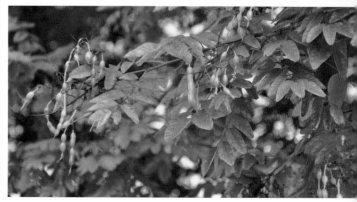

马勃

学名： *Calvatia gigantea*

别名： 灰包、马粪包

科属： 灰包科 马勃属

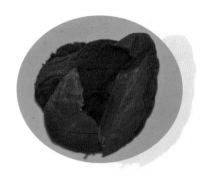

《本草纲目》载："俗呼马勃是也。紫色虚软，状如狗肺，弹之粉出，……生湿地及腐木上，夏秋采之。有大如斗者，小亦如升杓。韩退之所谓牛溲、马勃……清肺，散血，解热毒。"《名医别录》云："主治恶疮，马疥。"

成品饮片

来源

大马勃的干燥近成熟子实体。

性味归经

性平，味辛。归肺经。

功能主治

清肺利咽、止血。用于风热郁肺咽痛、咳嗽、音哑；外治鼻衄、创伤出血。

用法用量

用量 1.5~6g，煎服或入丸、散；外用适量，敷患处或作吹药。

使用宜忌

风寒伏肺咳嗽失音者禁服。

原植物

形态特征

腐生菌，子实体近球形至长圆形，几无不育柄。初时内部含有多量水分，后水分渗出，逐渐干燥，外包被成块开裂与内包被分离。内包被青褐色，纸状，轻松而富弹力，受振动时就散出孢子。孢子球形，光滑或有时具细微小疣，淡青黄色。孢丝长，与孢子同色，稍分枝，有稀少横隔，粗 2.5~6μm。

产地分布

秋季生于林地和竹林间。分布于辽宁、河北、山西、内蒙古、甘肃、新疆、安徽、湖北、湖南、贵州等地。

采收加工

夏、秋季孢子成熟、包被未开裂时采收。去净泥沙，晒干。

快速识别

马勃为腐生菌，子实体近球形至长圆形，直径 15~20cm。外包被白色，内包被黄色，内外包被间有褐色层，干燥后外包被成块开裂与内包被分离。内包被青褐色，纸状，轻松而富弹力，受振动时就散出孢子。

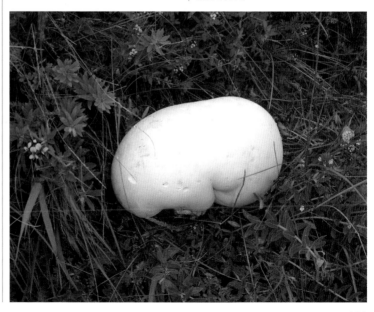

木耳

学名： *Auricularia auricula*

别名： 黑木耳、木菌、耳子、木茸

科属： 木耳科　木耳属

《本草纲目》时珍曰："木耳生于朽木之上，无枝叶，乃湿热余气所生。曰耳曰蛾，象形也。曰檽，以软湿者佳也。曰鸡曰㙡，因味似也。南楚人谓鸡为㙡。曰菌，犹蜠也，亦象形也。蜠乃贝子之名……断谷治痔。"《神农本草经》载："五木耳名檽，益气不饥，轻身强志。"

成品饮片

来源

木耳的干燥子实体。

性味归经

性平，味甘。归肺、脾、大肠、肝经。

功能主治

补气养血、润肺止咳、止血、降压、抗癌。用于气虚血亏、肺虚久咳、咯血、衄血、血痢、痔疮出血、妇女崩漏、高血压、眼底出血、子宫颈癌、阴道癌、跌打伤痛。

用法用量

内服：煎汤，用量3~10g，或炖汤，或烧炭。

使用宜忌

虚寒溏泻者慎服。

原植物

形态特征

子实体丛生，常覆瓦状叠生。耳状、叶状或近杯状，边缘波状，薄，宽2~6cm，最大者可达12cm，厚2mm左右，以侧生的短柄或狭细的基部固着于基质上。初期为柔软的胶质，黏而富弹性，以后稍带软骨质。

产地分布

生于栎、榆、杨、槐等阔叶树腐木上。分布于全国各地，各地还有人工栽培。

采收加工

夏、秋季采收。采摘后放到烘房中烘干，温度由35℃逐渐升高到60℃，烘干备用。

快速识别

木耳属于藻类，子实体丛生，褐色，常覆瓦状叠生，耳状、叶状或近杯状，边缘波状，宽2~6cm，最大者可达12cm，厚2mm左右。

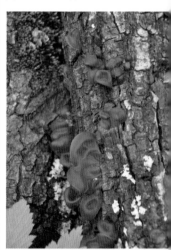

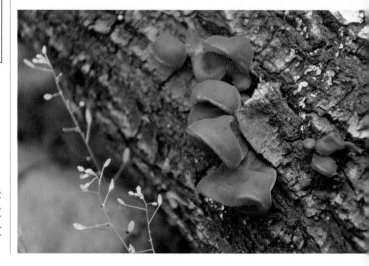

小蓟

学名：*Cephalanoplos segetum*

别名：刺儿菜、刺菜、曲曲菜、青青菜、荠荠菜、刺角菜、
白鸡角刺、小鸡角刺、小牛扎口、野红花

科属：菊科 刺儿菜属

《本草纲目》载："小蓟处处有之，俗名青刺蓟。二月生苗，二、三寸时，并根作菜，茹食甚美。四月高尺余，多刺，心中出花，头如红蓝花而青紫色，北人呼为千针草。四月采苗，九月采根，并阴干用……主破宿血，生新血，暴下血血崩，金疮出血，呕血等。绞取汁温服。"

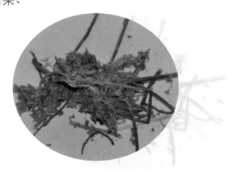

成品饮片

来源

刺儿菜的干燥全草。

性味归经

性凉，味甘、苦。归心、肝经。

功能主治

凉血止血、祛瘀消肿。用于衄血、吐血、尿血、便血、崩漏下血、外伤出血、痈肿疮毒。

用法用量

煎服，用量 4.5~9g。外用鲜品适量，捣烂敷患处。

使用宜忌

脾胃虚寒者禁服。

原植物

形态特征

多年生草本，高25~50cm。茎基部生长多数须根。根状茎细长，先直伸后匍匐，白色，肉质。茎直立，微紫色。叶互生，无柄，长椭圆形或椭圆状披针形。头状花序顶生、直立，花单性，雌雄异株。瘦果椭圆形或长卵形，冠毛羽毛状。花期 5~7 月，果期 8~9 月。

产地分布

生于荒地、路旁及田间。全国各地广布。

采收加工

夏季采收带花全草，去杂质，鲜用或晒干。

快速识别

刺儿菜是多年生草本，高25~50cm。茎直立，被白色柔毛，上部稍有分枝。叶互生，长椭圆形或椭圆状披针形，长7~10cm，宽1.5~2.5cm，全缘或微齿裂，边缘有金黄色小刺，两面均被有绵毛。头状花序顶生、直立，管状花紫红色，花期 5~7 月。

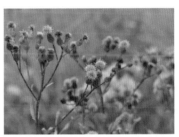

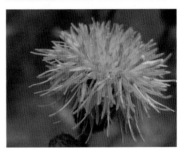

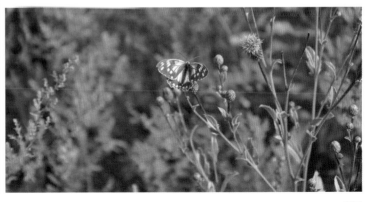

大叶紫珠

学名：*Callicarpa macrophylla*

别名：紫珠草、大风叶、赶风紫、红大曰、假大艾

科属：马鞭草唇形科　紫珠属

> 《本草纲目》载："紫荆，即田氏之荆也。至秋子熟，正紫，圆如小珠，名紫珠……破宿血，下五淋，浓煮汁服……活血消肿，利小便而解毒。"

成品饮片

来源

大叶紫珠的干燥叶。

性味归经

性平，味辛、苦。归心、肺经。

功能主治

散瘀止血、消肿止痛。用于吐血、咯血、衄血、便血；外用治疗外伤出血。

用法用量

用量：叶 20~50g；外用适量，干叶研粉撒敷患处。

使用宜忌

尚不明确。

原植物

形态特征

灌木，稀为小乔木，高3~5m。小枝近方形，密生灰白色粗糠状分枝茸毛。单叶对生，叶柄粗壮，叶片长椭圆形、椭圆状披针形或卵状椭圆形。聚伞花序腋生，花冠紫红色。果实球形，紫红色。花期4~7

月，果期7~12月。

产地分布

生于海拔110~2000m的山坡路旁、疏林下或灌丛中。分布在广东、广西、福建、贵州、云南等地。

采收加工

夏、秋采叶。除去杂质，喷淋清水，切段，干燥。

快速识别

大叶紫珠高3~5m，小枝近方形。单叶对生；叶片长椭圆形、椭圆状披针形或卵状椭圆形，长10~24cm，宽5~10cm；侧脉8~10对。聚伞花序腋生；花冠紫红色，长约2.5mm；雄蕊4。果实球形，紫红色。

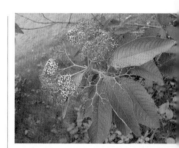

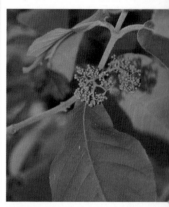

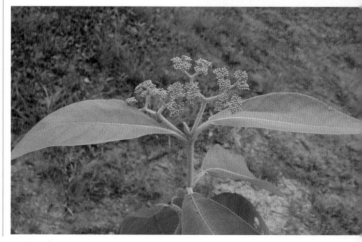

番红花

学名： *Crocus sativus*

别名： 西红花、藏红花

科属： 鸢尾科 番红花属

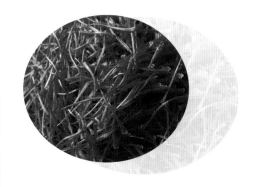

《本草纲目》时珍曰："番红花，出西番回回地面及天方国，即彼地红蓝花也……主治心忧郁积，气闷不散，活血。久服令人心喜。又治惊悸。"

成品饮片

来源

番红花的干燥柱头。

性味归经

性平，味甘。归心、肝经。

功能主治

活血祛瘀、散郁开结、凉血解毒。主痛经、经闭、月经不调、产后恶露不净、腹中包块疼痛、跌打损伤、忧郁痞闷、惊悸、温病发斑、麻疹。

用法用量

用水冲泡或浸酒炖，用量1~3g。

使用宜忌

孕妇禁服。

原 植 物

形态特征

多年生草本。球茎扁圆球形，直径约3cm，外有黄褐色的膜质包被。叶基生，9~15片，条形，灰绿色。花茎甚短，不伸出地面；花1~2朵，淡蓝色、红紫色或白色，有香味。蒴果椭圆形，长约3cm，宽约1.5cm，具3钝棱。种子多数，圆球形。花期10~11月。

产地分布

原产于欧洲南部至伊朗。北京、上海、浙江、江苏等地有引种栽培。

采收加工

10~11月中下旬，晴天早晨采花。于室内摘取柱头，晒干或低温烘干。

快速识别

番红花为多年生草本，球茎扁圆球形，外有黄褐色的膜质包被。叶基生，9~15片，条形，长 15~20cm，宽2~3mm，叶丛基部包有4~5片膜质的鞘状叶。花茎短，不伸出地面；花1~2朵，淡蓝色、红紫色或白色，花被裂片6。蒴果椭圆形，长约3cm。

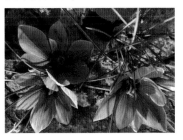

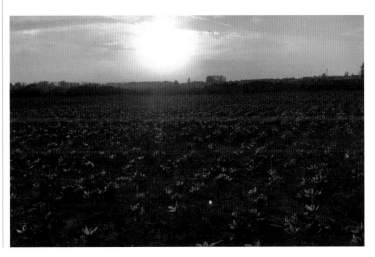

飞廉

学名：*Carduus crispus*

别名：大蓟、刺盖

科属：菊科　飞廉属

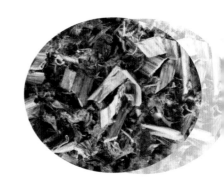

《本草纲目》载："此草附茎有皮如箭羽，复疗风邪，故有飞廉、飞雉、飞轻诸名。"《神农本草经》谓："主骨节热，胫重酸疼。久服，令人身轻。"

成品饮片

来源

飞廉的全草或根。

性味归经

性平，味微苦。

功能主治

散瘀止血、清热利湿。用于吐血、鼻衄、尿血、功能性子宫出血、白带、乳糜尿、泌尿系感染；外用治痈疖、疔疮。

用法用量

用量 9~30g，鲜品 30~60g；外用适量，鲜品捣烂敷患处。

使用宜忌

尚不明确。

原植物

形态特征

二年生多刺草本，高 50~120cm。主根肥厚，伸直或偏斜。茎直立，具纵棱。单叶互生，通常无柄。头状花序 2~3 个簇生于枝端，或单生叶腋；花全为管状花，紫红色；花柱细长。瘦果长椭圆形，冠毛白色或灰白色，呈刺毛状。花期 6~7 月，果期 8~9 月。

产地分布

生于荒野道旁。分布在全国各地。

采收加工

夏、秋季花盛开时采割全草。去杂质，鲜用或晒干用。

快速识别

飞廉茎直立，具纵棱，有绿色间歇的三角形刺齿翼。单叶互生，抱茎；叶羽状深裂，裂片边缘有刺。头状花序 2~3 个簇生于枝端或单生叶腋，常略下垂；片多层，呈条状披针形，先端长尖成刺状；花紫红色。

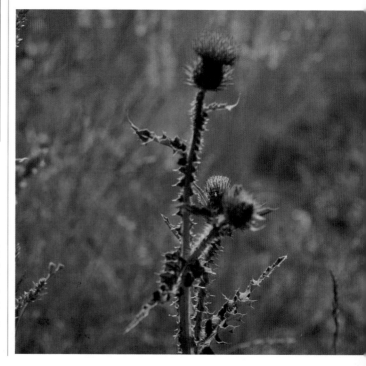

费菜

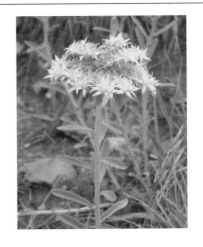

学名：*Sedum aizoon*

别名：土三七、墙头三七、见血散、血山草、破血丹、六月淋

科属：景天科　景天属

《救荒本草》载："苗高尺许，叶似火焰草，叶而小，头颇齐，上有锯齿，其叶抪茎而生叶梢上。开五瓣小尖淡黄花，结五瓣红小花蕚儿。苗叶味酸。"

成品饮片

来源

景天三七的根或全草。

性味归经

性平，味甘、微酸。归心、肝、脾经。

功能主治

散瘀止血、安神镇痛。用于血小板减少性紫癜、衄血、吐血、咯血、牙龈出血、消化道出血、子宫出血、心悸、烦躁失眠；外用治跌打损伤、外伤出血、烧烫伤。

用法用量

煎服，用量15~30g；鲜品绞汁，用量30~60g。外用适量，鲜品捣敷或研末撒敷。

使用宜忌

尚不明确。

原植物

形态特征

多年生肉质草本，无毛，高可达80cm。根状茎粗厚，近木质化；地上茎直立，不分枝。叶互生，或近对生；广卵形至倒披针形。伞房状聚伞花序顶生，黄色。蓇葖果5枚成星芒状排列。种子平滑，边缘具窄翼，顶端较宽。花期6~8月，果期7~9月。

产地分布

生于温暖向阳的山坡岩石上或草地。分布在江苏、浙江、江西、安徽、辽宁、黑龙江、河北、山东、山西、陕西、福建、贵州等地。

采收加工

春秋采挖根部，全草随用随采。洗净晒干。

快速识别

景天三七为肉质草本，地上茎直立，不分枝。叶互生或近对生。伞房状聚伞花序顶生，花瓣5，黄色，花期6~8月。蓇葖果5枚成星芒状排列。

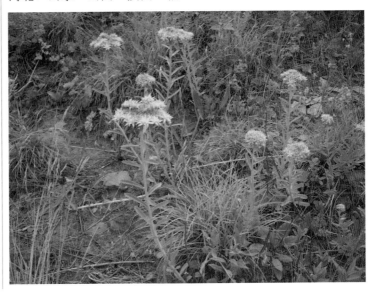

扶芳藤

学名： *Euonymus fortunei*
别名： 爬墙虎、千斤藤
科属： 卫矛科　卫矛属

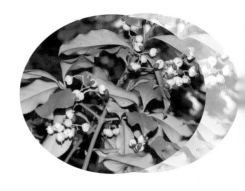

《本草纲目》载："生吴郡。藤苗小时如络石，蔓延树木。山人取枫树上者用，亦如桑上寄生之意。忌采冢墓间者。隋朝稠禅师作青饮进炀帝止渴者，即此……治一切血、一切气、一切冷，大主风血腰脚，去百病。久服延年，变白不老。"

成品饮片

来源

爬行卫矛的带叶藤茎。

性味归经

性微温，味微苦。归肝、脾、肾经。

功能主治

益气血、补肝肾、舒筋活络。用于治气血虚弱、腰肌劳损、风湿痹痛、跌打骨折、创伤出血。

用法用量

用量 15~30g，煎服或浸酒服；外用适量，煎洗或捣敷。

使用宜忌

孕妇忌服。

形至长椭圆状倒卵形。聚伞花序腋生。蒴果球形。种子外被橘红色假种皮。花期 6~7 月，果期 9~10 月。

产地分布

生于林缘、村边的树上或墙壁上或匍匐于石上。分布在我国华北、华东、中南、西南、华南各地。

采收加工

全年可采。洗净鲜用或晒干备用。

快速识别

爬行卫矛是常绿或半常绿

灌木，匍匐或攀援，枝上通常生长细根并具小瘤状突起。叶对生。聚伞花序腋生，萼片4，花瓣4，绿白色；雄蕊4，着生于花盘边缘。蒴果球形，子外被橘红色假种皮。

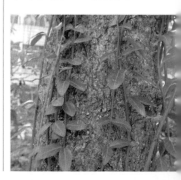

原植物

形态特征

常绿或半常绿灌木，匍匐或攀援，高约 1.5m。枝上通常生长细根并具小瘤状突起。叶对生，广椭圆形或椭圆状卵

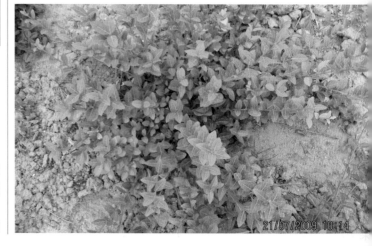

降香

学名：*Dalbergia odorifera*

别名：降真香、紫降香、花梨母、黄花梨、降压木

科属：豆科 黄檀属

《本草纲目》载："拌和诸香，烧烟直上，感引鹤降。醮星辰，烧此香为第一，度箓功力极验。降真之名以此……俗呼舶上来者为番降，亦名鸡骨，与沉香同名……疗折伤金疮，止血定痛，消肿生肌。"

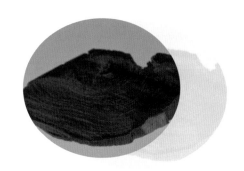

成品饮片

来源

降香黄檀树干的干燥心材和根入药。

性味归经

性温，味辛。归肝、脾经。

功能主治

行气活血、止痛、止血。用于脘腹疼痛、肝郁胁痛、胸痹刺痛、跌打损伤、外伤出血。

用法用量

煎服，用量9~15g，入煎剂宜后下。外用适量，研细末敷患处。

使用宜忌

阴虚火旺、血热妄行者禁服。

原植物

形态特征

半落叶乔木，高10~20m，胸径可达80cm，树冠广伞形。幼嫩部分、花序及子房略被短柔毛。树皮褐色，粗糙。羽状复叶互生；小叶近革质，卵形或椭圆形。圆锥花序腋生，淡黄色或乳白色。荚果舌状长椭圆形。种子常1枚，稀2枚。花期4~6月，果期10~12月。

产地分布

原产于中国海南，主要分布于中国海南、广东、福建等地。

采收加工

全年均可采收。除去边材，阴干

快速识别

降香黄檀属于半落叶乔木，树冠广伞形，树皮褐色，粗糙；小枝具密集的苍白色皮孔。羽状复叶互生，小叶9~13。圆锥花序腋生；花冠蝶形，淡黄色或乳白色；花期4~6月。荚果舌状长椭圆形，长4.5~8cm，宽1.5~1.8cm。

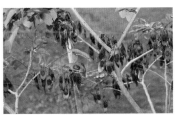

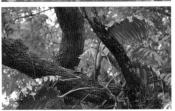

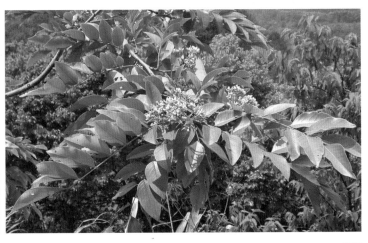

卷柏

学名： *Selaginella tamariscina*

别名： 石莲花、回阳草、九死还魂草、见水还阳草

科属： 卷柏科 卷柏属

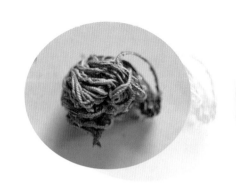

《本草纲目》载："卷柏、豹足，象形也。万岁、长生，言其耐久也……生用破血，炙用止血。"《神农本草经》谓："主五脏邪气，女子阴中寒热，痛，症瘕，血闭，绝子。久服轻身，和颜色。"

成品饮片

来源

卷柏的全草。

性味归经

性平，味辛。归肝、心经。

功能主治

活血祛瘀、止血。用于妇女经闭、痛经、癥瘕，脘腹瘀痛，跌打损伤，瘀肿，多种出血症，水火烫伤。生用，活血祛瘀；多炒黑用，止血。

用法用量

内服：煎汤，用量5~10g；或入丸散。外用：捣敷或研末撒。

使用宜忌

孕妇慎用。

原植物

形态特征

多年生常绿草本，高5~15cm，全株呈莲座状。主茎粗壮，棕褐色。营养叶2型。孢子囊穗生于枝顶，四棱形；孢子叶卵状三角形，先端有长芒，边缘膜质；大小孢子囊同穗。大小孢子均为球状四面体。孢子期7~10月。

产地分布

生于林下阴湿的裸岩、岩壁上或石缝中。广布于全国各地。

采收加工

春、秋季均可采收。鲜用或晒干。除去杂质及残留的须根，洗净，稍闷，切段，干燥。卷柏炭：取卷柏段，置锅内，用武火炒至焦黑色，喷淋清水少许，灭尽火星，取出凉透。

快速识别

卷柏是多年生常绿草本，高5~15cm，全株呈莲座状；分枝扁平，多回羽状分叉，干时拳卷，湿润则张开。营养叶2型，侧叶和中叶各2列，交互着生。孢子囊穗生于枝顶，四棱形。

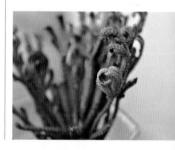

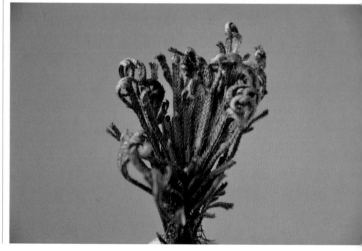

蒲黄

学名：*Typha orientalis*

别名：香蒲、蒲草

科属：香蒲科　香蒲属

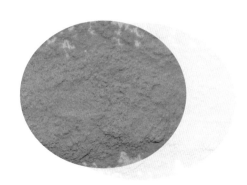

《本草纲目》载："香蒲即甘蒲，可作荐者。春初生，取白为菹，亦堪蒸食。山南人谓之香蒲，以菖蒲为臭蒲也。蒲黄即此蒲之花也……大明曰：破血消肿者，生用之；补血止血者，须炒用。"《神农本草经》谓："主心腹旁光寒热，利小便，止血，消淤血。久服，轻身益气力，延年神仙。"

成品饮片

来源

东方香蒲的干燥花粉。

性味归经

性平，味甘。归肝、心包经。

功能主治

止血、化瘀、通淋。用于吐血、衄血、咯血、崩漏、外伤出血、经闭痛经、脘腹刺痛、跌打肿痛、血淋涩痛。

用法用量

用量 5~9g，包煎。外用适量，敷患处。

使用宜忌

孕妇禁用。

原植物

形态特征

多年生草本，高 1~2m。地下根状茎粗壮，有节。茎直立。叶线形。穗状花序圆锥状。小坚果有 1 纵沟。花期 5~6 月，果期 7~8 月。

产地分布

生于池沼、湖泊、河边、水稻田及湿地。分布于东北、华北、华东及陕西、湖南、广东、贵州、云南等地。

采收加工

夏季采收蒲棒上部的黄色雄花序，晒干后碾轧，筛取花粉。剪取雄花后，晒干，成为带有雄花的花粉，即为草蒲黄。

快速识别

东方香蒲为多年生草本，高 1~2m，茎直立。叶线形，宽 5~10mm，长约 1m，基部鞘状。穗状花序圆锥状，雄花序与雌花序彼此连接，雌花序长 6~15cm。

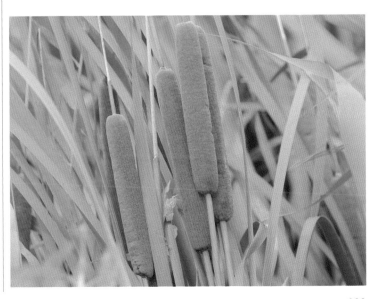

茜草

学名：*Rubia manjith*

别名：拉拉藤、四轮草、过山藤、拉拉蔓

科属：茜草科　茜草属

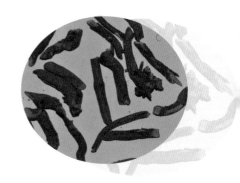

《本草纲目》时珍曰："茜草，十二月生苗，蔓延数尺。方茎中空有筋，外有细刺，数寸一节。每节五叶，叶如乌药叶而糙涩，面青背绿。止血，内崩下血，膀胱不足，跌蛊毒。久服益精气，轻身。"

成品饮片

来源

茜草的干燥根及根茎。

性味归经

性寒，味苦。归肝经。

功能主治

凉血止血、活血化瘀。用于血热吐血、鼻出血、崩漏、血滞经闭、痛经，关节痹痛、跌打损伤。

用法用量

用量 6~9g，内服煎汤，或入丸、散，止血宜用炒炭。

使用宜忌

脾胃虚寒及无瘀滞者慎服。

原植物

形态特征

多年生攀援草本。地下有数条或数十条根丛生。叶 4~8 片轮生，具长柄或短柄；叶片形状变化较大，呈卵形、三角状卵形、宽卵形至窄卵形。伞形花序腋生或顶生，常集成大而疏散的圆锥花序状；花小，黄白色。浆果近球形，橙红色。花期 7~8 月，果期 9 月。

产地分布

生于山地路旁、沟沿、灌丛及林缘。全国南北各地均有分布。

采收加工

春、秋两季均可采挖。除去茎苗，洗净，晒干。

快速识别

茜草为攀援草本，小枝上倒生小刺，叶 4~8 片轮生。伞形花序腋生或顶生，常集成大而疏散的圆锥状花序；花小，黄白色，直径约 4mm。浆果近球形，橙红色。

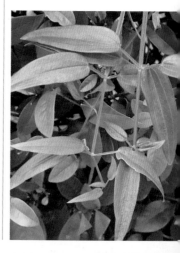

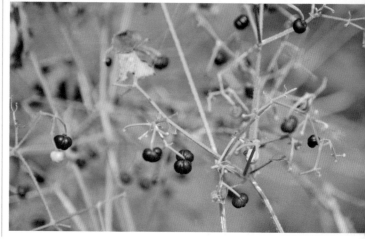

三七

学名：*Panax notoginseng*

别名：金不换、血参、人参三七、参三七、田七、滇三七、盘龙七

科属：五加科　人参属

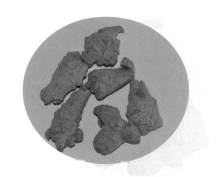

《本草纲目》时珍曰："彼人言其叶左三右四，故名三七，盖恐不然。或云本名山漆，谓其能合金疮，如漆粘物也，此说近之。金不换，贵重之称也。"《本草纲目拾遗》中记载："人参补气第一，三七补血第一，味同而功亦等，故称人参三七，为中药中之最珍贵者。"

成品饮片

来源

三七的干燥根茎。

性味归经

性温，味甘、微苦。归肝、胃经。

功能主治

散瘀止血、消肿定痛。用于咯血、吐血、衄血、便血、崩漏、外伤出血、胸腹刺痛、跌打肿痛。

用法用量

用量 3~9g；研粉吞服，一次 1~3g。外用适量。

使用宜忌

孕妇慎用。

原植物

形态特征

多年生草本，高达30~60cm。根茎短，具有老茎残留痕迹；根粗壮肉质，倒圆锥形或短圆柱形。茎直立，近于圆柱形。掌状复叶，3~4 枚轮生于茎端；叶柄细长，表面无毛。总花梗从茎端叶柄中央抽出，直立；伞形花序单独顶生。核果浆果状，近于肾形；嫩时绿色，熟时红色。花期 6~8 月，果期 8~10 月。

产地分布

生于山坡丛林下，分布于广西西南部、云南东南部，一般为栽培；江西、湖北及其他地区近年也有栽培。

采收加工

秋季花开前采挖。洗净，分开主根、支根及茎基，干燥。支根习称"筋条"，茎基习称"剪口"。

快速识别

三七是多年生草本，茎直立，高达 30~60cm。叶为掌状复叶，3~4 枚轮生于茎顶端，小叶片 3~7 枚。总花梗从茎端叶柄中央抽出，长 20~30cm；花序为伞形花序，顶生；花多数，黄绿色；花期 6~8 月。

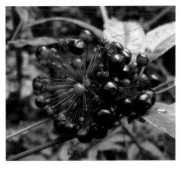

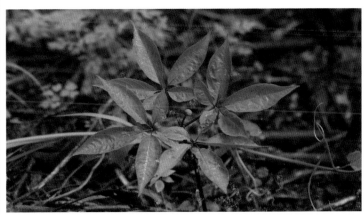

白及

学名： *Bletilla striata*

别名： 白根、地螺丝、白鸡儿、白鸡娃、连及草、羊角七

科属： 兰科　白及属

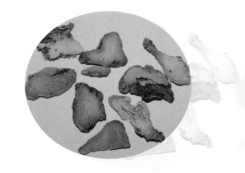

《本草纲目》载："其根白色，连及而生，故曰白芨。其味苦，而曰甘根，反言也……止惊邪血邪血痢，痫疾风痹，赤眼症结，温热疟疾，发背瘰，肠风痔，扑损，刀箭疮，汤火疮，生肌止痛（大明）。"《神农本草经》谓："主痈肿、恶创，败疽，伤阴，死肌，胃中邪气，赋风，鬼击，痱缓，不收。"

成品饮片

来源

白及的干燥块茎。

性味归经

性微寒，味苦、甘、涩。归肺、肝、胃经。

功能主治

收敛止血、消肿生肌。用于咳血吐血、外伤出血、疮疡肿毒、皮肤皲裂、肺结核咳血、溃疡病出血。

用法用量

用量6~15g，煎服；或3~6g，研粉吞服。

使用宜忌

外感及内热壅盛者禁服。不宜与川乌、制川乌、草乌、制草乌、附子同用。

原植物

形态特征

多年生草本，高30~70cm。块茎肥厚肉质，为连接的三角状卵形厚块，略扁平，黄白色；须根灰白色，纤细。叶3~5片，披针形或广披针形。总状花序顶生，花3~8朵；花淡紫红色或黄白色。蒴果圆柱形。花期4~5月，果期7~9月。

产地分布

生长于山野、山谷较潮湿处。分布于四川、贵州、云南等地。

采收加工

夏、秋二季采挖。除去须根，洗净，置沸水中煮或蒸至无白心，晒至半干，除去外皮，晒干。

快速识别

白及高30~70cm。叶3~5片，披针形或广披针形，长15~30cm，宽2~6cm。总状花序顶生，花3~8朵，疏生，淡紫红色或黄白色。蒴果圆柱形，长3.5cm，直径1cm，两端稍尖狭，具6纵肋。

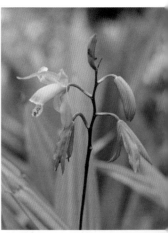

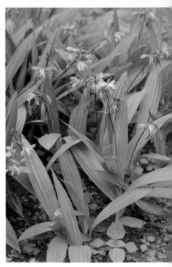

鸡冠花

学名：*Celosia cristata*

别名：鸡公花、鸡髻花、鸡冠头

科属：苋科 青葙属

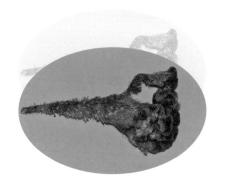

《本草纲目》时珍曰："以花状命名……主治痔漏下血，赤白下痢，崩中赤白带下，分赤白用。"

成品饮片

来源

鸡冠花的干燥花序。

性味归经

性凉，味甘、涩。归肝、大肠经。

功能主治

收敛止血、止带、止痢。用于吐血、崩漏、便血、痔血、赤白带下、久痢不止。

用法用量

煎服，用量6~12g。

使用宜忌

尚不明确。

2至数粒。花期7~9月，果期9~10月。

产地分布

我国南北各地区均有栽培，广布于温暖地区。

采收加工

秋季花盛开时采收，晒干。

快速识别

鸡冠花是一年生草本，茎直立。单叶互生，叶长椭圆形至卵状披针形。穗状花序多变异，生于茎的先端或分枝的末端，常呈鸡冠状，色有紫、红、淡红、黄或杂色；花密生，花期7~9月。

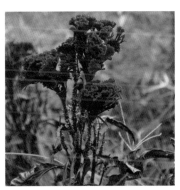

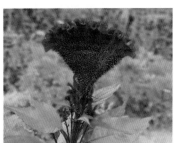

原 植 物

形态特征

一年生草本，高60~90cm，全体无毛。茎直立，粗壮。单叶互生，长椭圆形至卵状披针形。穗状花序多变异，生于茎的先端或分枝的末端，常呈鸡冠状，色有紫、红、淡红、黄或杂色。胞果成熟时横裂，内有黑色细小种子

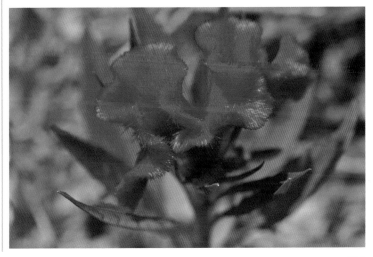

仙鹤草

学名：*Agrimonia pilosa* var. *japonica*
别名：龙芽草、脱力草、狼牙草、金顶龙牙、黄龙尾、毛脚茵
科属：蔷薇科　龙牙草属

《滇南本草》载："出滇南嵩明州邵甸里为最。味苦、涩，性微温。调治妇人月经或前，或后……治妇人赤带，带土黄色有涎，令人头目眩晕，体困，寒热往来腰痛，四肢酸软，小便淋沥，阴中痒痛，尿急腹胀，阴内或如虫蚀，或兼白浊。"

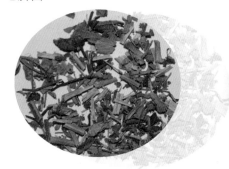

成品饮片

来源

龙牙草的地上全草。

性味归经

性平，味苦。归心、肝经。

功能主治

收敛止血、截疟、止痢、解毒、杀虫。用于咯血、吐血、尿血、便血、痢疾、脱力劳伤。外用治痈疖疔疮、阴痒带下。

用法用量

煎服，用量6~12g；外用适量，鲜品捣敷或煎浓汁冲洗。

使用宜忌

表证发热者慎服。

原　植　物

形态特征

多年生草本，高30~60cm。茎直立，全体被白色长柔毛，有时散生短柔毛，上部分枝。奇数羽状复叶互生。总状花序顶生和腋生，窄细；花瓣5，黄色，倒卵形。瘦果倒圆锥形，具宿存的萼裂片。花期7月，果期8~9月。

产地分布

生于荒地、山坡、路旁、草地。我国大部分地区均有分布。主产于浙江、江苏、湖北。

采收加工

夏、秋二季茎叶茂盛时采收。茎叶茂盛时采割地上部分，除去杂质，晒干。

快速识别

龙牙草是多年生草本，高30~60cm，茎直立，全体被白色长柔毛。奇数羽状复叶互生，有小叶5~7枚。总状花序顶生和腋生，窄细，长10~20cm，基部有2枚三叉形苞片；花萼筒状；花瓣5，黄色，先端微凹。瘦果倒圆锥形，具宿存的萼裂片。

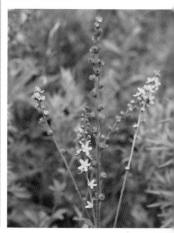

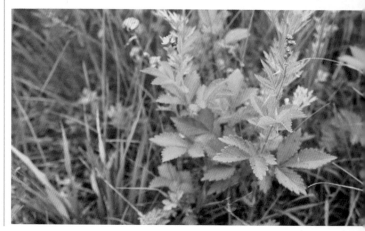

棕榈

学名： *Trachycarpus fortunei*

别名： 棕衣树、棕树、陈棕、棕板、棕骨、棕皮

科属： 棕榈科 棕榈属

《本草纲目》载："皮中毛缕如马之骏鬃……主金疮疥癣，生肌止血……止鼻衄吐血，破症，治肠风赤白痢，崩中带下，烧存性用治（大明）。"

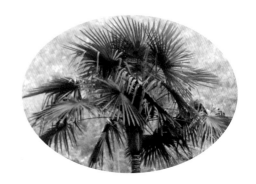

成品饮片

来源

棕榈的干燥叶柄。

性味归经

性平，味苦、涩。归肺、肝、大肠经。

功能主治

收涩止血。用于吐血、衄血、尿血、便血、崩漏下血。

用法用量

用量 3~9g，一般炮制后用。

使用宜忌

尚不明确。

原植物

形态特征

常绿乔木，高达15m。主干圆柱形，不分枝。叶簇生于干顶，圆扇形，革质。肉穗状花序短；花小，多数，淡黄色，单性，雌雄异株。核果球形或近肾形，直径7~9mm，具短柄，常有宿存的花被片。种子1，扁球形或肾形，暗灰色或淡黑色。花期4~5月，果期11~12月。

产地分布

栽培于村边、溪边、田边、丘陵地或山地。我国长江以南各地多有分布。

采收加工

采棕时割取旧叶柄下延部分及鞘片，除去纤维状的棕毛，晒干。

快速识别

棕榈属于常绿乔木，主干圆柱形，不分枝。叶簇生于干顶，圆扇形，革质，长约70cm；叶柄基部有抱茎的叶鞘，分裂为棕褐色纤维状毛（即棕衣）。肉穗状花序短，自叶丛中抽出，下部有多数大形鞘状苞；花小，多数，淡黄色。核果球形或近肾形，直径7~9mm。

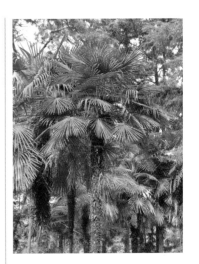

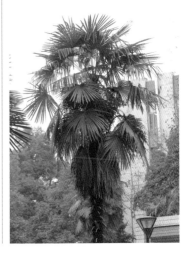

艾叶

学名: *Artemisia argyi*

别名: 艾、艾蒿、灸草、蕲艾、家艾、甜艾、艾蓬、狼尾蒿子、香艾、野莲头、阿及艾

科属: 菊科　蒿属

《本草纲目》载："艾可乂疾，久而弥善，故字从乂。陆佃《埤雅》云：《博物志》言削冰令圆，举而向日，以艾承其影则得火。医家用灸百病，故曰灸草……主衄血、下血，脓血痢，水煮及丸散任用（苏恭）。"《名医别录》云："灸百病。可作煎，止吐血下痢，下部䘌疮，妇人漏血，利阴气，生肌肉，辟风寒，使人有子。"

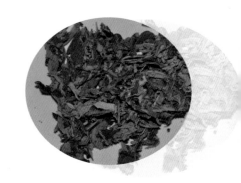

成品饮片

来源

艾的干燥叶。

性味归经

性温，味辛、苦。有小毒。归肝、脾、肾经。

功能主治

散寒止痛、温经止血。用于少腹冷痛、经寒不调、宫冷不孕、吐血、衄血、崩漏经多、妊娠下血；外治皮肤瘙痒。

用法用量

煎服，用量 3~9g。外用适量，供灸治或熏洗用。

使用宜忌

阴虚血热者及宿有失血病者慎用。

原 植 物

形态特征

多年生草本，高45~120cm。茎直立，圆形，质硬，基部木质化，被灰白色软毛。单叶互生，叶片卵状椭圆形，羽状深裂。花序总状，顶生。瘦果长圆形。花期 7~10 月，果期 9~11 月。

产地分布

生于荒地林缘，分布于全国大部分地区。

采收加工

夏季花未开时采摘。除去杂质，晒干。

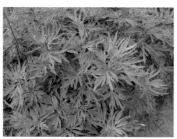

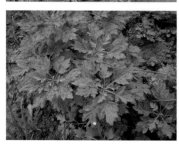

快速识别

艾蒿茎直立，被灰白色毛。单叶互生，基生叶叶片状椭圆形，羽状深裂，裂片圆状披针形；近茎顶端的叶片有时全缘完全不分裂，针形或线状披针形。花序状，顶生，由多数头状花集合而成；花冠筒状，红色，顶端 5 裂；花期 7~10 月。

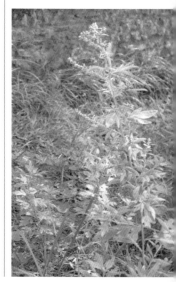

松花粉

学名： *Pinus massoniana*

别名： 松花、松黄

科属： 松科　松属

《本草纲目》载："花上黄粉，山人及时拂取，作汤点之甚佳。但不堪停久，故鲜用寄远……润心肺，益气，除风止血。亦可酿酒。"

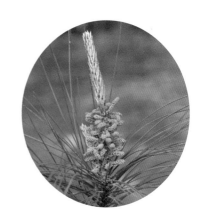

成品饮片

来源

马尾松的干燥花粉。

性味归经

性温，味甘。归肝、脾经。

功能主治

燥湿、收敛止血。用于湿疹、黄水疮、皮肤糜烂、脓水淋漓、外伤出血、尿布性皮炎。

用法用量

外用干掺或调敷。用量3~5g，调服或浸酒饮。

使用宜忌

多食发上焦热病者慎用。

原植物

形态特征

常绿乔木，高可达40m。树皮红棕色，成不规则长块状裂。小枝常轮生，红棕色，具宿存鳞片状叶枕，常翘起，较粗糙。雄球序椭圆形至卵形，开后延长成葇荑状，黄色。松球果卵状圆锥形，果鳞木质；鳞片盾菱形；鳞突较平坦，微具脊；鳞脐小而短，微凹或微凸。花期4~5月，果熟期翌年10月。

产地分布

生长于山地。分布在我国河南、安徽、江苏、浙江、福建、台湾、广东、广西、湖南、湖北、四川、贵州、云南、陕西等地。

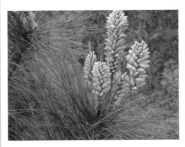

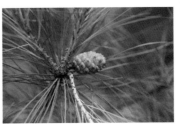

采收加工

春季花刚开时采收。采摘花穗，晒干，收集花粉，除去杂质。

快速识别

马尾松是常绿乔木，树皮红棕色，成不规则长块状裂。小枝常轮生，红棕色。叶针形，两针一束，细长而柔韧，长13~20cm。雌球序椭圆形。果鳞木质，鳞片盾菱形，鳞突较平坦。

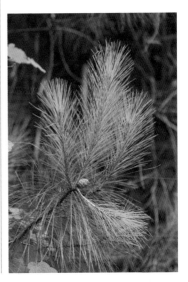

第十二章　化痰止咳药

白附子

学名： *Typhonium giganteum*

别名： 禹白附子、独角莲、独脚莲、牛奶白附、鸡心白附、疔毒豆、麻芋子、雷振子

科属： 天南星科　犁头尖属

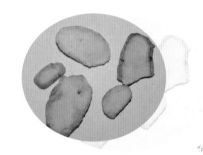

《本草纲目》时珍曰："白附子乃阳明经药，因与附子相似，故得此名，实非附子类也……治风痰。"《名医别录》云："主心痛血痹，面上百病，行药势。"

成品饮片

来源

独角莲的干燥块茎。

性味归经

性温，味辛。有毒。归胃、肝经。

功能主治

祛风痰、定惊搐、解毒散结止痛。用于中风痰壅、口眼歪斜、语言涩謇、痰厥头痛、偏正头痛、喉痹咽痛、破伤风；外治瘰疬痰核、毒蛇咬伤。

用法用量

一般炮制后用，用量 3~6g，水煎服；外用生品适量捣烂，敷膏或研末以酒调敷患处。

使用宜忌

孕妇慎用。生品内服宜慎。

至卵状椭圆形，外被暗褐色小鳞片。叶 1~7 片（与年限有关）；叶柄肥大肉质，下部常呈淡粉红色或紫色条斑，长达 40cm；叶片三角状卵形、戟状箭形或卵状宽椭圆形。花梗自块茎抽出，绿色间有红色斑块；佛焰苞紫红色，管部圆筒形或长圆状卵形；雄花金黄色，雌花棕红色。浆果熟时红色。花期 6~8 月，果期 7~10 月。

产地分布

生于阴湿的林下、山涧、水沟及庄稼地。分布于吉林、辽宁、江苏、湖北等地。

采收加工

秋季采挖，除去须根及外皮，晒干。

快速识别

独角莲的叶常 1~7 片，生长年限越长叶片数越多；叶柄肥大肉质，下部常呈淡粉红色或紫色条斑，长达 40cm；叶片三角状卵形、戟状箭形或卵状宽椭圆形，初发时向内卷曲呈角状，后即开展，先端渐尖。花梗自块茎抽出，佛焰苞紫红色，雄花金黄色，雌花棕红色。

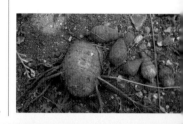

原植物

形态特征

多年生草本，植株常较高大。地下块茎芋芳状，卵形

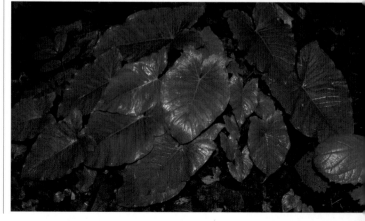

白前

学名： *Cynanchum glaucescens*

别名： 鹅管白前、竹叶白前

科属： 夹竹桃科　鹅绒藤属

《本草纲目》载："苗高尺许，其叶似柳，或似芫花，根长于细辛，白色，生洲渚沙碛之上，不生近道。俗名石蓝，又名嗽药……今用蔓生者味苦，非真也……能保定肺气，治嗽多用，以温药相佐使尤佳。"《名医别录》云："主胸胁逆气，咳嗽上气，呼吸欲绝。"

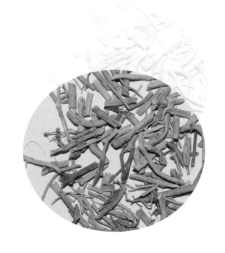

成品饮片

来源

芫花叶白前的干燥根茎及根。

性味归经

性微温，味辛、苦。归肺经。

功能主治

降气、消痰、止咳。用于肺气壅实、咳嗽痰多、胸满喘急。

用法用量

用量 3~9g，煎服；或入丸、散。

使用宜忌

阴虚火旺、肺肾气虚咳嗽者慎服。

原植物

形态特征

多年生草本，高 25~40cm。根茎匍匐，节上簇生多数须根。茎直立。幼枝被棕色毛茸，老枝往往残留一部分毛茸。叶对生，几无柄；叶片椭圆形。聚伞状花序腋生，花萼黄绿色。蓇葖果 1~2 个，狭长卵形，长约 4.5cm。种子多数，顶端具白色细茸毛。花期 8 月，果期 9~10 月。

产地分布

生长于溪滩、江边沙碛之上或山谷中阴湿处。分布在浙江、江苏、安徽、江西、湖南、湖北、广西、广东、贵州、云南、四川等地。

采收加工

秋季采挖。洗净，晒干。

快速识别

芫花叶白前高 25~40cm，茎直立。叶对生，叶片椭圆形。聚伞状花序腋生，花冠黄白色；副花冠 5，黄绿色，肉质瘤状；花期 8 月。蓇葖果 1~2 个，狭长卵形。

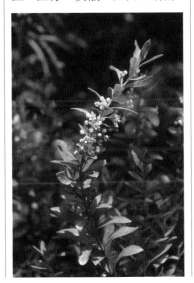

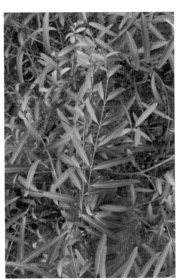

半夏

学名：*Pinellia ternata*

别名：三叶半夏、三步跳、麻芋子

科属：天南星科　半夏属

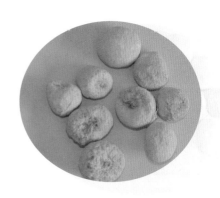

《本草纲目》时珍曰："五月半夏生。盖当夏之半也，故名。守田会意，水玉因形……消痰，下肺气，开胃健脾，止呕吐，去胸中痰满。"

《神农本草经》载："主伤寒，寒热，心下坚，下气，喉咽肿痛，头眩胸张，咳逆肠鸣，止汗。"

成品饮片

来源

半夏的干燥块茎。

性味归经

性温，味辛。有毒。归脾、胃、肺经。

功能主治

燥湿化痰、降逆止呕、消痞散结。用于痰多咳喘、痰饮、眩悸、内痰眩晕、痰厥头痛、呕吐反胃、胸脘痞闷、梅核气、瘿瘤、痰核；生用外治痈疽。

用法用量

一般炮制后用，用量3~9g；外用适量，磨汁涂或研末以酒调敷患处。

使用宜忌

阴虚燥咳、津伤口渴、血证及燥痰者禁服，孕妇慎服。不宜与乌头类药材同用。

原植物

形态特征

多年生草本，高15~30cm。块茎近球形。叶出自块茎顶端。肉穗花序顶生，花序梗常较叶柄长。浆果卵状椭圆形，绿色。花期6~7月，果期8~9月。

产地分布

野生于山坡、溪边阴湿的草丛中或林下。我国大部分地区有分布。全国大部分地区均产，主产于四川、湖北、安徽、江苏、河南，浙江等地。

采收加工

夏、秋二季采挖。洗净，除去外皮及须根，晒干。一般炮制后用。

快速识别

半夏高15~30cm，叶出自块茎顶端，叶柄长6~23cm；一年生的叶为单叶，卵状心形；2~3年后，叶为3小叶的复叶。肉穗花序顶生，花序梗常较叶柄长；佛焰苞绿色，长6~7cm；花期6~7月。

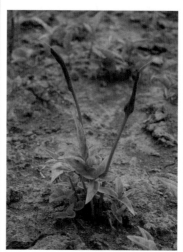

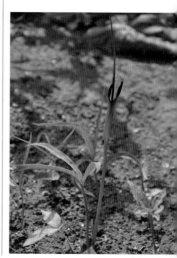

芥子

学名：*Brassica juncea*

别名：白芥子、黄芥子、芥菜子、青菜子

科属：十字花科　芸薹属

《本草纲目》时珍曰："芥者，界也。发汗散气，界我者也。……其气味辛烈，菜中之介然者，食之有刚介之象，故字从介……通肺豁痰，利膈开胃。"《名医别录》云："主归鼻，除肾经邪气，利九窍，明耳目，安中。久食温中。"

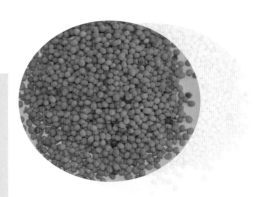

成品饮片

来源
芥的干燥成熟种子。

性味归经
性温，味辛。归肺经。

功能主治
温肺豁痰利气、散结通络止痛。用于寒痰喘咳，胸胁胀痛，痰滞经络，关节麻木、疼痛，痰湿流注，阴疽肿毒。

用法用量
用量3~9g，内服煎汤或捣汁；外用适量，研末调敷。

使用宜忌
肺虚久咳及阴虚火旺者禁服。

原植物

形态特征
一年生草本，高50~150cm。茎有分枝，无毛，有时具刺毛，常带粉霜。叶片宽卵形至倒卵形，基生叶叶柄有小裂片。总状花序花后延长；花瓣4，鲜黄色，窄椭圆形或窄楔形。种子近球形，直径1~1.8cm，鲜黄色至黄棕色，少数为暗红棕色，表面具网纹。花期4~5月，果期5~6月。

产地分布
全国各地皆产，以河南、安徽产量最大。

采收加工
夏末秋初果实成熟时采割植株，晒干，打下种子，除去杂质。

快速识别
芥是一年生草本，茎有分枝，常带粉霜。基生叶叶片宽卵形至倒卵形，不分裂或大头羽裂；上部叶窄披针形至条形，具不明显疏齿或全缘。总状花序花后延长，花淡黄色，花瓣4；雄蕊6，4长2短，花期4~5月。长角果条形，长3~5.5cm，具细喙。

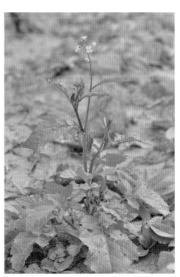

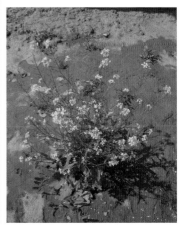

猫爪草

学名：*Ranunculus ternatus*
别名：三散草、黄花草
科属：毛茛科　毛茛属

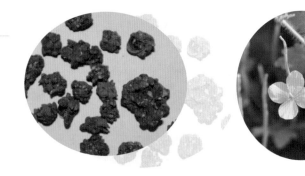

成品饮片

来源

小毛茛的干燥块根。

性味归经

性温，味甘、辛。归肝、肺经。

功能主治

散结、解毒、消肿。用于瘰疬结核、肺结核、疔疮疖肿、龋齿疼痛。

用法用量

用量 10~30g，水煎服，外用捣敷或研末撒。

使用宜忌

有小毒。

原植物

形态特征

多年生草本。块根数个，近纺锤形。茎细弱，高 5~17cm，疏生短柔毛，后渐无毛。基生叶丛生，有长柄。花单生于枝端，聚合果球形，瘦果卵形，表面淡棕色，平滑，有短而稍弯的果喙，花期 4~5 月，果期 5~6 月。

产地分布

生于田边、路旁、洼地及山坡草丛中。主产于河南，江苏、浙江、湖北等地亦产。

采收加工

春、秋季采挖。除去须根及泥沙，晒干。

快速识别

小毛茛属于多年生草本。块根数个，近纺锤形，顶端质硬，形似猫爪，故名猫爪草。其茎细弱，高 5~17cm。基生叶丛生，有长柄，三出复叶或 3 深裂。花单生于枝端，直径约 1.5cm；花瓣 5，也有 6~片，黄色。聚合果球形。

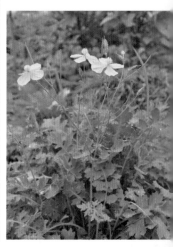

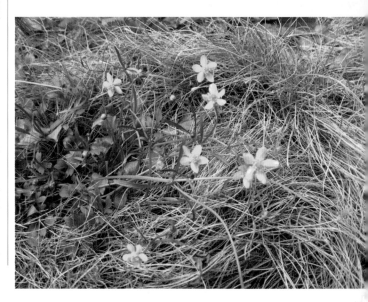

天南星

学名: *Arisaema erubescens*

别名: 南星、白南星、山苞米、蛇包谷、山棒子

科属: 天南星科 天南星属

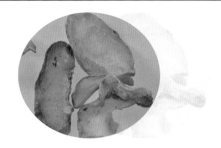

《本草纲目》载:"虎掌,其根四畔有圆牙,看如虎掌,故有此名。颂曰:天南星即本草虎掌也,小者名由跋。古方多用虎掌,不言天南星。南星近出唐人中风痰毒方中用之,乃后人采用,别立此名尔……补肝风虚,治痰功同半夏……治惊痫,口眼斜,喉痹,口舌疮糜,结核,解颅。"《神农本草经》谓:"主心痛,寒热,结气,积聚,伏梁,伤筋,痿,拘缓,利水道。"

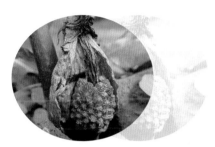

成品饮片

来源

天南星的干燥块茎。

性味归经

性温,味苦、辛。有毒。归肺、肝、脾经。

功能主治

燥湿化痰、祛风止痉、散结消肿。用于顽痰咳嗽,风痰眩晕,中风痰壅,口眼歪斜,半身不遂,癫痫,惊风,破伤风。生用外治痈肿,蛇虫咬伤。

用法用量

炮制后用,用量3~9g;外用生品适量,研末以醋或酒调敷患处。

使用宜忌

孕妇慎用,有毒,生品内服宜慎,阴虚燥咳、热极、血虚动风者禁服。

原植物

形态特征

多年生草本,高40~90cm。叶1片,叶片全裂成小叶片状,颇似掌状复叶。花雌雄异株,成肉穗花序,花药黑紫色,子房卵形,花柱短。浆果红色。花期5~6月,果期8月。

产地分布

生长于阴坡较阴湿的树林下。分布在河北、河南、广西、陕西、湖北、四川、贵州、云南、山西等地。

采收加工

秋、冬二季茎叶枯萎时采挖。除去须根及外皮,干燥。

快速识别

天南星块茎扁球形,直径2.5~5.5cm。叶1片,基生;叶柄肉质,圆柱形,下部成鞘;叶片全裂成小叶片状,似掌状复叶,裂片7~23片。花雌雄异株,成肉穗花序;佛焰苞绿色,偶为紫色,花期5~6月。浆果红色。

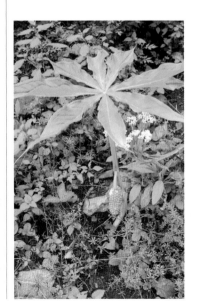

旋覆花

学名：*Inula japonica*

别名：六月菊、鼓子花、滴滴金、小黄花子、金钱花、驴儿菜、金佛花

科属：菊科　旋覆花属

《本草纲目》载："花绿繁茂，圆而覆下，故曰旋复。……诸名皆因花状而命也。"《神农本草经》谓："主结气，胁下满，惊悸，除水，去五脏间寒热，补中下气。一名金沸草。"

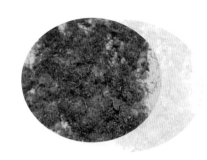

成品饮片

来源

旋覆花的干燥头状花序。

性味归经

性微温，味苦、辛、咸。归肺、脾、胃、大肠经。

功能主治

降气、消痰、行水、止呕。用于风寒咳嗽、痰饮蓄结、胸膈痞满、喘咳痰多、呕吐噫气、心下痞硬。

用法用量

煎服，用量 3~9g。

使用宜忌

阴虚劳嗽、风热燥咳者禁服。

疏散的伞房花序。瘦果圆柱形，长 1~1.2mm，有 10 条纵沟，被疏短毛。花期 6~10 月，果期 9~11 月。

产地分布

生于山坡、沟边、路旁湿地。分布于东北、华北、西北及浙江、江苏、四川、广东等地。

采收加工

夏季或秋季花开放时采摘头状花序。除去杂质，阴干或晒干。

快速识别

旋覆花是多年生草本，茎单生或簇生。基部叶花期枯萎；中部叶长圆形或长圆状披针形，长 4~13cm，宽 1.5~4.5cm。头状花序，径 3~4cm，多数或少数排列成疏

散的伞房花序，总苞半球形，舌状花黄色。

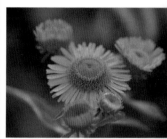

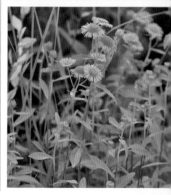

原植物

形态特征

多年生草本，高 30~80cm。基部叶花期枯萎，中部叶长圆形或长圆状披针形。头状花序，径 3~4cm，多数或少数排列成

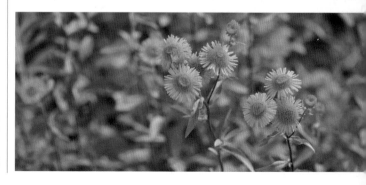

川贝母

学名: *Fritillaria cirrhosa*

别名: 贝母、川贝

科属: 百合科 贝母属

《本草纲目》载:"形似聚贝子,故名贝母……消痰,润心肺。末和沙糖丸含,止嗽。烧灰油调,敷人畜恶疮,敛疮口(大明)。"《神农本草经》载:"主伤寒烦热,淋沥邪气,疝瘕,喉痹,乳难,金创,风痉。一名空草。"

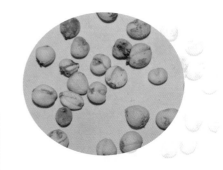

成品饮片

来源

卷叶贝母的干燥鳞茎。

性味归经

性微寒,味苦、甘。归肺、心经。

功能主治

清热润肺、化痰止咳。用于肺热燥咳、干咳少痰、阴虚劳嗽、咯痰带血。

用法用量

煎服,用量3~9g;研粉冲服,一次1~2g。

使用宜忌

不宜与乌头类药材同用。

原植物

形态特征

多年生草本,高15~55cm。片着生在茎上部1/3或1/5的部分,通常下端对生,上端3叶轮生,少为互生;叶片线形。花单生于茎顶,下垂,钟状;花被6片,菱状椭圆形,黄绿色,具紫色方块纹及脉纹。蒴果六角矩形。种子薄而扁平,半圆形,黄色。花期6月,果熟期8月。

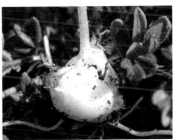

产地分布

生于高山草地或湿润的灌木丛中。分布在四川、西藏、云南、甘肃、青海等地。

采收加工

夏、秋二季或积雪融化时采挖。除去须根、粗皮及泥沙,晒干或低温干燥。

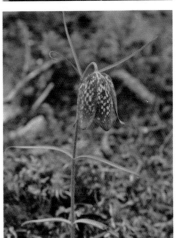

快速识别

卷叶贝母高15~55cm。鳞茎圆锥形或近球形,直径5~12mm。茎直立。叶片着生在茎上部1/3或1/5的部分,通常下端对生,上端3叶轮生;叶片线形,先端卷曲呈卷须状。花单生于茎顶,钟状;花被6片,黄绿色,具紫色方块纹及脉纹。蒴果六角矩形。

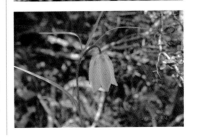

黄药子

学名： *Dioscorea bulbifera*

别名： 黄独、黄金山药、黄药根

科属： 薯蓣科　薯蓣属

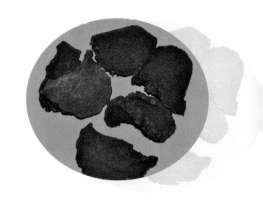

成品饮片

来源

黄独的干燥根茎。

性味归经

性平，味苦。归肝、心经。

功能主治

清热、凉血、解毒、消瘿。用于咽喉肿痛、痈肿疮毒、蛇虫咬伤、甲状腺肿。

用法用量

用量 3~6g，水煎服。外用捣敷或研末调敷患处。

使用宜忌

内服剂量不宜过大。脾胃虚弱及肝肾功能不全者慎服。

原植物

形态特征

多年生缠绕藤本。叶片阔卵状心形或卵状心形，全缘或微波状两面无毛；叶腋内有大小不等、紫褐色、球形或卵圆形珠芽，表面有斑点。雄花早生，密集；花被片 6，披针形，紫色。蒴果三棱状长圆形，反折下垂，两端圆，淡黄色。种子扁卵形，深褐色或栗褐色。花期 7~9 月，果期 8~11 月。

产地分布

生于河谷旁、山谷阴湿地、杂木林边缘或村边林荫下。分布于河南、陕西及我国华东、中南、华南和西南地区。

采收加工

秋季采挖块茎。除去茎叶，洗净，横切成厚 1~1.5cm 的片，晒干。

快速识别

黄独是多年生缠绕藤本，茎圆柱形。叶片阔卵状心形或卵状心形，先端渐尖，基部心形；叶腋内有大小不等、紫褐色、球形或卵圆形珠芽，雄花序穗状下垂，常数个簇生于叶腋；雌花序与雄花序相似，常 2 个至数个丛生于叶腋；花期 7~9 月。蒴果三棱状长圆形。

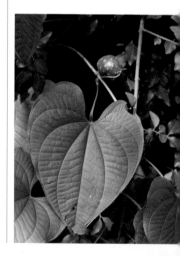

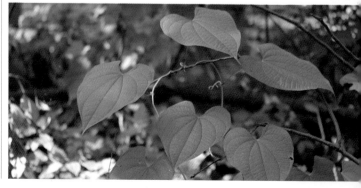

桔梗

学名： *Platycodon grandiflorum*

别名： 包袱花、铃铛花、僧帽花

科属： 桔梗科 桔梗属

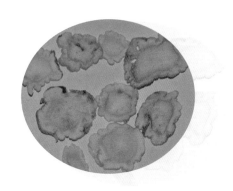

《本草纲目》载："此草之根结实而梗直，故名……主口舌生疮，赤目肿痛……治下痢，破血去积气，消积聚痰涎，去肺热气促嗽逆，除腹中冷痛，主中恶及小儿惊痫（甄权）。"《神农本草经》载："主胸胁痛如刀刺，腹满，肠鸣，幽幽惊恐悸气。"

成品饮片

来源

桔梗的干燥根。

性味归经

性平，味苦、辛。归肺经。

功能主治

宣肺、利咽、祛痰、排脓。用于咳嗽痰多、胸闷不畅、咽痛、音哑、肺痈吐脓、疮疡脓成不溃。

用法用量

煎服，用量3~9g。

使用宜忌

阴虚久咳及咳血者禁服；脾胃虚弱者慎服。内服过量可引起恶心呕吐。

原植物

形态特征

多年生草本，高40~90cm。植物体内有乳汁，全株光滑无毛。叶近于无柄，生于茎中；叶片卵状披针形。花单生于茎顶，或数朵成疏生的总状花序；花冠钟状，蓝紫色。蒴果倒卵形，熟时顶部5瓣裂。种子卵形，有3棱。花期7~9月，果期8~10月。

产地分布

生于山坡草丛中。我国大部分地区均有分布。主产于安徽、河南、湖北、辽宁、吉林、河北、内蒙古等地。

采收加工

春、秋二季采挖。洗净，除去须根，趁鲜剥去外皮或不去外皮，干燥。

快速识别

桔梗为多年生草本，植物体内有乳汁，茎直立。叶近无柄，生于茎中、下部的叶对生或3~4片轮生，茎上部的叶有时为互生。花单生于茎顶，径3~5cm，花冠钟状，蓝紫色；花期7~9月。

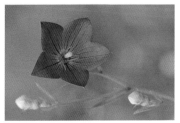

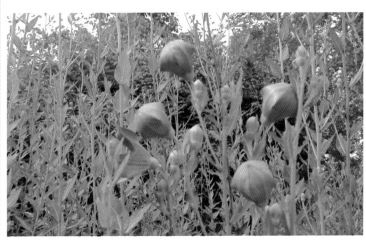

昆布

学名：*Laminaria japonica*
别名：纶布、海昆布
科属：海带科　海带属

《本草纲目》载："昆布生登、莱者，搓如绳索之状。出闽、浙者，大叶似菜……破积聚（思邈）……利水道，去面肿，治恶疮鼠。"《名医别录》云："主治十二种水肿，瘿瘤聚结气。"

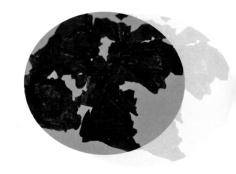

成品饮片

来源
海带的干燥叶状体。

性味归经
性寒，味咸。归肝、胃、肾经。

功能主治
软坚散结、消痰、利水。用于瘿瘤、瘰疬、睾丸肿痛、痰饮水肿。

用法用量
用量 6~12g。水煎服或入丸、散。

使用宜忌
脾胃虚寒蕴湿者忌服。

体两面产生孢子囊。

产地分布

生于较冷的海洋中，多附生于大干潮线以下 1~3m 深处的岩礁上。分布在山东，辽宁一带的沿海地区。目前已有人工养殖。

采收加工

夏、秋二季采集，晒干。

快速识别

海带是大型褐藻，植物体成熟时成带状，长可达 6m 以上，假根末端有吸着盘，其上为圆柱状的短柄，柄的上部为叶状体，带状、扁平。

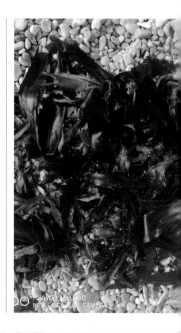

原植物

形态特征

多年生大型褐藻，植物体成熟时成带状，长可达 6m 以上。柄的上部为叶状体，叶状体幼时呈长卵状，后渐伸长成带状，扁平、坚厚，革质状，中部稍厚，两边较薄，有波状皱褶。生殖期在叶状

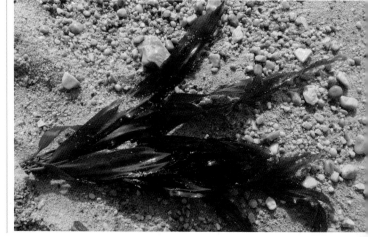

胖大海

学名： *Sterculia lychnophora*

别名： 大海、大海子、大洞果、大发

科属： 梧桐科　苹婆属

《本草纲目拾遗》载："出安南大洞山，产至阴之地，其性纯阴，故能治六经之火。土人名曰安南子，又名大洞果……治火闭痘，服之立起。并治一切热症劳伤，吐衄下血，消毒去暑，时行赤眼，风火牙痛，虫积下食，痔疮漏管，干咳无痰，骨蒸内热，三焦火症，诸疮皆效，功难尽述。"

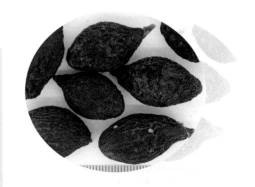

成品饮片

来源

胖大海的干燥成熟种子。

性味归经

性寒，味甘。归肺、大肠经。

功能主治

清热润肺、利咽解毒、润肠通便。用于肺热声哑、干咳无痰、咽喉干痛、热结便闭、头痛目赤。

用法用量

用量2~3枚，沸水泡服或煎服。

使用宜忌

脾胃虚寒忌服。

原植物

形态特征

落叶乔木，高30~40m。树皮粗糙而略具条纹。叶互生；叶片革质，卵形或椭圆状披针形，光滑无毛。花杂性同株，成顶生或腋生的圆锥花序。蓇葖果1~5个，着生于果梗，呈船形，在成熟之前裂开。种子梭形或倒卵形，深黑褐色，表面具皱纹；子叶大，半圆形，胚乳丰富。

产地分布

生于热带地区。分布在越南、印度、马来西亚、泰国、印度尼西亚的苏门答腊等地。我国广东湛江、海南、广东东兴、云南西双版纳已有引种。

采收加工

4~6月采收。由开裂的果实上采取成熟的种子，晒干。

快速识别

胖大海属于落叶乔木，高30~40m，树皮粗糙而略具条纹。叶互生，叶柄长5~15cm；叶片革质，卵形或椭圆状披针形，长10~20cm，宽6~14cm。花杂性同株，成顶生或腋生的圆锥花序，花瓣呈星状伸张。蓇葖果1~5个，长18~24cm，基部宽5~6cm，呈船形。

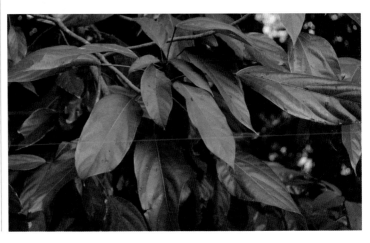

前胡

学名：*Peucedanum praeruptorum*

别名：野芹菜、岩风、南石防风，坡地石防风、鸡脚前胡、岩川芎、水前胡、云前胡、信前胡

科属：伞形科　前胡属

《本草纲目》时珍曰："前胡有数种，惟以苗高一二尺，色似斜蒿，叶如野菊而细瘦，嫩时可食。秋月开黪白花，类蛇床子花，其根皮黑肉白，有香气为真……大抵北地者为胜，故方书称北前胡云……清肺热，化痰热，散风邪。"《名医别录》云："主治痰满，胸胁中痞，心腹结气，风头痛，去痰实，下气。治伤寒热，推陈致新，明目，益精。"

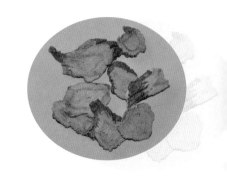

成品饮片

来源

白花前胡的干燥根。

性味归经

性微寒，味苦、辛。归肺经。

功能主治

散风清热、降气化痰。用于风热咳嗽痰多、痰热喘满、咯痰黄稠。

用法用量

用量 3~9g，煎服。

使用宜忌

半夏为之使，恶皂荚，畏藜芦。

原植物

形态特征

多年生草本，高 30~120cm。基生叶和下部叶纸质，圆形至宽卵形。复伞形花序，顶生或腋生，花瓣白色，广卵形或近于圆形。双悬果椭圆形或卵圆形，光滑无毛，背棱和中棱线状，侧棱有窄翅。花期 8~10 月，果期 10~11 月。

产地分布

野生于向阳山坡草丛中。分布在山东、陕西、安徽、江苏、浙江、福建、广西、江西、湖南、湖北、四川等地。

采收加工

冬季至次春茎叶枯萎或未抽花茎时采挖，除去须根，洗净，晒干或低温干燥。

快速识别

前胡高 30~120cm，根圆锥形，茎直立，上部分枝。二至三回三出式羽状分裂；部有宽鞘，抱茎。复伞形花顶生或腋生，总伞梗 7~18，花瓣白色。双悬果椭圆形或圆形。

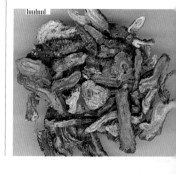

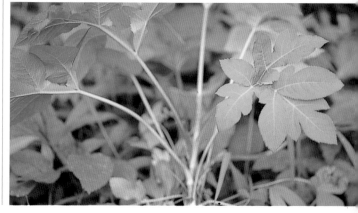

甜瓜子

学名： *Cucumis melo*

别名： 甘瓜子、甜瓜仁、甜瓜瓣

科属： 葫芦科 甜瓜属

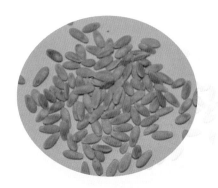

《本草纲目》时珍曰："瓜字篆文，象瓜在须蔓间之形。甜瓜之味甜于诸瓜，故独得甘、甜之称……清肺润肠，和中止渴。"《名医别录》云："主腹内结聚，破溃脓血，最为肠胃脾内壅要药。"

成品饮片

来源

甜瓜的干燥种子。

性味归经

性寒，味甘。归肺、胃、大肠经。

功能主治

清肺、润肠、散结、消瘀。主肺势咳嗽、口渴、大便燥结、肠痈。

用法用量

用量9~30g，水煎服，或研末。

使用宜忌

脾胃虚寒、腹泻者忌服。

原植物

形态特征

一年生匍匐或攀缘草本。茎、枝具黄褐色或白色的糙毛和突起。叶互生，叶片厚纸质，近圆形或肾形。花单性，雌雄同株。果实形状、颜色变异较大，一般为球形或长椭圆形；果皮平滑，有纵沟或斑纹；果肉白色、黄色或绿色。种子污白色或黄折色，卵形或长圆形。花、果期夏季。

产地分布

主产于山东、河北、陕西、河南、江苏等地。

采收加工

夏季果实成熟。收集种子，洗净晒干。

快速识别

甜瓜是一年生匍匐或攀援草本，卷须单一。叶互生，叶片厚纸质，近圆形或肾形，边缘不分裂或3~7浅裂。花单性，雌雄同株，雄花数朵簇生于叶腋，花冠黄色，长约2cm，裂片卵状长圆形，急尖；雄蕊3，花丝极短，药室折曲，药隔顶端引长；雌花单生。果实形状、颜色变异较大，一般为球形或长椭圆形，果肉白色、黄色或绿色。

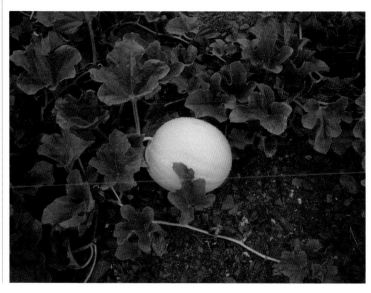

浙贝母

学名：*Fritillaria thunbergii*

别名：象贝、大贝、珠贝

科属：百合科　贝母属

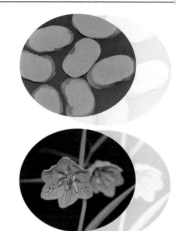

《本草纲目》载："弘景曰：形似聚贝子，故名贝母。大明曰：消痰，润心肺。末和沙糖丸含，止嗽。烧灰油调，敷人畜恶疮，敛疮口。"《神农本草经》载："主伤寒烦热，淋沥邪气，疝瘕，喉痹，乳难，金创，风痉。一名空草。

成品饮片

来源

浙贝母的干燥鳞茎。

性味归经

性寒，味苦。归肺、心经。

功能主治

清热散结、化痰止咳。用于风热犯肺、痰火咳嗽、肺痈、乳痈、瘰疬、疮毒。

用法用量

用量 4.5~9g，内服，或 1.5g 研末服。

使用宜忌

寒痰、湿痰及脾胃虚弱者慎服。不宜与乌头类药材同用。

原植物

形态特征

多年生草本，高50~80cm。茎单一，直立，圆柱形。叶无柄；茎下部的叶对生，罕互生，狭披针形至线形；中上部的叶常 3~5 片轮生，罕互生，叶片较短，先端卷须状。花单生于茎顶或叶腋。蒴果卵圆形，直径约 2.5cm，有 6 条较宽的纵翅，成熟时室背开裂。种子扁平，近半圆形，边缘具翅。花期 3~4 月，果期 4~5 月。

产地分布

生于山坡草丛、林下较阴处。分布于山东、江苏、安徽、浙江等地。

采收加工

初夏植株枯萎时采挖。洗净，大小分开，大者除去芯芽，习称"大贝"；小者不去芯芽，习称"珠贝"。分别撞擦，除去外皮，拌以煅过的贝壳粉，吸去擦出的浆汁，干燥；或取鳞茎，大小分开，洗净，除去芯芽，趁鲜切成厚片，洗净，干燥，习称"浙贝片"。

快速识别

浙贝母高 50~80cm，鳞茎半球形，有 2~3 片肉质的鳞片。茎单一，直立，圆柱形。叶无柄，茎下部的叶对生；中上部的叶常 3~5 片轮生，先端卷须状。花单生于茎顶或叶腋，花钟形，俯垂，淡黄色或黄绿色，内面有淡紫色方格状斑纹。蒴果卵圆形，有 6 条较宽的纵翅。

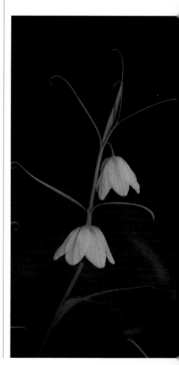

竹茹

学名： *Bambusa tuldoides*

别名： 竹皮、青竹茹、淡竹茹

科属： 禾本科　簕竹属

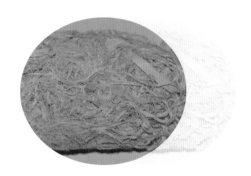

《本草纲目》载："竹字象形……植物之中，有名曰竹。不刚不柔，非草非木。小异实虚，大同节目……治伤寒劳复，小儿热痫，妇人胎动。"《名医别录》云："主呕，温气寒热，吐血崩中，溢筋。"

成品饮片

来源

青秆竹茎秆的间层。

性味归经

微寒性，味甘。归胃、胆、脾经。

功能主治

清热化痰、除烦止呕。用于痰热咳嗽、胆火挟痰、烦热呕吐、惊悸失眠、中风痰迷、舌强不语、胃热呕吐、妊娠恶阻、胎动不安。

用法用量

用量4.5~9g，煎服或熬膏服。

使用宜忌

寒痰咳喘、胃寒呕逆及脾虚泄泻者禁服。

原植物

形态特征

常绿乔木状。秆丛生，顶端稍下弯，幼时被白粉。秆环、箨环均被毡毛；秆箨长，短于节间，脱落性；箨鞘背面无毛。箨耳显著。箨叶呈狭三角形。枝簇生，主枝较粗长；小枝具3~4叶。叶片狭披针形，上面无毛，下面密生短柔毛。花枝每节有单生或簇生的假小穗，近圆柱形而微压扁，先端尖，淡绿色，小穗有小花5~8朵。

产地分布

多生于平地或丘陵，为常见栽培竹类。分布于广东、广西等华南地区。

采收加工

全年均可采收。取新鲜茎，除去外皮，将稍带绿色的中间层刮成丝条或削成薄片，捆扎成束，阴干。前者称"散竹茹"，后者称"齐竹茹"。

快速识别

青秆竹为常绿乔木状，秆丛生，被白粉，秆环、箨环均被毡毛。枝簇生，主枝较粗长，小枝具3~4叶。叶片狭披针形，上面无毛，下面密生短柔毛。花枝每节有单生或簇生的假小穗，近圆柱形而微压扁，先端尖，淡绿色，小穗有小花5~8朵。

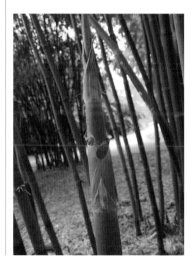
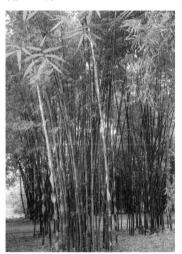

矮地茶

学名：*Ardisia japonica*

别名：平地木、老勿大、不出林、叶底珠

科属：报春花科　紫金牛属

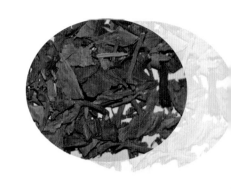

《本草纲目》载："生福州。叶如茶叶，上绿下紫。结实圆，红色如丹朱。根微紫色，八月采根，去心曝干，颇似巴戟……治时疾膈气，去风痰……解毒破血。"

成品饮片

来源

紫金牛的全株。

性味归经

性平，味辛、微苦。

功能主治

化痰止咳、利湿、活血。用于咳嗽、痰中带血、慢性支气管炎、湿热黄疸、跌扑损伤。

用法用量

煎服，用量15~20g。外用适量，鲜品捣敷。

使用宜忌

少数患者服用本品或有胃脘部不适等消化反应。

原植物

形态特征

常绿小灌木，高10~30cm。基部常匍匐状横生暗红色、纤细的不定根。叶互生，椭圆形或卵形，先端短尖，基部楔形，边缘有尖锯齿，两面疏生腺点，下面淡红色，中脉有毛；叶柄密被短腺毛。花序近伞形，腋生或顶生。核果球形，熟时红色，有黑色腺点，具宿存花柱和花萼。花期6~9月，果期8~12月。

产地分布

分布于福建、江西、湖南、四川、江苏、浙江、贵州、广西、云南等地。

采收加工

夏、秋季茎、叶茂盛时采挖，除去泥沙，干燥。

快速识别

紫金牛是常绿小灌木，高10~30cm。基部常匍匐状横生不定根。茎常单一，圆柱形，表面紫褐色。叶互生，常3~片集生茎端。花序近伞形，腋生或顶生；花冠5裂，白色。核果球形，熟时红色，有黑色腺点，具宿存花柱和花萼。

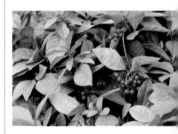

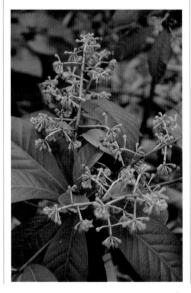

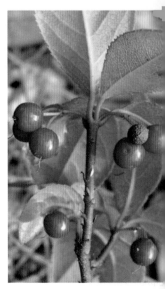

白果

学名： *Ginkgo biloba*

别名： 白果仁

科属： 银杏科　银杏属

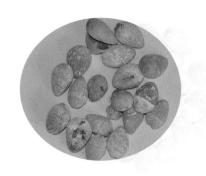

《本草纲目》时珍曰："原生江南，叶似鸭掌，因名鸭脚。宋初始入贡，改呼银杏，因其形似小杏而核色白也。今名白果。熟食，温肺益气，定喘嗽，缩小便，止白浊。生食，降痰，消毒杀虫。嚼浆，涂鼻面手足，去皱皴，及疥癣疳阴虱。"

成品饮片

来源

银杏的干燥成熟种子。

性味归经

性平，味甘、苦、涩。有毒。归肺经。

功能主治

敛肺定喘、止带浊、缩小便。用于痰多喘咳、带下白浊、遗尿尿频。

用法用量

煎服，用量4.5~9g。

使用宜忌

生食有毒，不可多用，小儿更应注意。

无毛。花单性，雌雄异株。种子核果状，倒卵形或椭圆形，长2.5~3cm，淡黄色；外种皮肉质，有臭气；胚乳丰富。花期4~5月，果期7~10月。

产地分布

我国华东、华北、华南地区等地均有种植。

采收加工

秋季种子成熟时采收。除去肉质外种皮，洗净，稍蒸或略煮后，烘干。

快速识别

银杏是落叶乔木，树干直立，枝有长枝与短枝。叶在长枝上螺旋状散生，在短枝上3~5（8）簇生；叶片扇形，淡绿色，有多数二叉状并列的细脉，前端浅波状，有时中央浅裂或深裂。雌雄异株，雄花呈下垂的短柔荑花序，雌花每2~3个聚生于短枝上。种子核果状，淡黄色。

原植物

形态特征

落叶乔木，高可达40m。干直立。树皮灰色，幼树树皮淡灰褐色，浅纵裂；老则灰色，深纵裂。叶在长枝上螺状散生；叶片扇形，淡绿色，

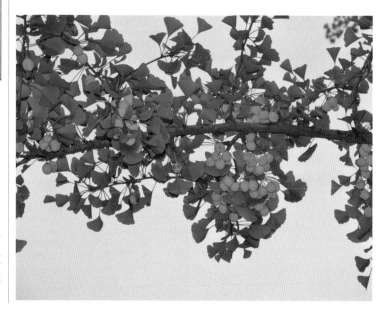

白屈菜

学名：*Chelidonium majus*

别名：山黄连、土黄连、牛金花、八步紧、断肠草

科属：罂粟科 白屈菜属

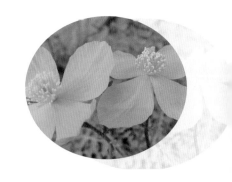

《救荒本草》载："生田野中，苗高一二尺，初作丛生，茎叶皆青白色，茎有毛刺，梢头分叉，上开四瓣黄花，叶颇似山芥菜叶，而花又极大，又似漏芦叶而色淡、味苦、微辣。"

成品饮片

来源

白屈菜的带花全草。

性味归经

性凉，味苦。有毒。归肺、心、肾经。

功能主治

镇痛、止咳、利尿、解毒。主胃痛、腹痛、肠炎、痢疾、慢性支气管炎、百日咳、咳嗽、黄疸、水肿、腹水、疥癣疮肿、蛇虫咬伤。

用法用量

煎服，用量3~6g。外用适量，捣汁涂或研粉调涂。

使用宜忌

尚不明确。

原植物

形态特征

多年生草本，高30~100cm。主根圆锥状，土黄色。茎直立，多分枝，有白粉，疏生白色细长柔毛，断之有黄色乳汁。叶互生，茎生叶与基生叶形相同。花数朵，近伞状排列。蒴果条状圆柱形，长达3.5cm。种子多数，卵形，细小，黑褐色。花期5~7月，果期6~8月。

产地分布

生于山坡或山谷林边草地。分布在东北、内蒙古、河北、河南、山东、山西、江苏、江西、浙江等地。

采收加工

花盛期采收。割取地上部，晒干或鲜用。

快速识别

白屈菜茎直立，多分枝，茎折断后有黄色乳汁。叶互生，一至二回单数羽状全裂，全裂片2~5对，不规则深裂。花数朵近伞状排列；萼片2，早落；花瓣4，黄色；雄蕊多数花期5~7月。蒴果条状圆柱形长达3.5cm。

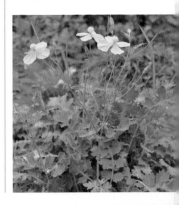

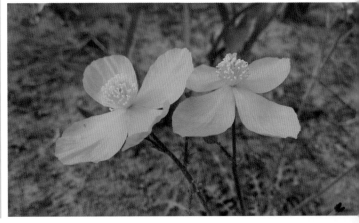

百部

学名：*Stemona sessilifolia*
别名：百条根、百部草、闹虱药、药虱药
科属：百部科　百部属

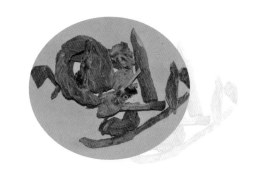

《本草纲目》时珍曰："其根多者百十连属，如部伍然，故以名之……百部亦天门冬之类，故皆治肺病杀虫。但百部气温而不寒，寒嗽宜之。"《名医别录》云："主治咳嗽上气。"

成品饮片

来源

直立百部的干燥块根。

性味归经

性微温，味甘、苦。有小毒。归肺经。

功能主治

润肺下气，止咳、杀虫。用于新旧咳嗽、肺痨咳嗽、百日咳；外用于头虱、体虱、蛲虫病、阴痒。蜜百部润肺止咳，用于阴虚劳嗽。

用法用量

用量3~9g，生用或蜜炙用。外用适量，水煎或酒浸。

使用宜忌

脾胃虚弱者慎服。

原植物

形态特征

多年生草本，全体平滑无毛。根肉质，通常作纺锤形。叶通常4片轮生；卵形或卵状披针形。花梗丝状；花被4片，淡绿色，卵状披针形至卵形；雄蕊4，紫色；子房卵形，甚小，无花柱。蒴果广卵形而扁；内有长椭圆形的种子数粒。花期5月，果期7月。

产地分布

生长于山地林下或竹林下。分布在山东、河南、安徽、江苏、浙江、福建、江西等地。

采收加工

春、秋二季采挖。除去须根，洗净，置沸水中略烫或蒸至无白心，取出，晒干。

快速识别

百部为多年生草本，全体平滑无毛，茎上部蔓状生长。叶通常4片轮生，卵形或卵状披针形。每个花梗通常单生1花；花被4片，淡绿色；花期5月。

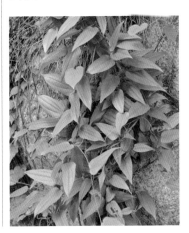

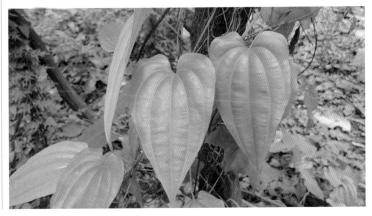

暴马子皮

学名：*Syringa reticulata* var. *mandshurica*

别名：白丁香

科属：木犀科　丁香属

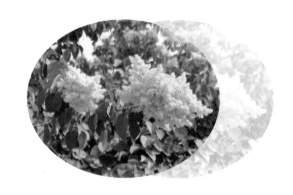

成品饮片

来源

暴马丁香的树皮。

性味归经

性微温，味苦、辛；归肺经。

功能主治

宣肺化痰、止咳平喘、利水。主慢性支气管炎、哮喘、心脏性浮肿。

用法用量

用量 15~30g，煎服或入丸、散。

使用宜忌

暂无。

原植物

形态特征

落叶小乔木。树皮紫灰褐色，具细裂纹。单叶对生；叶片厚纸质，宽卵形、卵形至椭圆状卵形，或为长圆状披针形。圆锥花序由一至多对着生于同一枝条上的侧芽抽生，呈辐状，花冠白色；花丝细长，雄蕊几乎为花冠裂片的 2 倍长，花药黄色。蒴果长椭圆形，长 1.5~2cm。花期 6~7 月，果期 8~10 月。

产地分布

生于海拔 100~1200m 的山坡灌丛、林缘或针阔叶混交林中，也有栽培。分布于黑龙江、吉林、辽宁、内蒙古、河北、陕西、宁夏、甘肃等地。

采收加工

全年均可采。鲜用或晒干。

快速识别

暴马丁香为落叶小乔木。树皮紫灰褐色，具细裂纹。单叶对生；叶片厚纸质，宽卵形、卵形至椭圆状卵形，或为长圆状披针形。圆锥花序由一至多对着生于同一枝条上的侧芽抽生，呈辐状，花冠白色，花期 6~7 月。蒴果长椭圆形，长 1.5~2cm。

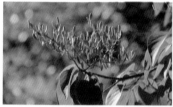

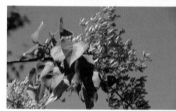

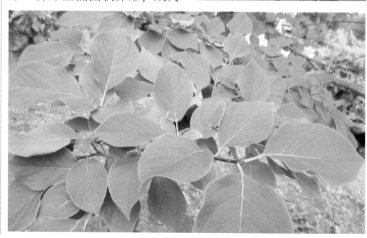

瓜子金

学名： *Polygala japonica*

别名： 辰砂草、金锁匙、瓜子草、挂米草、竹叶地丁、金牛草

科属： 远志科 远志属

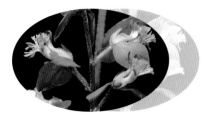

《本草纲目》载："蔡州出瓜子金……瓜子金大如瓜子……镇精神，坚骨髓，通利五脏邪气。"

成品饮片

来源

瓜子金的全草或根。

性味归经

性微温，微辛。归肺、胃、心经。

功能主治

活血散瘀、祛痰镇咳、解毒止痛。用于咽炎、扁桃体炎、口腔炎、咳嗽、小儿肺炎、小儿疳积、泌尿系结石、乳腺炎、骨髓炎；外用治毒蛇咬伤、疔疮疖肿。

用法用量

煎服或浸酒，用量6~15g，鲜品30~60g。外用适量，捣敷或研末调敷。

使用宜忌

尚不明确。

原植物

形态特征

多年生草本。叶互生，卵形至卵状披针形，先端短尖，全缘；叶柄短。总状花序腋生；雄蕊8；雌蕊1，子房倒卵形而扁。蒴果广卵形而扁，直径约5mm，先端凹，具膜状宽翅，表面平滑无毛，萼片宿存。种子卵形而扁。花期4~5月，果期5~6月。

产地分布

生长于山坡或荒野。分布在东北、华北、西南、华东、中南及陕西。

采收加工

夏、秋间采收。洗净晒干。

快速识别

瓜子金是多年生草本，高约15cm。叶互生，卵形至卵状披针形，长10~20mm，宽5~10mm。总状花序腋生；花瓣3，紫白色，下部愈合，背面近顶端处有流苏状附属物。

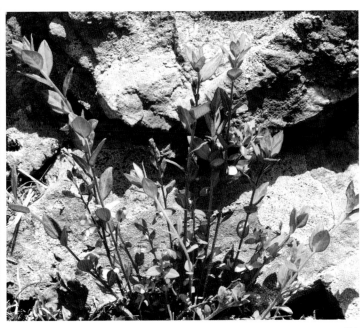

胡颓子叶

学名：*Elaeagnus pungens*

别名：蒲颓叶

科属：胡颓子科　胡颓子属

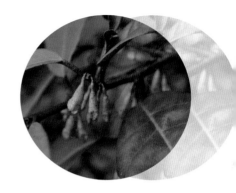

《本草纲目》载："胡颓子生平林间，树高丈余，冬不凋，叶阴白，小儿食之当果……叶治肺虚短气喘咳剧者，取叶焙研，米饮服二钱。"

成品饮片

来源

胡颓子的叶。

性味归经

性微温，味酸。归肺经。

功能主治

止咳平喘、止血、解毒。主肺虚咳嗽、气喘、咳血、吐血、外伤出血、痈疽、痔疮肿痛。

用法用量

煎服，用量9~15g；外用适量，捣敷或研末调敷。

使用宜忌

尚不明确。

原植物

形态特征

常绿直立灌木。茎具刺，深褐色。小枝密被锈色鳞片；老枝鳞片脱落后显黑色，具光泽。叶互生；叶片革质，椭圆形或阔椭圆形。花白色或银白

色，花被筒圆形或漏斗形；雄蕊4，花丝极短；子房上位，花柱直立，无毛。果实椭圆形，幼时被褐色鳞片，成熟时红色。果核内面具白色丝状绵毛。花期9~12月，果期翌年4~6月。

产地分布

生于海拔1000m以下的向阳山坡或路旁。分布于江苏、安徽、浙江、江西、福建、湖北、湖南、广东、广西、四川、贵州等地。

采收加工

全年均可采收。鲜用或晒干

快速识别

胡颓子是常绿直立灌木。茎具刺，刺长20~40mm。小枝密被锈色鳞片。叶互生；叶片革质，椭圆形或阔椭圆形，长5~10cm，宽1.8~5cm，上面绿色，下面银白色。花白色或银白色，1~3朵生于叶腋；花被筒圆形或漏斗形，长5~7mm，先端4裂。果实椭圆形，长12~14mm，成熟时红色。

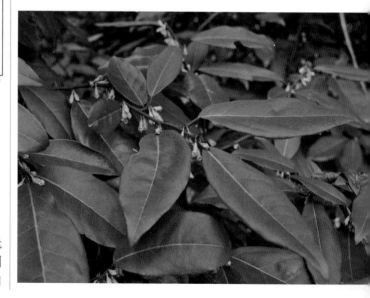

华山参

学名：*Physochlaina infundibularis*

别名：热参、白毛参、秦参

科属：茄科 泡囊草属

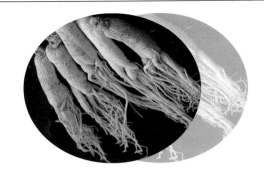

成品饮片

来源

漏斗泡囊草的干燥根。

性味归经

性热，味甘、微苦。有毒。

功能主治

平喘止咳、安神镇惊。用于寒痰喘咳、心悸失眠易惊。

用法用量

用量 0.1~0.2g，水煎服。

使用宜忌

不宜多服，以免中毒。青光眼患者禁用。孕妇及前列腺重度肥大者慎用。

原植物

形态特征

多年生草本，高 20~60cm。根粗壮，肉质，锥状圆柱形。茎直立，被毛，常数茎丛生。叶互生，卵形、宽卵形或三角状宽卵形，长 3~7cm，基部楔形下延，有时近截形或浅心形，全缘或微波状；叶柄长 5~6cm。伞房花序顶生或腋生；花梗长达 7cm，密生白色毛茸；花萼钟形，裂片 5，长椭圆形或长三角形，边缘及外面具白色毛茸，在果期膨大成球状的囊；花冠黄绿色，或边缘呈黄绿色，边缘以下呈紫褐色，裂片 5，广卵形至三角形，花冠外面及边缘具毛茸；雄蕊 5，着生于花冠管内下方；子房 2 室，花柱丝状。蒴果盖裂，包于囊状宿萼内。种子肾形。花期 3~5 月，果期 5~6 月。

产地分布

生于山坡、沟谷或草地。分布在陕西、山西、河南等地。

采收加工

春季采挖。除去须根，洗净、晒干。

快速识别

华山参高 20~60cm。茎直立，常数茎丛生。叶互生，长 3~7cm。伞房花序顶生或腋生；花梗长达 7cm，密生白色毛茸；花萼在果期膨大成球状的囊；花冠黄绿色，边缘以下呈紫褐色。

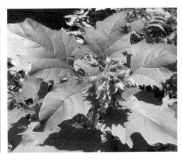

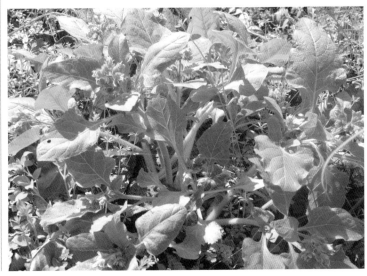

苦杏仁

学名： *Armeniaca vulgaris*

别名： 杏仁、杏核仁、杏子

科属： 蔷薇科　杏属

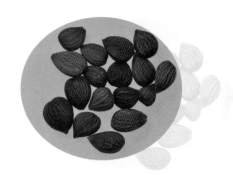

《本草纲目》载："杏字篆文象子在木枝之形……治风寒肺病药中，亦有连皮尖用者，取其发散也。"《神农本草经》谓："主咳逆上气，雷鸣，喉痹下气，产乳，金创，寒心，贲豚。"

成品饮片

来源

杏的干燥种仁。

性味归经

性微温，味苦。有小毒。入肺、大肠经。

功能主治

降气止咳平喘、润肠通便。用于咳嗽气喘、胸满痰多、血虚津枯、肠燥便秘。

用法用量

用量 4.5~9g，水煎服，生品入煎剂宜后下。

使用宜忌

内服不宜过量，以免中毒。

原植物

形态特征

落叶乔木，高达 6m。树皮暗红棕色，有不整齐纵裂纹，幼枝光滑。叶互生，广卵形或卵圆形，长 5~13cm，宽 3.5~6.0cm，先端短尖或渐尖基部圆形，边缘具细锯齿或不明显的重锯齿；叶柄多带红色，有 2 腺体。花单生，先叶开放，几无花梗；萼片 5，花后反折；花瓣 5，白色或粉红色；雄蕊多数；心皮 1，有短柔毛。核果近圆形，直径约 3cm，橙黄色；核坚硬，扁心形，沿腹缝有沟。花期 3~4 月，果期 7~8 月。

产地分布

多栽培于村旁或路边。分布于我国东北、华北、西北及山东、江苏、河南等省。

采收加工

夏季采收。除去果肉及核壳，取种子，晒干。

快速识别

杏树为落叶乔木，树皮暗红棕色，有不整齐纵裂纹。叶互生，广卵形或卵圆形，长 5~13cm，宽 3.5~6.0cm，边缘具细锯齿或不明显的重锯齿。花单生，先叶开放；花瓣 5，白色或粉红色。核果近圆形，直径约 3cm，橙黄色；核坚硬扁心形，沿腹缝有沟。

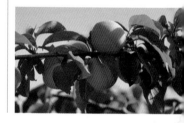

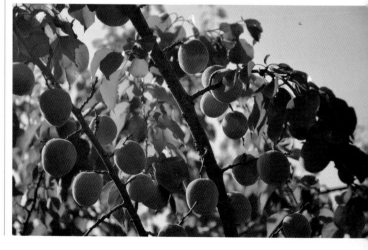

款冬花

学名：*Tussilago farfara*

别名：冬花

科属：菊科　款冬属

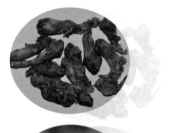

《本草纲目》时珍曰："洛水至岁末凝厉时，款冬生于草冰之中，则颗冻之，名以此而得。后人讹为款冬，乃款冻尔。款者至也，至冬而花也。"《神农本草经》载："主咳逆上气善喘，喉痹，诸惊痫，寒热邪气。"

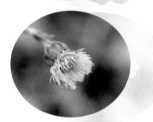

成品饮片

来源

款冬的干燥花蕾。

性味归经

性温，味辛、微苦。归肺经。

功能主治

润肺下气、止咳化痰。用于新久咳嗽、喘咳痰多、劳嗽咳血。

用法用量

煎服，用量 5~9g。

使用宜忌

肺火盛者慎服。

筒状花两性，先端 5 裂，瘦果长椭圆形，具纵棱，冠毛淡黄色。花期 3~4 月，果期 5 月。

产地分布

野生于河边、沙地。分布在河北、河南、湖北、四川、山西、陕西、甘肃、内蒙古、新疆、青海、西藏等地。

采收加工

11 月或地冻前当花尚未出土时采挖。除去花梗及泥沙，阴干。

快速识别

款冬为多年生草本，高 10~25cm。基生叶广心脏形或卵形，长 7~15cm，宽 8~10cm，上面暗绿色，下面密生白色毛。花茎长 5~10cm。头状花序顶生，舌状花鲜黄色，花期 3~4 月。

原植物

形态特征

多年生草本，高 10~25cm。根茎褐色，横生地下。基生叶广心脏形或卵形，长 7~15cm，宽 8~10cm，花茎长 5~10cm，具毛茸，小叶10 余片，互生，叶片长椭圆形至三角形。头状花序顶生；舌状花在周围一轮，鲜黄色，

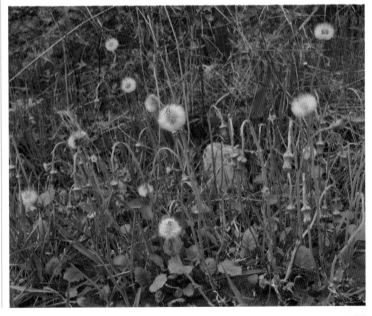

罗汉果

学名：*Momordica grosvenori*

别名：拉汗果、假苦瓜、光果木鳖、金不换、罗汉表、裸龟巴

科属：葫芦科　苦瓜属

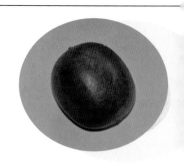

成品饮片

来源

罗汉果的干燥果实。

性味归经

性凉，味甘。归肺、大肠经。

功能主治

清热润肺、滑肠通便。用于肺火燥咳、咽痛失音、肠燥便秘。

用法用量

用量 9~15g，煎服。

使用宜忌

脾胃虚寒者忌服。

原植物

形态特征

多年生攀援藤本。茎暗紫色，具纵棱，嫩茎被白色柔毛和红色腺毛。叶互生，卵形或长卵形；先端急尖或渐尖，基部心形，卷须侧生，先端二叉。花单性，雌雄异株；花序柄、花柄、萼片、花瓣均被柔毛及腺毛；雄花腋生，5~7 朵排列成总状；花瓣 5，淡黄色，微带红色；雌花单生于叶腋，萼管先端 5 裂；花瓣 5。瓠果圆形、长圆形或倒卵形，幼时深棕红色，成熟时青色，被茸毛。花期 6~8 月，果期 8~10 月。

产地分布

常生长于海拔 400~1400m 以上的山坡林下及河边湿地、草丛。分布于江西、湖南、广东、广西、贵州等地，广西部分地区已将罗汉果作为重要的经济作物栽培。

采收加工

秋季果实由嫩绿变深绿色时采收。晾数天后，低温干燥。

快速识别

罗汉果是多年生攀援藤本，茎暗紫色，具纵棱。叶互生，卵形或长卵形，长 11~16cm，宽 10~13cm；卷须侧生，先端二叉。花雌雄异株，雄花腋生，5~7 朵排列成总状，花瓣 5，淡黄色；雌花单生于叶腋。瓠果圆形、长圆形或倒卵形，幼时深棕红色，成熟时青色。

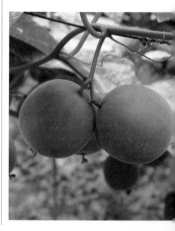

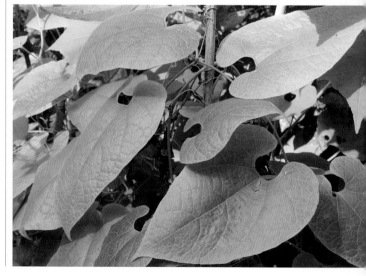

马兜铃

学名： *Aristolochia contorta*

别名： 水马香果、臭拉秧子、独行根

科属： 马兜铃科　马兜铃属

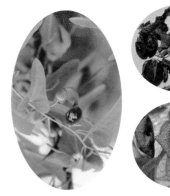
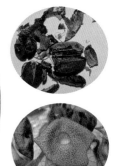

《本草纲目》载："蔓生附木而上，叶脱时其实尚垂，状如马项之铃，故得名也……主肺热咳嗽，痰结喘促，血痔疮……治肺气上急，坐息不得，咳逆连连不止。"

成品饮片

来源

北马兜铃的干燥成熟果实。

性味归经

性微寒，味苦。归肺、大肠经。

功能主治

清肺降气、止咳平喘、清肠消痔。用于肺热喘咳、痰中带血、肠热痔血、痔疮肿痛。

用法用量

用量 3~9g，煎服。

使用宜忌

虚寒咳喘及脾弱便泄者慎服。

原植物

形态特征

多年生缠绕或匍匐状细弱草本。茎草质，绿色，长达 1m 或更长。叶互生；叶柄丝状，长 1.5~2cm；叶片三角状阔卵形，全缘，叶面绿色，背面淡绿色，基出脉 5~7 条，较明显。花 3~10 朵，簇生于叶腋间；花被暗紫色。蒴果倒广卵形或椭圆状倒卵形，长 3~4cm，直径 2~3cm，初期绿色，成熟时黄绿色，沿室间开裂为 6 瓣，果柄上裂成 5~6 条丝状。种子扁平，三角状，边缘具白色膜质的宽翅。花期 7~8 月，果期 9 月。

产地分布

生于山沟、溪边或林缘的灌木丛间。分布亿吉林、黑龙江、辽宁、河北、河南、内蒙古、山西、陕西、甘肃、山东等地。

采收加工

秋季果实由绿变黄时采收，干燥。

快速识别

北马兜铃是多年生缠绕或匍匐状细弱草本，叶互生，叶片三角状阔卵形，长 2.5~7cm，宽 2.5~7.5cm，基出脉 5~7 条。花 3~10 朵簇生于叶腋间；花被暗紫色，长 1.5~3.5cm，略弯斜，两侧对称，上部呈斜喇叭状，先端渐尖，中部呈管状，下部包住花柱，膨大成球形。

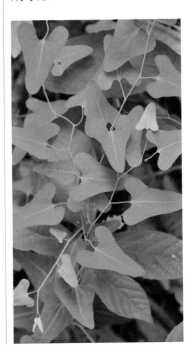

满山红

学名： *Rhododendron dauricum*

别名： 东北满山红、迎山红、靠山红、山崩子

科属： 杜鹃花科　杜鹃属

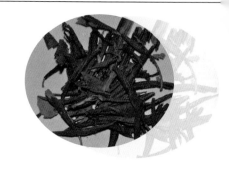

成品饮片

来源
兴安杜鹃的干燥叶。

性味归经
性温，味辛、苦。归肺、脾经。

功能主治
止咳、祛痰。用于急、慢性支气管炎，咳嗽。

用法用量
煎服，用量 25~50g；或用 40% 乙醇浸服，用量 6~12g。

使用宜忌
尚不明确。

色，散生白色腺鳞，下面淡绿色，有腺鳞。花 1~4 朵生于枝顶，先叶开放，紫红色；萼片小，有毛；花冠漏斗状；雄蕊 10，花丝基部有柔毛；子房壁上有白色腺鳞，花柱比花瓣长，宿存。蒴果长圆形，由顶端开裂。花期 5~6 月，果期 7~8 月。

产地分布
生于山脊、山坡及林内酸性土壤上。分布在东北及内蒙古等地。

采收加工
夏、秋二季采收。阴干，根随时可采，鲜用或切片晒干。

快速识别
兴安杜鹃是多年生常绿灌木，多分枝。叶互生，多集生

于枝顶；近革质；卵状长圆形或长圆形，长 1~5cm，宽 1~1.5cm，冬季卷成长筒状。花 1~4 朵生于枝顶，先叶开放，紫红色，花冠漏斗状，花柱比花瓣长，花期 5~6 月。

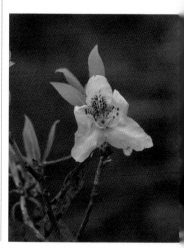

原 植 物

形态特征
多年生常绿灌木，高 1~2m。多分枝，质脆；小枝细而弯曲，暗灰色；幼枝褐色，有毛。叶互生，多集生于枝顶；近革质；卵状长圆形或长圆形，长 1~5cm，宽 1~1.5cm，冬季卷成长筒状，揉后有香气，先端钝，或因中脉突出成硬尖，基部楔形，全缘，上面深绿

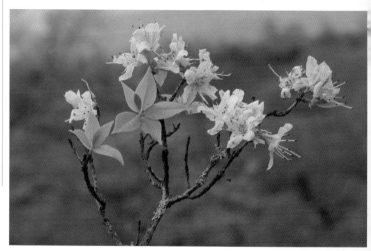

葶苈子

学名： *Descuminia sophia*

别名： 婆婆蒿、黄蒿、密密蒿、米米蒿、麦蒿、米蒿

科属： 十字花科 播娘蒿属

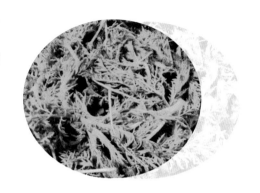

原植物

形态特征

一年或二年生草本，高20~80cm，全株呈灰白色。茎直立，上部分枝，具纵棱槽，密被分枝状短柔毛。叶轮廓为矩圆形或矩圆状披针形，长3~7cm，宽1~2（4）cm，二至三回羽状全裂或深裂，最终裂片条形或条状矩圆形，长2~5mm，宽1~1.5mm，先端钝，全缘，两面被分枝短柔毛；茎下部叶有柄，向上叶柄逐渐缩短或近于无柄。总状花序顶生，具多数花；具花梗；萼片4，条状矩圆形，先端钝，边缘膜质，背面具分枝细柔毛；花瓣4，黄色，匙形，与萼片近等长；雄蕊比花瓣长。长角果狭条形，长2~3cm，宽约1mm，淡黄绿色，无毛。种子1行，黄棕色，矩圆形，长约1mm，宽约0.5mm，稍扁，表面有细纹，潮湿后有胶黏物质。花果期6~9月。

产地分布

生于山地草甸、沟谷、村旁、田边。我国东北、华北、华东、西北、西南有分布。

采收加工

夏季果实成熟时采收植株。晒干，打下种子，簸去杂质，晒干备用。

快速识别

播娘蒿是一年或二年生草本，高20~80cm，茎直立，上部分枝。叶二至三回羽状全裂或深裂，最终裂片条形或条状矩圆形。总状花序顶生，具多数花；花瓣4，黄色。长角果狭条形，长2~3cm，宽约1mm。

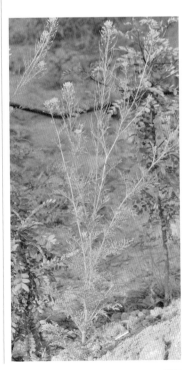

枇杷叶

学名： *Eriobotrya japonica*

别名： 卢橘、巴叶、枇杷、蜜枇杷叶、炙枇杷叶、芦桔叶

科属： 蔷薇科　枇杷属

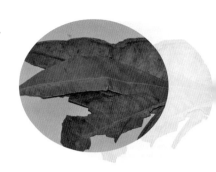

《本草纲目》载："其叶形似琵琶，故名……治呕哕不止，妇人产后口干。煮汁饮，主渴疾，治肺气热嗽，及肺风疮，胸面上疮。"《名医别录》云："主治卒噎不止，下气。"

成品饮片

来源

枇杷的干燥叶。

性味归经

性微寒，味苦。归肺、胃经。

功能主治

清肺止咳、降逆止呕。用于肺热咳嗽、气逆喘急、胃热呕逆、烦热口渴。

用法用量

煎服，用量 6~9g。

使用宜忌

胃寒呕吐或风寒咳嗽禁服。

原植物

形态特征

常绿小乔木，高约 10m。小枝粗壮，黄褐色，密生锈色或灰棕色茸毛。叶片革质；叶柄短或几无柄，长 6~10mm，有灰棕色茸毛；托叶钻形，有毛；叶片披针形、倒披针形、倒卵形或长椭圆形，长 12~30cm，宽 3~9cm，先端急尖或渐尖，基部楔形或渐狭成叶柄，上部边缘有疏锯齿，上面光亮、多皱，下面及叶脉密生灰棕色茸毛，侧脉 11~21 对。圆锥花序顶生，总花梗和花梗密生锈色茸毛；花直径 1.2~2cm；萼筒浅杯状，萼片三角卵形，外面有锈色茸毛；花瓣白色，长圆形或卵形，长 5~9mm，宽 4~6mm，基部具爪，有锈色茸毛；雄蕊 20，花柱 5，离生，柱头头状，无毛。果实球形或长圆形，直径 3~5cm，黄色或橘黄色。种子 1~5 颗，球形或扁球形，直径 1~1.5cm，褐色，光亮，种皮纸质。花期 10~12 月，果期翌年 5~6 月。

产地分布

常栽种于村边、平地或坡边。分布于我国中南及陕西、甘肃、江苏、安徽、浙江、江西、福建、台湾、四川、贵州、云南等地。

采收加工

全年均可采收。晒至七八成干时，扎成小把，再晒干。

快速识别

枇杷是常绿小乔木，小枝密生锈色或灰棕色茸毛。叶片革质，披针形、倒披针形、倒卵形或长椭圆形，长 12~30cm，宽 3~9cm，侧脉 11~21 对。圆锥花序顶生，花直径 1.2~2cm，花瓣白色，花期 10~12 月。果实球形或长圆形，直径 3~5cm，黄色或橘黄色。

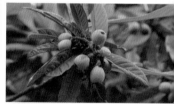

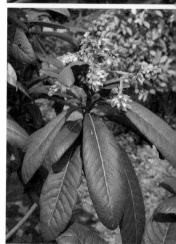

千日红

学名：*Gomphrena globosa*

别名：百日红、千日白、千年红、蜻蜓红

科属：苋科　千日红属

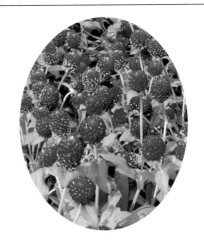

成品饮片

来源

千日红的干燥花序。

性味归经

性平，味甘。归经肺、肝经。

功能主治

止咳平喘、平肝明目。用于支气管哮喘，急、慢性支气管炎，百日咳，肺结核咯血，头晕，视物模糊，痢疾。

用法用量

用量 3~9g，煎服。

使用宜忌

尚不明确。

原植物

形态特征

一年生草本，高约50cm。茎粗壮，有毛，枝微有四棱，节部较膨大，略呈紫红色。叶对生，具短柄，椭圆形至倒卵形，长 5~10cm，宽 2~5cm，先端尖或钝，基部楔形，全缘，上面粗糙具毛，下面有白软毛，边缘有纤毛。头状花序顶生，淡紫色、深红色或白色，球形，基部有 2 枚叶状苞片；每花有膜状苞片 2 枚，三角状披针形，边缘有浅锯齿，苞片紫色、粉红色，稀为白色，包覆花被；花被 5，线状披针形，外面密被长白毛；雄蕊 5，花丝愈合成管状，先端 5 浅裂，粉红色；花柱线形，短，柱头 2 裂。胞果圆形。种子扁豆形。花期 7~10 月。

产地分布

全国各地均有栽培。产于江苏、福建、四川、广西等地。

采收加工

夏、秋采摘花序，晒干。

快速识别

千日红是一年生草本，高约50cm。茎粗壮，枝微有四棱，节部较膨大，略呈紫红色。叶对生，椭圆形至倒卵形，长 5~10cm，宽 2~5cm。头状花序顶生，淡紫色、深红色或白色，球形；每花有膜状苞片 2 枚，苞片紫色、粉红色，稀为白色。

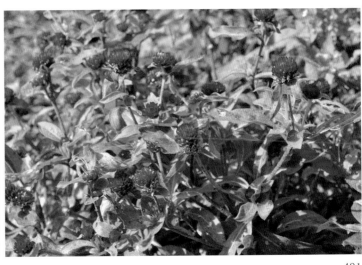

葶苈子

学名：*Lepidium apetalum*

别名：丁历、大适、大室

科属：十字花科　独行菜属

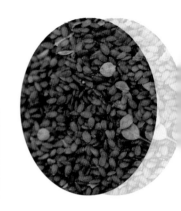

《本草纲目》载："出彭城者最胜，今近道亦有。母即公荠也。子细黄至苦，用之当熬……下膀胱水，伏留热气，皮间邪水上出，面目浮肿，身暴中风，热痱痒、利小便。"《神农本草经》谓："主症瘕积聚，结气，饮食，寒热，破坚。"

成品饮片

来源

独行菜的干燥成熟种子。

性味归经

性大寒，味辛、苦。归肺、膀胱经。

功能主治

泻肺平喘、行水消肿。用于痰涎壅肺、喘咳痰多、胸胁胀满、不得平卧、胸腹水肿、小便不利、肺源性心脏病水肿。

用法用量

煎服，用量3~9g。

使用宜忌

葶苈子遇水发黏，不宜用水淘洗。肺虚咳喘、脾虚肿满、肾虚水肿者慎服，不宜久服。

原植物

形态特征

一年生或二年生草本，高10~30cm。茎直立，上部多分枝，被有多数微小的头状毛。叶互生；茎下部叶狭长椭圆形，长3~5cm，宽1~1.5cm，边缘浅裂或深裂；茎上部叶线形，较小，全缘或前端有疏锯齿；叶基部均有耳，上面疏生微小短毛，下面无毛。长总状花序，顶生；萼4，椭圆形；花瓣通常很小，呈退化状；雄蕊2~4，蜜腺4，短小，三角状广椭圆形；子房扁圆形，2室，柱头头状。短角果，卵状椭圆形，扁平，长2.5mm，顶端微凹，果柄细，密生头状毛；中央开裂，假隔膜膜质、白色。种子倒卵状椭圆形，淡红棕色。花期5~6月，果期6~7月。

产地分布

生于田野、荒地、路旁，分布在东北、河北、内蒙古、山东、山西、甘肃、青海、云南、四川等地。

采收加工

夏季果实成熟时采割株,晒干,搓出种子,除去杂质

快速识别

独行菜是一年生或二年生草本，高10~30cm。茎直立上部多分枝。叶互生。长总状花序顶生；花小，十字形。短角果，卵状椭圆形，扁平，长2.5mm，顶端微凹。

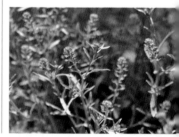

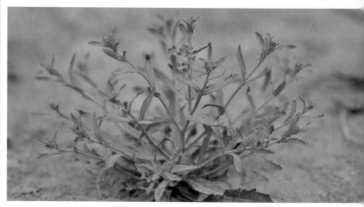

羊金花

学名： *Datura metel*

别名： 曼陀罗、羊惊花、山茄花、风茄花、醉仙桃、大麻子花、闹羊花、大喇叭花

科属： 茄科　曼陀罗属

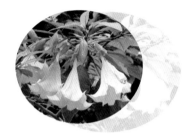

《本草纲目》时珍曰："佛说法时，天雨曼陀罗花。又道家北斗有陀罗星使者，手执此花。故后人因以名花……主诸风及寒湿脚气，煎汤洗之。又主惊痫及脱肛，并入麻药。"

成品饮片

来源

白曼陀罗的干燥花。

性味归经

性温，味辛。有毒。归肺、肝经。

功能主治

平喘止咳、镇痛、解痉。用于哮喘咳嗽、脘腹冷痛、风湿痹痛、小儿慢惊、外科麻醉。

用法用量

入丸散，用量0.3~0.6g，亦可作卷烟分次燃吸（一日量不超过1.5g）。外用适量。

使用宜忌

外感及痰热咳喘、青光眼、高血压及心动过速患者禁用。

原植物

形态特征

一年生草本，高25~60cm。全体近于无毛。茎直立，圆柱形，基部木质化，上部呈叉状分枝。叶互生，上部的叶近于对生；叶片卵形、长卵形或心脏形，先端渐尖或锐尖，基部不对称。花单生于叶腋或上部分枝间；花梗短，直立或斜伸，花冠漏斗状，长12~16cm，顶端直径5~7cm，向下直径渐小，白色，具5棱，裂片5，蒴果圆球形，表面有疏短刺，成熟后由绿变为淡褐色。种子多数，略呈三角状。花期3~11月，果期4~11月。

产地分布

原为栽培种，现农村路旁沙质地上也见有野生。分布于辽宁、河北、江苏、浙江、河南等地。

采收加工

4~11月花初开时采收。晒干或低温干燥。

快速识别

白花曼陀罗为一年生草本。茎直立，圆柱形，上部呈叉状分枝。叶互生，上部的叶近于对生，叶片卵形、长卵形或心脏形，长8~14cm，宽6~9cm。花单生于叶腋或上部分枝间；花冠漏斗状，长12~16cm，白色，具5棱。蒴果圆球形，表面有疏短刺。

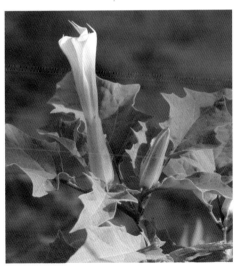

433

紫菀

学名：*Aster tataricus*

别名：青菀、紫倩、小辫、返魂草、山白菜

科属：菊科　紫菀属

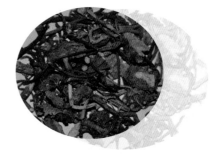

《本草纲目》时珍曰："其根色紫而柔宛，故名。"《神农本草经》载："主咳逆上气，胸中寒热结气，去蛊毒痿蹶，安五藏。"

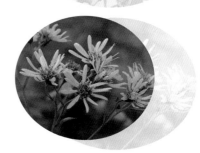

成品饮片

来源

紫菀的干燥根和根茎。

性味归经

性温，味辛、苦。归肺经。

功能主治

润肺下气、祛痰止咳。用于气逆咳嗽、咯痰不爽、肺虚久咳、痰中带血。

用法用量

用量4.5~9.0g，水煎服。

使用宜忌

有实热者慎服。

原 植 物

形态特征

多年生草本，高50~120cm。根状茎短粗，斜升，密生多数须根。茎直立，粗壮，通常不分枝或上部分枝，具纵棱沟，疏被糙毛。基生叶丛生，有长柄，叶片椭圆状匙形，基部下延，连柄长20~50cm；茎生叶互生，无柄或具楔状下延的柄。头状花序多数，伞房状排列，花序直径2.5~3.5cm；有长柄；有线状苞叶，总苞半球形，总苞片3~4层，覆瓦状排列；花序边缘为舌状花，雌性，蓝紫色；管状花两性，黄色。瘦果扁平，冠毛白色。花期8~9月，果期9~10月。

产地分布

生于低山阴坡湿地、草地及河沟边等。分布于我国东北、华北及陕西、甘肃、青海、安徽等地。

采收加工

秋末地上叶枯萎后采挖根和根茎。除去茎叶、须毛状不定根及枯叶残基，洗净，晒干，或稍晾后编成辫状晒干。

快速识别

紫菀高50~120cm，茎直立。基生叶丛生，有长柄，叶片椭圆状匙形；茎生叶互生，无柄或具楔状下延的柄。头状花序多数，伞房状排列，花序直径2.5~3.5cm；花序边缘为舌状花，蓝紫色，中间管状花黄色；花期8~9月。

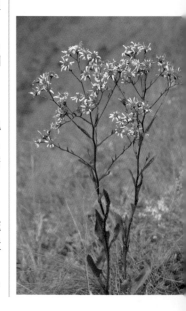

第十三章 活血化瘀药

川芎

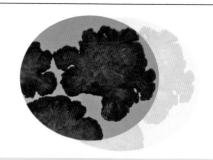

学名：*Ligusticum chuanxiong*

别名：芎䓖、小叶川芎

科属：伞形科　藁本属

《本草纲目》时珍曰："芎本作营，名义未详。或云：人头穹窿穷高，天之象也。此药上行专治头脑诸疾，故有芎之名。以胡戎者为佳，故曰胡芎。古人因其根节状如马衔，谓之马衔芎……出蜀中者，为川芎……燥湿，止泻痢，行气开郁。"《神农本草经》载："主中风入脑，头痛寒痹，筋挛，缓急，金创，妇人血闭，无子。"

成品饮片

来源

川芎的干燥根茎。

性味归经

性温，味辛。归肝、胆、心包经。

功能主治

活血行气、祛风止痛。用于月经不调、经闭痛经、症瘕腹痛、胸胁刺痛、跌打肿痛、头痛、风湿痹痛。

用法用量

内服：煎汤，3~10g；研末，每次1~1.5g 或入丸、散。外用：适量，研末撒，或调敷，或煎汤漱口。

使用宜忌

月经过多、孕妇及出血性疾病慎服；阴虚火旺者禁服。

原植物

形态特征

多年生草本。地下茎呈不整齐的结节状拳形团块。茎直立，圆柱形，中空，表面有纵直沟纹。叶互生，二至三回单数羽状复叶，小叶 3~5 对，边缘又作不等齐的羽状全裂或深裂，裂片先端渐尖，两面无毛，仅脉上有短柔毛；叶柄长9~17cm，基部成鞘抱茎。复伞形花序生于分枝顶端，有短柔毛；总苞和小总苞片线形；花小，白色；萼片 5，线形，有短柔毛；花瓣 5，椭圆形，先端全缘，而中央有短尖突起，向内弯曲；雄蕊 5，与花瓣互生，花药椭圆形，2 室，纵裂，花丝细软，伸出于花瓣外；雌蕊子房下位，2 室，花柱 2。双悬果卵形。花期 7~8 月，果期 9~10 月。

产地分布

主要栽培于四川、云南、贵州、广西、湖北、湖南、江西、浙江、江苏、陕西、甘肃等地。

采收加工

夏季当茎上的节盘显著突出，并略带紫色时采挖。除去泥沙，晒后炕干，再去须根。

快速识别

川芎茎直立，圆柱形，中空，表面有纵直沟纹。叶互生，二至三回单数羽状复叶，小叶3~5 对。复伞形花序生于分枝顶端，有短柔毛；花小，白色。花期7~8 月。双悬果卵形。

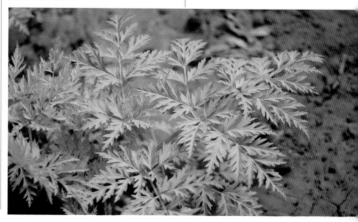

独一味

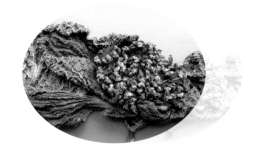

学名：*Lamiophlomis rotata*

别名：野秦艽、巴拉努努 (藏)

科属：唇形科　独一味属

成品饮片

来源
独一味的干燥全草及根、根状茎。

性味归经
性平，味甘、苦。

功能主治
活血化瘀、消肿止痛。主跌打、筋骨疼痛、关节肿痛、痛经、崩漏。

用法用量
浸酒或作散剂，用量 3~6g。

使用宜忌
无瘀滞及孕妇勿服。

原植物

形态特征
多年生无茎矮小草本。根及根茎圆柱状，强直，直径可达 2cm。叶于基部丛生，常 4 枚，呈辐射状平展，圆形或肾形，质厚，长 6~13cm，宽 6~12cm，边缘具圆齿，上面密被白色疏柔毛，下面网脉多凹陷，密被茸毛。轮伞花序组成头状或短穗状，长 3.5~7cm；苞片丝状，先端针形；花萼紫绿色，漏斗状，长约 8mm，被粗硬毛，具短裂齿，齿端刺状；花冠唇形，淡紫红色，上唇近圆形，边缘具齿牙，自内面密被柔毛，下唇 3 裂，中裂片较大，外被微柔毛，内面在中裂片中部被毛；雄蕊 4，前对稍长；花药 2 室，室汇合，极叉开；花柱先端 2 浅裂。小坚果倒卵状三棱形，包被于突萼内。花期 6~7 月，果期 8~9 月。

产地分布
生于高山强度风化的碎石滩中或高山草甸。分布在西藏、四川、甘肃等地区。

采收加工
9~10 月采收。拔取全株，去净泥土，截去叶及须根，晒干。

快速识别
独一味是多年生无茎矮小草本。叶于基部丛生，常 4 枚，呈辐射状平展，圆形或肾形，上面密被白色疏柔毛。轮伞花序组成头状或短穗状；花萼紫绿色，漏斗状；花冠唇形，淡紫红色；花期 6~7 月。

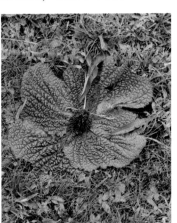

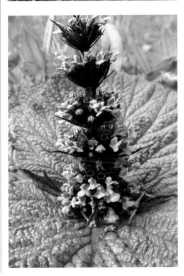

枫香脂

学名: *Liquidambar formosana*

别名: 白胶香、枫脂、白胶、芸香、胶香

科属: 金缕梅科　枫香树属

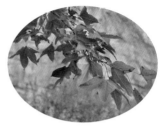
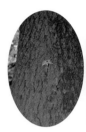

《本草纲目》时珍曰："枫树枝弱善摇，故字从风。俗呼香枫……治一切痈疽疮疥，金疮，吐衄咯血，活血生肌，止痛解毒。烧过揩牙，永无牙疾。"《新修本草》云："主瘾疹风痒浮肿，煮水浴之。又主齿痛。"

成品饮片

来源

枫香树的干燥树脂。

性味归经

性平，味辛、微苦。归肺、脾经。

功能主治

活血止痛、解毒、生肌、凉血。用于跌打损伤、痈疽肿痛、吐血、衄血、外伤出血。

用法用量

用量 1.5~3g，宜入丸、散服；外用适量。

使用宜忌

尚不明确。

原植物

形态特征

落叶乔木，高 20~40m。树皮灰褐色，方块状剥落。叶互生；叶柄长 3~7cm；托叶线形，早落；叶片心形，常 3 裂，幼时及萌发枝上的叶多为掌状 5 裂，长 6~12cm，宽 8~15cm，裂片卵状三角形或卵形，先端尾状渐尖，基部心形，边缘有细锯齿，齿尖有腺状突。花单性，雌雄同株，无花被；雄花淡黄绿色，成柔荑花序再排成总状，生于枝顶；雄蕊多数，花丝不等长；雌花排成圆球形的头状花序；萼齿 5，钻形；子房半下位，2 室，花柱 2，柱头弯曲。头状果序圆球形，直径 2.5~4.5cm，表面有刺；蒴果有宿存花萼和花柱，两瓣裂开，每瓣 2 浅裂。种子多数，细小，扁平。花期 3~4 月，果期 9~10 月。

产地分布

生于山地常绿阔叶林中。分布于秦岭及淮河以南各地。

采收加工

7、8 月间割裂树干，使树脂流出，10 月至次年 4 月采收，阴干。

快速识别

枫香树高 20~40m。树皮灰褐色，方块状剥落。叶互生，叶片心形，常 3 裂，裂片卵状三角形或卵形。花单性，雌雄同株；雄花淡黄绿色，成柔荑花序再排成总状，生于枝顶；雌花排成圆球形的头状花序。头状果序圆球形，表面有刺。

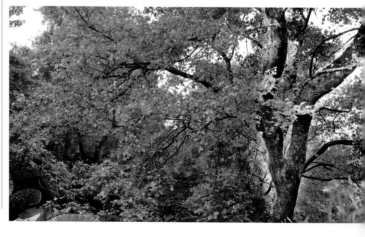

姜黄

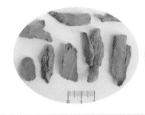
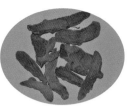

学名： *Curcuma longa*

别名： 黄姜、毛姜黄、宝鼎香、黄丝郁金

科属： 姜科 姜黄属

《本草纲目》载："姜黄根叶都似郁金。其花春生于根，与苗并出，入夏花烂无子。根有黄、青、白三色。其作之方法，与郁金同。西戎人谓之生异耳……治症瘕血块，通月经，治扑损瘀血，止暴风痛冷气，下食。"《新修本草》谓："主心腹结积疰忤，下气破血，除风热，消痈肿，功力烈于郁金。"

成品饮片

来源

姜黄的干燥块根。

性味归经

性寒，味辛、苦。归肝、心、肺经。

功能主治

行气化瘀、清心解郁、利胆退黄。用于经闭痛经、胸腹胀痛、刺痛，热病神昏，癫痫发狂，黄疸尿赤。

用法用量

煎服，用量 3~9g。

使用宜忌

血虚、无气滞血瘀及孕妇慎服。

原植物

形态特征

多年生宿根草本。根粗壮，末端膨大成长卵形或纺锤状块根，灰褐色。根茎卵形，内面黄色；侧根茎圆柱状，红黄色。叶根生；叶片椭圆形或较狭，长 20~45cm，宽 6~15cm，先端渐尖，基部渐狭；叶柄长约为叶片之半，有时几与叶片等长；叶鞘宽，约与叶柄等长。穗状花序稠密，长 13~19cm；总花梗长 20~30cm；苞片阔卵圆形，每苞片内含小花数朵，顶端苞片卵形或狭卵形，腋内无花；萼 3 钝齿；花冠管上部漏斗状，3 裂；雄蕊长卵圆形，药隔矩形，花丝扁阔，侧生退化；雌蕊 1，子房下位，花柱丝状，基部具 2 棒状体，柱头 2 唇状。蒴果膜质，球形，3 瓣裂。种子卵状长圆形，具假种皮。花期 8~11 月。

产地分布

栽培或野生于平原、山间草地或灌木丛中。分布于我国福建、广东、广西、云南、四川、湖北、陕西、江西、台湾等地。

采收加工

冬季茎叶枯萎后采挖。除去泥沙及细根，蒸或煮至透心，干燥。

快速识别

姜黄根粗壮，末端膨大成长卵形或纺锤状块根，灰褐色。叶从根部生出，叶片较大，长 20~45cm，宽 6~15cm。穗状花序稠密，长 13~19cm；花小，花冠淡黄色。

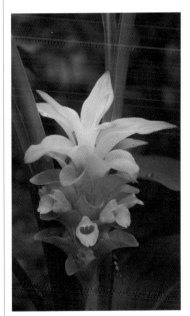

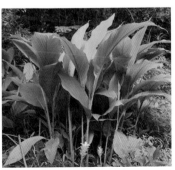

金铁锁

学名： *Psammosilene tunicoides*

别名： 独钉子、独定子、对叶七、白马分鬃、独鹿角姜、百步穿杨、穿石甲、蜈蚣七

科属： 石竹科　金铁锁属

《滇南本草》载："味辛、辣，性大温，有小毒，吃之令人多吐。专治面寒疼、胃气心气疼。攻疮痈排脓。"

成品饮片

来源

金铁锁的干燥根。

性味归经

性温，味辛。有毒。

功能主治

祛风活血、散瘀止痛。用于跌打损伤、风湿疼痛、胃痛；外用治创伤出血。

用法用量

用量 0.9~0.15g，水煎或泡酒服；外用适量，研粉敷患处。

使用宜忌

孕妇忌服。

原 植 物

形态特征

多年生平卧蔓生草本。根圆锥形。茎柔弱，圆柱形，中空，长达 32cm。单叶对生；叶片卵形，先端尖，基部近圆形；上部叶较大，长 15~22mm，宽 7~13.5mm；下部叶较小，成苞片状，长约 2mm，阔 1mm；近于无柄。二出聚伞花序，每一部分花序下有 2 苞片；花小，近于无柄；萼筒狭漏斗形，具 15 棱及 5 齿；花冠管状钟形，花瓣 5 片，紫黄色，狭匙形；雄蕊 5，与萼片对生，花丝线形，药近圆形，背着；子房倒披针形，由二心皮合成，花柱线形，2 枚，柱头不明显。果实长棒形，棱显，具宿萼。种子 1 枚，倒卵形，褐色。花期 6~9 月，果实稍后成熟。

产地分布

生于松林、山野荒地、山坡。分布在云南、四川金沙江流域。

采收加工

秋冬采挖。刮去外皮，晒干备用。

快速识别

金铁锁为平卧蔓生草本。茎柔弱，圆柱形，中空。单叶对生，二出聚伞花序，每一部分花序下有 2 苞片；花小，花冠管状钟形，花瓣 5 片，紫黄色。果实长棒形。

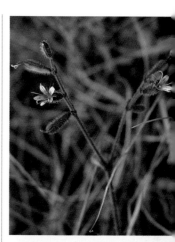

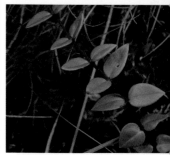

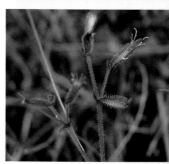

萝芙木

学名：*Rauvolfia verticillata*

别名：山辣椒、山马蹄、山胡椒、萝芙藤、假辣椒

科属：夹竹桃科　萝芙木属

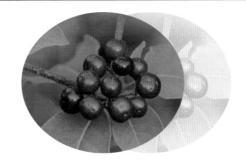

成品饮片

来源

萝芙木的干燥根。

性味归经

性寒，味苦。有小毒。

功能主治

镇静、降压、活血止痛、清热解毒。用于高血压病、头痛、眩晕、失眠、高热不退；外用治跌打损伤、毒蛇咬伤。

用法用量

用量 25~50g，煎服；外用适量，鲜品捣烂敷患处。

使用宜忌

有胃病及气血虚寒者忌用。

原植物

形态特征

灌木，高 1~2m，全体平滑无毛。小枝淡灰褐色，疏生圆点状的皮孔。叶通常 3~4 片轮生，稀对生，质薄而柔，长椭圆状披针形，长 4~14cm，宽 1~4cm，先端长尖，基部楔形，全缘或略带波状，上面绿色，下面淡绿色；叶柄细而微扁。聚伞花序呈三叉状分歧，腋生或顶生；总花梗纤细，长 2~4cm，花梗丝状，长约 5mm；总苞片针状或三角状；花萼 5 深裂，裂片卵状披针形，绿色；花冠白色，呈高脚碟状，上部 5 裂，卵形，冠管细长，近中部稍膨大；雄蕊 5，花丝短，花药线形；雌蕊 2 心皮，离生或合生，子房卵圆形，花柱丝状，柱头短棒状而微扁。果实核果状，离生或合生，卵圆形至椭圆形，熟后黑色。种子 1 粒。花期 5~7 月，果期 8~10 月。

产地分布

生于低山区丘陵地或溪边的灌木丛及小树林中。分布于我国广西、广东、台湾、云南、贵州等地。产于云南、广西等地。

采收加工

秋、冬季采挖，洗净泥土，切片晒干。

快速识别

萝芙木属于灌木，高 1~2m。小枝淡灰褐色，叶通常 3~4 片轮生，长椭圆状披针形。聚伞花序呈三叉状分歧；花冠白色，呈高脚碟状，上部 5 裂，冠管细长，近中部稍膨大。果实核果状，卵圆形至椭圆形，熟后黑色。

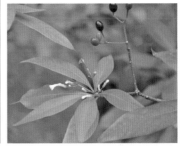

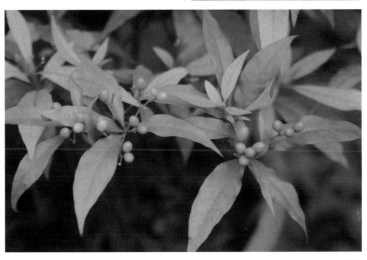

夏天无

学名：*Corydalis decumbens*
别名：伏地延胡索、无柄紫堇
科属：罂粟科　紫堇属

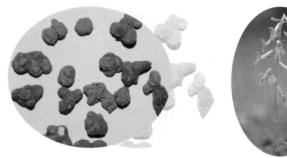
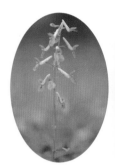

成品饮片

来源

伏生紫堇的干燥块茎。

性味归经

性温，味苦、微辛。归肝经。

功能主治

活血通络、行气止痛。用于中风偏瘫、跌打损伤、风湿性关节炎、坐骨神经痛。

用法用量

煎汤，6~12g；研末分 3 次服。

使用宜忌

无。

原植物

形态特征

多年生草本，全体无毛。块茎近球形，直径达 6mm，表面黑色，着生少数须根。茎细弱，丛生，长 17~30cm，不分枝。基生叶具长柄，叶片三角形，长约 6cm，二回三出，全裂，束回裂片具短柄，通常狭倒卵形；茎生叶 2~3 片，生于茎下部以上或上部，形似基生叶，但较小，具稍长柄或无柄。总状花序顶生，长 1.7~4cm；苞片卵形或阔披针形，全缘；花淡紫红色，花筒状唇形，上面花瓣长 1.4~1.7cm；瓣片近圆形，先端微凹，距圆筒形，长 6~8mm，直或向上微弯；雄蕊 6，成两体。蒴果线形，2 瓣裂。种子细小。花期 4 月，果期 5~6 月。

产地分布

生于丘陵、山坡潮湿草丛及水沟边。分布在我国湖南、福建、台湾、浙江、江苏、安徽、江西等地。

采收加工

春季或初夏出苗后采挖。除去茎、叶及须根，洗净，干燥。

快速识别

伏生紫堇是多年生草本。块茎近球形，表面黑色；茎细弱，丛生。基生叶具长柄，叶片三角形，长约 6cm，二回三出复叶全裂；茎生叶 2~3 片。总状花序顶生，花淡紫红色，筒状唇形。蒴果线形，2 瓣裂

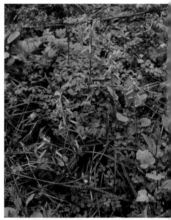

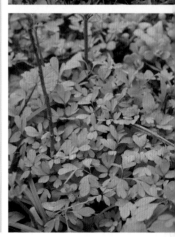

延胡索

学名： *Corydalis yanhusuo*

别名： 玄胡素、元胡

科属： 罂粟科 紫堇属

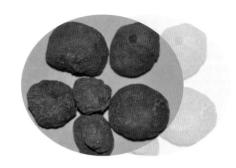

《本草纲目》载："本名玄胡索，避宋真宗讳，改玄为延也……治心气小腹痛，有神……主破血，妇人月经不调，腹中结块，崩中淋露，产后诸血病，血运，暴血冲上，因损下血……活血利气，止痛，通小便。"

成品饮片

来源

延胡索的干燥块茎。

性味归经

性温，味辛、苦。归肝、脾经。

功能主治

活血、利气、止痛。用于胸胁、脘腹疼痛、经闭痛经、产后瘀阻、跌打肿痛。

用法用量

用量 3~9g，内服煎汤，或入丸、散。

使用宜忌

孕妇慎用。

原植物

形态特征

多年生草本，高10~20cm。块茎球形。地上茎短，纤细，稍带肉质，在基部之上生 1 鳞片。基生叶和茎生叶同形，有柄；茎生叶为互生，二回三出复叶。总状花序，顶生或对叶生；花红紫色，横着于纤细的小花梗上，花萼早落；花瓣 4，外轮 2 片稍大，边缘粉红色，中央青紫色，距长约占全长的一半；子房扁柱形，花柱细短，柱头 2，似小蝴蝶状。果为蒴果。花期 4 月，果期 5~6 月。

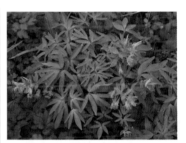

产地分布

生于山地林下，或为栽培。分布在河北、山东、江苏、浙江等地。

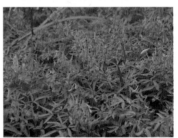

采收加工

夏初茎叶枯萎时采挖。除去须根，洗净，置沸水中煮至恰无白心时，取出，晒干。

快速识别

延胡索高 10~20cm。块茎球形。地上茎短，纤细。基生叶和茎生叶同形，茎生叶互生，二回三出复叶。总状花序顶生或与叶片相对而生，花红紫色，花瓣 4，雄蕊 6，花丝连合成两束。果为蒴果。

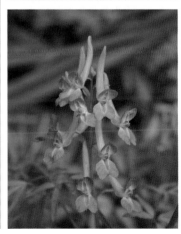

郁金

学名：*Curcuma rcenyujin*

别名：莪芩、桂郁金、毛莪术、黄丝郁金、绿丝郁金

科属：姜科　姜黄属

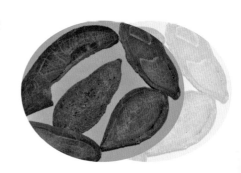

《本草纲目》载："郁金无香而性轻扬，能致达酒气于高远。古人用治郁遏不能升者，恐命名因此也……治血气心腹痛，产后败血冲心欲死，失心颠狂蛊毒。"《新修本草》云："主血积下气，生肌止血，破恶血，血淋尿血，金疮。"

成品饮片

来源
温郁金的块根。

性味归经
性寒，味辛、苦。归肝、心、肺经。

功能主治
活血止痛、行气化瘀、清心解郁、利胆退黄。用于经闭痛经、热病神昏、癫痫发狂、黄疸尿赤、胸腹胀痛、刺痛。

用法用量
用量 3~9g，煎服。

使用宜忌
阴虚失血及无气滞血瘀者禁服，孕妇慎服。不宜与丁香、母丁香同用。

原植物

形态特征
植株高 0.8~1.6m。根端具纺锤形块根，根茎切面浅黄色，外皮浅白色；块根肥厚，卵圆形。叶柄长约 30cm；叶片绿色，长圆形或卵状长圆形，长 35~75cm，宽 14~22cm，两面无毛，基部近圆形或宽楔形，先端渐尖呈短尾状。穗状花序于根茎处先叶抽出，长 20~30cm；冠部苞片淡红色，长圆形，长 5~8cm，先端急尖，中下部苞片绿色，卵形，长 3~5cm；花萼白色，长 1~1.2cm；花冠白，花冠管长约 28cm，喉部有白柔毛；花冠裂片长约 1.5cm，宽约 1.2cm；侧生雄蕊黄色，花瓣状，长圆形，长约 1.7cm；唇瓣反折，黄色，中间棕黄色，倒卵圆形，长约 2.2cm，先端微凹；花丝短，花药基部有 2 距；子房密被毛。花期 5~6 月。

产地分布
分布于广西、云南、四川等地。

采收加工
冬季叶枯萎后采挖，蒸或煮至透心，干燥。

快速识别
温郁金根端具纺锤形块根，根茎切面浅黄色，外皮浅白色。叶柄长约 30cm；叶片绿色，长圆形或卵状长圆形，长 35~75cm，宽 14~22cm。穗状花序于根茎处先叶抽出，长 20~30cm；花冠白，花冠管长约 28cm。

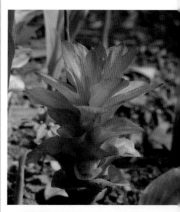

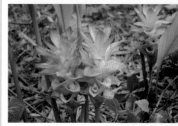

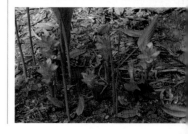

川牛膝

学名： *Cyathula officinalis*

别名： 甜牛膝、拐牛膝、天全牛膝、家牛膝

科属： 苋科　杯苋属

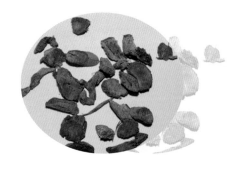

成品饮片

来源
川牛膝的干燥根。

性味归经
性平，味甘、微苦。归肝、肾经。

功能主治
逐瘀通经、通利关节、利尿通淋。用于经闭症瘕、胞衣不下、关节痹痛、足痿筋挛、尿血血淋、跌打损伤。

用法用量
用量 4.5~9g，煎汤服，酒浸或入丸、散。

使用宜忌
孕妇禁用。

原植物

形态特征
多年生草本，高 40~100cm。上根圆柱形，直径 0.8~1.5cm，外皮棕色。茎下部近圆柱形，中部近四棱形，疏被糙毛，节处略膨大。叶互生，椭圆形至狭椭圆形，长 3~13cm，宽 1.5~5cm，先端渐尖，基部楔形或宽楔形，全缘，上面密叠倒伏糙毛，下面密生长柔毛；叶柄长 0.3~1.5cm。花绿白色，头状花序数个于枝端排成穗状；苞片卵形，长 3~5mm，干膜质，先端具钩状芒刺；苞腋有花数朵，能育花居中，不育花居两侧；不育花的花被退化为 2~5 枚钩状芒刺，能育花的花被 5，2 长 3 短；雄蕊 5，花丝基部密被长柔毛；退化雄蕊 5，长方形，狭细，长 0.3~0.4mm，宽 0.1~0.2mm，先端齿状浅裂；雄蕊基部外侧围绕子房丛生的长柔毛较退化雄蕊为长；雌蕊子房上位，1 室，花柱细。胞果长椭圆状倒卵形，长 2~5mm。种子卵形。花期 6~7 月，果期 8~9 月。

产地分布
生于海拔 1500m 以上的山区，栽培或野生。分布于四川、云南、贵州等地。

采收加工
秋、冬二季采挖。除去芦头、须根及泥沙，炕或晒至半干，堆放回润，再炕干或晒干。

快速识别
川牛膝高 40~100cm。茎下部近圆柱形，中部近四棱形，节处略膨大。叶互生，花绿白色。头状花序数个于枝端排成穗状，花期 6~7 月。

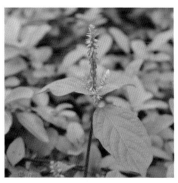

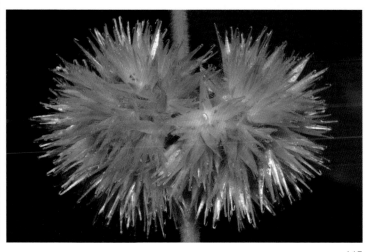

丹参

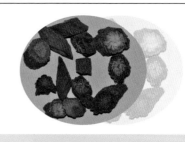

学名：*Salvia miltiorrhiza*

别名：红根、大红袍、血参根、血山根、红丹参、紫丹参

科属：唇形科 鼠尾草属

《本草纲目》时珍曰："五参五色配五脏。故人参入脾，曰黄参；沙参入肺，曰白参；玄参入肾，曰黑参；牡蒙入肝，曰紫参；丹参入心，曰赤参。其苦参，则右肾命门之药也。古人舍紫参而称苦参，未达此义尔：丹参治风软脚，可逐奔马，故名奔马草……活血，通心包络，治疝痛。"《神农本草经》载："主心腹邪气，肠鸣幽幽如走水，寒热积聚，破症除痕，止烦满，益气。"

成品饮片

来源

丹参的干燥根及根茎。

性味归经

性微寒，味苦。归心、肝经。

功能主治

祛瘀止痛、活血通经、清心除烦。用于月经不调、经闭痛经、症瘕积聚、胸腹刺痛、热痹疼痛、疮疡肿痛、心烦不眠、肝脾肿大、心绞痛。

用法用量

煎服，用量 9~15g。

使用宜忌

月经过多而无瘀血者禁服，孕妇慎用。不宜与藜芦同用。

原植物

形态特征

多年生草本，高 30~80cm，全株密被黄白色柔毛及腺毛。根细长圆柱形，外皮朱红色。茎直立，方形，表面有浅槽。单数羽状复叶，对生，有柄；小叶 3~5，罕 7 片。总状花序，顶生或腋生；小花轮生，每轮有花 3~10 朵，花萼带紫色，长钟状；花冠蓝紫色，二唇形，上唇直升略呈镰刀形，下唇较短、圆形，先端 3 裂，小坚果 4，椭圆形，黑色，长 3mm。花期 5~8 月，果期 8~9 月。

产地分布

生于山野阳处。分布在辽宁、河北、河南、山东、安徽、江苏、浙江、江西、湖北、四川、贵州、山西、陕西、甘肃、广西等地。

采收加工

春、秋二季采挖。除去泥沙，干燥。

快速识别

丹参高 30~80cm，丛生，全株密被黄白色柔毛及腺毛。茎直立，方形，表面有浅槽。叶片为单数羽状复叶，对生，有小叶 3~5 片，顶端小叶最大，小叶柄亦最长，侧生小叶具短柄或无柄；花序为总状花序，花冠蓝紫色，二唇形，花期 5~8 月。

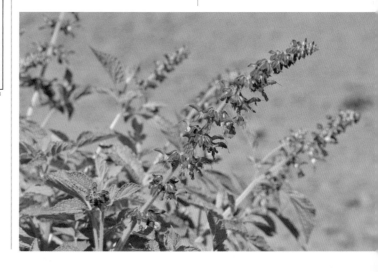

红花

学名： *Carthamus tinctorius*

别名： 草红花、刺红花、杜红花、金红花

科属： 菊科 红花属

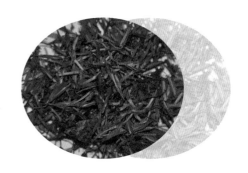

《本草纲目》载："红蓝花，即红花也，生梁汉及西域……花下作多刺，花出大。其花曝干，以染真红，又作胭脂……主产后血晕口噤，腹内恶血不尽绞痛，胎死腹中，并酒煮服。亦主蛊毒。活血润燥，止痛散肿，通经（时珍）。"

成品饮片

来源

红花的管状花。

性味归经

性温，味辛。归心、肝经。

功能主治

活血通经、散瘀止痛。用于经闭、痛经、恶露不行、症瘕痞块、跌打损伤、疮疡肿痛。

用法用量

煎服，用量3~9g。

使用宜忌

孕妇慎用。

原植物

形态特征

一年生草本，高30~90cm，全体光滑无毛。茎直立，基部木质化，上部多分枝。叶互生，长椭圆形，先端尖，无柄，基部抱茎，边缘羽状齿裂，齿端有尖刺，两面无毛；上部叶较小，成苞片状围绕头状花序。花序大，顶生，总苞片多列，外面2~3列呈叶状，披针形，边缘有针刺；内列呈卵形，边缘无刺而呈白色膜质；花托扁平；管状花多数，通常两性，橘红色，先端5裂，裂片线形；雄蕊5，花药聚合；雌蕊1，花柱细长，伸出花药管外面，柱头2裂，裂片短，舌状。瘦果椭圆形或倒卵形，长约5mm，基部稍歪斜，白色，具4肋。花期6~7月，果期8~9月。

产地分布

全国各地多有栽培。主产于河南、浙江、四川等地。

采收加工

在5~6月花开放，花冠从黄色变红色时，于早晨露水未干时摘管状花，保护好子房，以便结子。将花在弱阳光下晒干或阴干，也可微火烘干。

快速识别

红花是一年生草本，高30~90cm。茎直立，上部多分枝。叶互生，长椭圆形，基部抱茎，边缘羽状齿裂，齿端有尖刺。花序大，顶生；管状花，橘红色，先端5裂；花期6~7月。

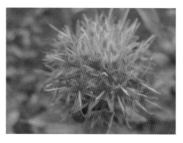

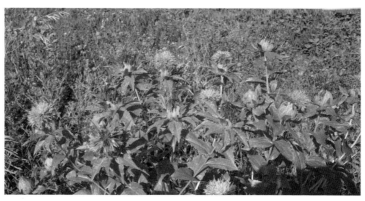

鸡血藤

学名：*Spatholobus suberectus*

别名：血龙藤、九层风、血筋藤、紫梗藤

科属：豆科　密花豆属

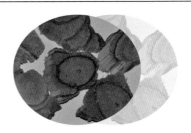

《本草纲目拾遗》载："云南顺宁府阿度里地方，有一山，绵亘数十里，产藤甚异，粗类榱梁，细似芦苇，中空如竹，剖断流汁，色赤若血，故土人名之为鸡血藤……治老人气血虚弱，手足麻木瘫痪等症……妇女经血不调，赤白带下。妇女干血劳，及子宫虚冷不受胎。"

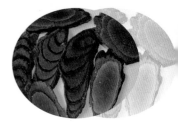

成品饮片

来源

密花豆的干燥藤茎。

性味归经

性温，味苦、甘。归肝、肾经。

功能主治

补血、活血、通络，具抗炎作用。用于月经不调、血虚萎黄、麻木瘫痪、风湿痹痛。

用法用量

用量 9~15g，煎汤或浸酒。

使用宜忌

阴虚火亢者慎用。

原植物

形态特征

攀缘木质大藤本。枝圆柱形，灰绿色；老茎扁圆柱形，灰棕褐色，砍断后有鲜红色汁液流出，横断面可见数圈偏心环。叶互生，近革质；叶柄较长，被疏短毛；小叶 3，顶生小叶阔椭圆形，先端短渐尖，基部圆楔形，全缘，脉腋间有短细毛，侧生小叶呈偏斜卵形，基部不对称。圆锥花序生于枝顶的叶腋内，花序轴及总花梗均被黄色短柔毛；花萼筒状，外被白色短毛，萼片 5，二唇形，肉质，两面均被淡黄色短柔毛；蝶形花冠黄白色，旗瓣肉质，近圆形，具爪；翼瓣和龙骨瓣具爪及耳；雄蕊 10 枚，分 2 组。花柱稍向上弯，柱头小，头状，子房上位，密被白色短毛。荚果扁平，刀状，表面被茸毛，有网纹，只于顶部有 1 粒种子。

产地分布

生于林中、灌丛中或山谷林中。分布于福建、广东、广西、云南、贵州等地。

采收加工

秋、冬季采收。除去枝叶，切片，晒干。

快速识别

密花豆属于攀援木质大藤本。老茎扁圆柱形，砍断后有鲜红色汁液流出，横断面可见数圈偏心环。叶互生，小叶 3。圆锥花序生于枝顶的叶腋内，蝶形花冠黄白色。荚果扁平，刀状，表面被茸毛，有网纹。

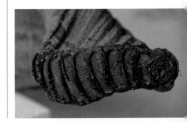

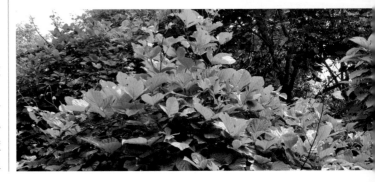

凌霄花

学名：*Campsis grandiflora*

别名：紫葳、五爪龙、红花倒水莲、倒挂金钟、上树龙、上树蜈蚣、白狗肠、吊墙花、堕胎花

科属：紫葳科 凌霄花属

《本草纲目》时珍曰："俗谓赤艳曰紫葳，此花赤艳，故名。附木而上，高数丈，故曰凌霄。"
《神农本草经》载："主妇人产乳余疾，崩中，症瘕，血闭，寒热，羸瘦，养胎。"

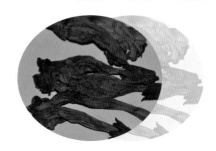

成品饮片

来源

凌霄的干燥花。

性味归经

性寒，味甘、酸。归肝、心包经。

功能主治

凉血、化瘀、祛风。用于月经不调、经闭症瘕、产后乳肿、风疹发红、皮肤瘙痒、痤疮。

用法用量

用量 4.5~9g。外用适量，研末调涂。

使用宜忌

孕妇及气血虚弱者忌服。

原植物

形态特征

落叶木质藤本。具气根。茎黄褐色，具棱状网裂。单数羽状复叶，对生；小叶 7~9，顶端小叶较大，卵形至卵状披针形，长 4~9cm，宽 2~4cm，先端渐尖，基部不对称，边缘有锯齿，小叶柄着生处有淡黄褐色束毛。花成疏大顶生聚伞圆锥花序；花大，径 4~5cm；花萼 5 裂，绿色，裂片披针形；花冠赤黄色，漏斗状钟形，先端 5 裂，裂片圆形，开展；雄蕊 4，2 长 2 短；雌蕊 1，子房上位，2 室，基部有花盘。蒴果细长，豆荚状，长达 10cm，具子房柄，室背开裂。种子多数，扁平，两端具翅。花期 7~9 月，果期 8~10 月。

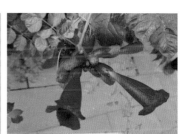

产地分布

生于山谷、溪边、疏林下，或攀援于树上、石壁上或为栽培。我国南北各地均有分布。主产于江苏、浙江等地。

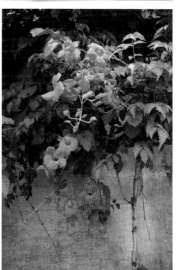

采收加工

夏、秋二季花盛开时采收。晒干或低温干燥。

快速识别

凌霄属于木质藤本，茎黄褐色。单数羽状复叶，对生，小叶 7~9，卵形至卵状披针形。花成疏大顶生聚伞圆锥花序，径 4~5cm；花冠赤黄色，漏斗状钟形，先端 5 裂。蒴果细长，豆荚状，长达 10cm。

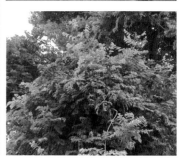

马鞭草

学名：*Verbena officinalis*

别名：燕尾草、马鞭梢、蜻蜓草

科属：马鞭草科　马鞭草属

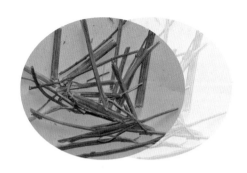

《本草纲目》载："穗类鞭鞘，故名马鞭……此说未近，乃其节生紫花如马鞭节耳。主症癖血瘕，久疟，破血杀虫。"

成品饮片

来源

马鞭草的干燥地上部分。

性味归经

性凉，味苦。归肝、脾经。

功能主治

活血散瘀、截疟、解毒、利水消肿。用于症瘕积聚、经闭痛经、疟疾、喉痹、痈肿、水肿、热淋。

用法用量

用量 4.5~9g。

使用宜忌

气血虚、胃气弱及孕妇慎服。

原植物

形态特征

多年生草本，高达 1m。茎直立，基部木质化，上部有分枝，四棱形，棱及节上疏生硬毛。叶对生；茎生叶近无柄；叶片倒卵形或长椭圆形，长 3~5cm，宽 2~3cm，先端尖，基部楔形，羽状深裂，裂片上疏生粗锯齿，两面均有硬毛。穗状花序顶生或腋生，长 16~30cm；花小，紫蓝色；花萼管状，长约 2mm，先端 5 浅裂，外面及顶端具硬毛；花冠唇形，下唇较上唇为大，上唇 2 裂，下唇 3 裂，喉部有白色长毛；雄蕊 4，着生花冠筒内，不外露；雌蕊 1，子房上位，4 室，花柱顶生，柱头 2 裂。蒴果长方形，成热时分裂为 4 个小坚果。花期 6~8 月，果期 7~10 月。

产地分布

生于河岸草地、荒地、路边、田边及草坡等处。分布于全国各地。主产于湖北、江苏、广西、贵州。

采收加工

6~8 月花开时采收。割取地上部分，去净杂质，晒干。

快速识别

马鞭草是多年生草本，茎直立，四棱形。叶对生，叶片倒卵形或长椭圆形，羽状深裂。穗状花序顶生或腋生，长 16~30cm；花小，紫蓝色，花冠唇形，花期 6~8 月。

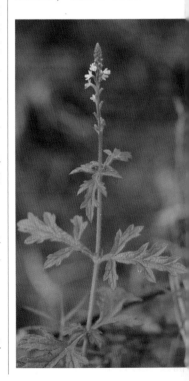

牛膝

学名： *Achyranthes bidentata*

别名： 怀牛膝、牛髁膝、山苋菜、对节草、红牛膝、杜牛膝、土牛膝

科属： 苋科　牛膝属

《本草纲目》载："其茎有节，似牛膝，故以为名……治久疟寒热，五淋尿血，茎中痛，下痢，喉痹口疮齿痛，痈肿恶疮伤折。"《神农本草经》谓："主寒，湿痿痹，四肢拘挛，膝痛不可屈伸，逐血气伤，热，火烂，堕胎。"

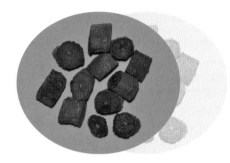

成品饮片

来源
牛膝的干燥根。

性味归经
性平，味苦、酸。归肝、肾经。

功能主治
补肝肾、强筋骨、逐瘀通经、引血下行。用于腰膝酸痛、筋骨无力、经闭癥瘕、肝阳眩晕。

用法用量
用量4.5~9g。

使用宜忌
月经过多及孕妇禁用。

原植物

形态特征
多年生草本，高30~100cm。根细长，直径0.6~1cm，外皮土黄色。茎直立，四棱形，具条纹，疏被柔毛，节略膨大，节上对生分枝。叶对生，叶柄长约5~20mm；叶片椭圆形或椭圆状披针形，长2~10cm，宽1~5cm，先端长尖，基部楔形或广楔形，全缘，两面被柔毛。穗状花序腋生兼顶生，初时花序短，花紧密，其后伸长，连下部总梗在内长15~20cm；花皆下折贴近花梗；苞片1，膜质，宽卵形，上部突尖成粗刺状，另有2枚小苞片针状，先端略向外曲，基部两侧各具1卵状膜质小裂片；花被绿色，5片，直立，披针形，有光泽，长3~5mm，具1脉，边缘膜质；雄蕊5，花丝细，基部合生，花药卵形，2室，退化雄蕊顶端平或呈波状缺刻；子房长圆形，花柱线状，柱头头状。胞果长圆形，光滑。种子1枚，黄褐色。花期7~9月，果期9~10月。

产地分布
栽培或野生于山野路旁。分布在河南、山西、山东、江苏、安徽、浙江、江西、湖南、湖北、四川、云南、贵州等地。主产于河南。

采收加工
冬季茎叶枯萎时采挖。除去须根及泥沙，捆成小把，晒至干皱后，将顶端切齐，晒干。

快速识别
牛膝高30~100cm。茎直立，四棱形，节膨大，节上对生分枝。叶对生；叶片椭圆形或椭圆状披针形，长2~10cm，宽1~5cm。花序穗状，腋生兼顶生，化序连下部总梗在内长15~20cm，花被绿色。

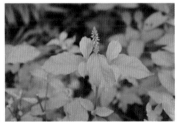

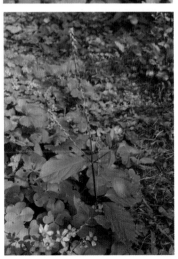

山荷叶

学名：*Diphylleia sinensis*

别名：阿儿七、窝儿七、旱荷、一碗水

科属：小檗科　山荷叶属

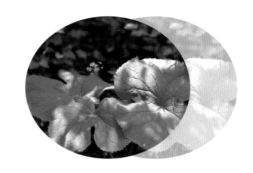

成品饮片

来源

南方山荷叶的干燥根状茎。

性味归经

性温，味苦、辛。有毒。

功能主治

活血化瘀、解毒消肿。用于跌打损伤、风湿筋骨痛、月经不调、小腹疼痛；外用治毒蛇咬伤、痈疖肿毒。

用法用量

用量 5~10g，水煎或酒服；外用适量，捣烂或研粉，用酒、醋调敷患处。

使用宜忌

尚不明确。

原植物

形态特征

多年生草本，高达 50cm。根状茎横走而粗壮，其上有旧茎枯死后残留的臼状疤痕，连续排列，呈结节状，老者具十数个臼窝，其下着生多数须根。茎直立，不分枝，稍被柔毛。基生叶 1 片，有长柄；茎生叶 2 片，互生，扁圆肾形，宽 20~38cm，向中央 2 深裂，边缘呈浅裂状，并有大小不等的浅齿芽，齿端尖锐，上面绿色，下面淡绿色，被柔毛。复聚伞花序顶生，花序柄生有小柔毛，花序的着生点在叶片之下 5~8cm 处；萼片 6，早落；花瓣 6，白色，卵形或倒卵形；雄蕊 6，内藏，花丝较粗，花药延长；雌蕊子房上位。浆果椭圆形或球形，蓝黑色，无毛，有白粉，内有种子数粒。

产地分布

生于深山混交林下。分布于陕西、甘肃、湖北、四川、云南等省。

采收加工

秋季采挖。去残茎及须根，洗净，阴干备用。

快速识别

南方山荷叶高达 50cm。茎直立，不分枝。基生叶 1 片，有长柄；茎生叶 2 片，互生，扁圆肾形，宽 20~38cm，向中央 2 深裂。复聚伞花序顶生，花序的着生点在叶片之下 5~8cm 处；花瓣 6，白色。浆果椭圆形或球形，蓝黑色。

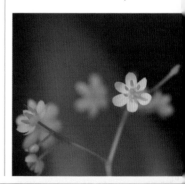

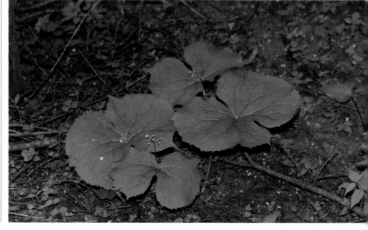

桃仁

学名： *Amygdalus persica*

别名： 毛桃仁、扁桃仁、大桃仁、桃核仁

科属： 蔷薇科　桃属

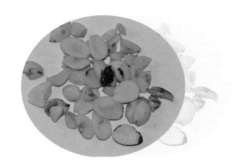

《本草纲目》时珍曰："桃性早花，易植而子繁，故字从木、兆。十亿曰兆，言其多也。或云从兆谐声也……主血滞风痹骨蒸，肝疟寒热，鬼注疼痛，产后血病。"《神农本草经》载："主淤血，血闭痕邪，杀小虫。"

成品饮片

来源

桃的干燥成熟种子。

性味归经

性平，味苦、甘。归心、肝、大肠经。

功能主治

活血祛瘀、润肠通便。用于经闭、痛经、症瘕痞块、跌打损伤、肠燥便秘。

用法用量

用量 4.5~9g，水煎服或入丸、散。外用捣敷。

使用宜忌

孕妇慎用。

原植物

形态特征

落叶小乔木，高达 8m。小枝绿色或半边红褐色，无毛，冬芽有细柔毛。叶互生，在短枝上呈簇生状；叶片椭圆状披针形至倒卵状披针形，中部最阔，长 8~15cm，宽 2~3.5cm，先端长尖，基部阔楔形，边缘具细锯齿，两面无毛；叶柄长 7~12mm，具腺点。花通常单生，直径 2.5~3.5cm；具短梗；萼片 5，基部合生成短萼筒，红色，外面有茸毛；花瓣 5，倒卵形，粉红色；雄蕊多数，着生于萼筒边缘；子房 1 室，花柱细长，柱头小，圆头状；花先叶开放。核果近球形，直径 5~7cm，有短茸毛；果肉白色或黄色；核极硬，有不规则的凹点及深沟。种子 1 枚，扁卵状心形。花期 4 月，果熟期 6~7 月。

产地分布

全国各地均有栽培。

采收加工

果实成熟后采收。除去果肉及核壳，取出种子，晒干。

快速识别

桃属于落叶小乔木。叶互生，在短枝上呈簇生状；叶片椭圆状披针形至倒卵状披针形，中部最阔，长 8~15cm，宽 2~3.5cm。花通常单生，花瓣 5，粉红色，花期 4 月，先叶开放。核果近球形，直径 5~7cm。

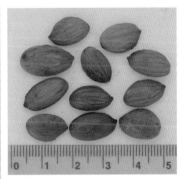

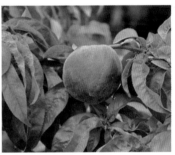

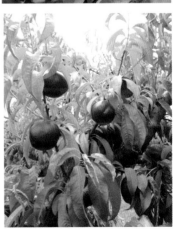

王不留行

学名：*Vaccaria segetalis*

别名：留行子、奶米、王牡牛、大麦牛

科属：石竹科　麦蓝菜属

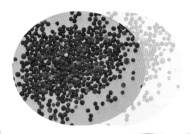

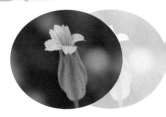

《本草纲目》时珍曰："此物性走而不住，虽有王命不能留其行，故名……利小便，出竹木刺。"《神农本草经》载："主金创，止血逐痛，出刺，除风痹内寒。久服，轻身耐老，增寿。"

成品饮片

来源

麦蓝菜的干燥成熟种子。

性味归经

性平，味苦。归肝、胃经。

功能主治

活血通经、下乳消肿。用于乳汁不下、经闭、痛经、乳痈肿痛。

用法用量

煎服，用量 4.5~9g。

使用宜忌

孕妇慎用。

原植物

形态特征

一年生或二年生草本，高 30~70cm。茎直立，圆柱形，节处略膨大，上部呈二叉状分枝。叶对生，无柄，卵状披针形或线状披针形，长 4~9cm，宽 1.2~2.7cm，先端渐尖，基部圆形或近心脏形，全缘。顶端聚伞花序疏生，花柄细长，下有鳞片状小苞 2 枚；萼筒有 5 条绿色棱翘，先端 5 裂，裂片短小三角形，花后萼筒中下部膨大呈棱状球形；花瓣 5，分离，淡红色，倒卵形，先端有不整齐的小齿牙，由萼筒口向外开展，下部渐狭呈爪状；雄蕊 10，不等长；雌蕊 1，子房椭圆形，1 室，花柱 2，细长。蒴果广卵形，包在萼筒内。花期 4~5 月，果熟期 6 月。

产地分布

生于山坡、路旁，尤以麦田中最多。产于河北、山东、辽宁、黑龙江、山西、湖北、湖南、河南、安徽、陕西、江苏、浙江、江西、吉林、新疆等地。

采收加工

夏季果实成熟、果皮尚未开裂时采割植株。晒干，打下种子，除去杂质，再晒干。

快速识别

麦蓝菜为一年生或二年生草本。茎直立，圆柱形，节处略膨大，上部呈二叉状分枝。叶对生，卵状披针形或线状披针形。顶端聚伞花序疏生；萼筒有 5 条绿色棱翘，先端 5 裂，花后萼筒中下部膨大呈棱状球形；花瓣 5，淡红色。蒴果广卵形，包在萼筒内。

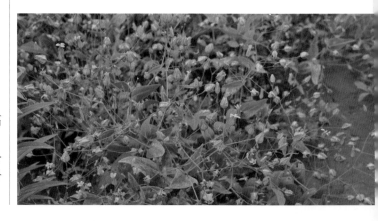

益母草

学名： *Leonurus japonicus*

别名： 益母蒿、益母艾、红花艾、坤草、茺蔚、三角胡麻、四楞子棵

科属： 唇形科 益母草属

《本草纲目》时珍曰："此草及子皆充盛密蔚，故名茺蔚。其功宜于妇人及明目益精，故有益母、益明之称。其茎方类麻，故谓之野天麻。俗呼为猪麻，猪喜食之也。夏至后即枯，又有夏枯之名……捣敷蛇虺毒，主血晕、血风、血痛，崩中漏下，尿血、泻血，疳痢，痔疾打扑内损瘀血，大便、小便不通。"

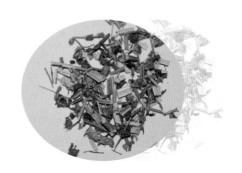

成品饮片

来源

益母草的新鲜或干燥地上部分。

性味归经

性微寒，味苦、辛。归肝、心包经。

功能主治

活血调经、利尿消肿。用于月经不调、痛经、经闭、恶露不尽、水肿尿少；急性肾炎水肿。

用法用量

煎服，用量9~30g，鲜品12~40g。

使用宜忌

孕妇禁用。

原植物

形态特征

一年或二年生草本，株高60cm~1m。茎直立，方形。叶对生；叶形多种，一年根生叶有长柄，叶片略呈圆形；茎中部的叶有短柄，3全裂，裂片近披针形，中央裂片常3裂，两侧裂片常再1~2裂，最终裂片近线形；最上部的叶不分裂，线形，近无柄。花多数，生于叶腋，呈轮伞状；花冠唇形，淡红色或紫红色，上下唇几等长，上唇长圆形，全缘，下唇3裂，中央裂片较大，倒心脏形。小坚果褐色，三棱状，长约2mm。花期6~8月，果期7~9月。

产地分布

生于山野荒地、田埂、草地、溪边等处。全国大部分地区均有分布。

采收加工

夏季茎叶茂盛、花未开或初开时采割，晒干，或切段晒干。

快速识别

益母草是一年或二年生草本，株高60cm~1m。茎直立，方形。叶对生，叶形多样。花多数，生于叶腋，呈轮伞状；苞片针刺状；花冠唇形，淡红色或紫红色；雄蕊4，2强；花期6~8月。小坚果褐色，三棱状。

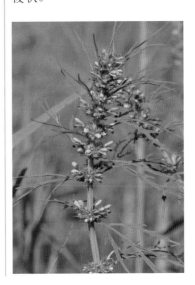

月季花

学名： *Rosa chinensis*

别名： 四季花、月月红、月贵花、月月开、月月花、艳雪红、绸春花、月季红

科属： 蔷薇科 蔷薇属

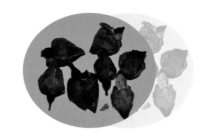

《本草纲目》时珍日："处处人家多栽插之，亦蔷薇类也。青茎长蔓硬刺，叶小于蔷薇，而花深红，千叶浓瓣，逐月开放，不结子也……活血，消肿，敷毒。"

成品饮片

来源

月季的干燥花。

性味归经

性温，味甘。归肝经。

功能主治

活血调经、消肿解毒。治月经不调、经来腹痛、跌打损伤、血瘀肿痛、痈疽肿毒。

用法用量

煎汤或开水泡服，用量 3~6g，鲜品 9~15g。外用适量，鲜品捣敷患处，或干品研末调搽患处。

使用宜忌

不宜久服；脾胃虚寒者及孕妇慎用。

原 植 物

形态特征

矮小直立灌木。小枝粗壮而略带钩状的皮刺或无刺。羽状复叶，小叶 3~5，宽卵形或卵状长圆形，长 2~6cm，宽 1~3cm，先端渐尖，基部宽楔形或近圆形，边缘有锐锯齿；两面无毛；叶柄及叶轴疏生皮刺及腺毛；托叶大部附生于叶柄上，边缘有腺毛或羽裂。花单生或数朵聚生成伞房状；花梗长，散生短腺毛；萼片卵形，先端尾尖，羽裂，边缘有腺毛；花瓣红色或玫瑰色，重瓣，直径约 5cm，微香；花柱分离，子房被柔毛。果卵圆形或梨形，长 1.5~2cm，红色；萼片宿存。花期 4~9 月，果期 6~11 月。

产地分布

生于山坡、路旁，我国各地普遍栽培。

采收加工

花微开时采摘，阴干或低温干燥。

快速识别

月季是矮小直立灌木。枝条绿色，略带钩状的皮刺。羽状复叶，小叶 3~5，叶片革质，叶柄及叶轴疏生皮刺及腺毛。花单生或数朵聚生成伞房状；花瓣红色或玫瑰色，重瓣，微香。果卵圆形或梨形，长 1.5~2cm，红色，萼片宿存。

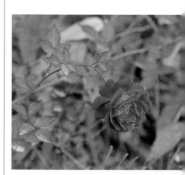

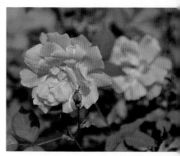

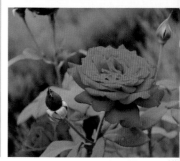

泽兰

学名： *Lycopus lucidus* var. *hirtus*

别名： 地瓜儿苗、地笋、甘露子、方梗泽兰

科属： 唇形科 地笋属

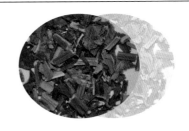

《本草纲目》载："生于泽旁，故名泽兰，亦名都梁香……治产前产后百病，通九窍，利关节，养血气，破宿血，消症瘕，通小肠，长肌肉，消扑损瘀血，治鼻血吐血，头风目痛，妇人劳瘦，丈夫面黄。"《神农本草经》谓："主乳妇内，中风余疾，大腹水肿，身面四肢浮肿，骨节中水，金创痈肿创脓。"

成品饮片

来源

毛叶地瓜儿苗的干燥地上部分。

性味归经

性微温，味苦、辛。归肝、脾经。

功能主治

活血化瘀、行水消肿。用于月经不调、经闭、痛经、产后瘀血腹痛、水肿。

用法用量

用量 6~12g。

使用宜忌

血虚无瘀者慎服，孕妇禁服。

原植物

形态特征

多年生草本，高40~100cm。地下根茎横走，稍肥厚，白色。茎直立，方形，有四棱角，中空，表面绿色、紫红色或紫绿色，光滑无毛，仅在节处有毛丛。叶交互对生；披针形，狭披针形至广披针形，长 4.5~11cm，宽 8~35mm，先端长锐尖或渐尖，基部楔形，边缘有粗锐锯齿，有时两齿之间尚有细锯齿；近革质，上面略有光泽，下面密被腺点，无毛或脉上疏生白柔毛；叶柄短或几无柄。轮伞花序腋生，花小，多数；苞片披针形，边缘有毛；萼钟形，长约 4mm，先端 5 裂，裂片狭披针形，先端长锐尖；花冠白色，钟形，稍露出于花萼，长 4.5~5mm，外面有腺点，上唇直立，下唇 3 裂，裂片几相等；能育雄蕊 2；子房矩形，4 深裂，着生于花盘上，花柱顶端 2 裂，伸出。小坚果扁平，长约 1mm，暗褐色。花期 7~9 月，果期 9~10 月。

产地分布

生于山野的低洼地或溪流沿岸的灌木丛及草丛中。分布在黑龙江、吉林、辽宁、河北、陕西、贵州、云南、四川等地。

采收加工

夏、秋季割取地上部分，去净泥沙，晒干（以阴干为好）。或拣去杂质，除去残根，喷水稍润，切段晒干。

快速识别

毛叶地瓜儿苗高40~100cm。茎直立，方形，有四棱角，中空。叶交互对生，披针形，边缘有粗锐锯齿。轮伞花序腋生，花小，多数；花冠白色，二唇形；花期 7~9 月。

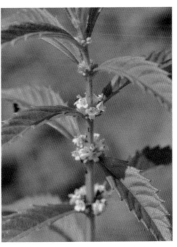

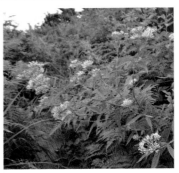

北刘寄奴

学名：*Siphonostegia chinensis*

别名：阴行草

科属：列当科　阴行草属

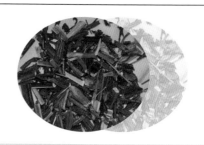

《本草纲目》时珍曰："宋高祖刘裕，小字寄奴。微时伐荻新洲，遇一大蛇，射之。明日往，闻杵臼声。寻之，见童子数人皆青衣，于榛林中捣药。问其故……童子皆散，乃收药而反。每遇金疮敷之即愈。人因称此草为刘寄奴草。"《名医别录》云："主下血止痛，治产后余疾，止金疮血，极效。"

成品饮片

来源

阴行草的干燥地上部分。

性味归经

性寒，味苦。归脾、胃、肝、胆经。

功能主治

清利湿热、凉血祛瘀。用于黄疸、小便不利、水肿腹胀、血痢、血淋、白带过多、月经不调、癥瘕积聚、产后瘀血腹痛。

用法用量

用量 6~9g。

使用宜忌

尚不明确。

原植物

形态特征

一年生草本，高 30~50cm。茎直立，干时变黑，密被锈色短毛。叶对生，无柄，或有短柄；叶片二回羽状全裂，裂片狭线形。花对生于茎枝上部，成稀疏总状花序；苞片密被短毛，花梗短，有一对小苞片；花萼细筒状，裂片 5，披针形，全缘或偶有 1~2 锯齿；花冠二唇形，上唇盔状，下唇 3 裂，黄色，长 22~25mm，外面密被长纤毛，褶襞高隆起成瓣状；雄蕊 4，2 强，花丝被柔毛，子房无毛。蒴果长圆形，长约 12mm，种子小卵形。花期 7~8 月，果期 9~10 月。

产地分布

生于海拔 800~3400m 的干山坡与草地中。在我国分布甚广，东北、内蒙古、华北、华中、华南、西南等地都有，日本、朝鲜、俄罗斯也有分布。

采收加工

秋季采收。割取地上部分，晒干。

快速识别

阴行草是一年生草本，高 30~50cm。茎直立，密被锈色短毛。叶对生，叶片二回羽状全裂。花对生于茎枝上部，成稀疏总状花序；花冠二唇形，上唇盔状，下唇 3 裂，黄色；雄蕊 4，2 强。

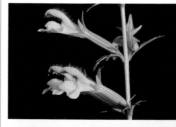

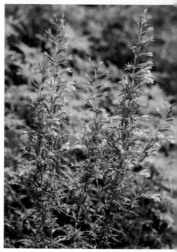

儿茶

学名：*Acacia catechu*

别名：儿茶膏、孩儿茶、黑儿茶

科属：豆科　合欢属

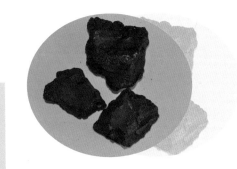

《本草纲目》时珍曰："乌爹泥，出南番爪哇、暹罗、老挝诸国，今云南等地造之。云是细茶末入竹筒中，坚塞两头，埋污泥沟中，日久取出，捣汁熬制而成……清上膈热，化痰生津。涂金疮、一切诸疮，生肌定痛，止血收湿。"

成品饮片

来源
儿茶树的去皮枝、干的干燥煎膏。

性味归经
性微寒，味苦、涩。归肺经。

功能主治
收湿生肌敛疮。用于溃疡不敛、湿疹、口疮、跌打伤痛、外伤出血。

用法用量
用量 1~3g，包煎，多入丸、散服。外用适量，研末撒或调敷。

使用宜忌
寒湿之证禁服。

原植物

形态特征
落叶乔木，高 6~13m。小枝细，有棘刺。叶为二回双数羽状复叶，互生；叶轴基部有棘针双生，扁平状；叶轴上着生羽片 10~20 对；每羽片上具小叶 30~50 对，小叶条形，两面被疏毛。总状花序腋生，花萼基部连合成筒状，上部分裂，有疏毛；花瓣 5，长披针形，黄色或白色；雄蕊多数，伸出花冠之外；雌蕊 1，子房上位，长卵形。荚果扁而薄，连果梗长 6~12cm，宽 1~2cm，种子 7~8 粒。花期 8~9 月。

产地分布
分布于云南南部地区，海南岛有栽培。

采收加工
冬季采收枝、干，除去外皮，砍成大块，加水煎煮，浓缩，干燥。

快速识别
儿茶属于落叶乔木，高 6~13m。小枝细，有棘刺。叶为二回双数羽状复叶互生；叶轴基部有棘针双生，扁平状；叶轴上着生羽片 10~20 对，每羽片上具小叶 30~50 对。总状花序腋生，花瓣 5，黄色或白色，荚果扁而薄，连果梗长 6~12cm，宽 1~2cm。

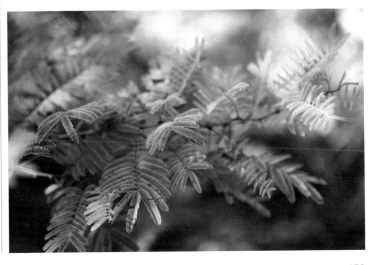

骨碎补

学名：*Drynaria fortunei*

别名：猴姜、毛姜、申姜、野鸡翎

科属：水龙骨　槲蕨属

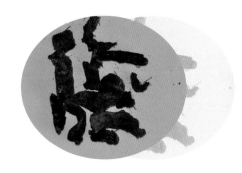

《本草纲目》载："骨碎补本名猴姜。开宝皇帝以其主伤折，补骨碎，故命此名……主破血止血，补伤折……主骨中毒气，风血疼痛，五劳六极，足手不收，上热下冷。"

成品饮片

来源

槲蕨的干燥根茎。

性味归经

性温，味苦。归肾、肝经。

功能主治

补肾、续筋疗伤、活血止血。用于肾虚腰痛、久泻、耳鸣、耳聋、牙齿松动、跌打损伤；外治斑秃。

用法用量

用量 3~10g，鲜用6~15g；外用适量研末敷或浸酒涂患处，也可用鲜品切断磨擦或捣烂敷患处。

使用宜忌

阻虚及无瘀血者慎服。

原植物

形态特征

附生草本，高 20~40cm。根状茎肉质粗壮，长而横走，密被棕黄色、线状凿形鳞片。叶二型，营养叶厚革质，红棕色或灰褐色，卵形，无柄，边缘羽状浅裂，很像槲树叶；孢子叶绿色，具短柄，柄有翅，叶片矩圆形或长椭圆形，长20~37cm，宽 8~18.5cm，羽状深裂，羽片 6~15 对。叶脉显著，细脉连成 4~5 行长方形网眼。孢子囊群圆形，黄褐色，在中脉两侧各排列成 2~4 行，每个长方形的叶脉网眼中着生1 枚，无囊群盖。

产地分布

附生于树上、山林石壁上或墙上。分布在我国浙江、福建、台湾、广东、广西、江西、湖北、四川、贵州、云南等地

采收加工

全年均可采挖，除去泥沙干燥，或再燎去茸毛 (鳞片)

快速识别

槲蕨是附生草本，高20~40cm。根状茎肉质粗壮，长而横走，密被棕黄色、线状凿形鳞片。叶二型，营养叶厚革质，边缘羽状浅裂，很像槲树叶；孢子叶绿色，羽状深裂羽片 6~15 对，孢子囊群圆形黄褐色，在中脉两侧各排列成2~4 行。

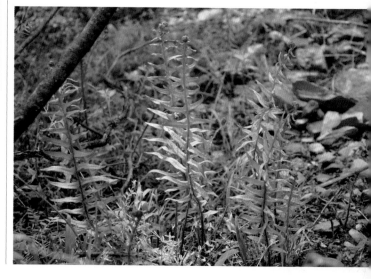

马钱子

学名：*Strychnos nuxvomica*

别名：番木鳖、苦实、马前、马前子

科属：马钱科　马钱属

《本草纲目》时珍曰："状似马之连钱，故名马钱……治伤寒热病，咽喉痹痛，消痞块。并含之咽汁，或磨水噙咽。"

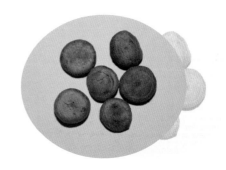

成品饮片

来源

马钱的干燥成熟种子。

性味归经

性温，味苦。有大毒。归肝、脾经。

功能主治

通络止痛、散结消肿。用于风湿顽痹、麻木瘫痪、跌打损伤、痈疽肿痛；小儿麻痹后遗症、类风湿性关节痛。

用法用量

用量 0.3~0.6g，炮制后入丸、散用。

使用宜忌

不宜生用、多服久服；孕妇禁用。

原植物

形态特征

乔木，高 10~13m。树皮灰色，具皮孔，枝光滑。单叶对生；叶片革质，广卵形或近圆形；叶腋有短卷须。圆锥状聚伞花序腋生，长 3~5cm，直径 2.5~5cm，被短柔毛；花白色，几无梗；花萼绿色，先端 5 裂，密被短柔毛；花冠筒状，先端 5 裂，裂片卵形，内面密生短毛。浆果球形，直径 2~4cm，幼时绿色，熟时橙色，表面光滑。种子 1~4 颗，圆盘形，直径 1~3cm，表面灰黄色，密被银色茸毛。花期春、夏季，果期 8 月至翌年 1 月。

产地分布

生长在热带。分布于印度、越南、缅甸、泰国、斯里兰卡等地。

采收加工

冬季果实成熟时采收。取出种子，晒干。

快速识别

马钱高 10~13m。单叶对生，叶片革质，广卵形或近圆形，长 6~15cm，宽 3~9cm；叶腋有短卷须。圆锥状聚伞花序腋生，花白色；花冠筒状，先端 5 裂。浆果球形，直径 2~4cm，幼时绿色，熟时橙色，表面光滑。

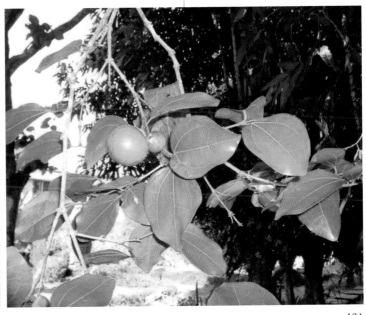

461

苏木

学名: *Caesalpinia sappan*

别名: 苏方木、苏枋、苏方、棕木、赤木、红柴、红苏木、落文树

科属: 豆科　云实属

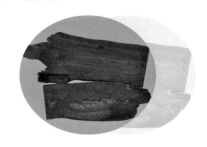

《本草纲目》时珍曰:"海岛有苏方国,其地产此木,故名。今人省呼为苏木尔……破疮疡死血,产后败血。"

成品饮片

来源

苏木的干燥心材。

性味归经

性平,味甘、咸。归心、肝、脾经。

功能主治

行血祛瘀、消肿止痛。用于经闭痛经、产后瘀阻、胸腹刺痛、外伤肿痛。

用法用量

煎服,用量 3~9g。

使用宜忌

月经过多及孕妇慎用。

原植物

形态特征

常绿小乔木,高可达 5~10m。树干有小刺,小枝灰绿色,具圆形凸出的皮孔,新枝被微柔毛,其后脱落。叶为二回双数羽状复叶,全长达 30cm 或更长。圆锥花序,顶生,宽大多花,与叶等长,被短柔毛;花黄色,径 10~15mm;花瓣 5,其中 4 片圆形,等大,最下 1 片较小。荚果长圆形,偏斜,扁干,厚革质,无刺,无刚毛,顶端一侧有尖喙,长约 7.5cm,直径约 3.5cm,成熟后暗红色,具短茸毛,不开裂,含种子 4~5。花期 5~6 月,果期 9~10 月。

产地分布

生于海拔 200~1050m 的山谷丛林中或栽培。分布于我国云南、福建、台湾、广东、海南、广西、四川、贵州、云南等地。

采收加工

秋季采收。除去白色边材,干燥。

快速识别

苏木是常绿小乔木,树干有小刺。叶为二回双数羽状复叶,全长达 30cm 或更长;羽片对生,9~13 对,每个羽片有小叶 9~16 对。圆锥花序顶生,花黄色,径 10~15mm;花瓣 5,其中 4 片圆形,等大,最下 1 片较小,上部长方倒卵形。荚果长圆形。

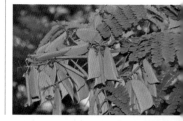

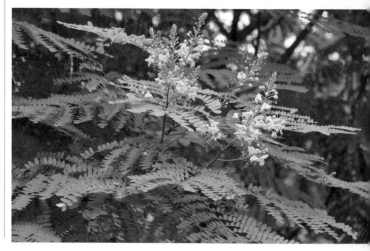

透骨草

学名： *Speranskia tuberculata*

别名： 地构菜、珍珠透骨草、竹格叉、吉盖草、枸皮草

科属： 大戟科　地构叶属

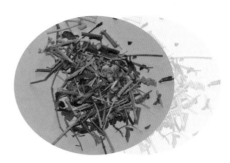

《本草纲目拾遗》载："透骨草仿佛马鞭之形，大能软坚，取汁浸龟板，能化为水，合金疮入骨补髓……疗热毒良。治风气疼痛，不拘远年近日。"

成品饮片

来源

地构叶的干燥全草。

性味归经

性温，味辛、苦。有小毒。归肝、肾经。

功能主治

祛风除湿、解毒止痛。用于风湿关节痛；外用治疮疡肿毒。

用法用量

煎服，用量 10~15g。外用适量，煎汤熏洗患处。

使用宜忌

尚不明确。

原植物

形态特征

多年生草本，高15~50cm。根茎横走，淡黄褐色。茎直立，丛生，被灰白色卷曲柔毛。叶互生，无柄或具短柄；叶片披针形至椭圆状披针形，厚纸质。总状花序顶生，密被短柔毛；花小，单性，同株；雄花位于花序的上端，具长卵状椭圆形或披针形的叶状苞 2 枚，苞片内通常具 1~3 朵花；蒴果三棱状，顶端开裂；每室有种子 1 枚，种子三角状倒卵形，绿色。花期 4~5 月，果期 5~6 月。

产地分布

生于草地及山坡，分布在吉林、辽宁、河北、河南、山东、山西、安徽、江苏、陕西、甘肃等地。

采收加工

5~6 月间开花结实时采收。晒干。

快速识别

地构叶高 15~50cm。茎直立，丛生，被灰白色卷曲柔毛。叶互生，叶片披针形至椭圆状披针形，厚纸质，长 1.5~7cm，宽 0.5~2cm。总状花序顶生，雄花位于花序的上端，具叶状苞 2 枚，花瓣 6。蒴果三棱状，表面有瘤状突起。

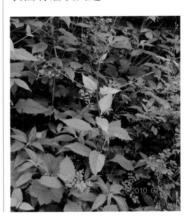

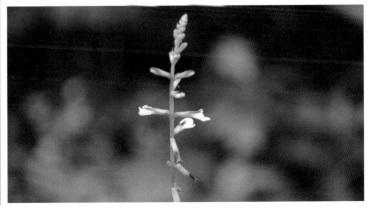

芸薹子

学名：*Brassica campestris* var. *aleifera*

别名：油菜籽

科属：十字花科　芸薹属

《本草纲目》时珍曰："此菜易起苔，须采其苔食，则分枝必多，故名芸苔，而淮人谓之苔芥，即今油菜，为其子可榨油也。或云塞外有地名云台成，始种此菜，故名，亦通……治瘰疬、豌豆疮，散血消肿。"《新修本草》云："主风游丹肿，乳痈。"

成品饮片

来源

油菜的干燥种子。

性味归经

性温，味甘、辛。归肝、肾经。

功能主治

行气祛瘀、消肿散结。用于痛经、产后淤血腹痛、恶露不净；外用治痈疖肿痛。

用法用量

用量 1~3g；外用适量，捣烂用鸡蛋清调敷患处。

使用宜忌

阴血虚,大便溏者禁服。

原植物

形态特征

一年生或二年生草本，株高 30~90cm。茎粗壮，无毛或稍被微毛。基生叶及下部茎生叶呈琴状分裂，长 18~25cm，宽 4~8cm，先端裂片长卵圆形或长方状圆形；茎中部及上部的叶倒卵状椭圆形或长方形，先端锐尖，基部心形，半抱茎。花序成疏散的总状花序；花瓣 4，鲜黄色，呈倒卵形，上具明显的网脉，排列成十字形，全缘，具长爪。长角果先端具一长喙。种子多数，黑色或暗红褐色，有时亦有黄色，近圆球形，直径约 3mm。花期 3~5 月，果期 4~6 月。

产地分布

分布于我国长江流域及西北各地。

采收加工

4~6 月种子成熟时将地上部分割下，晒干，打落种子，除去杂质。

快速识别

油菜是一年生或二年生草本，基生叶及下部茎生叶呈琴状分裂。花序成疏散的总状花序；萼片 4，绿色；花瓣 4，鲜黄色，排列成十字形；雄蕊 6，4 强。长角果，长 2~4cm，直径约 5mm，先端具一长喙。

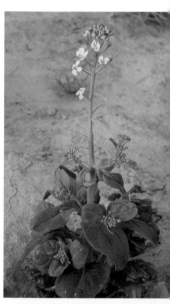

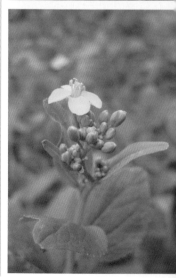

莪术

学名：*Curcuma kwangsiensis*

别名：毛莪术、桂莪术

科属：姜科　姜黄属

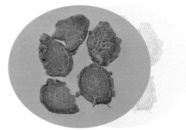

《本草纲目》载："一名蓬莪，黑色；二名蒁，黄色；三名波杀，味甘有大毒，大明曰：即南中姜黄根也。海南生者名蓬莪术……主心腹痛，中恶疰忤鬼气，霍乱冷气，吐酸水，解毒，食饮不消，酒研服之。又疗妇人血气结积，丈夫奔豚……治一切气，开胃消食，通月经，消瘀血，止扑损痛下血，及内损恶血。"

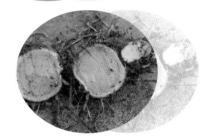

成品饮片

来源

广西莪术的干燥根茎。

性味归经

性温，味辛、苦。归肝、脾经。

功能主治

行气破血，消积止痛。用于癥瘕痞块、瘀血经闭、食积胀痛；早期宫颈癌。

用法用量

用量6~9g，煎服。

使用宜忌

孕妇禁用。

原植物

形态特征

多年生草本，高50~110cm。主根茎卵圆形，侧根茎指状，断面白色或微黄色。须根末端常膨大成组锤形块根，断面白色。叶基生，叶柄为叶片长度的1/4，被短柔毛；叶鞘长10~33cm，被短柔毛；叶2~5片，直立，叶片长椭圆形。穗状花序从根茎中抽出，圆柱形，先叶或与叶同时抽出，长约15cm，花瓣3，粉红色，长圆形，后方的1片较宽，先端略成兜状；侧生退化雄蕊花瓣状，淡黄色，唇瓣近圆形，先端3浅圆裂，花药基部有距；子房被长柔毛，花柱丝状，柱头头状，有毛。花期5~7月。

产地分布

生于向阳、土壤湿润、肥厚的水沟边、林缘、山坡地上。分布在广西、云南等地。

采收加工

冬季茎叶枯萎后采挖。洗净，蒸或煮至透心，晒干或低温干燥后除去须根及杂质。

快速识别

广西莪术高50~110cm。叶基生，叶柄为叶片长度的1/4，叶鞘长10~33cm，叶2~5片，直立。穗状花序从根茎中抽出，圆柱形，先叶或与叶同时抽出，长约15cm，直径约7cm。花冠近漏斗状，花瓣3，粉红色，花期5~7月。

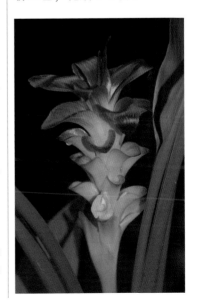

干漆

学名：*Toxicodendron verniciíluum*

别名：漆渣、漆底、漆脚、续合筒、黑漆

科属：漆树科　漆树属

《本草纲目》载："漆本作，木汁可以髹物，其字象水滴而下之形也。杀三虫，主女人经脉不通滞，破日久凝结之瘀血（元素）。"《神农本草经》谓："主绝伤补中，续筋骨填髓脑，安五藏，五缓六急，风寒湿痹，生漆去长虫。"

成品饮片

来源

漆树的树脂经加工后的干燥品。

性味归经

性温，味辛。有毒。归肝、脾经。

功能主治

破瘀血、消积、杀虫。用于妇女闭经、瘀血症痕、虫积腹痛。

用法用量

用量 2.4~4.5g。

使用宜忌

孕妇及体虚无瘀者慎用。

原 植 物

形态特征

落叶乔木，高达 20m。树皮幼时灰白色，平滑；老则深灰色，粗糙，成不规则之纵裂。单数羽状复叶，螺旋状互生，小叶 11~15，卵形或长方状卵形。花单性或两性；雌雄异株或杂生；花序圆锥状，腋生；花密而小，黄绿色；果序下垂，核果扁圆，直径 6~8mm，黄色。花期 5~6 月，果熟期 11 月。

产地分布

多生于向阳避风山坡。分布在甘肃、陕西、山西、河南、山东、江苏、浙江、安徽、江西、湖北、四川、云南、贵州、广东等地。

采收加工

一般收集盛漆器具底留下的漆渣，干燥。

快速识别

漆树为落叶乔木，高达 20m。树皮幼时灰白色，粗糙，成不规则的纵裂。单数羽状复叶，螺旋状互生，长 22~75cm，小叶 11~15。花单性或两性，雌雄异株或杂生；花序圆锥状，腋生；花密而小，黄绿色。果序下垂，核果扁圆，直径 6~8mm，黄色。

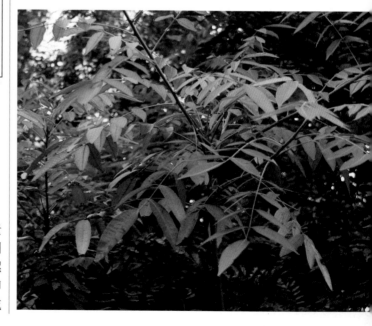

急性子

学名： *Impatiens balsamina*

别名： 金凤花子、透骨草、指甲花

科属： 凤仙花科　凤仙花属

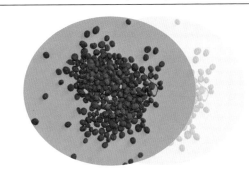

成品饮片

来源

凤仙花的干燥成熟种子。

性味归经

性温，味微苦、辛。有小毒。归肺、肝经。

功能主治

破血软坚、消积。用于症瘕痞块、经闭、噎膈。

用法用量

煎服，用量 3~4.5g。

使用宜忌

内无瘀积及孕妇忌服。

原 植 物

形态特征

一年生草本,高40~100cm。茎肉质，直立，粗壮。叶互生；叶柄长约 1~3cm，两侧有数个腺体；叶片披针形，长 4~12cm，宽 1~3cm，先端长渐尖，基部渐狭，边缘有锐锯齿，侧脉 5~9 对。花梗短，单生或数枚簇生叶腋，密生短柔毛；花大，通常粉红色或杂色，单瓣或重瓣；萼片 2，宽卵形，有疏短柔毛；旗瓣圆，先端凹，有小尖头，背面中肋有龙骨突；翼瓣宽大，有短柄，2 裂，基部裂片近圆形，上部裂片宽斧形，先端 2 浅裂；唇瓣舟形，被疏短柔毛，基部突然延长成细而内弯的距；花药钝。蒴果纺锤形，熟时一触即裂，密生茸毛。种子多数，球形，黑色。花期 6~7 月，果期 8~9 月。

产地分布

全国南北各地均有栽培。

采收加工

夏、秋季果实即将成熟时采收。晒干，除去果皮及杂质。

快速识别

凤仙花是一年生草本，茎肉质。叶互生，叶片披针形，长 4~12cm，宽 1~3cm，边缘有锐锯齿。花梗短，单生或数枚簇生叶腋；花大，通常粉红色或杂色，单瓣或重瓣，旗瓣圆，先端凹，翼瓣宽大，唇瓣舟形，基部突然延长成细而内弯的距。蒴果纺锤形，密生茸毛。

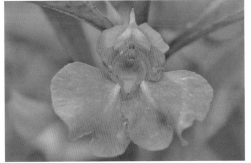

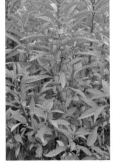

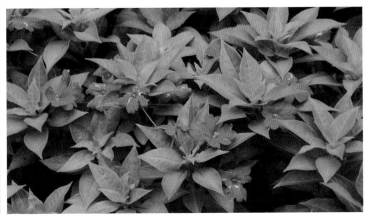

三棱

学名： *Sparganium stoloniferum*

别名： 京三棱、黑三棱、荆三棱、红蒲根、光三棱

科属： 香蒲科　黑三棱属

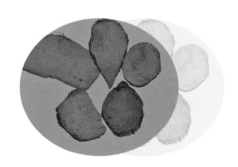

《本草纲目》载："三棱，叶有三棱也。生荆楚地，故名荆三棱以著其地……主老癖症痕，积聚结块，产后恶血血结，通月水，堕胎，止痛利气……治气胀，破积气，消扑损瘀血，妇人血脉不调，心腹痛，产后腹痛血运。"

成品饮片

来源

黑三棱的干燥块茎。

性味归经

性平，味辛、苦。归肝、脾经。

功能主治

破血行气、消积止痛。用于症瘕痞块、瘀血经闭、食积胀痛。

用法用量

用量 4.5~9g。

使用宜忌

气虚体弱、血枯经闭、月经过多及孕妇禁服。

原植物

形态特征

多年生草本，高50~100cm。根茎横走，下生粗而短的块茎。茎直立，圆柱形，光滑。叶丛生，2 列；叶片线形，长60~95cm，宽约 2cm；叶背具1 条纵棱，先端钝尖，基部抱茎。花茎由叶丛抽出，单一，有时分枝；花单性，集成头状花序，有叶状苞片；雄花序位于雌花序的上部，直径约 10mm，通常 2~10 个；雌花序直径 12mm 以上，通常1~3 个；雄花花被 3~4，倒披针形；雄蕊 3；雌花有雌蕊 1，罕为 2，子房纺锤形，柱头长3~4mm，丝状。果呈核果状，倒卵状圆锥形，长 6~10mm，径 4~8mm，先端有锐尖头，花被宿存。花期 6~7 月，果期7~8 月。

产地分布

生于池沼或水沟等处。分布在黑龙江、吉林、辽宁、河北、河南、安徽、江苏、浙江、江西、湖南、湖北、四川、山西、陕西、甘肃、宁夏等地。

采收加工

冬季至次年春采挖。洗净，削去外皮，晒干。

快速识别

黑三棱高 50~100cm，根茎横走。茎直立，圆柱形。叶丛生，2 列；叶片线形，长60~95cm，宽约 2cm；花茎由叶丛抽出，单一，有时分枝。花单性，集成头状花序，有叶状苞片。

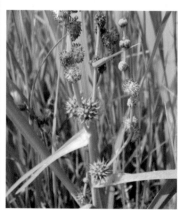

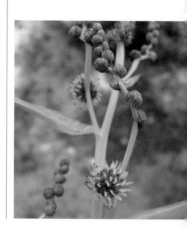

水红花子

学名：*Polygonum orientale*

别名：东方蓼、天蓼、狗尾巴花、狼尾巴花

科属：蓼科　蓼属

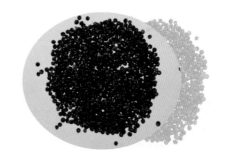

《本草纲目》载："此蓼甚大而花亦繁红，故曰荭，曰鸿。鸿亦大也……陈藏器解云：天蓼即水荭，一名游龙，一名大蓼……主散血，消积，止痛。"

成品饮片

来源

红蓼的干燥成熟果实。

性味归经

性微寒，味咸。归肝、胃经。

功能主治

散血消症、消积止痛。用于症瘕痞块、瘿瘤肿痛、食积不消、胃脘胀痛。

用法用量

煎服，用量15~30g。外用适量，熬膏敷患处。

使用宜忌

血分无瘀滞及脾胃虚寒者慎服。

原植物

形态特征

一年生草本，高1~3m。茎直立，中空，多分枝，密生长毛。叶互生；叶柄长3~8cm；托叶鞘筒状，下部膜质，褐色，上部草质，被长毛，上部常展开成环状翅；叶片卵形或宽卵形，长10~20cm，宽6~12cm，先端渐尖，基部近圆形，全缘，两面疏生软毛。总状花序由多数小花穗组成，顶生或腋生；苞片宽卵形；花淡红或白色；花被5深裂，裂片椭圆形；雄蕊通常7，长于花被；子房上位，花柱2。瘦果近圆形，扁平，黑色，有光泽。花期7~8月，果期8~10月。

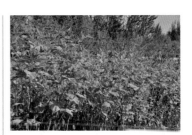

产地分布

生于路旁和水边湿地。除西藏自治区外，分布几遍全国。

采收加工

秋季果实成熟时采收。割取果穗，晒干，打下果实，除去杂质。

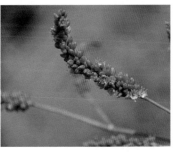

快速识别

红蓼为一年生草本，高1~3m。茎直立，叶互生；叶柄长3~8cm；托叶鞘筒状，下部膜质。总状花序由多数小花穗组成，顶生或腋生，花淡红或白色。瘦果近圆形，扁平，黑色。

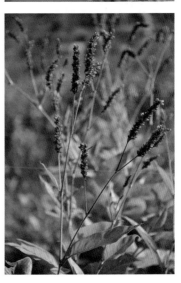

卫矛

学名：*Euonymus alatus*

别名：鬼箭、六月凌、四面锋、蓖箕柴、四棱树、山鸡条子、四面戟、见肿消、麻药

科属：卫矛科　卫矛属

《本草纲目》时珍曰："齐人谓箭羽为卫。此物干有直羽，如箭羽、矛刃自卫之状，故名……通月经，破症结。"《神农本草经》载："主女子崩中下血，腹满汗出，除邪，杀鬼毒蛊疰。"

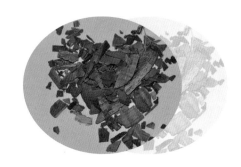

成品饮片

来源

卫矛的具翅状物的枝条或翅状附属物。

性味归经

性寒，味苦、辛。归肝经。

功能主治

破血通经、解毒消肿、杀虫。主症瘕结块、心腹疼痛、闭经、痛经、崩中漏下、产后瘀滞腹痛、恶露不下、疝气、历节痹痛、疮肿、跌打伤痛、虫积腹痛、烫火伤、毒蛇咬伤。

用法用量

内服：煎汤，4~9g；或浸酒或入丸、散。外用：适量，捣敷或煎汤洗；或研末调敷。

使用宜忌

孕妇忌服。

原植物

形态特征

灌木，高约2~3m。小枝四棱形，有2~4排木栓质的阔翅。叶对生，叶片倒卵形至椭圆形，长2~5cm，宽1~2.5cm，两头尖，很少钝圆，边缘有细尖锯齿；早春初发时及初秋霜后变紫红色。花黄绿色，径5~7mm，常3朵集成聚伞花序。蒴果棕紫色，深裂成4裂片，有时为1~3裂片。种子褐色，有橘红色的假种皮。花期4~6月，果熟期9~10月。

产地分布

生于山间杂木林下、林缘或灌丛中；长江下游各地区至吉林、黑龙江都有分布。

采收加工

全年可采。割取枝条后，除去嫩枝及叶，晒干，或收集其翅状物，晒干。

快速识别

卫矛属于灌木，高2~3m。小枝四棱形，有2~4排木栓质的阔翅。叶对生，叶片倒卵形至椭圆形。花黄绿色，径5~7mm，常3朵集成聚伞花序。蒴果棕紫色，深裂成4裂片。种子褐色，有橘红色的假种皮。

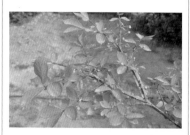

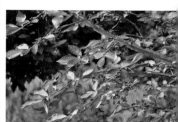

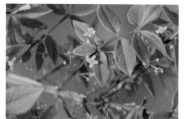

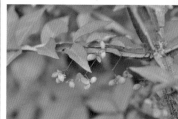

皂角刺

名：*Gleditsia sinensis*

名：天丁、皂丁、皂荚刺、皂刺、皂角针、皂针

属：豆科　皂荚属

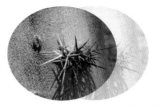

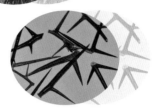

《本草纲目》时珍曰："荚之树皂，故名……治痈肿妒乳，风疬恶疮，胎衣不下，杀虫。"

成品饮片

来源

皂荚的干燥棘刺。

性味归经

性温，味辛。归肝、胃经。

功能主治

消肿托毒、排脓、杀虫。用于痈疽初起或脓成不溃；外治疥癣麻风。

用法用量

煎服，用量 3~9g。外用适量，醋蒸取汁涂患处。

使用宜忌

凡痈疽已溃不宜服，孕妇亦忌之。

原植物

形态特征

乔木，高达 15m。刺粗壮，通常分枝，长可达 16cm，圆柱形。小枝无毛。一回偶数羽状复叶，长 12~18cm；小叶 6~14 片，长卵形、长椭圆形至卵状披针形，长 3~8cm，宽 1.5~3.5cm，先端钝或渐尖，基部斜圆形或斜楔形，边缘有细锯齿，无毛。花杂性，排成腋生的总状花序；花萼钟状，有 4 枚披针形裂片；花瓣 4，白色；雄蕊 6~8；子房条形，沿缝线有毛。荚果条形，不扭转，长 12~30cm，宽 2~4cm，微厚，黑棕色，被白色粉霜。花期 4~5 月，果期 9~10 月。

产地分布

生于山地林中或栽培，分布于东北、华北、华东、华南以及四川、贵州等地。

采收加工

全年均可采收。直接干燥，或趁鲜切片，干燥。

快速识别

皂荚刺粗壮，通常分枝，长可达 16cm。一回偶数羽状复叶，长 12~18cm；小叶 6~14 片，长卵形、长椭圆形至卵状披针形。花杂性，排成腋生的总状花序；花萼钟状，有 4 枚披针形裂片；花瓣 4，白色。荚果条形，长 12~30cm，宽 2~4cm，黑棕色。

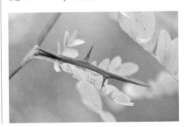

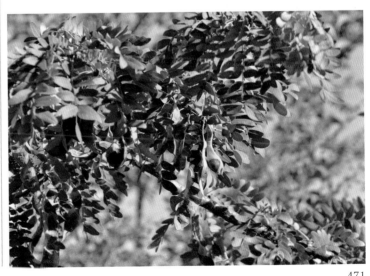